U0188676

［澳］Stephen Honeybul ［英］Angelos G. Kolias

颅脑创伤
理论、实践、循证与伦理

Traumatic Brain Injury
Science, Practice, Evidence and Ethics

主 译 胡 锦

副主译 吴 刚 袁 强 杜倬婴 奚才华

上海科学技术出版社

图书在版编目（ＣＩＰ）数据

　　颅脑创伤：理论、实践、循证与伦理／（澳）斯蒂芬·霍尼布尔（Stephen Honeybul），（英）安吉罗斯·科利亚斯（Angelos G. Kolias）主编；胡锦主译. --上海：上海科学技术出版社，2024.1
　　书名原文：Traumatic Brain Injury：Science, Practice, Evidence and Ethics
　　ISBN 978-7-5478-6427-2

　　Ⅰ．①颅… Ⅱ．①斯… ②安… ③胡… Ⅲ．①颅脑损伤-外科学 Ⅳ．①R651.1

　　中国国家版本馆CIP数据核字(2023)第223503号

First published in English under the title
Traumatic Brain Injury：Science，Practice，Evidence and Ethics
edited by Stephen Honeybul and Angelos G. Kolias
Copyright © Springer Nature Switzerland AG，2021
This edition has been translated and published under licence from
Springer Nature Switzerland AG.

上海市版权局著作权合同登记号　图字：09-2022-0854号

颅脑创伤　理论、实践、循证与伦理
主　编　［澳］Stephen Honeybul　［英］Angelos G. Kolias
主　译　胡　锦
副主译　吴　刚　袁　强　杜倬嬰　奚才华

上海世纪出版（集团）有限公司
上海科学技术出版社　出版、发行
（上海市闵行区号景路 159 弄 A 座 9F - 10F）
邮政编码 201101　　www.sstp.cn
上海颛辉印刷厂有限公司印刷
开本 889×1194　1/16　印张 17.75
字数：480 千字
2024 年 1 月第 1 版　2024 年 1 月第 1 次印刷
ISBN 978 - 7 - 5478 - 6427 - 2/R·2898
定价：248.00 元

本书如有缺页、错装或坏损等严重质量问题，请向工厂联系调换

内 容 提 要

本书由澳大利亚和英国著名神经外科学者 Stephen Heneybul 和 Angelos G. Kolias 组织编写,详细总结了颅脑创伤从病理生理理论基础到临床实践的最新进展。本书共有 4 个部分、34 章,从颅脑创伤流行病学、病理生理学、临床治疗实践、预后、最新证据及伦理等多方面,阐述了目前颅脑创伤救治方法的全貌,有利于临床工作者更全面地熟悉和掌握颅脑创伤的各种情况。

本书系统性、可读性强,言简意赅,图文并茂,可供神经外科医师、神经重症专科医师、神经康复科医师及与神经科疾病相关的研究人员借鉴阅读。

谨以此书献给 Louise 和 Robert。

—— Stephen Honeybul

谨以此书献给 Jenny 和 Johnny。

—— Angelos G. Kolias

译 者 名 单

— 主 译 —

胡 锦

— 副主译 —

吴 刚　袁 强　杜倬婴　奚才华

— 译 者 —

（按姓氏笔画排序）

方　江　复旦大学附属华山医院

邓新雨　复旦大学附属华山医院

叶相如　复旦大学附属华山医院

亚生江　复旦大学附属华山医院

吕　科　重庆医科大学附属第一医院

朱侗明　复旦大学附属华山医院

伍碧武　复旦大学附属华山医院

伏鹏飞　复旦大学附属华山医院

刘　永　南京脑科医院

刘　华　昆山市第一人民医院

刘振洋　复旦大学附属华山医院

杜倬婴　复旦大学附属华山医院

李智奇　复旦大学附属华山医院

杨　磊　复旦大学附属华山医院

杨伟健　复旦大学附属华山医院

吴　刚　复旦大学附属华山医院

余　纯　复旦大学附属华山医院

汪美华　复旦大学附属华山医院

宋　捷　复旦大学附属华山医院

张　全　复旦大学附属华山医院

张　俊　复旦大学附属华山医院

陈　龙　复旦大学附属华山医院

陈林辉　复旦大学附属华山医院

周　睿　复旦大学附属华山医院

赵剑澜　复旦大学附属华山医院

胡　锦　复旦大学附属华山医院

钟俊杰　复旦大学附属华山医院

段山山　复旦大学附属华山医院

姚海军　复旦大学附属华山医院

秦宣锋　复旦大学附属华山医院

袁　强　复旦大学附属华山医院

袁　聪　复旦大学附属华山医院

徐　杨　上海交通大学医学院附属第六人民医院

奚才华　复旦大学附属华山医院

鲍毅丰　复旦大学附属华山医院

蔡圣咏　复旦大学附属华山医院

主 编 简 介

Stephen Honeybul

Department of Neurosurgery

Sir Charles Gairdner and

Royal Perth Hospitals

Perth

WA

Australia

Angelos G. Kolias

Division of Neurosurgery

Department of Clinical Neurosciences

University of Cambridge and

Addenbrooke's Hospital

Cambridge

UK

中文版前言

根据世界卫生组织（World Health Organization，WHO）的报告，全球每年有约 7 000 万颅脑创伤（traumatic brain injury，TBI）新发病例，TBI 在所有创伤中排名第二，仅次于肢体创伤。流行病学研究也发现，TBI 发病率最高的往往是低龄儿童（0～4 岁），以及青少年和年轻人（15～24 岁）；老年人的发病率还有一个高峰（＞65 岁）。在和平年代，TBI 的两个主要原因是跌倒和交通事故。在我国，TBI 是 45 岁以下人群死亡和残疾的主要原因，其中居首位的患者是年富力强的青壮年，他们是家庭经济来源的核心成员，更是社会经济发展的中坚力量。TBI 给家庭经济和社会带来了沉重的负担。

TBI 的救治在我国已经取得了长足的进步，自改革开放以来，我国各县市都成立了独立的神经外科，目前 CT 已经在所有县一级医院中普及。我国在培养优秀的神经外科医师上重磅出击，极大地提高了我国神经外科 TBI 的救治水平。但是，我们应该看到，我国 TBI 患者的死亡率和致残率仍然高于发达国家，应该清醒地认识到，无论是基础研究、临床工作还是转化医学的研究，与国外同行相比，还存在较大的差距。

他山之石，可以攻玉。2021 年，澳大利亚和英国神经外科学者 Stephen Heneybul 和 Angelos G. Kolias 主编的 *Traumatic Brain Injury：Science，Practice，Evidence and Ethics* 由 Springer 公司出版，让我们耳目一新。我们组织了复旦大学附属华山医院神经外科和神经重症专业组的年轻医师，联合上海交通大学医学院附属第六人民医院、南京脑科医院、昆山市第一人民医院，以及重庆医科大学附属第一医院神经外科的专家，利用工作之余，共同对本书进行了翻译。

本书分为 4 个部分。第 1 部分是科学背景，介绍 TBI 流行病学、病理生理学方面的新发现和新见解。第 2 部分是现代临床实践，涵盖了从受伤现场到临床治疗及长期康复的全部内容。亮点是对高收入国家（high-income countries，HIC）和中低收入国家（low- and middle-income countries，LMIC）TBI 的治疗和管理的差异进行对比。第 3 部分是对证据的讨论，重点是循证医学的重要性及局限性，特别对 TBI 关键干预措施（如亚低温、去大骨瓣减压术）和长期神经预后的证据进行了重点评估。最后一部分涉及伦理方面的问题，由于 TBI 的特殊性，这部分内容非常值得我国神经外科、神经重症、急诊和危重医学科医师借鉴和参考。感谢上海科学技术出版社将本书的翻译出版工作交予复旦大学附属华山医院神经外科神经创伤和重症监护专业组完成。由于翻译出版时间紧迫，虽然译者付出了极大的辛勤劳动，但本书的不足之处在所难免，恳请读者和各位同道批评指正！

　　近年来，由于我国老龄化的进程加速，TBI 更成为威胁老年人群健康和社会进步的主要危险因素。无论过去、现在和将来，TBI 仍然是国内外公共卫生所面临的重大问题。希望本书的出版对我国从事 TBI 救治的医务工作者有所帮助，能帮助大家认识并逐渐缩短我们与国外的差距，加强基础和临床研究，踏踏实实地做好 TBI 救治工作，为健康中国做出应有的贡献。

国家神经疾病医学中心

复旦大学附属华山医院神经外科

上海市神经外科急救中心

2023 年 8 月于上海

英文版前言

文献中经常指出颅脑创伤(TBI)是一种沉默的流行病,估计每年有6 400万～7 400万例新发病例。它之所以被认为是沉默的,是因为许多颅脑创伤患者遭受的长期损伤,如记忆丧失、认知功能障碍或行为障碍,是不十分引人注目的。然而,人们越来越认识到,由具有特定专业领域的各个学科提供强有力的院前、急性期住院和后期/长期救护,对于改善患者预后至关重要。随着医疗系统对TBI患者从受伤现场到急性期出院这期间进行的一系列优化管理,我们可以乐观地认为,沉默最终会被打破。

与此同时,不同的学科会从不同的角度管理TBI患者,这也构成了一种潜在的挑战。不同的学科经常使用"不同的语言",并且可能以不同的方式处理同一个问题。如果我们要开发一种通用的"TBI语言",所有相关学科都必须了解TBI管理的关键概念。本书旨在通过阐述涵盖的关键概念来促进通用"TBI语言"的发展。我们将其分为4个不同但相互关联的部分。

(1)科学背景。

(2)当前临床实践。

(3)证据。

(4)伦理问题。

第1部分涵盖了TBI图书传统包含的主题(即流行病学、病理生理学),但我们也想谈谈新学科产生的新见解(如脑力学)。第2部分涵盖了从受伤现场到长期康复的当前临床实践。我们决定用单独的专题来讨论在资源有限的环境中对TBI的管理,因为人们越来越认识到,当资源大不相同时,对高收入国家(HIC)和中低收入国家(LMIC)的患者采取"一刀切"的方法(或指南)是不合适的。第3部分是对证据的讨论。我们是循证医学的支持者,但我们也意识到它的局限性。因此,本部分对支持关键性的干预措施(如亚低温、去大骨瓣减压术)和颅脑创伤的核心方面(如长期神经预后)的证据进行了重点评估。第4部分涉及伦理考量。也许其他医学领域不存在如此多的伦理问题,这恰恰突出反映了TBI定义中的2个参数:外力引起的突发创伤和大脑的功能改变。

我们要感谢所有专题的作者,因为如果没有他们付出的时间和精力,就不会有这本书的诞生。我们真诚地希望这本书能帮助所有学科开发一种通用的"TBI 语言",努力优化不幸的 TBI 患者的预后。

财政支持:本研究不需要财政支持。

利益冲突:未声明。

Stephen Honeybul

Perth，WA，Australia

Angelos G. Kolias

Cambridge，UK

致　　谢

　　我们要感谢所有专题的作者，尽管新冠疫情对每个人来说都是一个巨大的挑战，但他们还是努力准备了一些精彩的内容。我们也要感谢 Springer 出版公司的工作人员对我们完成这本书的支持。我们希望你会喜欢阅读它，并向你的同事推荐它。如果你想与我们联系并提出意见或建议，请随时发送电子邮件至 Stephen. honeybul@health. wa. gov. au 和 angeloskolias @gmail. com。

目 录

第3部分
证据

第4部分
伦理问题

第 **1** 部分

科 学 背 景

Scientific Background

颅脑创伤流行病学

Epidemiology of Traumatic Brain Injury

Corrado Iaccarino，A. Gerosa，and E. Viaroli

姚海军　译

导　言

文献中经常提到，颅脑创伤（traumatic brain injury，TBI）是一种沉默的流行病，估计每年新发病例 6 400 万～7 400 万例[1]。它之所以被认为是沉默的，是因为许多 TBI 患者所遭受的损伤通常不可见，如记忆丧失、认知功能障碍或行为紊乱。然而，随着全球医疗对 TBI 患者管理的影响越来越明显，这一沉默正逐渐被打破。需要考虑的重点取决于不断演变的损伤模式和当地可用的医疗资源[2,3]。例如，一些中低收入国家（LMIC）快速工业化导致两轮和四轮机动车辆交通运输明显增加，与之相对的安全立法滞后，显著增加了机动车相关 TBI 的发病率，以至于 TBI 正成为许多国家死亡和残疾的主要原因之一。

在高收入国家（HIC），改善的医疗保健大大延长了预期寿命，从而增加了跌倒相关 TBI 的风险。此外，在 HIC，大量资金被用于如美式足球等有组织的体育运动，鼓励年轻球员在重复、高冲击碰撞中撞击头部。现已认识到，这些重复的轻微 TBI 的长期影响并非微不足道，这可能会给一些主要的体育机构带来重大的管理难题。最后，从伊拉克和阿富汗等冲突地区返回的军事人员显然正在遭受与创伤有关的脑损伤的长期影响。可以从美国疾病控制与预防中心（Centers for Disease Control and Prevention，CDC）获得一些可靠的流行病学数据。CDC 报道：每年有 5.2 万人死于 TBI，27.5 万人住院，约 140 万人因 TBI 被送往急诊室。

美国 30.5% 的伤害相关死亡原因是 TBI，也是西方国家 45 岁以下人群的主要死亡原因[4]。TBI 的经济和社会影响巨大，2000 年，美国因 TBI 造成的直接医疗支出和间接成本（如生产力损失）估计超过 600 亿美元。

然而，虽然有经济影响，世界卫生组织（World Health Organization，WHO）估计，近 90% 的伤害死亡发生在 LMIC，这些地方集中了全球 85% 的人口。在未来几年，这种情况将继续成为一个重要的

C. Iaccarino (✉)

Department of Biomedical, Metabolic and Neural Sciences, University of Modena and Reggio Emilia, Modena, Italy
Neurosurgery Division, University Hospital of Modena, Modena, Italy
e-mail: corrado.iaccarino@unimore.it

A. Gerosa

Neurosurgery Division, Department of Clinical Surgical Diagnostic and Pediatric Sciences, University of Pavia, Pavia, Italy

E. Viaroli

Division of Neurosurgery, Department of Clinical Neurosciences, Addenbrooke's Hospital, Cambridge Biomedical Campus, University of Cambridge, Cambridge, UK

© Springer Nature Switzerland AG 2021
S. Honeybul, A.G. Kolias (eds.), *Traumatic Brain Injury*, https://doi.org/10.1007/978-3-030-78075-3_1

全球医疗问题,鉴于这些发现,迫切需要研究 TBI 的流行病学,以便规划预防措施、有效分配资源来管理急性损伤和长期康复,并评估短期和长期预后以评价治疗效果。

尽管有这些要求,但事实上,关于 TBI 的全球流行病学文献有很大缺陷,原因包括:

- 可变的 TBI 定义。
- 不同研究的分类可能不一致。
- 在多数 LMIC,能够前瞻并准确跟踪 TBI 发病率的系统有限。
- 在资源有限的 LMIC,TBI 的发生率最高。

本章的目的是评估这些缺陷,概述 TBI 的全球医疗负担,并探索一些预防策略。

颅脑创伤的定义

由于 TBI 是一种多样和异质性疾病过程,任何 TBI 的定义都会有缺陷。然而,其广义上是指:"由外力引起的大脑功能改变或大脑病理学依据的证据[5]。"

这一定义将涵盖多数情况,尤其是在患者寻求医疗救治或需要住院的情况下。然而,在许多情况下,轻微的头部损伤并无功能改变或病理学证据。目前,这是一个备受关注的领域,因为像美式足球比赛中高速的头对头的碰撞,当一个(可能的)轻微头部撞击变得重要时,它仍有待确定。后一类伤害的累积影响目前正在深入研究,与此同时,人们对前一类伤害的累积影响也越来越感兴趣。这些问题及对运动相关损伤的影响将在第 13 个和第 23 个专题中详细讨论。

颅脑创伤的分类

传统上,我们将 TBI 损伤的严重程度分为轻度、中度或重度。这种分类基于临床指标,最常见的指标如下:

- 复苏后的意识水平。
- 意识丧失的发作和持续时间。
- 创伤后遗忘(posttraumatic amnesia,PTA)的持续时间。

格拉斯哥昏迷评分(Glasgow coma scale,GCS)是复苏后评估意识水平最常用的工具,在半个世纪前被提出,是一个经过时间考验的稳健评估工具。它也被证明在预测结果时非常有效,特别是在严重 TBI 的情况下。13～15 分为轻度创伤,9～12 分为中度创伤,3～8 分为重度创伤。然而,它虽然是一种有用的经过验证和可靠的评估工具,但的确存在一些局限性,特别在流行病学研究上。对于严重创伤,尤其是在 HIC,因为受患者在入院前可能已经给予镇静剂的影响,现代强调积极复苏和早期气管插管可能难以做出可靠的评估。这绝不是批评辅助医疗人员或急诊医师评估的准确性,因为在严重 TBI 的紧急情况下,他们会专注于保持气道通畅和维持组织灌注的时间相关问题,这一点是可以理解的。然而,在这些情况下,当患者实际遭受中度创伤时,初始 GCS 可能被记为重度。在这些情况下,进行可靠评估的其他混淆因素包括:

- 酒精中毒。
- 消遣性(或在某些情况下处方)毒品的使用。
- 需要长时间复苏的多发伤。

在轻度 TBI 背景下,从流行病学角度来看 GCS 对预后有价值,但是从个体临床角度来看,在考虑预后时参考其他指标可能更有用,如患者昏迷时长或患者 PTA 时长。

颅脑创伤的发病率

虽然已经使用数学模型进行估计[1],但是 TBI 的真实发病率及全球分布尚不清楚。造成这种情况的原因有很多,其中一个重要原因是研究方法的异质性和轻微 TBI 报道不足的问题;然而,最主要的原因是 LMIC 缺乏强大的创伤登记,其中 80% 的全球 TBI 负担在 LMIC。

大多数研究将发病率描述为每 10 万人中的病例数,对欧洲流行病学研究的系统回顾发现报道的范围非常广泛[6]。西班牙某省的一项研究估计为 91/10 万,而瑞典的一项研究估计每年平均为 546/10 万。美国 CDC 的数据估计 2002—2006 年的平均发病率为 576.8/10 万,虽然急诊就诊和随后住院人数有所增加,但死亡率有所下降[7]。

总而言之,这些研究毫无疑问地低估了 TBI 的真实发病率,而且报道的发病率差异巨大,凸显了即使在 HIC 也难以评估真实发病率。

非常有力的流行病学研究之一来自在新西兰哈

美顿市进行的一项基于人群的前瞻性研究[8]。调查人员登记了从初级医疗保健到医院和救护服务,以及当地学校和监狱的所有医疗保健提供者。研究期间,记录了 1 369 例 TBI,年发病率为 790/10 万。没有理由怀疑新西兰人比任何其他 HIC 更容易发生 TBI,因此这些数据在某种程度上强调了漏报的问题。

颅脑创伤的严重程度

尽管创伤分类不一致,但据估计,到目前为止,轻度 TBI 最常见,估计占所有 TBI 的 70%~90%。然而,考虑到上述漏报的混杂因素,新西兰研究报道中 95% 的数字可能更接近真实发病率。在考虑中度和重度 TBI 的发病率时,前面提到的混杂因素很难明确区分,这在利用医院记录对创伤进行分类时证明也往往会高估创伤的严重程度。然而,欧洲的回顾性研究计算出轻度、中度和重度 TBI 创伤比分别为 22:1.5:1,这些结果与新西兰的研究结果相似[5,8]。总体而言,全球 TBI 的发病率被认为正在上升,将来有可能超过许多疾病成为死亡和残疾的主要原因。

经济角度

从经济角度来看,TBI 的成本惊人。在美国,头部外伤的经济影响估计为 750 亿美元,折合成每个患者的成本为 39.6 万美元,主要集中在治疗、康复和生产力的损失[9]。

这些费用估算没有充分考虑到长期或终身残疾者可能需要的长期康复、服务及支持费用(如非正式护理)。此外,这些估计没有考虑护理人员生活质量或生产力损失的价值。

尽管成本可能相似,但各种流行病学研究方法的差异及分析人群的可变性,使许多美国金融数据无法准确推演到其他 HIC。

颅脑创伤的危险因素

TBI 有许多公认的危险因素,这些发现在大多数研究中基本一致。

性别

大多数流行病学研究都指出,男性的 TBI 发生率更高,住院的可能性更大,遭受致命性伤害的可能是女性的 2 倍。美国数据显示男女比例为 1.6:1,欧洲 TBI 研究报道的范围为(1.4:1)~(1.8:1)。值得注意的是,欧洲的研究偏向于更重的创伤,新西兰的研究可能反映了真正的差异,男女比例为 1.67:1。造成这种差异的原因可能很多,如男性和女性在冒险行为方面的差异、男性更多地接触职业危害,以及与暴力有关的伤害。

年龄

许多基于人群的研究一致发现,儿童早期(0~4岁)、青春期晚期(15~19岁)和老年人(75岁以上)的 TBI 发病率较高。

美国 CDC 的数据显示其发病率如下:
- 幼儿期:1 337.5/10 万,主要是跌倒。
- 青春期晚期:896.2/10 万,主要是车祸伤(MVA)和暴力。
- 老年人:932/10 万,主要是跌倒。

老年人的住院人数(339.3/10 万)和死亡人数最多(56.6/10 万)。

乙醇

乙醇与所有类型的伤害之间存在着公认的联系。文献报道的数据范围相差巨大,美国高达 56%~72%,欧洲为 24%~51%。这一范围如此之广,可能有许多原因,其中最重要的一个原因是血液乙醇测试的实际执行方式不同。

高收入国家的颅脑创伤

正是由于 HIC 中 TBI 的病因,近年来流行病学发生了重大变化。在重度 TBI 的背景下,MVA 总是对全球疾病负担做着重大贡献。然而,在 HIC 中,由于现在重度 TBI 的主要原因是幼儿和老年跌倒患者[2,8],与 MVA 相关的总 TBI 事件数量一直在减少。MVA 相关 TBI 发病率的下降可能没有单一的原因,并且可能与几个相关联的因素有关。近几十年来,汽车安全设计有了长足的进步,这与高效安全气囊的研发和强制安装有关。此外,还引入了一项重要的预防性立法,例如:
- 强制佩戴安全带、摩托车头盔和自行车头盔。
- 引入严格的限速,通常由先进的无人测速摄像头强制执行。

• 严格执行酒驾法律。

跌倒成为 HIC 最常见的 TBI 原因可能与医疗保健的改善、预期寿命的延长及人口老龄化带来的跌倒风险的增加有关。这种流行病学的变化对神经外科医师所见的病理类型有重要影响。与弥漫性脑肿胀（常与高能创伤有关）相比，与跌倒有关的挫伤和出血患者数量绝对增加。

美国各州和其他 HIC（如英国、葡萄牙、荷兰、芬兰、奥地利、加拿大和澳大利亚）的多个流行病学研究证实，欧洲国家老年人中与 TBI 相关的急诊、住院和死亡的发病率高且不断增加[10-17]。

这种不断变化的流行病学模式强调需要施行针对老年人口的政策，重点是预防跌倒。多药治疗和精神药物（即抗胆碱药和镇静剂）的使用是老年人中常见且广为人知的问题，它们与跌倒的风险增加有关。

对视力、药物、平衡和家庭环境的定期评估会对跌倒产生重大影响，而孤独、抑郁和饮酒等问题会加剧这种跌倒风险。针对性地提出问题在有效地预防老年人跌倒政策中是合理的。

在考虑所有类型的 TBI 时，来自美国 CDC 的数据显示 0～4 岁的儿童跌倒风险最大（839/10 万），75 岁及以上的患者次之（599/10 万）。所有类型 TBI 的第二个最常见原因是机动车事故，其次是暴力。

中低收入国家的颅脑创伤

在 LMIC 的 TBI 存在一些关键差异。在 LMIC，虽然机动车和摩托车的使用增加，但并无相应的立法来防止不安全驾驶。同样，在这种情况下，仍然缺乏交通安全教育。鉴于这些问题，不足为奇的是虽然世界上只有 54% 的车辆注册在 LMIC，但约 90% 的道路交通事故死亡发生在 LMIC。此外，由于 LMIC 的报告系统（即创伤登记）受限，这可能被低估[2,3]。

在 LMIC 中发现的大量创伤性死亡和残疾可能是由于风险因素的增加，包括缺乏预防规划、低水平的院前和院内治疗水平及缺乏康复项目。这是支持需要开始建立国家创伤登记的根本原因。无论是用于研究还是质量改进，有效的统计资料对于申请

政府和非政府资金至关重要。

TBI 发病率上升的背后原因可能是多方面的，包括城市化进程的扩大、中产阶级的壮大、廉价汽车和摩托车的供应，以及在缺乏成熟医疗体系的情况下人口的增长和老龄化等因素。因此，TBI 的影响不仅仅局限于个人健康，更是增加了社会经济负担的原因。

Mock 等证明，对于损伤严重程度评分（injury severity score，ISS）大于 9 分的人，死亡率与环境的经济资源成正比。死亡率从低收入地区的 63% 下降到中等收入地区的 55% 和高收入地区的 35%。特别在中度损伤方面的差异变得更加明显，低收入国家和高收入国家之间的死亡率差异为 6 倍[18]。这些死亡率的差异导致根据当地可用资源的不同治疗模式制订创伤治疗指南建议。不幸的是，由于 LMIC 的基础卫生设施（包括提供者和设施）有限，在 HIC 进行的神经创伤研究所产生的证据并不总是适用于 LMIC，其为治疗实践创造了不同的场景。疾病负担很重，据估计，如果 LMIC 的全球创伤治疗得到改善，可以挽救 173 万～196.5 万人的生命[19]。

在一些 LMIC 中，暴力相关的 TBI 发生率非常高。在拉丁美洲和加勒比地区，MVA 后的 TBI 是一个重大的医疗问题，是颅内创伤的主要原因；然而，暴力是巴西、哥伦比亚、委内瑞拉、萨尔瓦多和墨西哥创伤相关死亡的主要原因。在亚洲和中东，由于没有标化方法，数据的解释可能很困难。也门的一项研究发现，TBI 最主要的原因是"家庭因素"，其中包括跌倒和暴力等多种因素。MVA 是第二个常见原因。在整个亚洲，MVA 的上升几乎达到了流行病的程度，全球 44% 的道路死亡事故发生在该地区。

印度被列为中等收入国家，其过去 30 年中发生的变化及其对医疗需求的影响提供了一个很好的例子[20-22]。工业化、城市化和社会经济自由化迅速发展。机动车和摩托车的使用量急剧增加，从 1981 年的 530 万辆到 2002 年的 5900 万辆，2017 年达到了 2.53 亿辆。据估计，仅 2016 年一年就售出 1900 万辆摩托车，由于缺乏足够维护道路的基础设施，每年估计有 14 万人死于道路交通事故也就不足为奇了。因为在印度，与许多 LMIC 伤害一样，由于医院和警察报告系统的不同、混杂的公立和私立医疗保健的提供，以及在某些情况下政府官员对暴力的不同

处理,道路交通伤害可能被大大低估。据估计,住院患者中近 25% 的伤害与 TBI 有关,每年有 20 万人死于 TBI,有 100 多万幸存者需要康复。这给已经不堪重负的医疗体系带来了巨大的压力。人们普遍认为需要做点什么,正因为如此,美国和印度神经外科医师于 2013 年 12 月在新德里举行的一次会议上成立了一个新的联盟——印度颅脑创伤联盟。尽管该组织初衷很好,但有一个很大的问题是不知道它们正在解决什么问题。尽管人们普遍认为印度的 TBI 危机与许多 LMIC 一样正在恶化,但量化这一增长的可靠数据有限,这使得医疗规划和资源分配成了问题。与许多 LMIC 的状况一样,除非有人死

于医院,印度的死亡率统计数据中关于确切死因的信息非常有限。大部分可用信息来自医院登记处,仅涵盖少数没有明确联系的医院。在当前医疗环境中,医院并不强制与国家注册中心共享这些信息。如果要改进 LMIC 的 TBI 管理,就需协调国家和国际方法来充分解决这一问题。针对这一问题,世界卫生组织宣布了 2011—2020 十年道路安全行动计划,以提高全世界对道路 TBI 事故的认识,并为有效的预防政策提供建议和指导。2015 年,世界卫生组织出版的《全球道路安全状况报告》报道了一份"10 个事实文件",显示 MVA 仍然是一个重要的公共卫生问题,尤其是在 LMIC(表 1.1)[23]。

表 1.1 2015 年,世界卫生组织出版的《全球道路安全状况报告》"10 个事实文件"

- 全世界道路交通死亡 130 万
  —是 15～29 岁人群的主要死因。
  —93% 的道路交通死亡发生在 LMIC,全球 54% 的车辆登记在这些国家
- 行人、骑自行车者和骑两轮摩托车及其乘客等弱势道路使用者占全球道路交通死亡人数的一半,并且主要是在低收入国家
- 通过控制速度可以减少道路交通伤,但只有 47 个国家(占世界人口的 13%)制定了符合最佳城市速度的法律
- 酒驾会增加车祸风险,但只有 34 个国家制定了国家层面的酒驾法律
- 佩戴优质头盔可降低车祸死亡风险 40%,但只有 44 个国家(占世界人口的 17%)拥有符合的摩托车头盔法
- 佩戴安全带可降低前排乘客 40%～65% 的死亡风险;然而,在 105 个国家中,只有 67% 的世界人口制定了安全带法
- 婴儿座椅、儿童座椅和加高座椅在发生碰撞时可降低儿童 54%～80% 的死亡风险。12 亿人口中,只有 53 个国家制定了儿童管理法
- 及时、优质的院前救护可以挽救道路交通事故中许多受伤患者的生命。因此,急救服务需要体现普遍性
- 在全球 80% 的国家销售的车辆不符合基本安全标准
- 不安全的道路基础设施增加了车祸风险

军队中的颅脑创伤

在过去 20 年里,军事人口的 TBI 问题备受关注,主要在伊拉克和阿富汗冲突的退伍军人中,人们对许多战斗幸存者的疾病负担的认识越来越高。虽然那些有严重 TBI 的退伍军人很容易辨别,但防弹衣和头部保护的改进使得许多退伍军人能够在先前致命的爆炸伤中幸存下来。许多幸存者因 TBI 留有后遗症;然而,这些后遗症往往与其他战后疾病(如创伤后应激障碍,posttraumatic stress disorder,PTSD)的症状相联系。

国防部(The Department of Defense,DoD)与武装部队健康监测中心联合,从世界各地的美军收集数据,并将 TBI 分为四类[24]:

- 轻度 TBI 或脑震荡。
  —持续小于 24 小时的混乱或失定向状态。
  —失去知觉长达 30 分钟。
  —持续不到 24 小时的创伤后遗忘。
  —正常的放射影像。
- 中度 TBI。
  —持续 24 小时以上的混乱或失定向状态。
  —失去知觉超过 30 分钟但不到 24 小时。
  —超过 24 小时但不到 7 天的持续创伤后

遗忘。

——正常或异常的放射影像。

· 严重 TBI。

——持续 24 小时以上的混乱或失定向状态。

——失去知觉超过 24 小时。

——持续 7 天以上的创伤后遗忘。

——正常或异常的放射影像。

· 穿通性 TBI。

——硬脑膜破裂的任何头部损伤。

国防部从 2000 年到 2019 年每年收集关于 TBI 的数据,反映了阿富汗冲突(持久自由行动,2014 年 10 月 7 日—12 月 31 日)和伊拉克冲突(伊拉克自由行动,2003 年 3 月 20 日—2011 年 12 月 15 日)[23]。2000 年,美军人员中所谓的标志性损伤的发生率为 10 959 人,并且逐年上升,2011 年达到峰值 32 834 人。最常见的损伤是脑震荡,占所有损伤的 82.5%,中度损伤占 8.1%,不可分类损伤占 6.9%,穿透伤占 1.5%,重度损伤占 1%。迄今为止,增幅最大的是轻度/脑震荡组,从 2000 年到 2011 年增长了 283%。虽然防弹衣的改进在某种程度上可以解释这一发现,但另一种解释可能是提高了对这些情况的认知和更好的诊断,以及对冲突幸存者的远期结果的影响。

预防策略

出于多种原因,诸如 Feigin 等进行的人群研究非常重要,其中最重要的是确定 TBI 给社会带来的实际负担。他们已经证明,这种类型的研究不仅可行,而且为未来的研究设计提供了一个有用的框架,可能比以往任何其他流行病学研究都要好,尤其考虑比较研究时很重要。获得的信息可以进行适当规划,这在考虑以下问题时是必需的:

· 需要入院治疗所需的病床数、类型和灵敏度。

· 所需人员及其在初级、二级和三级医疗机构中的分布。

· 康复服务的数量和分布。

· 在初级医疗机构中规划适当的随访,以解决许多 TBI 患者遇到的一些长期社会心理问题。

在考虑目标性预防策略和监测预防方案的效果时,来自这些研究的信息也很有用。此类项目的示例可能包括以下内容:

· 监控所有车辆中所有乘客的强制性安全带和安全气囊的影响(已在许多 HIC 中实施,但在 LMIC 中特别有用)。

· 监测更严格的限速制度和酒后驾驶立法的影响,或将车辆准驾降低到一定的年龄。

· 强制骑车人佩戴头盔。

· 老年人防跌倒计划。

· 贯彻产后策略,以提醒父母减少幼儿可能需要帮助的跌倒。

显然,这些预防策略有许多是制订于 HIC,并且它们的有效性似乎毫无质疑。尚待确定的是它们在 LMIC 中最重疾病负担的有效性。然而,鉴于管理 TBI 患者的固有财务成本,即使是最贫穷的国家也无法不实施某种预防策略。

结 论

颅脑创伤是一个全球性的医疗保健问题,许多层面上对患者、家人和朋友及社会都具有重大的社会经济影响。在 HIC 中,不仅是残疾和依赖,由于人们越来越意识到社会所承受的负担,而且还意识到累积的轻微 TBI 可能导致长期问题,因此希望它不会成为一种沉默的流行病。在 LMIC,机动车使用量的增加及其他许多因素在很大程度上是未知的,这应该是未来流行病学研究的重点。

利益冲突:Iaccarino C. 是 Finceramica S. p. A. 上市后的监督顾问。

基金资助:无。

参考文献

[1] Dewan MC, Rattani A, Gupta S, et al. Estimating the global incidence of traumatic brain injury. J Neurosurg. 2019;130: 1080 - 97.

[2] Rubiano AM, Carney N, Chesnut R, et al. Global neurotrauma research challenges and opportunities. Nature. 2015;527: S193 - 7.

[3] Roozenbeek B, Maas AI, Menon DK. Changing patterns in the epidemiology of traumatic brain injury. Nat Rev Neurol. 2013;9:231 - 6.

[4] De Ramirez SS, Hyder AA, Herbert HK, et al. Unintentional injuries: magnitude, prevention, and control. Annu Rev Public Health. 2012;33:175 - 91.

[5] David K, Menon DK, Schwab K, et al. Position statement: definition of traumatic brain injury. Arch Phys Med Rehabil. 2010;91:1637 - 40.

[6] Tagliaferri F, Compagnone C, Korsic M, et al. A systematic review of brain injury epidemiology in Europe. Acta Neurochir. 2006;148:255 - 68.

[7] Faul M, Xu L, Wald MM, et al. Traumatic brain injury in the united states: emergency department visits, hospitalizations and deaths 2002 - 2006. Available at: https://www.cdc.gov/traumaticbraininjury/pdf/blue_book.pdf

[8] Feigin VL, Theadom A, Barker-Collo S, et al. BIONIC Study Group. Incidence of traumatic brain injury in New Zealand: a population-based study. Lancet Neurol. 2013;12:53 - 64.

[9] Faul M, Rutland-Brown MM, Frankel W, et al. Using a cost-benefit analysis to estimate outcomes of a clinical treatment guideline: testing the brain trauma foundation guidelines for the treatment of severe traumatic brain injury. J Trauma. 2007; 63:1271 - 8.

[10] Hawley C, Sakr M, Scapinello S, et al. Traumatic brain injuries in older adults — 6 years of data for one UK trauma centre: retrospective analysis of prospectively collected data. Emerg Med J. 2017;34:509 - 16.

[11] Hamill V, Barry SJE, McConnachie A, et al. Mortality from head injury over four decades in Scotland. J Neurotrauma. 2015;32:689 - 703.

[12] Dias C, Rocha J, Pereira E, et al. Traumatic brain injury in Portugal: trends in hospital admissions from 2000 to 2010. Acta Med Port. 2014;27:349 - 56.

[13] Scholten AC, Haagsma JA, Panneman MJM, et al. Traumatic brain injury in the Netherlands: incidence, costs and disability-adjusted life years. PLoS One. 2014;9:e110905.

[14] Koskinen S, Alaranta H. Traumatic brain injury in Finland 1991 - 2005: a nationwide register study of hospitalized and fatal TBI. Brain Inj. 2008;22:205 - 14.

[15] Brazinova A, Mauritz W, Majdan M, et al. Fatal traumatic brain injury in older adults in Austria 1980 - 2012: an analysis of 33 years. Age Ageing. 2015;44:502 - 6.

[16] Fu TS, Jing R, McFaull SR, Cusimano MD. Recent trends in hospitalization and in-hospital mortality associated with traumatic brain injury in Canada: a nationwide, population-based study. J Trauma Acute Care Surg. 2015;79:449 - 54.

[17] Harvey LA, Close JCT. Traumatic brain injury in older adults: characteristics, causes and consequences. Injury. 2012;43: 1821 - 6.

[18] Mock CN, Jurkovich GJ, Nii-Amon-Kotei D, Arreola-Risa C, Maier RV. Trauma mortality patterns in three nations at different economic levels: implications for global trauma system development. J Trauma Inj Infect Crit Care. 1998;44: 804 - 12.

[19] Mock C, Joshipura M, Arreola-Risa C, Quansah R. An estimate of the number of lives that could be saved through improvements in trauma care globally. World J Surg. Published online; 2012. https://doi. org/10. 1007/s00268-012-1459-6

[20] Number of vehicles in operation across India from financial year 1951 to 2017. Available at: https://www. statista. com/ statistics/664729/total-number-of-vehicles-india

[21] Massenburg BB, Veetil DK, Raykar NP, et al. A systematic review of quantitative research on traumatic brain injury in India. Neurol India. 2017;65:305 - 14.

[22] Burton A. A key traumatic brain injury initiative in India. Lancet Neurol. 2016;15:1011 - 2.

[23] The WHO's Global Status Report on Road Safety 2015. Available at: https://www. who. int/health-topics/road-safety♯tab= tab_1

[24] Department of Defence worldwide numbers for TBI; 2019. Available at: https://dvbic. dcoe. mil/dod-worldwide-numbers-tbi ♯main-content

2

颅脑创伤的病理生理学

Pathophysiology of Traumatic Brain Injury

Katherine R. Giordano and Jonathan Lifshitz

奚才华　译

导　言

从广义上讲,颅脑创伤(TBI)是由施加在头部的机械力引起的,这些力使颅腔内的脑组织发生位移,并破坏神经功能。TBI 可能是由大脑的旋转、加速/减速、爆炸冲击波或合并生物力学等引起。在机械力作用下启动了病理生理过程,这将 TBI 的分类从一个事件扩展到一个复杂的疾病[1]。机械力和病理生理学因素引起的临床症状有助于损伤严重程度的评定(轻度、中度、重度、衰弱、可恢复、致命)。即使在损伤的每种病理解剖学分类中,TBI 后的症状也有很大差异,因此这种差异表明 TBI 作为一种疾病的异质性。导致 TBI 异质性的一些因素包括机械力的大小、撞击的位置、受伤前的生活方式和遗传学等。然而,即使考虑了所有因素,病理生理学的复杂性也很难确定哪些人会康复、哪些人可能会出现慢性疾病[2]。绝大多数 TBI 是弥漫性的,症状会在急性期到亚急性期过程中(受伤后 1～10 天)消退。持续性症状可诊断为脑震荡后综合征,该综合征可在伤后持续数月或数年,估计 10%～15% 的轻症病例会发生[3]。TBI 常见的持久症状可大致分为认知

的、躯体的或情绪的,并且 TBI 后长期不良预后的发生率随着创伤的严重程度而增加[2,3]。总的来说,无论是局灶性、弥漫性还是混合局灶性/弥漫性,TBI 都是全球范围内死亡和长期残疾的主要原因[3]。

每个 TBI 幸存者的临床表现和随后的恢复都是独一无二的,范围从最小的扰乱生活到长时间的重症监护和长期依赖。然而,尽管存在一系列临床特征和症状,但 TBI 后出现的病理生理过程在大多数损伤中都是相似的,主要区别在于病理生理过程的程度和持续时间[3]。需要注意的是,并非所有获得性神经系统损伤都是如此。例子包括穿透伤和爆炸伤,它们与其他类型的损伤有许多共同的病理生理特征,但还会发生其他不同的病理生理过程,如广泛的机械损伤(穿透伤)或爆炸冲击波(爆炸伤)[2]。在本专题中,我们将讨论弥漫性 TBI 的常见病理生理学,以及病理生理过程如何导致临床症状和慢性病理变化。

急性期病理生理学

机械力和变形的后果

当钝力或旋转和(或)线性力不可逆地施加到大

K. R. Giordano · J. Lifshitz (✉)
Barrow Neurological Institute at Phoenix Children's Hospital, Phoenix, AZ, USA
Department of Child Health, University of Arizona College of Medicine — Phoenix, Phoenix, AZ, USA
Phoenix VA Health Care System, Phoenix, AZ, USA
e-mail: jlifshitz@email.arizona.edu

© Springer Nature Switzerland AG 2021
S. Honeybul, A. G. Kolias (eds.), *Traumatic Brain Injury*, https://doi.org/10.1007/978-3-030-78075-3_2

脑上时,会在撞击时发生机械性创伤。基于力的类型、大小和位置而产生的病理生理学可引起即刻可见的临床症状,这些症状通常是涉及脑干功能的无意识反射或反应,如意识丧失。TBI 后会出现意识丧失,但并非在所有病例中都出现,也不一定与临床预后相关[3]。在轻型 TBI 的猪旋转模型中,尽管施加到头部的力的大小相似,但仅在大脑轴向平面旋转(横向于脑干)后才发生持续的意识丧失(10~35 分钟),而冠状平面旋转(沿脑干的圆周方向)不会引起意识丧失[4]。TBI 后即刻可见的临床症状的另一个例子是前臂的短暂伸展和(或)屈曲,这被称为击剑反应[5]。在美式足球等接触性运动中,击剑反应被用作检测 TBI 的诊断工具,因为施加到脑干的力会激活前庭运动神经元[5]。多个实验结果证实,引发创伤的机械力的方向性和大小会导致即刻的功能变化[4,5]。没有单一的神经系统检查或生物标志物可以诊断 TBI;然而,意识丧失和击剑反应表明机械力已施加到大脑并破坏了神经功能。这些研究对于我们了解 TBI 的生物力学和建立 TBI 的诊断性临床症状至关重要。其他的短暂症状,包括即刻的定向障碍、头晕、言语不清、呕吐和自发打喷嚏、打鼾或哭泣等,我们推测是 TBI 后机械力作用于脑干的直接后果。这些症状并不相互排斥,也不会在所有弥漫性 TBI 病例中均出现,而是取决于起始机械力的参数。

离子和代谢紊乱

在机械冲击之后,颅腔内脑组织的加速和(或)减速引起牵拉、组织变形和轴突剪切,导致广泛的损伤。在细胞水平上,随之而来的机械诱导的神经元膜破坏会导致钾离子立即外流。细胞外钾的显著增加引起非特异性神经元去极化和谷氨酸神经递质的释放。谷氨酸激活红藻氨酸、NMDA 和 AMPA 受体以触发突触后神经元。谷氨酸的释放进一步加剧了钾的外流,在撞击后的几分钟内形成了一个正反馈的兴奋回路。如上所述,施加于脑干的机械力可以释放谷氨酸并激活外侧前庭核中的神经元以引发击剑反应。随后,激活的 NMDA 受体允许钙离子内流,在撞击后数小时内积聚在细胞中,并在受伤后持续 2~4 天[6]。细胞内钙积累激活钙依赖性蛋白酶,干扰线粒体氧化磷酸化,压缩神经元纤维,并对轴突功能产生下游负面影响[2,3,6]。ATP 依赖性

Na^+/K^+ 泵被激活以重新分配这些离子,但储存的葡萄糖会迅速消耗[7]。为了恢复稳态,大脑中的葡萄糖代谢增加。这种高糖酵解增加了 ATP 的产生,但也增加了乳酸的产生,其中过量的乳酸会进一步损害神经元膜,增加血脑屏障(BBB)通透性,并诱发细胞毒性水肿[6]。高糖酵解后,大脑会经历长时间的葡萄糖代谢减退,这可能会使大脑更容易受到二次损伤,并限制修复潜力[6,8]。由机械冲击引发的细胞过程是控制损伤的反应,而随后的病理生理过程随着 TBI 的发展而进展。

弥漫性轴索损伤

弥漫性轴索损伤(diffuse axonal injury,DAI)被认为是弥漫性 TBI 的特征性标志[9]。由于上述细胞过程(钙内流增加、线粒体功能障碍和神经元纤维压实),轴突膜的机械损伤导致轴突运输受损,并导致不同程度的轴突肿胀和断裂[6,10]。如果没有髓鞘的额外物理保护,无髓鞘轴突特别容易受到外力引起的机械损伤[10]。原发性轴突损害,或由机械创伤引起的轴突断裂,开始于损伤后的即刻到急性期(5 分钟至 24 小时)[6,7]。继发性轴索损害或初始轴突肿胀后最终断裂也可能发生在伤后的急性期(4 小时),并在伤后持续数天或数周[6]。虽然 DAI 的主要特征是轴突肿胀和断裂,但没有肿胀或断裂证据的轴突中的细胞骨架损伤会导致额外的轴突退化[10]。据了解,在大多数弥漫性 TBI 病例中都有 DAI 发生,并且实验模型已经证明,DAI 病理生理的严重程度与通过神经系统表现衡量的损伤严重程度相对应[3,4,7]。然而,轴突损害并不一定会导致神经元细胞死亡,而是会导致萎缩、恢复甚至再生尝试[11]。最终,DAI 会破坏受伤大脑中的原始神经元回路。

血管破裂和功能障碍

引发 TBI 的机械力也很容易影响血管的结构和完整性。在大多数情况下,机械性血管损伤的程度与受伤的严重程度相似,有出血、微出血和血肿的证据,这些证据可以在几个月后通过铁沉积和含铁血黄素检测到。在更细微的情况下,血管功能障碍可以在没有明显结构损伤的情况下发生,可能是神经元和神经胶质病理生理改变的结果。据报道,TBI 后,脑血流量(cerebral blood flow,CBF)会降

低至符合缺血条件的水平[7]。此外,作为机械力或大脑加速和(或)减速的直接结果,或在病理生理改变之后(尤其是炎症蛋白和蛋白酶),BBB 会被破坏,通透性增加[12]。BBB 通透性可能导致血管源性水肿和随后的颅内压增高,以及外周血成分(包括免疫细胞、铁和活性氧)的浸润[6,12]。TBI 的血管反应会损害神经元功能并加剧病理生理过程。

炎症

机械和病理生理损伤会在受伤的环境中产生炎症和细胞毒性分子。作为回应,神经胶质细胞被激活,炎症信号传播,外周免疫细胞被募集到损伤部位,以减轻损伤。胶质细胞激活包含星形胶质细胞和小胶质细胞,并直接影响其他生理过程,以调节 TBI 后的功能恢复。一旦激活,星形胶质细胞会发生肥大的形态变化,并增加增殖。活化的星形胶质细胞在损伤后会在坏死病变(如果存在)周围形成胶质瘢痕;然而,由于缺乏明显的细胞死亡,弥漫性 TBI 后胶质瘢痕并不常见。相反,活化的星形胶质细胞通过上调神经营养因子和减少过量的细胞外谷氨酸以减少兴奋性毒性,从而在弥漫性损伤后支持神经元恢复[13]。星形胶质细胞增生是减少损伤后神经元死亡并促进轴突再生的关键病理生理过程。然而,长期的星形胶质细胞增生也可能会阻碍神经回路功能,并阻止轴突再生。

小胶质细胞是大脑中常驻的固有免疫细胞,细胞外微环境中的介质,如损伤相关分子模式(danger-associated molecular patterns,DAMP)、过量谷氨酸、外周血成分、生长因子和细胞因子等,可以在数分钟内触发小胶质细胞的激活[13]。与星形胶质细胞一样,活化的小胶质细胞会发生形态和功能的变化。在健康的大脑环境中,具有小而圆的胞体和细长的径向延伸凸起的分支小胶质细胞包绕了薄壁组织。受伤后,活化的小胶质细胞可以呈现多种形态,具有不同的假定功能。活化的形态包括具有短而加厚的凸起的肿胀体细胞、没有凸起的变形虫形态,以及具有仅从伸长的体细胞的基底和顶端凸出的凸起的杆状体[14]。活化的小胶质细胞曾被认为是抗炎或促炎。然而,活化现在被理解为一个频谱、形态和相关功能都取决于周围细胞外环境和来自附近神经元的信号[14]。一旦激活后,小胶质细胞会增加增殖、迁移到损伤部位、清除细胞碎片

并促进回路重组。此外,小胶质细胞会分泌促炎和抗炎细胞因子、趋化因子、营养因子、自由基和其他物质,以促进或抑制炎症。TBI 发生数年后仍能显示出慢性小胶质细胞活化,可能与迟发的神经退行性疾病的发生有关[13]。

炎症信号主要由活化的小胶质细胞产生的细胞因子和趋化因子传播。在实验和临床研究中,TBI 后中枢神经系统和外周的细胞因子(IL-1β、TNF-α、IL-6、IL-10)会出现短暂的急性变化[10,13]。除了促进小胶质细胞激活和神经炎症级联反应,趋化因子信号还可以将外周免疫细胞(主要是中性粒细胞和单核细胞/巨噬细胞)募集到受伤的大脑。根据 BBB 损伤的程度,以及机械冲击和其他病理生理过程引起的渗透性,外周免疫细胞可能会浸润入大脑并执行类似于活化的小胶质细胞的炎症功能。除了浸润到大脑,TBI 诱导的活化免疫细胞还可以浸润外周器官[1]。TBI 因炎症而影响外周器官功能(如肝脏或肺)的程度仍在探索中,必须在全身检查中加以考虑。炎症是 TBI 后的关键病理生理过程。炎症过程可能具有神经保护作用,但长期炎症会加剧损伤。了解 TBI 后炎症的利弊影响的时程和机制对于推进 TBI 幸存者的护理和治疗至关重要。

神经回路的改变

随着急性期病理生理过程的消退,康复过程开始恢复体内稳态。构成 TBI 功能结局和临床症状基础的神经回路被破坏,会发生由轴突损伤引发并由炎症过程执行的突触丧失和传入神经阻滞。在回路损伤和轴突退化之后,神经修复、回路重组和突触修剪重新开始,该时间节点可被视为发育过程的重演[5,15]。实验和临床研究证实,TBI 后营养和生长因子急剧上调,这为尝试修复和再生提供了证据[15]。虽然回路重组被认为是一个恢复过程,但适应不良的回路会产生迟发症状和慢性疾病,如感觉过敏和认知障碍等[8,10]。深入了解 TBI 后的回路重组机制对于指导治疗和康复策略以最大限度地提高积极的功能预后是非常有必要的。

长期病理生理改变

正如本章所提到的,病理生理过程会导致 TBI 幸存者的持续症状和长期发病。此外,长期病理生

理改变与迟发性神经退行性疾病有关,包括脑萎缩和淀粉样蛋白β(Aβ)和(或)tau 蛋白的积累,但也尚无结论性的研究。TBI 幸存者,特别是那些经历过反复 TBI 的人,在以后的生活中患神经退行性疾病的风险更高,如阿尔茨海默病(Alzheimer's disease,AD)、帕金森病(Parkinson's disease,PD)和慢性创伤性脑病(chronic traumatic encephalopathy,CTE)。虽然可能与 TBI 暴露有关,但许多因素(如遗传学、健康史)都会影响幸存者,使其可能面临更大的风险。

AD 病理改变与脑实质中的 Aβ 斑块和神经原纤维缠结广泛相关。TBI 后可出现 Aβ 蓄积;然而,并非所有 TBI 病例后都会发生 Aβ 蓄积[7]。虽然 AD 病理改变的后续发展可能与 TBI 暴露有关,即使没有急性 TBI 诱导的认知障碍,但 TBI 后 Aβ 积累的确切机制尚不清楚[1,7]。有多种假设的病理生理过程会导致 AD 相关的病理改变。例如,轴突转运受损期间 γ-分泌酶复合物和 β-分泌酶 1 裂解淀粉样前体蛋白(APP),导致了 Aβ 水平急剧升高[3]。然而,即使在轴突转运功能恢复,且 APP 水平恢复正常后,Aβ 仍继续增加[1]。此外,炎症是 TBI 和 AD 的主要病理生理过程,其中小胶质细胞激活可能有助于 TBI 诱导的 AD 病理改变[13]。虽然 TBI 和 AD 病理改变之间的联系已经建立,但需要进一步的机制研究以确定治疗靶点,以将 TBI 诱导的与 AD 病理改变分离。

CTE 是近年来受到关注的尸检病理诊断。CTE 的定义是指大脑中堆积了过度磷酸化的 tau 蛋白,但是 TBI 诱导 tau 蛋白堆积的机制仍在研究中。一种假说认为,TBI 后 tau 蛋白生成增加以保持微管结构和功能[3]。tau 蛋白生成的上调可能导致 tau 蛋白堆积,这定义了 CTE 病理改变。或者,TBI 诱导的 tau 蛋白异常磷酸化导致了 tau 蛋白功能障碍和随后的堆积[3]。许多临床医师主张 TBI 是一种可治疗的疾病,并不总是会导致 CTE。迫切需要进行 TBI 诱导 CTE 的研究,以便更好地了解这种慢性病理改变的时间过程和功能结局。重要的是要注意,并非所有单次或反复 TBI 的病例都会出现迟发性神经退行性病变和相关的症状,并且围绕 TBI 诱导神经退行性病理生理改变和由此产生的功能结局的潜在机制存在很多争议。

结 论

总之,病理生理过程在 TBI 后立即开始,是个体经历的一系列症状的基础。病理生理改变和由此产生的症状可以在撞击后持续数年。在本章中,我们讨论了弥漫性 TBI 后一些最常见的病理生理学改变,涉及大脑及其他区域的每个部位。虽然讨论可能以线性方式呈现,但 TBI 诱发的病理生理过程是相互依赖的,并且这些过程同时发生。Kenzie 等有效地描绘了 TBI 病理生理改变的复杂性,并突出了导致损伤和修复的重叠反馈回路[2]。尽管对 TBI 的病理生理改变这个主题进行了数十年的研究,但对许多机制仍知之甚少。我们必须对病理生理过程继续展开研究,以改善诊断和预后,同时为复杂的 TBI 开辟治疗处理方法。

财政支持:这项研究未得到财政支持。
利益冲突:无。

参考文献

[1] Masel BE, DeWitt DS. Traumatic brain injury: a disease process, not an event. J Neurotrauma. 2010;27:1529-40.
[2] Kenzie ES, Parks EL, Bigler ED, Wright DW, Lim MM, Chesnutt JC, et al. The dynamics of concussion: mapping pathophysiology, persistence, and recovery with causal-loop diagramming. Front Neurol. 2018;9:203.
[3] Blennow K, Brody DL, Kochanek PM, et al. Traumatic brain injuries. Nat Rev Dis Primers. 2016;2:16084.
[4] Browne KD, Chen XH, Meaney DF, et al. Mild traumatic brain injury and diffuse axonal injury in swine. J Neurotrauma. 2011;28:1747-55.
[5] Hosseini AH, Lifshitz J. Brain injury forces of moderate magnitude elicit the fencing response. Med Sci Sports Exerc. 2009;41:1687-97.
[6] Giza CC, Hovda DA. The neurometabolic cascade of concussion. J Athl Train. 2001;36:228-35.
[7] Barkhoudarian G, Hovda DA, Giza CC. The molecular pathophysiology of concussive brain injury — an update. Phys Med

Rehabil Clin N Am. 2016;27:373-93.

[8] Lifshitz J, Rowe RK, Griffiths DR, et al. Clinical relevance of midline fluid percussion brain injury: acute deficits, chronic morbidities and the utility of biomarkers. Brain Inj. 2016;30:1293-301.

[9] Biasca N, Maxwell WL. Minor traumatic brain injury in sports: a review in order to prevent neurological sequelae. Prog Brain Res. 2007;161:263-91.

[10] McGinn MJ, Povlishock JT. Pathophysiology of traumatic brain injury. Neurosurg Clin N Am. 2016;27:397-407.

[11] Lifshitz J, Kelley BJ, Povlishock JT. Perisomatic thalamic axotomy after diffuse traumatic brain injury is associated with atrophy rather than cell death. J Neuropathol Exp Neurol. 2007;66:218-29.

[12] Salehi A, Zhang JH, Obenaus A. Response of the cerebral vasculature following traumatic brain injury. J Cereb Blood Flow Metab. 2017;37:2320-39.

[13] Kumar A, Loane DJ. Neuroinflammation after traumatic brain injury: opportunities for therapeutic intervention. Brain Behav Immun. 2012;26:1191-201.

[14] Ziebell JM, Adelson PD, Lifshitz J. Microglia: dismantling and rebuilding circuits after acute neurological injury. Metab Brain Dis. 2015;30:393-400.

[15] Graham DI, McIntosh TK, Maxwell WL, et al. Recent advances in neurotrauma. J Neuropathol Exp Neurol. 2000;59:641-51.

3

创伤后脑组织形变与损伤的机制

Mechanics of Brain Tissue Deformation and Damage Following Trauma

Michael Sutcliffe and Shijia Pan

段山山 译

导 言

大脑的数学模型,包括关键的生物力学和生理现象,有望改善颅脑创伤(TBI)的诊断和治疗。影像学是这种方法的一个重要组成部分,它提供了一种描绘大脑如何因损伤和治疗而形变的方法。通过神经影像学评估结构损伤已成为 TBI 管理的常规手段,X 线计算机断层扫描(computed tomography,CT)是头部损伤评估的主要成像方法。一方面,日常的 CT 扫描评估可以定性了解潜在的病理变化;另一方面,中线移位已经在临床上提供了一种定量测量形变的方法,用于评估 TBI 的严重程度。

影像学技术的进步提供了一个可以结合其他监测方法更好地了解和展现创伤后和治疗期间大脑状况变化的机会。但是,对此类数据的解读很复杂,患者特定的相关因素使得难以发现变化的趋势。我们期待可以通过将此类影像学数据与力学模型相结合,开发出改进的与疾病进展和患者康复相关的定量的形变测量方法并应用于临床实践。

然而,在开发大脑形变和损伤的数学模型方面仍存在相当大的挑战。尽管 TBI 的评估和治疗强烈依赖于物理的生物指标,如血压、脑形变和颅内压(intracranial pressure,ICP),但对决定这些物理量变化的因素,以及它们与大脑生理状态的关系仍缺乏了解。

结合建模,实验研究巩固了我们对相关过程的理解,并提供了合适材料的特性和有效的数据。然而,大脑力学的实验研究进展受到系统复杂性的阻碍,包括需要进行活体研究,这些研究存在伦理和技术的困难。另一种替代方法是使用患者数据,可以提供与患者相关的有价值的信息,但是缺少设计良好的有对照组的临床试验。

本章旨在回顾描述创伤后脑组织力学变化的关键研究,包括与创伤相关的脑组织材料特性的变化和大脑的形变。

正常大脑机械力学的概述

本章重点介绍与创伤相关的大脑生物力学变化。然而,为了解相关的背景,首先要了解正常大脑的生物力学。有关该主题的详细信息,请参阅 Goriely 等的优秀综述[1]。本节总结了其中的关键方面,上述文章提供了更多细节。本节包含一些关键参考文献,但读者应参阅[1]以获取详细的参考文献。大脑的力学模型需要考虑脑组织材料特性的模

M. Sutcliffe (✉) · S. Pan
Cambridge University Engineering Department, Cambridge, UK
e-mail: mpfs@eng.cam.ac.uk; sp662@cam.ac.uk
© Springer Nature Switzerland AG 2021
S. Honeybul, A. G. Kolias (eds.), *Traumatic Brain Injury*, https://doi.org/10.1007/978-3-030-78075-3_3

型,以及其中各种固体和液体成分的宏观相互作用。此类模型的研究对象是压力、应力和应变的分布,以及相关的形变和大脑内的液体流动。

脑组织材料建模

与传统的工程材料不同,脑组织在本质上是超柔软和复杂的,这使得明确和描述其力学特性特别具有挑战性。细胞间组织液的流动可以影响材料的特性。作为一种生物组织,其力学特性也受到不同物理和时间尺度的生理过程的影响。材料模型的多样性一部分源于测量方法和应用目的的不同,一部分源于准确测量材料特性的困难。

有许多方案可用于测量脑组织特性。单轴体外测试是一种常用的方法,其中脑组织样本被拉伸、压缩或循环拉伸-压缩。不同的负荷时间和实验方案可用于测量组织时间依赖的变化,包括蠕变和松弛测试,其中应力或应变在初始负荷期后分别保持恒定。"受限"或"非受限"条件可用于更好地了解间质液的运动(如参考文献[2])。压痕测试提供了一种描述体内和体外脑组织机械行为的方法,尽管它们可能更难被理解。

Budday 等[3]描述了一组综合测试,结合模型特征,为人脑组织提供了一组基准建模数据。尸体组织以一系列不同的模式给予负荷,包括拉伸、压缩和剪切。这些实验与影像学和组织学相辅相成,以评估组织结构的非均质性。作者与许多其他人一致指出,脑组织表现出高度时间依赖的行为。材料特性取决于大脑区域,但未观察到显著的非均一性。作者确定了一个合适的超弹性模型来描述他们在低应变率状态下的数据,还评估了组织在较高应变率下的黏弹性行为。

虽然普遍适用的材料模型并不容易获得,但有适合特定条件的合理材料模型。对于与外伤相关的短时间尺度(少于几分钟),需要时间相关的黏弹性模型。例如,Budday 等[3]发现仅 300 秒后应力松弛超过了 80%,说明了这种时间依赖性的重要性。在几分钟或几小时的时间尺度上,如外科手术,一个纯粹的超弹性模型可能就足够了,Budday 等发现一个简单的超弹性模型可以在一系列负荷条件下拟合他们的数据。对于更长的时间尺度(如与创伤后行为相关),似乎需要纳入目前未包含在这些材料模型中的生理效应。间质液流动可以在更长的时间范围内提供依赖于时间的行为。由大量的间质液体流动导致的容积变化是很重要的,在这种情况下,应该考虑包含这种行为的多孔弹性模型[2]。

宏观大脑建模

大脑中有三个流动系统:血管系统中的血液、脑脊液(cerebrospinal fluid,CSF)和间质液。这些流体因素与固体组织结合在一起,决定了大脑的力学和形变行为。颅骨为血液、脑脊液和组织内容物提供了一个基本固定的容积,这被称为 Monro-Kellie 假说。假设颅骨是闭合的,虽然脑脊液从颅腔到腰椎的运动可以适应一些变化,但颅骨内其他成分的体积变化需要互相平衡。血液和脑脊液的流动被精细地调节以维持大脑的有效功能,它们影响血管系统中的血液量,以及被脑脊液充满的脑室和蛛网膜下腔的几何形状。间质液填充细胞之间的空间。由于细胞损伤,这种液体的量会增加,并且间质液可以大量地在脑组织内流动。

脑血流和脑脊液循环的系统建模在 20 世纪 90 年代受到了相当大的关注。各种液压或电等效模型被提出并用于模拟脑血管成分对生理事件的反应。尽管这些模型提供了一种对全脑参数进行建模的有价值的方法,但大多数模型衍生的参数很难被临床医师理解,并且这些模型不能表示空间特征。

有限元(finite element,FE)方法已广泛用于模拟大脑的形变。在这种数值方法中,被建模的物体被分成小元素,每个元素都具有适当的材料特性。有限元公式允许应用边界条件,如形状、压力或膨胀的变化来建模,并计算整个系统的变化。此类模型可以包括不同程度的复杂性,具体取决于研究目的。模型越复杂,确定合适的材料参数就越具有挑战性。要建模的因素包括各向异性材料特性、黏弹性或多孔弹性材料行为、大脑和颅骨一般的或特殊的几何形状、白质和灰质、脑室、蛛网膜下腔和大脑镰的单独建模。此外,需要考虑与外伤或手术相关的变化。

TBI 引起的微观组织损伤

当外部机械力通过直接冲击力、快速加速和减速、旋转力或投射物穿透作用于大脑时,可能会发生 TBI。这些机械力在宏观上会导致大脑结构的疝出和正常大脑功能的破坏。在微观尺度上,这些力以局灶性、多灶性或弥漫性模式直接损害神经元、轴突、树突和血管，并引发一系列复杂的细胞、炎症、神经化学和代谢改变[4]。

在更长的时间范围内，与脑水肿相关的肿胀会导致颅内压增高，从而导致脑组织的机械变形。脑水肿是由脑组织中的液体积聚引起的，由相关的病理变化导致[5]。血管源性水肿是血脑屏障破坏的结果。细胞毒性水肿是由离子流动通功能障碍及无法维持细胞膜电化学梯度引起，通常由缺血或缺氧导致。

本节介绍的研究旨在了解导致与外伤或肿胀相关的组织损伤的机制，并制定相关的损伤标准。使用简单负荷系统的直接实验观察，以及将实验观察与建模相结合以推断更复杂情况下的形变，都取得了进展。损伤模型已被整合到数学模型中，旨在预测由外伤造成的组织损伤。

实验中直接观察到的组织损伤

已经对单轴突、神经纤维、神经细胞培养物和器官型脑切片培养物进行了实验研究，以探索神经损伤的细胞机制[6]。下面描述了代表这种方法的两项研究，它们提供了大量证据来描述机械负荷，特别是轴突拉伸对组织损伤的影响。

Bain 和 Meaney 描述了一套全面的实验来评估应变对组织损伤的影响[7]。豚鼠视神经在体内或体外被拉伸以产生不同程度的损伤。以 $30 \sim 60/s$ 的高应变率施加不同程度的应变，最高应变达到 0.50。通过组织学检查评估形态学损伤以确定轴突肿胀或回缩球。给予健康和受伤动物的光刺激，通过测量视网膜神经节细胞的电生理反应来评估功能损伤。使用统计分析来确定损坏的阈值。功能和形态损伤的最佳应变阈值分别为 0.21 和 0.18。

在另一种体外负荷试验中，Elkin 和 Morrison 评估了大鼠大脑皮质器官切片培养物中的细胞死亡[8]。使用定制钻机施加与 TBI 相关的等双轴负荷，产生高达 0.35 的应变和高达 50/s 的应变率。使用碘化丙啶对机械负荷后长达 4 天的细胞死亡进行量化。图 3.1 显示了加载后 $1 \sim 4$ 天应变和应变速率对细胞死亡率的影响。结果显示，细胞死亡的

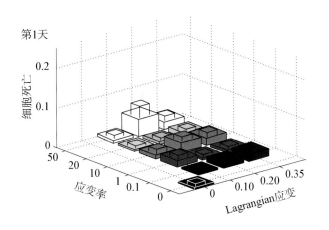

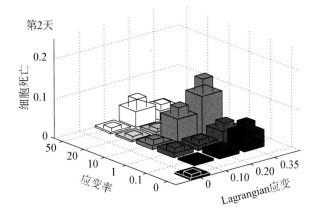

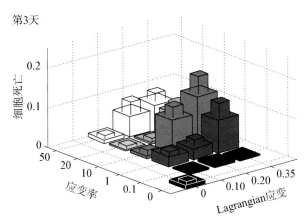

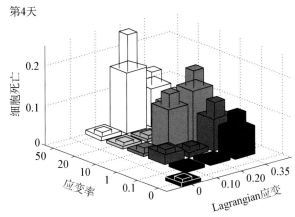

▲ 图 3.1 应变和应变率对大鼠大脑皮质器官切片在体外等轴负荷引起的细胞死亡率的影响（引自 Stapp Car Crash，经 SAE Mobilius[8]许可转载）

应变阈值在 0.1 和 0.2 之间,但是在施加的最大应变为 0.35 时,平均细胞死亡率也低于 20%,表明细胞反应相当稳健。同时发现了应变率的影响,应变率导致细胞死亡的增加。结合相关结果给出了预测细胞死亡率的经验模型。这些皮质实验的结果与相应的海马体结果有显著差异。

实验联合建模推断组织损伤

虽然前面部分描述的实验提供了细胞死亡与机械负荷相关的直接的有价值的观察结果,但所研究的组织和负荷情况受到限制。为了克服这一缺陷,许多研究人员结合了更复杂的实验,提取了空间分辨的损伤生物标志,并使用有限元模型来推断撞击

事件期间的应变状态。

LaPlaca 等的多方面研究[9]将实验工作与有限元建模相结合,表明大鼠 TBI 模型中的细胞膜损伤和相关细胞死亡与最大主应变和剪切应变相关。对体内大鼠皮质的损伤是由直接的皮质撞击引起的。在组织学检查中使用渗透性标记来评估与撞击相关的细胞膜损伤。有限元建模,使用高分辨率具有黏弹性材料特性的网格用于评估冲击过程中产生的应变水平。在细胞通透性损伤和主应变之间发现了显著的相关性,如图 3.2 所示。对加载 50% 或 75% 拉伸的组织进行的体外测量支持了细胞膜损伤与施加应变的相关性。作者指出,在创伤后观察到细胞膜损伤,表明细胞膜修复可能是一个治疗目标。

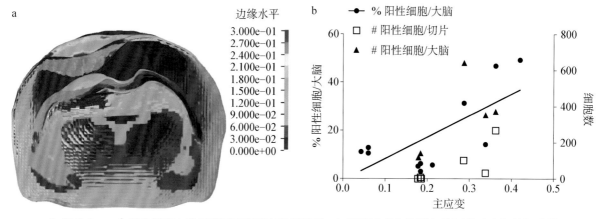

▲ 图 3.2　a.大鼠皮质撞击期间预测应变的有限元模型。b.预测菌株与阳性细胞百分比之间的相关性

Garcia-Gonzalez 等使用了体内测试、组织损伤表征和有限元建模的类似组合[10]研究爆炸 TBI 中的损伤机制。在大鼠体内诱导轻度爆炸性脑外伤,创伤程度使得大鼠没有表现出急性损伤症状。使用生化分析评估脑氧化应激,旨在捕捉创伤后继发性损伤过程的空间分布。对受伤后的动物进行了各种认知障碍测试。持续氧化应激的区域在空间上与认知障碍相关的大脑区域相关联。包括组织各向异性在内的 FE 模型用于估计局部组织负荷。发现轴突变形能率和剪切能率分别与白质和灰质的损伤相关。将相应的 FE 模型应用于人类爆炸性 TBI,发现预测的组织损伤的整体模式与许多已知易受爆炸损伤的区域密切相关。

本节和前一节中描述的研究展示了如何使用控制良好的实验来推导出适当的细胞损伤和死亡的损伤标准。出于伦理原因,该领域的研究倾向于使用

动物脑组织或体外人体组织,目前尚不清楚通过这种方式得出的人体组织损伤的阈值有多准确。此外,应用更加广泛的应变状态和确保损伤条件与实际人类创伤事件相关的困难限制了模型的可信度。尽管如此,Garcia-Gonzalez 等的研究[10]说明了如何将更基础的科学研究与临床观察相结合,提高了将损伤模型应用于人类脑损伤的信心。

组织损伤的预测和建模

前面部分已经说明了如何从实验中制定损伤标准,以构建一种预测创伤过程中组织损伤,抑或是随后生理变化的方法。这些预测方法既需要组织学层面的预测,又需要颅脑层面的力学模型。

当前使用的组织层面的损伤模型是基于相当有限数据的经验模型。如果在临床实践中准确地预测特定患者,很可能需要依赖更复杂的压力状态、时间

和生理条件。Lang 等已经提出了这种方法的一个例子来模拟水肿[11]，采用水肿的双相混合理论来研究血脑屏障的衰竭和血管源性水肿的发展。然而，在组织损伤模型能够提供有用的预测能力之前，还需要做更多的工作。

借助 FE 建模在广泛应用中的成熟度，对整体应力状态和由外伤引起的相关损伤的预测得到了更深入的发展。在将形变预测与组织损伤联系起来时出现了一个困难领域，因为轴突损伤的阈值没有明确的共识，轴突损伤的阈值应取决于组织类型及局部形变。尽管如此，这些模型可以提供对大脑损伤机制和有损伤风险区域的有价值的认识。

Ghahari 等[12] 说明了如何使用这种有限元模型来研究创伤细节对脑外伤的影响。他们的研究模拟了三种不同类型的高撞击伤害：美式足球撞击、摩托车道路交通事故和跌倒。在运动和道路交通事故案例中都使用了头盔。撞击条件通过整体撞击的实验或数值模拟进行评估，并用于撞击过程中头部的详细有限元模型。计算模型以高保真度构建，包括关键的解剖细节，如脑沟、大脑镰和小脑幕。超黏弹性材料模型用于包括与短时间撞击相关的时间依赖的材料反应。图 3.3 说明了跌倒事件的结果，绘制了大脑中的应变和应变率等高线，并比较了脑沟和脑回区域中高负荷组织的数量。将损伤部位的预测与 TBI 患者 MR 图像中神经异常的评估进行比较。该研究得出结论，脑沟位置的机械应变和应变率最大，这与慢性创伤性脑病的临床观察结果非常吻合。作者还强调了撞击事件的细节对撞击过程中相应应变分布的重要性。总之，这个 3D 头部模型证明了模拟机械应变作为 TBI 预测的有用性。

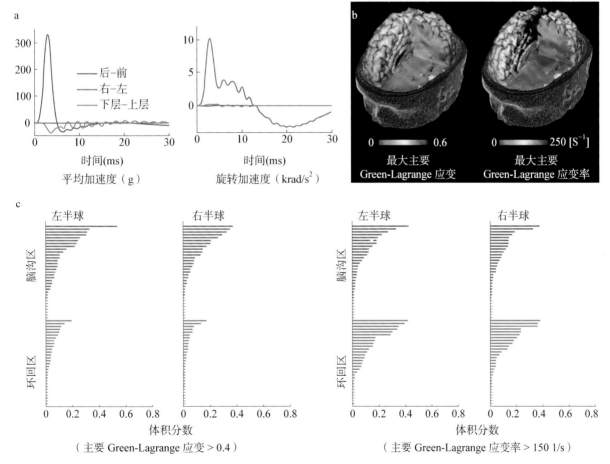

▲ 图 3.3　模拟跌倒伤害。a.事故期间加速度的时间历程。b.最大应变和应变率的预测轮廓。c.脑沟和脑回区域的预测应变和应变率的比较（引自 Brain，经牛津大学出版社许可转载[12]）

在另一个使用 FE 建模预测脑损伤的例子中，Cloots 等[13] 使用多尺度模型来预测与美式足球损伤相关的轴突组织损伤。再次使用复杂的有限元模型来预测大脑机械形变，包括脑组织的非均一性和黏弹性行为。在这项研究中,使用多层次方法将宏观大脑形变与微观组织形变和轴突应变联系起来。微观模型考虑了一种关键配置,其中存在与细胞体相关的应变集中,尽管在血管附近预计也会出现类似结果。该研究得出的结论是,微观结构的反应在影响局部应变方面具有重要意义,突出了在此类预测模型中包含大脑结构细节的必要性。

总之,本节说明了数学建模如何在确定特定创伤事件与脑外伤之间的联系方面发挥有用的作用,尽管在预测组织损伤方面仍然存在很大的不确定性。

TBI 引起的大脑宏观形变

中线偏移(midline shift,MLS)是脑 CT 图像上的一个明显特征,是指由肿瘤、血肿或压力不平衡等脑部病变引起的脑组织结构偏离中心线。MLS 的大小是一个相对粗略但有用的 TBI 严重程度指标,包括在 Marshall 分类系统等临床评估标准中[14]。这突出了大脑形变的宏观测量进一步用于 TBI 诊断和治疗的潜力。

血肿被认为是与 TBI 相关的 MLS 的主要原因。中线移位的幅度与脑出血病灶体积之间反复观察到强相关性。例如,在 Nelson 等[15] 的多变量研究中,MLS 显示 $R^2 = 0.72$,与硬膜外血肿、硬膜下血肿和挫伤的总体积具有良好的相关性。

宏观形变的全颅脑模型需要包括脑组织材料行为模型、相关流体元素的流动模型,以及潜在病变的机械效应,如水肿或血肿。Li 等的研究说明了这种方法,他在模拟具有水肿的 TBI 患者时考虑了重力对流体压力分布的影响[16]。他们的有限元分析包括通过多孔弹性组织模型模拟间质在组织中流动,以及脑脊液流动的真实模型。脑水肿,主要位于大脑后部,被认为是脑内液体的来源。结果显示,与仰卧位相比,头部俯卧位显著降低了水肿周围的间质液压力,这表明对于这种情况的患者应仔细考虑头部位置。

去骨瓣减压术,一种去除部分颅骨以降低过高 ICP 的外科手术,要求更准确地计算模型来辅助手术设计并帮助最大限度地减少术后继发性轴突损伤的可能性。Weickenmeier 等[17] 已经开发了理论和计算模型来展现 DC 后膨胀大脑的形变。他们通过磁共振成像创建了一个复杂的个体化开颅手术模型,包括关键的解剖细节,如颅骨、皮肤、皮质灰质、内部白质、小脑和脑脊液。为了模拟 DC 过程中的大脑行为,将规定的膨胀应用于左、右或两个半球的白质组织,以模拟不同的脑肿胀场景。图 3.4 显示了不同颅骨开口位置对大脑中组织拉伸量的影响。预测到大量的组织变形,无论是在颅骨开口的边缘还是在隆起的深处。该模型理论上可用于优化手术操作,最大限度地减少这种应变可能在 DC 手术期间和之后对组织造成的损害。

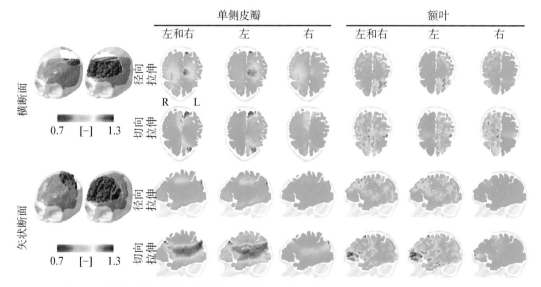

▲ 图 3.4 与使用单侧或额叶骨瓣开口的减压开颅手术相关的径向和切向拉伸的预测分布
[引自弹性杂志(*Journal of elasticity*),经 Elsevier 许可转载[17]]

虽然此类模型为 TBI 对脑形变影响的建模提供了一个起点,但在将这些模型用于临床实践之前,还需要进一步完善建模。特殊要求包括生理过程建模、损伤标准的改进,以及与临床数据的整合,以允许识别参数和证明所有预测的有效性。

未来方向

尽管有越来越多的知识将生物力学应用于 TBI,但仍然存在的重大差距限制了临床应用。

需要改进组织损伤发生和发展的材料模型,以提供有用的预测工具。挑战来自此类模型所需的多物理场和多尺度元素,以及如何有效验证。使用脑类器官的实验提供了一种有吸引力的方式,可以更好地理解由组织损伤和后续反应导致的更长时间范围的生理反应,这有助于开发和校准此类模型[18]。

更复杂地使用患者数据还为改进预测建模提供了一条务实的途径,包括对患者特定脑损伤和治疗的观察。使用物理和生理上合理的假设开发的模型可以根据观察到的局部和全局形变进行验证,包括脑室和脑沟形状的变化及中线偏移。图像分析技术的进步可以支持此类创新。原则上,机器学习提供了整合大型数据的机会,但鉴于目前可用数据的有限,未来似乎需要一种包括多种物理模型的混合方法。

结　论

生物力学提供了一个机会来帮助我们了解创伤对脑损伤的影响。然而,此类研究需要密切地整合对发生的生理现象的理解,以及临床实践提供的信息,以开发出对临床有用的工具。

在微观层面上,实验研究显示了细胞如何因应变而受损,细胞膜损伤和功能损伤的细节与施加的应变相关。通过将动物模型中颅脑创伤的实验研究与相应组织应变的有限元分析相结合,可以发现与细胞和组织损伤,以及认知障碍在空间上相关的组织应变。类似地,有限元模型已被用于预测因事故或运动伤害造成的损伤。

头部的宏观模型也已用于了解重力对水肿附近间质液压力的影响,以及在去骨瓣减压术中大脑如何形变。虽然这些研究为 TBI 中组织损伤和形变的机制提供了有价值的见解,但关于适当的组织损伤标准仍然存在相当大的不确定性。此外,此类研究与可用于临床实践的个体化预测之间还存在显著差距。使用大脑类器官的进一步工作有望帮助我们了解影响组织损伤的物理和生理效应之间的相互作用。临床数据收集的改进,包括图像分析的进步,为将 TBI 生物力学的科学研究与临床观察和预后联系起来提供了机会。

参考文献

[1] Goriely A, Geers MGD, Holzapfel GA, Jayamohan J, Jérusalem A, Sivaloganathan S, et al. Mechanics of the brain: perspectives, challenges, and opportunities. Biomech Model Mechanobiol. 2015;14(5):931 - 65.

[2] Franceschini G, Bigoni D, Regitnig P, Holzapfel GA. Brain tissue deforms similarly to filled elastomers and follows consolidation theory. J Mech Phys Solids. 2006;54(12):2592 - 620.

[3] Budday S, Sommer G, Birkl C, Langkammer C, Haybaeck J, Kohnert J, et al. Mechanical characterization of human brain tissue. Acta Biomater. 2017;48:319 - 40.

[4] McKee A, Daneshvar D. Chapter 4 — The neuropathology of traumatic brain injury. In: Grafmen J, Salazar A, editors. Handbook of clinical neurology, traumatic brain injury Part I, vol. 127. New York: Elsevier Inc.; 2015. p.45 - 66.

[5] Winkler EA, Minter D, Yue JK, Manley GT. Cerebral edema in traumatic brain injury: pathophysiology and prospective therapeutic targets. Neurosurg Clin N Am. 2016;27(4):473 - 88.

[6] Wright RM, Ramesh KT. An axonal strain injury criterion for traumatic brain injury. Biomech Model Mechanobiol. 2012; 11(1 - 2):245 - 60.

[7] Bain AC, Meaney DF. Tissue-level thresholds for axonal damage in an experimental model of central nervous system white matter injury. J Biomech Eng. 2000;122(6):615 - 22.

[8] Elkin BS, Morrison B. Region-specific tolerance criteria for the living brain. Stapp Car Crash J. 2007;51:127 - 38.

[9] LaPlaca MC, Lessing MC, Prado GR, Zhou R, Tate CC, Geddes-Klein D, et al. Mechanoporation is a potential indicator of

tissue strain and subsequent degeneration following experimental traumatic brain injury. Clin Biomech. 2018;2019(64): 2 – 13.

[10] Garcia-Gonzalez D, Race NS, Voets NL, Jenkins DR, Sotiropoulos SN, Acosta G, et al. Cognition based bTBI mechanistic criteria: a tool for preventive and therapeutic innovations. Sci Rep. 2018;8(1):1 – 14.

[11] Lang GE, Vella D, Waters SL, Goriely A. Mathematical modelling of blood-brain barrier failure and oedema. Math Med Biol. 2017;34(3):391 – 414.

[12] Ghajari M, Hellyer PJ, Sharp DJ. Computational modelling of traumatic brain injury predicts the location of chronic traumatic encephalopathy pathology. Brain. 2017;140(2):333 – 43.

[13] Cloots RJH, Van Dommelen JAW, Kleiven S, Geers MGD. Multi-scale mechanics of traumatic brain injury: Predicting axonal strains from head loads. Biomech Model Mechanobiol. 2013;12(1):137 – 50.

[14] Maas AIR, Hukkelhoven CWPM, Marshall LF, Steyerberg EW. Prediction of outcome in traumatic brain injury with computed tomographic characteristics: a comparison between the computed tomographic classification and combinations of computed tomographic predictors. Neurosurgery. 2005;57(6):1173 – 81.

[15] Nelson DW, Nyströ H, Maccallum RM, Thornquist BR, Lilja A, Bellander BM, et al. Extended analysis of early computed tomography scans of traumatic brain injured patients and relations to outcome. J Neurotrauma. 2010;27:51 – 64.

[16] Li X, Von Holst H, Kleiven S. Influence of gravity for optimal head positions in the treatment of head injury patients. Acta Neurochir. 2011;153(10):2057 – 64.

[17] Weickenmeier J, Saez P, Butler CAM, Young PG, Goriely A, Kuhl E. Bulging brains. J Elast. 2017;129(1 – 2):197 – 212.

[18] Jgamadze D, Johnson VE, Wolf JA, Cullen DK, Song H, Gl M, et al. Modeling traumatic brain injury with human brain organoids. Curr Opin Biomed Eng. 2020;14:52 – 8.

证据级别、疗效对比研究和随机对照试验

Evidence Pyramid，Comparative Effectiveness Research，and Randomised Trials

Kwok M. Ho

袁强　译

导言：是什么构成证据

早在循证医学诞生前，科学研究的进步，包括胰岛素、抗生素和各种细菌和病毒的发现，就已经彻底改变了医疗领域。基础研究在医学中的重要性不可低估，因为与物理学类似，基础研究为我们提供了关于自然复杂性的确定性见解。如果对某种疾病的机制了解不够，很难想象任何非靶向疗法会产生积极的效果，更不用说通过随机对照试验来确定其有效性。部分临床医师混淆了"缺失的证据"（很少见）和"缺乏证据"（干预是否真有效）。毫无疑问，在实践中，我们不能轻易地将证据分为存在或不存在两类。传统的循证医学证据金字塔（图 4.1），是基于研究的方案对证据的强度（或有效性）进行排序的。然而，与来自自然界的复杂性（如环境、遗传和社会心理因素之间不断进化的相互作用）相比，这样的证据排序强度是否过于简单？

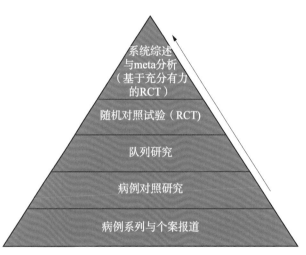

▲ 图 4.1　传统循证医学证据金字塔

背景信息：不同证据的优缺点

20 世纪 90 年代首次提出了循证医学的概念，作为一种新的模式来提高临床医师对临床流行病学的理解，以便指导做出更好的临床决策。循证医学可以被定义为将临床问题转化为科学问题的过程，通过系统地分析、评估和使用同时代的研究证据来

K. M. Ho (✉)

Department of Intensive Care Medicine，Medical School，University of Western Australia，Perth，Western Australia，Australia
Royal Perth Hospital，Perth，Western Australia，Australia
School of Veterinary & Life Sciences，Murdoch University，Perth，Western Australia，Australia
e-mail: Kwok.Ho@health.wa.gov.au

© Springer Nature Switzerland AG 2021
S. Honeybul，A. G. Kolias (eds.)，*Traumatic Brain Injury*，https://doi.org/10.1007/978-3-030-78075-3_4

指导临床决策的过程[1]。循证医学实践的基础来源于证据,它根据研究设计对证据的有效性进行分级,其中系统回顾/meta 分析和 RCT 处于金字塔顶端,其次则为队列研究、病例对照研究和病例系列与个案报道。随后,不断对循证医学排序依据进行修正,但金字塔的结构层次仍基本相似,即 RCT 是最有效的证据形式之一[2]。

尽管在过去的 20 年中,许多临床医师广泛学习与实践了循证医学理念,但按照循证医学标准几乎没有高质量的证据(双盲 RCT)[3]。与许多理念一样,循证医学理念在持续不断的支持和批评的声音中逐渐成熟与被接受。传统的证据金字塔传递了一个简单的概念,在指导临床决策方面,RCT 优于其他研究设计。然而,这个简单的理念带来了一系列不受欢迎的观点。首先,它淡化了自然的复杂性和使用全部证据的重要性,包括基础科学在设计随机对照试验中的关键作用[4,5]。许多 RCT 的设计、资助和启动都是基于摇摇欲坠的生物学原理。如果当研究资助者和期刊审稿人也认为 RCT 是最高证据时,经验丰富的研究人员则将设计和启动 RCT,因此 RCT 更有可能获得资助并在相关临床期刊上获得发表。其次,RCT 已逐步成为商业公司获得监管机构批准其产品,以及说服临床医师使用其产品的"黄金标准"标准[3]。循证医学也被那些想要其观点被支持的研究人员所滥用,他们并不关心科学的完整性、透明性与公正性[6]。再次,许多大型 RCT 没有考虑干预措施对患者的普适作用,其往往默认干预措施产生的效应是统一的[7]。最后,尽管证据金字塔有助于评估干预研究的强度,但在评估其他类型研究时,同样的等级结构并不一定完全合适,包括病原学、诊断性及预后研究等。表 4.1 总结了不同类型研究的优势与劣势。

表 4.1 不同研究设计的优势与劣势

研究设计	优 势	劣 势
RCT	不受已知与未知混杂因素的影响如: (1) 对照组和干预组的分配与结果评估对研究者是隐蔽的。 (2) 随机化成功地实现了两组间基线特征的匹配。 与观察性研究相比,其他优势可能包括较低的数据缺失率或失访率,尤其相对于回顾性研究而言	(1) 代价大。 (2) 如果纳入和排除标准排除了大部分患者,则可能存在外部效度问题。不符合试验条件的患者比例,参与者的基线特征,对照组观察结果与预期结果的差异,疾病严重程度和干预效果之间是否存在交互作用,是评估随机对照试验外部效度的必要因素。因此,这不是调查预测或预后研究的最佳研究设计。 (3) 由统计力不足而产生的阴性结果常常被误解为两组之间的非劣(或等同)。 (4) 样本量通常基于不切实际的大效应量或对照组高基线风险之上
队列研究	(1) 比随机对照试验成本低,适合进一步证实假设检验或支持其他类型研究所生成的数据。 (2) 除数据隐私外,不对参与者添加额外的风险。 (3) 由于采用最小排除标准,适用于预测和预后研究	(1) 易受已知和未知混杂因素的影响。 (2) 缺失数据和错误分类对结果影响较大,特别是在回顾性研究中。 (3) 假阳性结果也可能是由于未知的交互效应
病例对照研究	当队列研究过于费钱时,病例对照研究适用于罕见结果的预测和预后研究	容易产生回忆偏倚和混淆,因此,多用于提出假设
基础研究	是对自然确定性理解的基础	(1) 昂贵,低产,需要数十年的持续研究才能对自然产生重要的理解。 (2) 即使在体外试验或动物实验中有效,它也可能无法转化至临床,其原因很多,包括不同动物物种之间的剂量-反应关系等

说明性案例:去骨瓣减压术的故事

在 PubMed 数据库中使用关键词"decompressive craniectomy"和"animal"检索动物去骨瓣减压术相关的研究共产生结果 91 篇,随后并追踪了这些研究的参考文献。在 2004 年开始的一项多中心人体试验,以评估双侧颅骨切除术对无大病灶的弥漫性脑损伤的益处前[8],只有一项动物研究评估了该方案的有效性与安全性(动物造模采用皮质撞击法,其参数为:直径 3 mm 的撞击锤;撞击速度 8 m/s,持续 150 ms,以诱导 0.8 mm 的中线移位)[9]。本研究表明,局灶性颅脑创伤部位上方颅骨切除术钝化了创伤后颅内压增高,明显减少了继发性脑外伤,改善了局灶性实验性颅脑创伤后的功能结局。令人惊讶的是,这项人体试验的设计与这些单一强阳性的动物实验几乎没有相似之处[10]。

至少有四项随机对照试验评估了去骨瓣减压在大脑中动脉脑梗死方面的作用。研究将改良 Rankin 量表(mRS)的 4 分(中度严重残疾;没有帮助无法行走,没有帮助无法照顾自己的身体需要)作为有利结果[10],对三项和四项研究进行的汇总分析均得出去骨瓣减压可以显著降低死亡率和增加患者良好预后率(或是无重度残疾)。由于 mRS 4 分在以往卒中文献中一般均被认为是不良预后[11],因此 meta 分析和 RCT 的结论也并非无偏移[6]。

最近的发展:疗效对比研究

疗效对比研究(comparative effectiveness research,CER)是一个概括性研究术语,包括实用性随机对照试验、队列研究、病例对照和患病率研究、决策分析和系统评价[12,13]。随着计算机能力的进步,利用长期随访数据分析数千名患者的大数据(无限制性排除)是可能的,并且可能回答现实生活场景中许多无法随机化的现实问题;或者至少它们可以用于改进大型随机对照试验的设计和有效执行,特别是在比较两种有效治疗方法时的非劣效性、等效性和聚集随机交叉试验[13]。与任何单独的研究设计一样,选择重要的研究问题、数据来源的适当性和严格的研究方法仍然是进行 CER 的关键[12]。

未来方向

医学科学的进步和健康保健的提高是建立在新范式的发展和所有信息的整合之上的,以使我们对科学的本质有一个全面而复杂的理解。在这方面,在开始任何临床研究之前,拥有坚实而深刻的基础科学背景信息可以使研究人员获得比在临床研究中确认对研究干预的阳性反应(或拒绝无效假设)更高的"贝叶斯因子"。简而言之,贝叶斯因子可以定义为在检查相关数据后观察到两个相互竞争的假设的概率与在检查数据之前观察到这些假设的概率的比率[14]。正是本着这种精神,我们应该把基础科学作为全部证据的关键部分。尽管随机对照试验在最小化已知和未知混杂因素方面具有明显优势,但只有在仔细考虑相关病理学基础科学、研究干预的生物学合理性、患者干预相互作用和足够的样本量的情况下,其有效性才能完全实现。当我们学会接受解决复杂的生物生态系统需要的不仅仅是了解研究设计时,基于科学的医学(science-based medicine,SBM)[5]也许比 EMB 更合理。将坚实的基础科学整合到临床研究的所有领域,使我们有更好的机会进行更好的研究,并实现 EBM 倡导的持续改进临床决策和患者结局的最终目标(图 4.2)。

结 论

自 EBM 诞生以来,我们观察到随机对照试验和 meta 分析的数量呈指数级增长。虽然临床流行病学技能嵌入在实践中的 EMB 是非常有用的,但主张对疾病的基础科学问题的研究和研究干预的 RCT 不太可能有助于实现 EBM 的目的,以提高临床决策和患者的结局。通过将坚实的基础科学整合到所有形式的临床研究中,毫无疑问将改善循证医学和 CER。也许,现在是时候接受我们临床研究的成功取决于我们能在多大程度上推进全部证据,并停止争论"谁更好"或"什么设计更有效"。

利益冲突:无。
基金资助:无。

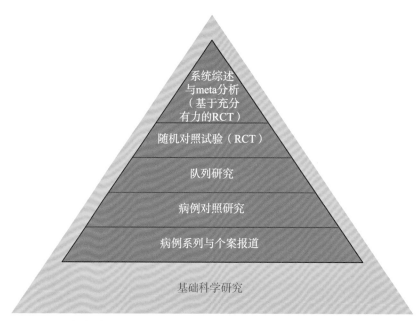

▲ 图 4.2　整合基础科学,加强其他研究设计,以实现证据的总体性,一种类似于基于科学的医学的范式(SBM)

参考文献

[1] Rosenberg W, Donald A. Evidence based medicine: an approach to clinical problem-solving. BMJ. 1995;310:1122 - 6.

[2] Murad MH, Asi N, Alsawas M, Alahdab F. New evidence pyramid. Evid Based Med. 2016;21:125 - 7.

[3] Every-Palmer S, Howick J. How evidence-based medicine is failing due to biased trials and selective publication. J Eval Clin Pract. 2014;20:908 - 14.

[4] Tobin MJ. Counterpoint: evidence-based medicine lacks a sound scientific base. Chest. 2008;133:1071 - 4.

[5] Gorski DH, Novella SP. Clinical trials of integrative medicine: testing whether magic works? Trends Mol Med. 2014;20: 473 - 6.

[6] Panagiotou OA, Ioannidis JP. Primary study authors of significant studies are more likely to believe that a strong association exists in a heterogeneous meta-analysis compared with methodologists. J Clin Epidemiol. 2012;65:740 - 7.

[7] Ho KM, Holley A, Lipman J. Vena Cava filters in severely-injured patients: one size does not fit all. Anaesth Crit Care Pain Med. 2019;38:305 - 7.

[8] Zweckberger K, Stoffel M, Baethemann A, Plesnila N. Effect of decompression craniotomy on increase of contusion volume and functional outcome after controlled cortical impact in mice. J Neurotrauma. 2003;20:1307 - 14.

[9] Cooper DJ, Rosenfeld JV, Murray L, et al. the DECRA Trial Investigators and the Australian and New Zealand Intensive Care Society Clinical Trials Group. Decompressive craniectomy in diffuse traumatic brain injury. N Engl J Med. 2011;21: 1493 - 502.

[10] Honeybul S, Ho KM, Gillett GR. Long-term outcome following decompressive craniectomy: an inconvenient truth? Curr Opin Crit Care. 2018;24:97 - 104.

[11] Honeybul S, Ho KM. The current role of decompressive craniectomy in the management of neurological emergencies. Brain Inj. 2013;27:979 - 91.

[12] Schaumberg DA, McDonald L, Shah S, Stokes M, Nordstrom BL, Ramagopalan SV. Evaluation of comparative effectiveness research: a practical tool. J Comp Eff Res. 2018;7:503 - 15.

[13] Chang TI, Winkelmayer WC. Comparative effectiveness research: what is it and why do we need it in nephrology? Nephrol Dial Transplant. 2012;27:2156 - 61.

[14] Baig SA. Bayesian inference: an introduction to hypothesis testing using Bayes factors. Nicotine Tob Res. 2020; 22: 1244 - 6.

5

大数据与颅脑创伤

Big Data Collection and Traumatic Brain Injury

Rianne G. F. Dolmans，Brittany M. Stopa，and Marike L.D. Broekman

钟俊杰　译

导　言

大数据包含结构化和非结构化数据，其大量、高速和多样的数据特点使传统的数据处理方法面临不足。大数据的应用正在从诊断到患者管理及医师的临床工作，迅速改变临床医学的方方面面。

神经外科、神经重症监护室和颅脑创伤患者的护理工作也不例外。颅脑创伤中的大数据由一系列单独和汇总收集的数据组成，有结构化、半结构化和非结构化数据类型，每种类型都必须被如实收集和分析。

在颅脑创伤患者的常规护理过程中存在大量信息，其中包括颅内压（ICP）监测、脑电（EEG）监测、实验室检查结果和生命体征等数据。当这些数据聚合归纳后，可以提供关于单个患者的大量信息，当从所有患者中系统地收集这些数据时，可以用于大量临床和研究应用。

数据点集包括：入院人口统计、医院管理、出院后处置和临床预后的相关信息。这种类型的数据可以汇总到国家和跨国数据库中，这些数据库可以成为大数据的存储库，可用于评估颅脑创伤对人口水平的影响。

颅脑创伤中的大数据是什么

颅脑创伤中的大数据通常分为：①患者特征；②临床监测；③神经影像学；④基因组学；⑤临床演变；⑥临床预后（表 5.1）。在疾病演变中的不同时间点，这些变量是重要的可用数据。随着我们越来越善于寻找收集颅脑创伤预后数据的新方法，我们发现收集方法具有无限潜力。例如，可穿戴生物传感器和使用智能手机从患者那里收集每分钟的数据进行数字表型分析，可用于评估临床相关的功能结果评分。

R. G. F. Dolmans
Department of Neurosurgery, University Medical Center Utrecht, Utrecht, The Netherlands

B. M. Stopa
Computational Neuroscience Outcomes Center at Harvard, Department of Neurosurgery, Brigham and Women's Hospital, Boston, MA, USA

Virginia Tech Carilion School of Medicine, Roanoke, VA, USA

M. L. D. Broekman (✉)
Department of Neurosurgery, Leiden University Medical Center, Leiden, Zuid-Holland, The Netherlands

Department of Neurosurgery, Haaglanden Medical Center, The Hague, The Netherlands

Department of Neurology, Massachusetts General Hospital, Boston, MA, USA

e-mail: m.broekman@haaglandenmc.nl, m.l.d.broekman@lumc.nl
© Springer Nature Switzerland AG 2021
S. Honeybul, A.G. Kolias (eds.), *Traumatic Brain Injury*, https://doi.org/10.1007/978-3-030-78075-3_5

表 5.1 临床颅脑创伤大数据分析数据来源

数据分类	数据可获得时机	数据来源举例
患者特征	就诊时	患者人口统计学（年龄、性别、种族）、合并症、药物、患者损伤数据（损伤机制、损伤严重程度评分、GCS）
临床监测	就诊过程中	生命体征（脉搏、心率、体温、血氧饱和度）、血液、尿液、脑脊液的化验、特定生化标志物、ICP 监测、EEG 监测、CBF 监测
神经影像	就诊过程中	CT、MRI
基因组学	就诊过程中	遗传学和表观遗传学
临床演变	就诊过程中	住院时间、通气支持时间、症状、患者状态、治疗、管理策略
临床预后	就诊后、随访期间	功能结果、身体残疾评分、生活质量评分、神经系统状态、合并症、药物治疗、如可穿戴式生物传感器、电子设备

收集大数据

为了使从大数据中获得的信息具有普遍性并在临床上可用，需要考虑许多有关数据收集的问题。首先，以标准化和一致的方式在各个患者和医院（无论是国内还是国际上）收集信息至关重要。其次，数据收集应该是结构化的。应避免使用开放文本字段，并支持多种标准化选项选项，理想情况下，应该对数据点集进行一些定性和定量评估（如评价疼痛评分）。神经语言编程（neurolinguistic programming，NLP）可以帮助分析无法以其他方式结构化的数据。

最后，数据收集应尽可能自动化。这是为了避免与疲劳和时间有限等因素相关的人为错误，并提高数据收集过程的可持续时间。在医院层面，电子病历可以发挥重要作用，而在国家层面，行政数据库中的保险数据可以帮助自动收集数据（表 5.2）。尽管这些工具存在局限性，但解决这些问题可以实现健全的患者数据收集，这可以从根本上改变大数据在颅脑创伤中的使用[1,2]。

表 5.2 有效收集大数据的原则

原则	表述
标准化	必须以一致的方式在患者和医院之间收集数据，并根据其提供具有临床意义的汇总信息的潜力选择相同的理想数据点集
结构化	必须以结构化格式收集数据，优先选择多选字段而不是开放文本字段，优先选择定量而不是定性数据点。 应使用 NLP 和 AI 工具重新格式化非结构化数据以提取结构化数据
自动化	大数据收集必须自动化，以避免人为错误、疲劳、时间和精力及数据收集的时效问题

大数据在颅脑创伤中的应用

颅脑创伤的分类

颅脑创伤的分类通常基于受伤的物理机制（钝性、穿透性或原发性与继发性损伤）、解剖位置（弥漫性与局灶性）、症状和严重程度［格拉斯哥昏迷评分（GCS）］或预后。这些分类在临床中均有作用，然而，它们都存在局限性[3]。目前，颅脑创伤最常见的分类是基于在不同时间点测量的 GCS[4]。GCS 将 TBI 分为"轻度""中度"或"重度"损伤是基于有限的症状，并没有直接分析病理生理机制。此外，该分类未考虑影像学证据或瞳孔对光反射等临床症状[5]。最后，必须认识到颅脑创伤是一系列的疾病，GCS 分类没有考虑每个分类中存在的患者异质性。而且，患者状态通常会随着时间的推移而改变，个体 GCS 评分难以预测患者随着时间变化，临床好转或恶化。

大数据可能会填补这一空白并改进颅脑创伤的分类。例如，一个多模态分类系统结合了解剖位置、多项临床评估、颅内压数据和其他临床和诊断数据等，可以改善分类和预后评估。事实上，利用机器学习对颅脑创伤患者进行分类的尝试已被证明可用于预测颅脑创伤预后，未来结合大数据的努力将改进此类模型[6]。这对颅脑创伤进行更准确的分类、改善临床诊疗，以及解锁精准治疗非常重要[7]。

具有标准化数据收集的颅脑创伤数据库的一个例子是国际颅脑创伤临床试验预后和分析任务（International Mission for Prognosis and Analysis of Clinical Trials，IMPACT）数据库[8]。这个由 NIH 资助的数据库包含来自所有颅脑创伤临床试验和流行病学研究的 20 多年数据，用于预测颅脑创伤预后和死亡率。IMPACT 数据库揭示了对颅脑创伤预后很重要的数据点集，如人口统计数据、损伤机制、入院时的血压、入院时的实验室检查结果和颅脑 CT 影像特征。虽然该数据库仅包括中度和重度脑损伤，并且仅限于其他试验已发表的数据而不是前瞻性收集的数据，但它是如何收集和利用多机构的颅脑创伤患者数据对颅脑创伤进行有意义的分类的一个很好的例子。延续该模型的成功，其他研究人员已经建立了颅脑创伤分类和预后的预测评分，其中包含多个临床相关数据点，如 Gomez 预后评分[9] 和脑外伤状态临床预测模型（BISCPM）评分[10]。

TRACK－TBI 数据库通过前瞻性招募多中心颅脑创伤患者并收集临床相关数据点集，改进了 IMPACT 数据库的方法[11]。该数据库包含人口统计和社会数据、临床数据、血液化验、生化和神经影像学数据，以及 3 个月和 6 个月的预后评估。该数据库中的数据现在被用于识别颅脑创伤预后的预测因素，然后可用于创建改进的颅脑创伤分类和评分系统[12]。尽管该数据库仅限于 3 个临床中心和 650 名患者，但它很好地证明了构建前瞻性多中心颅脑创伤数据库并利用其中包含的数据来改善颅脑创伤预后的可行性。

CENTER－TBI 研究同样创建了一个更全面的前瞻性多中心颅脑创伤数据库，其中有 80 个临床中心，核心研究数据库中有 5 400 名患者，25 000 名注册患者，以改进当前的颅脑创伤分类方案[13]。从这个存储库中，开发了一个新的多维颅脑创伤分类系统，它结合了多个纳入数据，如影像学特征、人口统计学、临床严重程度、继发性损伤和损伤原因，将患者聚集到具有临床意义的群体中[14]。这些大数据的使用将从根本上改变颅脑创伤的诊断、分类和管理方式（图 5.1）。

急性颅脑创伤的管理

在神经重症监护病房（neurointensive care units，NICU）中，有多种方法可以持续监测生命体征以及获取有关生理和生化参数的信息，包括但不限于血压、脉搏、血氧饱和度、动脉二氧化碳水平、颅内压、脑氧合和脑灌注压，这会产生大量的实时数据点集。如果将其与神经影像数据、基于血液的生物标志物或脑电监测相结合，这些数据就有可能用于监测疾病进展，这可能会显著改善临床管理和临床预后的预测。使用连续实时数据点集还可以提供有关继发性脑损伤动态过程的信息，可用于指导靶向治疗。通过结合从个人获得的数据治疗，有可能开发基于证据的管理算法[3]。

目前，大数据已用于以下急性颅脑创伤的管理：
- 颅内压监测。
- 静脉补液和药物调整。
- 生命支持信息的指导管理。

颅内压监测

连续监测颅内压是颅脑创伤管理的重要临床工具，通过 NLP 或 AI 分析数据，或可设计预警系统，监测患者生命体征的细微变化，预测 ICP 的上升并使医师或护士能够主动干预[3]。迄今为止，在临床中仅使用平均 ICP；然而，ICP 波形包含了预测脑血管和颅内不稳定的潜在有用信息[14]。这种方法的潜在好处的一个例子是 ICP 脉冲的形态聚类和分析（morphological clustering and analysis of ICP pulse，MOCAIP）算法。该算法旨在精确检测和测量非人为的 ICP 峰值，从而创建有关每个 ICP 振荡的斜率和波形的数据[14]。该算法可用于分析 ICP 数据并提供疾病进展的征兆。

静脉补液和药物调整

在颅脑创伤患者中，最重要的是保持足够的脑氧水平，以避免缺氧和脑缺血，以及相关的继发性脑损伤。静脉输液调整及颅脑创伤的临床管理中的药物调整在很大程度上取决于 MAP 和 ICP，以优化脑灌注压（cerebral perfusion pressure，CPP）和脑血流量（cerebral blood flow，CBF）。如上所述，通过使用大数据分析更准确地测量 ICP，可以更快地调整使用高渗盐水或甘露醇，以及 0.9％生理盐水或胶体或任何其他相关药物（如止痛药和抗癫痫药）。

生命支持信息的指导管理

在顽固性颅内高压的情况下，手术减压或继续药物治疗的临床决定很复杂，而且在很大程度上仍未解决。毫无疑问，去骨瓣减压术可以降低颅内压，

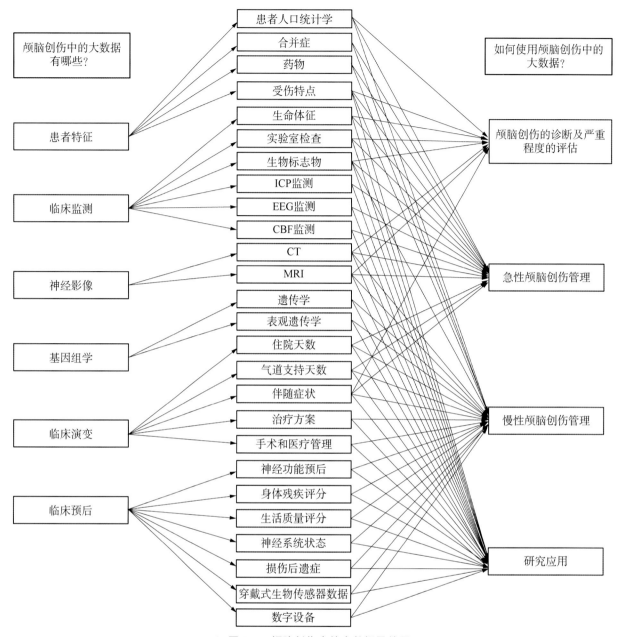

颅脑创伤中的大数据
有哪些?

患者特征

临床监测

神经影像

基因组学

临床演变

临床预后

患者人口统计学
合并症
药物
受伤特点
生命体征
实验室检查
生物标志物
ICP监测
EEG监测
CBF监测
CT
MRI
遗传学
表观遗传学
住院天数
气道支持天数
伴随症状
治疗方案
手术和医疗管理
神经功能预后
身体残疾评分
生活质量评分
神经系统状态
损伤后遗症
穿戴式生物传感器数据
数字设备

如何使用颅脑创伤中的
大数据?

颅脑创伤的诊断及严重
程度的评估

急性颅脑创伤管理

慢性颅脑创伤管理

研究应用

▲ **图 5.1　颅脑创伤中的大数据及使用**

降低死亡率;然而,有许多伦理问题需要考虑[15]。

通过结合个体患者特征,如以下内容,可以应用大数据分析来指导临床决策:

* 患者年龄。
* 原发性颅内损伤严重程度。
  —初始 GCS。
  —瞳孔反应。
* 颅内病变的征象,例如:
  —点状出血。
  —挫伤。
  —中线。

—基底池。
—脑积水。
* ICP 水平、稳定性和对治疗的反应。

如果手术决策仍然存在争议,如开颅手术的最佳时机和去骨瓣的大小,大数据提供的算法可能会为临床团队提供有价值的信息。这样的算法还有待开发,但这是大数据可以帮助解决的临床知识差距的一个例子(图 5.1)。

慢性颅脑创伤的管理

大数据还可以提供可能对颅脑创伤康复患者的

长期管理有用的信息。这很重要，因为在以下方面经常会遇到困难：

- 在医院环境之外跟踪患者症状。
- 恢复的异质性及支持需求。
- 管理这些患者需求的指南有限（尤其是与急症护理指南相比）[16]。

颅脑创伤可能有用的一些方式包括：

- 从现有来源中提取和量化数据。
- 增加后续数据收集的频率和时间长度。
- 为头痛、疲劳、记忆障碍和抑郁等长期后遗症的恢复和发展创建预测模型。

从现有来源提取和量化数据取决于患者入院和随访期间收集的数据流。例如，入院期间收集的数据包括 GCS、年龄、瞳孔直径和光反射、低血压和 CT 扫描特征，作为严重颅脑创伤背景下预后的早期指标。然而，它们也可能包括影像学、血液生化结果及随访时的临床评估。这些信息不仅可以用于监测患者的状态和进展，而且通过对其进行汇总分析，还可以提高预测模型的准确性。

该数据还可能包括一些通常被收集但不一定量化或包含在预测模型中的评估疗法，如物理治疗、作业治疗、言语治疗和康复评估。这些详细的临床评估通常以叙述的形式包含在患者的记录中。如果不将这些信息转换为可量化的数据，这些评估难以更广泛地应用。对于此类数据，可以使用 NLP 工具来挖掘相关数据，且不会增加临床医师的工作负担。这些工具越来越多地被使用，并且已经证明在从非结构化的自由文本形式的医学病历中提取有意义的数据方面非常有帮助[17]。

增加随访数据收集的频率和持续时间对于清楚了解患者的状态和进展很重要，但由于收集此类数据所需的时间和资源限制，目前具有挑战性。这对轻度颅脑创伤和脑震荡患者的随访是一个特殊的挑战，因为这些患者通常很少参与医疗保健系统，并且可用信息可能有限，因此可以（自动）提取的数据较少。

智能可穿戴设备、智能手机应用程序和智能手机元数据具有提供长期随访数据的潜力。可穿戴设备包括 Apple Watch 和 Fitbit 等应用程序，它们实时收集有关佩戴者生命体征和活动的数据。这些丰富的实时数据流可以合并到预后预测算法或慢性颅脑创伤管理算法中，这些算法可以安装在电子病历

系统或收集多个数据流的慢性病管理平台中。收集患者报告结果数据的智能手机应用程序已开发用于各种疾病，包括类风湿关节炎、特应性皮炎和癌症。随着患者报告的临床预后结果在临床管理中变得越来越重要，对此类应用的需求可能会增加。到目前为止，颅脑创伤智能手机应用市场主要限于与运动相关的脑震荡[18]。然而，毫无疑问，这些应用程序的使用将有助于监测进展和改善中度和重度颅脑创伤康复患者的管理。

使用标准化此类数据收集平台将允许通过收集有意义的数据（如以下内容）进行更频繁的评估：

- 从医院康复中心、家中或工作地点出行的距离和频率。
- 拨打和接听电话的频率、性质和持续时间。
- 屏幕时长和内容。

数据分析可以提供对患者康复过程的细微且有意义的观察，尤其是在与其他数据流结合考虑时。结合这些以患者为中心的评估工具将通过增加评估频率、增加收集的数据类型和增加患者数据收集的潜在持续时间来改善慢性颅脑创伤的临床管理。这可能有助于监测患者的症状及其对康复的影响，以及跟踪并发症和后遗症的发展。也有可能监测反复头部受伤的影响，如拳击、美式足球、橄榄球和冰球等体育运动。

这些设备发展的下一步是开发和引入长期恢复预测模型以及上述后遗症的发展。此类模型，无论是内置在电子病历系统中还是作为单独的慢性颅脑创伤管理平台，都会接收来自患者的数据，进而为医疗保健专业人员提供有价值的信息。使用大数据的预测模型通过合并更大量、高速和多样的数据，扩展了以前的预测模型。此外，更多地纳入患者和医院不会将模型限制在单个机构或一组试验地点。然而，尽管具有潜力，但进行颅脑创伤预后预测的早期努力迄今为止仅限于死亡率的预测[19]。

更先进的模型开发将整合患者疾病时间线中的各种数据源，从既往病史到医院病程和医院数据、随访数据和以患者为中心的跟踪数据。这种模型的输出将是对医师和患者双向有益的。

首先，它可以向患者提供有关其病情的性质和严重程度以及预期康复过程的教育，并可以提醒他们需要医疗帮助的情况。

其次，它可以通过整合更多有助于个性化管

理计划的数据为临床医师提供预测和预后评估价值。

到目前为止,由于难以将病历数据与普通消费者可购买的设备相集成,开发这些模型的尝试受到了阻碍。然而,采用这种类型的方法无疑是大数据在颅脑创伤管理中的未来,因为更好地分类和管理颅脑创伤患者的压力越来越大,并且需要更好的临床指南推动对大数据解决方案的需求(图5.1)。

研究应用

大数据的收集和使用极有可能改变颅脑创伤的管理,但大数据也可能改变进行研究的方式。不仅可以以更高的速度和准确性挖掘以前发布的数据,而且上述数据流可以改变颅脑创伤的研究方式。随着更多(似乎是无限的)数据可用,旨在改善颅脑创伤患者治疗的研究工作将受益,大数据算法的发展也将改变临床试验。

基础科学也可以从大数据的应用中受益。例如,从实验动物研究中对连续监测数据点集的标准化收集可能通过提供可靠的基线信息而无须重复实验,从而有助于资源的最佳利用。改进或增加对临床前数据的访问,理想情况下在实验室之间共享,也可以加快当前的研究工作。结合临床前和临床数据源可以在颅脑创伤研究的许多方面提供帮助,有望导致开发新的治疗策略并最终改变颅脑创伤研究和护理(图5.1)。

优势和局限

与颅脑创伤相关的大数据的不同类别并不完美,因为每个类别都有优势和局限(表5.3)。患者特征反映了实际的病历和评分系统。尽管被广泛使用,但这些信息并不总是以电子方式提供或及时提供。此外,它通常是结构化和非结构化数据的混合体,这使得高效分析具有挑战性。临床监测生成大量标准化和结构化(接近)实时数据,其中包含有关原发性和继发性损伤过程的信息,可用于指导治疗。然而,患者的合并症以及其他危及生命的伤害的存在会影响数据及其解释。由于监测设备(如ICP监测器或脑组织氧合监测器)的差异,数据收集、存储和检索的可变性也存在混淆的可能性,并且某些临床监测数据的可获得程度存在可变性。

表5.3 临床颅脑创伤大数据分析数据来源的优势和局限

数据来源	优势	局限
患者特征	反映实际病历、既往情况等的多样化数据;广泛使用和标准化的损伤严重程度评分	并非总是电子化的或能及时记录的数据,并混有结构化和非结构化数据,评分是主观评价
临床监测	标准化输出、结构化数据、(接近)实时数据流、生物标志物可以潜在地表征继发性损伤过程,可以指导治疗	合并症(多发性创伤)会影响数据,数据质量参差不齐,数据类型可变,使用者之间可变,没有经过验证的生物标志物,检测未广泛使用,多种类型的传感器
神经影像	CT和MRI是常规技术,具有一致性,数据源丰富	非结构化数据,数据质量参差不齐,数据类型多变,因使用者而异
基因组学	结构化数据	未广泛使用,昂贵
临床演变	反映实际临床演变过程的多样化数据	非标准化,结构化和非结构化数据混合
临床预后	多个时间点可以监测疾病进展,评估治疗效果	未普遍执行,结构化和非结构化数据的混合,昂贵,需要专职人员

大多数创伤中心都经常使用神经影像学,并且包含丰富的数据源;但是,数据可能是非结构化的,这使得很难进行一致的分析。基因组学具有指导个性化颅脑创伤治疗策略的潜力;然而,这目前非常昂贵,因此没有被广泛使用。最后,临床结果允许临床医师监测疾病进展并评估治疗效果;然而,这并未普遍执行,而是混合了结构化和非结构化数据。

尽管存在这些不足,大数据仍在帮助优化颅脑创伤的急性和慢性管理,以及促进进一步研究方面仍有很大潜力。

未来方向

随着大数据在颅脑创伤中的作用越来越明确,颅脑创伤管理的未来无疑将涉及大数据的收集和使用。医学的进化是数据的进化,从早期基于直觉的起源到我们越来越依赖数据和循证医学。我们现在正在进入医学和数据的下一个阶段,其中我们作为临床医师和研究人员可用的数据正在以前所未有的速度扩展。这些数据帮助我们患者的潜力目前仅受我们的想象力限制,投资大数据方法有望改变颅脑 创伤治疗和研究,最终改善患者的结果。

利益冲突:作者报告没有利益冲突。

参考文献

[1] Fragidis LL, Chatzoglou PD. Implementation of a nationwide electronic health record (EHR). Int J Health Care Qual Assur. 2018;31:116 - 30.

[2] Huie JR, Almeida CA, Ferguson AR. Neurotrauma as a big-data problem. Curr Opin Neurol. 2018;31:702 - 8.

[3] Hawryluk GW, Manley GT. Classification of traumatic brain injury: past, present, and future. Handb Clin Neurol. 2015;127:15 - 21.

[4] Saika A, Bansal S, Philip M, et al. Prognostic value of FOUR and GCS scores in determining mortality in patients with traumatic brain injury. Acta Neurochir. 2015;157:1323 - 8.

[5] Brennan PM, Murray GD, Teasdale GM. Simplifying the use of prognostic information in traumatic brain injury. Part 1: The GCS-Pupils score: an extended index of clinical severity. J Neurosurg. 2018;128:1612 - 20.

[6] Raj R, Luostarinen T, Pursiainen E, et al. Machine learning-based dynamic mortality prediction after traumatic brain injury. Sci Rep. 2019;9:17672.

[7] Saatman KE, Duhaime AC, Bullock R, et al. Classification of traumatic brain injury for targeted therapies. J Neurotrauma. 2008;25:719 - 38.

[8] Marmarou A, Lu J, Butcher I, et al. IMPACT database of traumatic brain injury: design and description. J Neurotrauma. 2007;24:239 - 50.

[9] Gomez PA, de-la-Cruz J, Lora D, et al. Validation of a prognostic score for early mortality in severe head injury cases. J Neurosurg. 2014;121:1314 - 22.

[10] Li X, Lu C, Wang J, et al. Establishment and validation of a model for brain injury state evaluation and prognosis prediction. Chin J Traumatol. 2020;23:284 - 9.

[11] Yue JK, Vassar MJ, Lingsma HF, et al. Transforming research and clinical knowledge in traumatic brain injury pilot: multicenter implementation of the common data elements for traumatic brain injury. J Neurotrauma. 2013;30:1831 - 44.

[12] Madhok DY, Yue JK, Sun X, et al. Clinical predictors of 3- and 6-month outcome for mild traumatic brain injury patients with a negative head ct scan in the emergency department: a TRACK - TBI pilot study. Brain Sci. 2020;10:269.

[13] Maas AI, Menon DK, Steyerberg EW, et al. Collaborative European NeuroTrauma Effectiveness Research in Traumatic Brain Injury (CENTER - TBI): a prospective longitudinal observational study. Neurosurgery. 2015;76:67 - 80.

[14] Hu X, Xu P, Scalzo F, et al. Morphological clustering and analysis of continuous intracranial pressure. IEEE Trans Biomed Eng. 2009;56:696 - 705.

[15] Honeybul S, Ho KM, Gillett GR. Long-term outcome following decompressive craniectomy: an inconvenient truth? Curr Opin Crit Care. 2018;24:97 - 104.

[16] Malec JF, Hammond FM, Flanagan S, et al. Recommendations from the 2013 Galveston Brain Injury Conference for implementation of a chronic care model in brain injury. J Head Trauma Rehabil. 2013;28:476 - 83.

[17] Sheikhalishahi S, Miotto R, Dudley JT, et al. Natural language processing of clinical notes on chronic diseases: systematic review. JMIR Med Inform. 2109;e12239:7.

[18] Christopher E, Alsaffarini KW, Jamjoom AA. Mobile health for traumatic brain injury: a systematic review of the literature and mobile application market. Cureus. 2019;e5120:11.

[19] Rau CS, Kuo PJ, Chien PC, et al. Mortality prediction in patients with isolated moderate and severe traumatic brain injury using machine learning models. PLoS One. 2018;13:e0207192.

第2部分

当前临床实践
Current Clinical Practice

6

颅脑创伤的院前和急诊救治

Prehospital and Emergency Department Management of TBI

David J. Barton and Francis X. Guyette

鲍毅丰　译

导　言

颅脑创伤（TBI）是全球主要死亡原因之一，每年影响 1 000 多万人[1]。它是造成 1/3 以上创伤死亡的一个促成因素，是 45 岁以下个体死亡的主要原因，造成巨大的社会损失。颅脑创伤的死亡率不成比例地影响着农村地区和中低收入国家的患者[1]。虽然颅脑创伤的原发性损伤往往难以减轻，但与颅脑创伤相关的许多残疾是由继发性损伤所致。对继发性损伤的紧急处理，特别是在院前和急救期间尽量减少早期低氧血症、低血压和过度换气，可能会改善 TBI 患者的预后[2]。

临床背景和病理生理学

Menon 将颅脑创伤描述为"由外力引起的大脑功能改变或其他大脑病理学证据"[3]。颅脑创伤可分为原发性颅脑创伤和继发性颅脑创伤，前者可能包括局灶性组织破坏、轴突断裂和出血，后者可能包括缺血、水肿、氧化应激或导致细胞死亡的炎症级联反应[4]。继发性损伤可能因自身调节受损而恶化，这可能导致脑血流量减少，无法满足组织的代谢需求[5]。脑血流量减少会导致组织缺氧和缺血，从而加重颅脑创伤的损伤。受创伤的大脑也可能有较高的癫痫发作风险，从而进一步增加因出血或挫伤而受损组织的代谢需求[1]。成功的颅脑创伤急诊治疗需要通过识别和管理颅内高压，以及预防和管理癫痫发作来预防低氧血症、低血压、高碳酸血症和低碳酸血症，并维持脑灌注压[5]。颅脑创伤患者的治疗结果是原发性和继发性损伤之间复杂相互作用的结果，也是创伤事件发生后立即开始治疗的结果[2]。

经典案例

一名未戴头盔的 45 岁男子驾驶一辆全地形车驶过路堤，撞上一棵树。他被发现时昏迷不醒，脸上有擦伤，眶周瘀斑，口鼻有血。他接受了脊柱运动限制（spinal motion restriction，SMR）并接受高流量氧气治疗，获得了静脉通路。院前护理人员发现患者的心率为 51 次/分，血压为 151/99 mmHg，血氧饱和度为 93%，格拉斯哥昏迷评分为 3 分。他呼吸急促，频率是 32 次/分。患者接受静脉输液以确保充分灌注和补

D.J. Barton · F. X. Guyette (✉)
Department of Emergency Medicine, University of Pittsburgh School of Medicine, Pittsburgh, PA, USA
e-mail: guyettef@upmc.edu

© Springer Nature Switzerland AG 2021
S. Honeybul, A.G. Kolias (eds.), *Traumatic Brain Injury*, https://doi.org/10.1007/978-3-030-78075-3_6

充氧气以避免缺氧。他接受了每千克 0.3 mg 依托咪酯和每千克 1 mg 罗库溴铵的快速序列诱导。他的气道安全,无缺氧或低血压。他被安置在一台机械呼吸机上,调整后的目标 EtCO₂ 浓度为 35～45。在保持 SMR 的同时,他的床头被抬高到 30°。注意保暖,以防体温过低。尽管采取了这些干预措施,但他仍有持续性的心动过缓、高血压和瞳孔不等大,右侧瞳孔扩张至 7 mm。组员咨询了医疗主治医师,并使用了 1 g/kg 体重的甘露醇。甘露醇是在送往创伤中心的路上注射的,创伤中心和神经外科接受了抵达前的通知。在二次创伤调查后,患者被带去做脑部 CT 扫描,扫描结果显示有斑片状外伤性蛛网膜下腔出血和双额挫伤。他使用左乙拉西坦预防癫痫发作,并入住 NICU 进行密切监测。在随后的 2 周里,临床状况有所改善,2 周后出院到康复机构。

目前的证据和做法

脑外伤基金会为颅脑创伤患者的急救管理制定了循证指南。关于院前和应急管理的具体建议于 2007 年发布,并于 2016 年更新。在 2019,Spaite 等证明遵守脑外伤基金会指南与改善重度 TBI 患者的生存率相关[6]。不幸的是,这些建议的实施非常有限,甚至在院前和急诊环境中对颅脑创伤的评估也是高度可变的[7]。

脑外伤基金会的指导原则之一是对颅脑创伤患者的评估。院前环境中的患者评估受到可用诊断资源的限制,急诊科可能无法提供先进的颅内监测[8]。在所有病例中,评估也可能因中毒、镇静和气管插管而受影响[5]。首先应使用格拉斯哥昏迷评分(GCS)和瞳孔反应评估患者,以评估损伤的严重程度。此外,应监测患者的生命体征,以评估是否存在低氧血症、低血压和低碳酸血症。在任何干预或状态改变之前和之后,应重新评估格拉斯哥昏迷评分[7]。有关患者受伤严重程度、生命体征、受伤机制、受伤类型、病史和并发症的数据应用于确定患者是否需要紧急干预和监护资源[1]。怀疑患有严重脑外伤的患者需要特别注意防止缺氧(SaO₂＞90%)和低血压(SBP＜90 mmHg)造成的继发性损伤[4]。

这些缺陷中的任何一种都应该通过输氧或静脉输液进行紧急治疗。无论是否伴有多发性创伤,颅脑创伤患者都可能经历无法控制的出血导致的血流动力学不稳定,或者与脑外伤相关的心律失常或儿茶酚胺激增有关的心源性休克[9]。患者监护指南应包括对生命体征、精神状态、气道通畅和脊柱活动受限的持续监测和评估。

快速的院前撤离并转移到适当的接收医院是管理颅脑创伤患者的一个重要方面。院前监护必须完全融入创伤监护系统,EMS 评估的目标现场时间为 10～15 分钟[10]。理想情况下,患者将被直接送往有神经外科资源的创伤中心。如果患者情况不稳定或需要立即进行危及生命的手术,就近转移可能是合适的。然而,被送到非创伤中心首先会增加最终治疗的时间,并且与死亡率增加有关。如果需要转移,应尽快咨询神经外科医师并转移到创伤中心[8]。轻度颅脑创伤患者可以通过基本的生命支持急救资源安全地进行治疗。中度至重度颅脑创伤患者应该接受高级生命支持小组的治疗,而重度颅脑创伤的患者通过直升机重症护理小组的转移来降低死亡率[1]。

在对直接生命威胁进行初步评估和治疗之后,紧急救护的主要目标是在将患者送至最终的救护地点,同时防止继发性损伤。根据脑外伤基金会的指导方针,院前护理人员必须纠正缺氧、低血压、过度换气和酸中毒。缺氧患者需要补充氧气和积极的气道管理,包括维持正常通气和防止误吸。低血压和颅脑创伤的患者由于灌注和自我调节受损而面临脑血流受损和脑缺血的风险[11]。过度换气导致 PCO₂ 降低和脑血管收缩,这也可能损害脑血流量和脑灌注压(CPP)。通气不足会导致酸中毒增加,并可能通过儿茶酚胺结合受损或心律失常导致低血压。

即使是一次院前低血压也会增加创伤死亡的风险。颅脑创伤患者的低血压剂量(深度×持续时间)每增加 1 倍,死亡风险就会增加 19%[11]。脑外伤基金会根据患者年龄,推荐降压的递增阈值。治疗策略包括用等渗液进行复苏,以实现充分的脑循环[12]。允许性低血压不适用于颅脑创伤患者。

缺氧也会对 TBI 患者的死亡率产生独立和额外的影响[13]。所有缺氧的患者都应该接受补充氧气的治疗,以限制暴露,那些格拉斯哥昏迷评分低于

9 分的患者可能需要高级气道管理。使用气管插管进行院前气道管理是有争议的，并且与 TBI 后生存率的提高有关。然而，插管与死亡风险增加相关，这可能是由于低血压增加、插管时间延长、现场时间延长或试图固定气道失败[14]。声门上气道（supraglottic airways，SGA）放置更快、更容易，但没有足够的数据将 SGA 与气管插管进行比较，以证明结果的差异。

一旦实现了气道管理，对于大多数颅脑创伤患者来说，通气目标应该是正常的。预防性过度通气是禁忌的，因为它会减少脑血流量，并可能导致缺血。脑外伤基金会建议在急性脑疝患者中进行短暂的过度通气。如果使用，临床医师应该限制治疗的持续时间，改善患者的脑疝症状。

颅内压的优化是颅脑创伤急诊治疗的另一个目标，因为颅内压增高会导致死亡。简单的操作，比如把床头抬高到 30°，可以降低颅内压，减少抽吸。刚性颈环作为 SMR 的一个组成部分也会增加 ICP，因此在某些情况下，其他形式的颈椎运动限制可能是合适的。在有急性脑疝证据的患者中，高渗治疗可有效降低 ICP。神经重症监护指南建议使用基于症状的管理来指导高渗盐水（hypertonic saline，HTS）或甘露醇以降低 ICP[15]。初始管理通常是使用 30～60 mL 的 23.4% 氯化钠或 1 g/kg 的甘露醇超过 20 分钟。高渗盐水比甘露醇更适合用于 ICP 升高的初始治疗，因为它在创伤患者的液体复苏和脑灌注方面可能具有优势。不幸的是，在院前研究中，HTS 和甘露醇均未被证明能改善预后[15]。

对于颅脑创伤的紧急处理，已经提出了其他几种治疗方法。优化镇静可降低颅内压和脑耗氧量。如果患者同时发生失血性休克，则需要输血，但是输血量超过 10 g/dL 的血红蛋白会引起更多的不良事件。

院前和急诊临床医师也可以通过在现场获取这些信息来帮助快速识别抗凝患者，并纠正凝血功能障碍。如果患者服用华法林，应在出现后 2 小时内使用新鲜冷冻血浆或四因子凝血酶原复合物浓缩物（prothrombin complex concentrate，PCC）和维生素 K 进行治疗，目标 INR<1.6。用直接口服抗凝剂治疗的患者可以用 PCC 或特异性单克隆抗体进行逆转治疗。接受抗血小板治疗的患者也可能需要使用血小板，尽管目前没有强有力的证据支持血小板输注。如果在伤后 3 小时内院前给予氨甲环酸（tranexamic acid，TXA），可降低 TBI 患者的死亡率。低温、镁的输注、类固醇和黄体酮未能显示出益处，因此不推荐使用。

癫痫的预防也应在稳定、治疗和神经外科会诊后开始。早期创伤后癫痫发作可能发生在受伤后直到受伤后的前 7 天，并且可以通过抗癫痫药物来预防。苯妥英钠是研究最充分和支持效果最好的药物，左乙拉西坦是另一种有效的药物。预防性治疗可能特别适用于那些具有早期创伤后癫痫发作危险因素的患者，包括 GCS<10 分、创伤后遗忘大于 30 分钟、线性或凹陷性颅骨骨折、颅内血肿、皮质挫伤、年龄大于 65 岁和慢性酒精中毒。

注意事项

颅脑创伤患者的院前急救需要严密的监测和治疗，以防止继发性损伤。必须尽一切努力避免低血压、缺氧和低碳酸血症，这项任务因如何定义和管理这些疾病的可变性而变得复杂。

特别是 EMS 提供者不太可能对 GCS 和瞳孔异常进行系列评估，这在严峻和任务饱和的院前环境中可能很困难。最近对 EMS 协议的分析和脑外伤基金会指南的实施表明，在使用脑电图管理通气和如何避免缺氧的具体指导方面存在常见缺陷[7]。

未来方向

TBI 的院前和急诊管理可能受益于一系列新技术，以改善创伤患者的评估和治疗。一些社区使用移动 CT 扫描仪来进行脑血管意外和颅脑创伤的管理，但受成本和可用性的限制。用于鉴别和分类颅脑创伤患者的医疗点（point-of-care，POC）设备现已经出现，并且正在进行临床研究。这些设备使用多种方法，包括 POC 生物标志物分析、有限的蒙太奇电极图脑电图（EEG）、近红外光谱、瞳孔测量和 POC 超声测量视神经鞘直径（optic nerve sheath diameter，ONSD）。近红外光谱法是无创的，能够及时发现颅内压增高。类似地，ONSD 的测量也可以识别 ICP 的增高，但需要接受 POC 超声设备及技能的培训。定性脑电图可以识别颅脑创伤，并为分类和决策支持的机器学习模型提供信息。

结 论

颅脑创伤的院前和急诊管理需要使用连续的 GCS 和瞳孔测量来快速评估损伤的严重程度。必须密切监测 TBI 患者，以确定可能导致继发性损伤的生理状态。

治疗重点应强调低血压、缺氧和高碳酸血症的预防和治疗。处理低血压时应明智地给予等渗液以维持灌注。缺氧应通过补充氧气进行纠正，必要时进行高级气道管理，同时考虑患者生理学和治疗实施者的技能。应持续使用潮汐末二氧化碳指导通气，以确保正常糖类。EMS 作为综合创伤系统的一部分，应优先将其快速运送到具有神经外科能力的创伤中心。GCS 或瞳孔对光反射的变化与脑疝一致，应该考虑采取包括短时间的过度通气或高渗疗法治疗措施来控制颅内压增高。

利益冲突：无。

基金资助：无（国家卫生研究院、国防部、国家公路交通安全管理局、国家卫生研究院，与本工作无关）。

参考文献

[1] Rubiano AM, Vera DS, Montenegro JH, et al. Recommendations of the Colombian Consensus Committee for the management of traumatic brain injury in prehospital, emergency department, surgery, and intensive care (beyond one option for treatment of traumatic brain injury: a stratified protocol [BOOTStraP]). J Neurosci Rural Pract. 2020;11:7 - 22.

[2] Gamberini L, Baldazzi M, Coniglio C, et al. Prehospital airway management in severe traumatic brain injury. Air Med J. 2019;38:366 - 73.

[3] Menon DK, Schwab K, Wright DW, Maas AI, Demographics, Clinical Assessment Working Group of the International and Interagency Initiative toward Common Data Elements for Research on Traumatic Brain Injury and Psychological Health. Position statement: definition of traumatic brain injury. Arch Phys Med Rehabil. 2010;91:1637 - 40.

[4] Gurney JM, Loos PE, Prins M, et al. The prehospital evaluation and care of moderate/severe TBI in the Austere environment. Mil Med. 2020;185(Suppl 1):148 - 53.

[5] Marehbian J, Muehlschlegel S, Edlow BL, et al. Medical management of the severe traumatic brain injury patient. Neurocrit Care. 2017;27:430 - 46.

[6] Spaite DW, Bobrow BJ, Keim SM, et al. Association of statewide implementation of the prehospital traumatic brain injury treatment guidelines with patient survival following traumatic brain injury: the excellence in prehospital injury care (EPIC) study. JAMA Surg. 2019;e191152:154.

[7] McMullan JT, Ventura A, LeBlanc DP. Emergency medical services traumatic brain injury protocols do not reflect brain trauma foundation guidelines. Prehosp Emerg Care. 2020:1 - 4.

[8] Pelieu I, Kull C, Walder B. Prehospital and emergency care in adult patients with acute traumatic brain injury. Med Sci (Basel). 2019;7(1):12.

[9] Gavrilovski M, El-Zanfaly M, Lyon RM. Isolated traumatic brain injury results in significant prehospital derangement of cardiovascular physiology. Injury. 2018;49:1675 - 9.

[10] van Essen TA, den Boogert HF, Cnossen MC, et al. Variation in neurosurgical management of traumatic brain injury: a survey in 68 centers participating in the CENTER - TBI study. Acta Neurochir. 2019;161:435 - 49.

[11] Spaite DW, Hu C, Bobrow BJ, Chikani V, et al. Association of out-of-hospital hypotension depth and duration with traumatic brain injury mortality. Ann Emerg Med. 2017;70:522 - 30.

[12] Rowell SE, Meier EN, McKnight B, et al. Effect of out-of-hospital tranexamic acid vs placebo on 6-month functional neurologic outcomes in patients with moderate or severe traumatic brain injury. JAMA. 2020;324:961 - 74.

[13] Spaite DW, Hu C, Bobrow BJ, et al. The effect of combined out-of-hospital hypotension and hypoxia on mortality in major traumatic brain injury. Ann Emerg Med. 2017;69:62 - 72.

[14] Haltmeier T, Benjamin E, Siboni S, et al. Prehospital intubation for isolated severe blunt traumatic brain injury: worse outcomes and higher mortality. Eur J Trauma Emerg Surg. 2017;43:731 - 9.

[15] Cook AM, Morgan Jones G, Hawryluk GWJ, et al. Guidelines for the acute treatment of cerebral edema in neurocritical care patients. Neurocrit Care. 2020;32:647 - 66.

7

颅脑创伤的监测

Monitoring the Injured Brain

Enza La Monaca，Orazio Mandraffino，Deepak Gupta，and Anna Teresa Mazzeo

叶相如 译

导　言

"Monitor"源于拉丁语 monere，意思是"发出警告"。近几十年来，大量神经创伤的基础科学研究提高了我们对颅脑创伤后复杂细胞反应的理解。越来越多的证据表明 TBI 病程中表现多样；缺血伴占位效应、脑挫伤、血脑屏障破坏和正常脑组织混合存在。此外，将 TBI 分为创伤即刻所致的原发性颅脑创伤和继发性颅脑创伤的传统分类也受到了挑战，事实上，两者之间存在很多重叠。颅脑创伤时，一系列有害的神经化学级联反应导致原发伤后数小时内出现大量的细胞死亡。

针对不同类型的颅脑创伤，其最佳诊疗管理也不尽相同。近年来，随着多种神经监测技术的发展，临床医师对中枢神经系统发生的异质性病理生理反应也有了更深入的了解。

神经监测技术已成为现代神经重症监护的重要组成部分，协助临床医师及研究人员发现潜在的颅内能量代谢异常并进行干预，尤其是脑缺血，在出现不可逆的神经损伤前进行目标治疗。

神经监测的现状及应用

临床评估

创伤即刻的临床评估是衡量原发性脑损伤严重程度最重要的指标。意识水平通过结合睁眼、言语和运动的格拉斯哥昏迷评分（GCS）进行评估，其中运动评分对预后判断的侧重最大。除了意识水平评估，瞳孔大小和反应能力评估还可提供额外的预后信息，同时能对压迫同侧动眼神经副交感纤维的病变进行定位。

轻中度颅脑创伤的患者意识清楚，通过 GCS 评分、瞳孔大小即可监测病情是否进展；然而对于意识不清的重度颅脑创伤患者，会存在一些混杂因素影响评估的准确性。发生创伤时，往往把重点放在早期气道保护和气管插管，以及酒精中毒、服用毒品、循环不稳定的情况，这些情况都会降低初步评估颅脑创伤效率。一旦转至重症监护室，患者常为了持

E. La Monaca • O. Mandraffino • A. T. Mazzeo (✉)
Anesthesia and Intensive Care，Department of Adult and Pediatric Pathology，University of Messina，Azienda Ospedaliera Universitaria Policlinico
G. Martino，Messina，Italy
e-mail: anna.mazzeo@unito.it，annateresamazzeo@unime.it
D. Gupta
Department of Neurosurgery，All India Institute of Medical Sciences and Associated JPN Apex Trauma Centre，New Delhi，India
© Springer Nature Switzerland AG 2021
S. Honeybul，A. G. Kolias (eds.)，*Traumatic Brain Injury*，https://doi.org/10.1007/978-3-030-78075-3_7

续气道保护、颅脑创伤或其他颅脑创伤的治疗而被镇静肌松，这个时候临床的监测评估都会存在问题。

在这些情况下，可使用神经唤醒试验（neurological wake-up test，NWT）来评估神经功能进展，但为了评估的准确性，所有肌松及镇痛镇静药物均需要暂停使用，这么做会导致患者因疼痛、意识模糊而过激，反而会引起循环不稳定、压力相关激素的释放、脑耗氧增加，从而导致继发性颅脑创伤。这不是说不应使用 NWT，事实上，当颅内和颅外创伤稳定后，在评估脱机可行性、从监护室转出时，该方法仍是一种有价值的评估手段。此外，在某些资源有限且难以获得复杂监测手段的国家或地区，这仍然是神经系统评估的唯一方法。

然而在大多数高收入国家，颅脑创伤急性期的重症监护的目的主要是改善循环呼吸系统功能，维持大脑及重要脏器的组织灌注，因此需要合理应用镇痛镇静、肌松药物，同时严格控制液体平衡，并在必要时合理使用强心药物及呼吸机支持。

因此亟须对神经系统损伤的严重程度及进展状况进行评估，由此也开发了以下一些监测仪器：

- 颅内压监测。
- 脑组织血氧饱和度监测。
    - 颈静脉球血氧饱和度监测。
    - 脑组织氧分压监测。
- 近红外光谱监测。
- 微透析。

这些监测手段均是为了收集尽可能多的信息来限制原发性颅脑创伤的进展，并准确评估继发性颅脑创伤的进展及严重程度来指导治疗。

颅内压监测

20 世纪 50 年代，Nils Lundberg 开发了第一个连续临床监测 ICP 仪器。他通过额部钻孔将导管插入侧脑室，将其连接于电位计记录器，从而实现床旁监测 ICP 数值。从此以后各类记录设备涌现，且在一些医疗资源丰富的神经创伤重症监护室被接受并广泛应用。目前使用脑室内导管监测颅内压仍是金标准，其不需要反复校准，且不存在监测探头漂移的问题（脑室内探头也会随着时间推移，测量的精准度下降，但这个问题对于现代仪器来说并不是非常重要，参见图 7.1），还可以引流脑脊液来达到一些

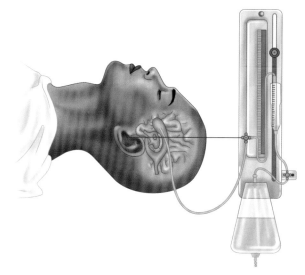

▲ 图 7.1　用于颅内压监测的脑室外引流系统。通常情况下，EVD（脑室外引流）管放在侧脑室前角（引自 Shaurya Darbari 博士，全印度医学科学研究所）

治疗的目的。颅内压监测的同时需考虑置管过程中脑室较小且受压时的置管技术难度、穿刺导致的出血、置管时皮下隧道不够长或置管时间过长所致的脑室炎，临床医师需要权衡利弊评估颅内压监测的必要性和可行性。有许多利用各种光纤头或微型应变仪的脑实质压力记录装置，现代仪器检测精准度通常都非常好。这些设备的主要缺点是成本高，这对于低收入和一些中等收入国家是一个重大的问题。因此开始考虑消毒后重复使用监测仪器，在某些国家或地区已批准导管消毒后重复使用，但 ICP 监测仪器的重复使用暂未获批。Gupta 等在一项 100 例病例系列中发现，34 例使用新导管对比 66 例使用环氧乙烷消毒后重复利用的导管，感染发生率没有差异。这些发现对低收入国家的神经创伤临床诊治有指导意义，值得未来进一步研究调查。

ICP 监测仪置入没有绝对适应证，尽管已发布几项指南，但临床实践时对指南推荐的依从性各不相同。一些研究表明，遵照指南和病死率下降相关，但情况也并非总是如此，临床中仍存在很大的可变性。虽然存在这种不确定性或可变性，表 7.1 仍罗列了该监测技术的潜在获益，将其归纳为 3 个 P，预测（Prediction）、评估脑灌注（Perfusion）、发现病理改变（Pathology）。

预测：ICP 预测患者预后及干预阈值

目前已经有相当多的证据表明颅内压增高是 TBI

表7.1 颅内压监测的合理性(即3P)

3P	ICP 监测的合理性	临床应用
Prediction(预测)	ICP 可独立预测患者预后;ICP<15 mmHg 的患者预后更好,相较 ICP>20 mmHg 的患者病死率更低	• 评估预后。 • 监测疗效。 • 指导需要何种治疗。 • 鉴别稳定且可指导呼吸机脱机患者
Perfusion(评估脑灌注)	用于指导脑灌注压(CPP)目标,将 CPP 维持在 50～60 mmHg,CPP=mABP−ICP	• 用于评估脑自主调节能力。 • 优化脑灌注。 • 避免自主调节功能受损患者出现高灌注损伤
Pathology(发现病理改变)	监测外科术区改变或进展,如脑挫伤水肿、硬膜下和硬膜外血肿扩大	• 早期发现占位病变,及时外科干预

预后不良和死亡的预测因素,但是对于 ICP 干预阈值仍存在一些争议。已由研究证明 ICP 持续保持 20 mmHg 以上的时间和预后之间存在很强的相关性,ICP 保持在该水平以下相比 ICP 顽固增高的患者预后好。然而将该数值设定为绝对阈值可能是不合适的,因为患者对 ICP 升高有一定的耐受性。现有数据表明,不同年龄、不同性别的患者之间,临界 ICP 阈值可能是不同的,55 岁以上的老年患者和女性患者 ICP 阈值较低,ICP 分别超过 18 mmHg 及 22 mmHg 预测预后不良。这些阈值取决于脑血管自主调节功能,当自主调节功能尚存时阈值可更高。神经创伤的基本问题之一是证明 ICP 下降可改善患者长期预后。总之,ICP 20～22 mmHg 可作为药物治疗的阈值,这似乎是合理的,临床中需结合临床和影像学表现,且兼顾并发症风险和监测获益,尤其是将其作为积极手术去骨瓣减压的阈值时更应谨慎。

评估：最佳脑灌注压（CPP）

CPP 指导下理疗和最佳 CPP 阈值仍有争议。虽然普遍认为 CPP 降低对 TBI 有害,但每个独立个体的最佳 CPP 是不清楚的。目前主要有两派意见,表面上相似,事实上截然相反。

传统的诊疗策略是将 CPP 维持在 60～70 mmHg,避免脑灌注压下降,在脑血管自动调节作用下,脑血管舒张,从而增加脑血容量,引起 ICP 升高。CPP 的靶向治疗旨在维持高灌注压,从而导致脑血管收缩,减少脑血容量,降低 ICP(图 7.2)。这种策略的一个潜在问题是它依赖于脑自主调节功能保留和血脑屏障的完整性;众所周知,这两者在颅脑创伤时都会受到损伤。此外,为了维持脑灌注压需要大量的补液和强心药物支持,这也将增加心血管

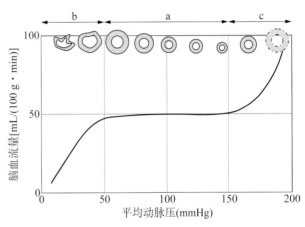

▲ 图7.2 完整的自主调节功能。a. 动脉血压升高,完整的脑血管压力反应会引起血管收缩,脑血容量减少。b.血压下降到一定阈值后,因血管收缩到极限,脑灌注压下降;脑灌注压下降到一定程度将会引起动脉塌陷、缺血。c.脑自主调节功能受损时,压力过高时血管将会舒张,最终引起血脑屏障破坏、血管源性水肿

系统的并发症。而且,脑自主调节功能受损,提高脑灌注压会导致脑血容量被动增加,毛细血管静水压增加、ICP 增高(图 7.3)。因此,为了反映患者的个体化自动调节状态,最近的指南将目标 CPP 更改为 50～70 mmHg。

另一种方法是 Lund 策略,即默认脑血管自主调节功能受损、血脑屏障受损,避免因过度脑灌注及渗透性药物的使用而加重脑水肿;因此,该策略以容量为目标,将 CPP 维持在 50 mmHg,甚至在一些特殊情况下可低于 50 mmHg,从而避免缺血,最大限度地防止脑水肿加重。

上述两种策略似乎很难同时兼顾,但事实上临床最佳的治疗可能是这两种策略的权衡,这也强化了一个概念,即颅脑创伤患者的脑血管自主调节功

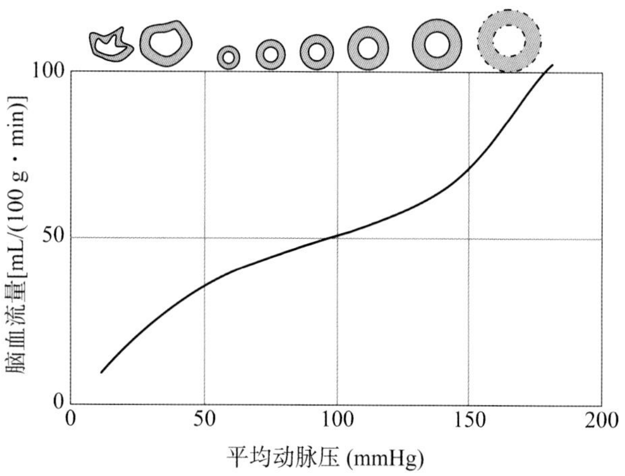

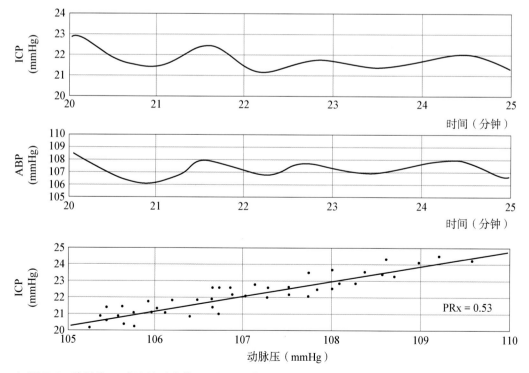

▲ 图 7.3　脑自主调节功能受损。脑血管自主调节会随着动脉压和脑血容量的改变而变化,因此平均动脉压(MAP)升高或降低时,ICP 也会同样增高或降低

能障碍的程度各异,个体之间存在很大的异质性,因此固定模式化的诊疗策略并不适用于所有情况。

　　为了解决这些问题并个体化评估患者的自主调节功能储备,许多复杂的床旁监测技术通过以下参数来对个体脑血管自主调节反应进行实时评估:

- 压力反应指数(PRx):是指平均时间内颅内压(ICP)和平均动脉压(MAP)间相关系数,相关系数是一个介于-1 和+1 之间的数字,用于衡量两个变量(如 X 和 Y)之间的关联程度,如为正值则意味着正相关,负值则为负相关(即 X 越大,Y 越小,反之亦然)。PRx 数值为正则提示脑血管只能被动进行反应(图7.4),负值则提示脑血管调节反应正常(MAP 波和 ICP 波负相关,参见图 7.5)。研究证明,严重颅脑创伤和 PRx 正值患者病死率更高(图 7.6)。

- 平均指数(Mx):是颅内灌注压(CPP)在一定时间内的均值和经颅多普勒超声测得血流速度之间的 Pearson 相关系数。CPP 和血流速度之间如为正相关(即 Mx 正值),表现为血流速度增快,CPP 被动增高,提示自主调节功能受损;Mx 如为负值或零,表现为脑血管反应性良好可自动调节 CPP,提示自主调节功能完整保留。

　　脑血管自主调节功能损害不仅因人而异,而且在疾病的不同时间点损伤的程度也是不尽相同的,这一点越来越突出,且随着床旁各类监测技术的发展被广泛接受,整合这些信息可协助制订更加个体化的脑灌注目标。对于自主调节功能完好的患者,CPP 指导下的管理更有益,对于调节功能受损好转可能可从基于 Lund 策略的治疗中受益。

▲ 图 7.4　该图为 40 个连续对应的 ICP 和 ABP 数值的相关系数。PRx 为正值 0.53 提示脑血管压力反应性受损,ABP 升高,ICP 也随之增高

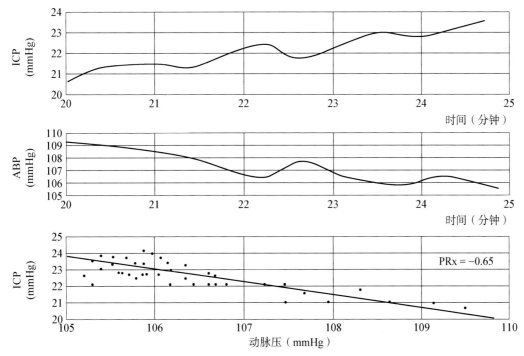

▲ 图7.5 该图为40个连续对应的ICP和ABP数值的相关系数。PRx为负值－0.65，提示脑血管压力反应性完整无损

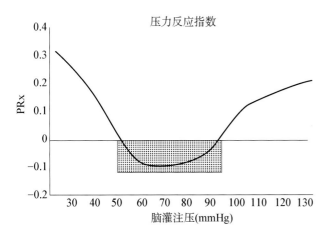

▲ 图7.6 PRx和CPP之间的关系。相关系数PRx是通过许多患者CPP平均值计算绘制的，CPP过低，自主调节功能受损(PRx为正值)导致缺血；CPP过高，自主调节功能受损(PRx为正值)会导致充血。阴影区域代表自主调节功能完整未损(PRx为0～负值)

现在可对自动调节功能进行线上实时监测分析，并有很多应用软件已经被应用或正处于开放阶段，为临床医师提供每分钟的评估数据，如：

- ICP。
- MABP。
- CPP。
- PRx。

- 脑组织血氧饱和度/氧分压。
- 脑温及其他临床参数。

热图显示了最佳脑灌注压和脑氧出现的频率，并且可遵循算法优化个体脑灌注压，维持或改变脑自主调节功能。目前暂没有"最佳自主调节功能"为目标ICP或CPP管理的前瞻性研究，临床证据表明，中位CPP越接近最佳CPP时，预后良好的概率更高。

病理改变：早期发现占位病变

ICP监测可早期预警一些病理改变，如脑挫伤、颅内血肿扩大(脑实质血肿、硬膜下血肿或硬膜外血肿)或脑水肿加重。ICP直线增高或数小时内ICP不稳定者需早期复查头颅影像、及时干预、制订明确的诊疗计划如升级药物治疗或外科手术干预。

ICP监测：研究现状

尽管目前神经创伤指南推荐ICP监测，但相关的临床研究证据非常有限。截至目前，唯一的基准证据来自2012年发表的一项南美的随机临床研究，即BEST:TRIP研究(颅内压治疗研究)。该研究在玻利维亚和厄瓜多尔进行，324例患者随机分配到指南指导下的TBI管理和ICP监测或影像结合临床指导下的治疗。主要结局是3个月和6个月的生

存时间、意识障碍情况和神经功能状态。总之，ICP指导下的治疗组患者较少需要脑损伤专科治疗（如高渗液体、过度通气等），但两组的主要结局没有差异（$P=0.002$）。有趣的是，组间严重不良事件的发生率类似，这表明单独应用 ICP 监测并没有导致过度干预。事实上，BEST：TRIP 研究是一项在 TBI 患者中采取积极干预治疗的研究，对比是 ICP 监测下指导诊疗和影像结合临床表现指导下诊疗，这和 ICP 监测 $vs.$ 无 ICP 监测的头对头研究略有不同。

ICP 监测目前仍是一个有争议的话题。BEST：TRIP 试验提供的 I 级证据表明，ICP 监测和患者预后不相关。然而这些证据不能外推到北美或欧洲国家，这一问题将在第 31 个专题进行深入探讨。

目前，一项国际前瞻性观察性研究 SYNAPSE ICU（study on intracranial pressure in the intensive care unit）正在进行中，其有望为 ICP 监测提供给进一步的研究证据。这项观察性研究旨在评估神经重症监护中影响 ICP 监测的因素包括地域、ICU 管理、病理改变、ICP 监测是否会影响急性颅脑创伤患者的治疗干预（治疗强度水平）和检查（额外的神经功能监测和神经影像学复查），评估 ICP 监测和 ICP 指导下指导是否可改善患者的长期预后（如 GOSE 评分）。

脑氧监测

尸检研究表明，严重 TBI 死亡患者存在严重的脑缺血，即便是短时间的缺氧也会对 TBI 患者产生重大的影响。因此，重症监护医学的主要目标之一是维持足够的组织氧合，由此促进了一些脑组织氧合监测的设备的发展，用于间接（如颈静脉球脑组织氧饱和度）或直接（脑组织氧分压）监测实现。

（1）颈静脉球氧饱和度监测（$SjvO_2$）：颈内静脉穿出颅内的那段静脉血氧饱和度（$SjvO_2$）已被用于间接反映全脑的氧合状况。$SjvO_2$ 导管留置相对简单，可逆行插入颈静脉导管，导管的头端放置在 C1/C2 椎间盘水平上的颈静脉球，可以最大限度地减少颅外静脉血的混入。

"置管位置在左侧不是右侧"仍有争议，可放置在颅内病变严重侧、颈内静脉优势侧（可通过压颈试验确定，分别压迫左右两侧颈内静脉，压迫一侧后 ICP 增高程度更高者为优势侧，如没有明显差异，通常选择右侧，因为右侧在解剖学上多为优势的一侧）或者双侧。

虽然一些证据表明监测 $SjvO_2$ 可改善患者预后，但该监测仍未被广泛接受，可能的原因有很多。首先，干预阈值仍有明显的局限性，虽然通常认为干预阈值为 $50\%\sim75\%$，小于 50% 通常认为存在缺血，但 $SjvO_2$ 只能反映脑代谢率耗氧量（$CMRO_2$）保持不变的情况下的脑血容量和氧合的指数；而 TBI 病程中 $CMRO_2$ 往往不可能保持不变，颅脑发生一些病理改变时，耗氧率会发生很大的差异。因此，$SjvO_2$ 的绝对值对临床的参考价值不是绝对的。一般来说，$SjvO_2$ 数值较低和临床预后不良相关，这可能跟全身供氧减少、组织灌注不足、代谢增加（如癫痫发作、发热）有关。但是 $SjvO_2$ 数值高也不一定代表氧合充足，它也可能是神经元梗死后代谢降低或发生微血管分流，因此也有一些研究表明 $SjvO_2$ 升高和临床预后不佳相关。$SjvO_2$ 的第二个局限在于它只能评估全脑氧合状况，对局部变化缺乏敏感性。

总体而言，$SjvO_2$ 监测虽尚未得到广泛的普遍认识，但在难治性颅内压增高的情况下，在过度通气前做一些基线监测仍有一定的作用。因为该技术尚不能监测到局灶性缺血变化，而且需要外在的专业研究设备，需要克服一些技术的困难，因此在治疗阈值上需要更多的研究证据。

（2）脑组织氧分压（$PbtO_2$）：该侵入性监测技术对局灶性脑组织氧合进行测量，可克服 $SjvO_2$ 的一些缺点。$PbtO_2$ 是一种侵入性对局部脑组织细胞外氧气张力进行连续测量的技术，是反映局部脑氧输送是否充足的指标。该技术的发展已有 20 多年，多项研究表明，$PbtO_2$ 检测可为 TBI 患者临床管理提供关键信息，从而及早发现和纠正即将发生的缺血事件。几项观察性研究表明，急性颅脑创伤后 $PbtO_2$ 下降是很常见的，即使 ICP 和 CPP 正常，大部分患者在 TBI 早期阶段 $PbtO_2$ 可能已 $<20\,mmHg$。尽管有这些观察性研究结果，但明确该监测指标的价值仍需要时间，还需要解决一些问题。

首先，干预阈值仍存在争议，一些指南建议 $PbtO_2 < 15\,mmHg$，而其他指南则建议 $20\sim25\,mmHg$ 更合适，因为 $15\sim20\,mmHg$ 提示脑氧已发生损伤。动物研究表明，$25\sim30\,mmHg$ 为正常范围，$10\,mmHg$ 的阈值似乎和不良预后关联性最强。虽然许多研究探索 $PbtO_2$ 阈值，低于该阈值提示对大脑代谢有害，但越来越多证据表明 $PbtO_2$ 并不是

单纯的大脑氧合的测量值,其受到很多因素的影响,如组织氧的扩散、细胞代谢、组织肿胀和动静脉分流。其次是有争议的监测探头置管位置。监测相对正常或未受伤的脑组织氧分压从而优化"正常"脑组织的生理功能,还是监测挫伤或挫伤周围脑组织尚没有明确的共识。任何结果都毕竟根据被监测的组织来解释。最后,监测的数据是否可用于指导治疗、为临床服务也有两面意见。虽然 $PbtO_2$ 明显下降和不良预后相关,但根据 $PbtO_2$ 结果来进行干预尚没有定论。一些研究表明,以 $PbtO_2$ 为导向的治疗可改善患者预后,而另一部分研究表明,该监测不仅不能为患者带来临床益处,反而造成了伤害。因此需要强调的是,监测仪器本身不会改善患者预后,而临床解读和随后的干预才会带来益处或危害。

为了解决这种僵持及随机对照研究数据的缺乏,优化严重 TBI 脑氧的 II 期研究(即 BOOST-II)应运而生。本研究的主要假设是监测 $PbtO_2$ 和 ICP 数值指导诊疗可降低脑组织缺氧。这是一项在美国重症监护病房开展的前瞻性临床研究,患者被随机分配到 ICP 联合 $PbtO_2$ 监测组和单独 ICP 监测组,结果表明 ICP 联合 $PbtO_2$ 监测组患者发生脑组织缺氧显著减少,但在病死率下降、预后良好上两组间没有明显差异。

该研究结果为指导临床治疗提供了重要的信息,探头放在受损程度最轻的额叶,干预阈值为 20 mmHg,虽然不能明显改善临床预后、降低病死率,但这些都不是主要的结局指标,因此 BOOST-III 试验将这些指标纳入主要和次要解决指标,有望为 $PbtO_2$ 监测的监测价值提供更加明确的证据。

近红外光谱技术

近红外光谱技术(near-infrared spectroscopy,NIRS)用于监测的原理基于近红外光能很好地穿透组织。约 40 年前,研究人员发现氧合血红蛋白和脱氧血红蛋白对近红外光的吸收程度不一,并建议将该技术作为一种无创测量人脑循环和氧合的方法。NIRS 也被建议用于评估细胞代谢。目前近红外光谱技术在临床中有一些应用。

NIRS 是一种连续、无创的监测技术,可用于测量局部脑组织氧饱和度(rSO2)来反映局部氧供需平衡。基于近红外光(波长 700~1 000 nm)可穿过组织时的投射和吸收,NIRS 可测量整个组织区域(脑组织、动脉和静脉血)中血红蛋白的氧饱和度。其只能监测大脑皮质的 rSO2。据报道,rSO2 的正常范围在 60%~75%,个体差异高达 10%,而且不同的 NIRS 设备之间也缺乏标准化,因此难以明确干预阈值。

一些可能影响 NIRS 指标的因素也是非常突出的。对于 TBI 患者,以下因素均会影响 NIRS 测量的准确性:

- 脑组织水肿、出血(如蛛网膜下腔出血、硬膜下血肿、脑实质出血)。
- 开颅术后硬膜下积气。
- 光学传感器和皮肤之间贴合不严密,存在间隙或皮肤潮湿。

一些研究显示,NIRS 在评估严重 TBI rSO2 时失败率高且敏感性受限,而有些研究则结果相反。就目前的临床实践来看,NIRS 在 TBI 患者中适应证似乎有限,但该技术常用于其他临床场景。

微透析

微透析(microdialysis,MD)技术通过分析脑组织细胞外的各种物质如葡萄糖、乳酸和丙酮酸盐,以及组织损伤或炎性标志物如甘油和钾离子、细胞因子和神经递质(如谷氨酸和天冬氨酸),此外还可以测量外源性物质,如药物或假定的神经保护治疗。微透析导管是一些半透膜的细管,允许分子从细胞外沿着导管扩散到微透析分析仪中。

自 20 世纪 90 年代首次应用于临床以来,MD 越来越多应用于神经危重症患者,成为理解急性颅脑创伤患者细胞功能紊乱的主要研究工具,参见图 7.7。

微透析导管分析血管内输送的物质,如葡萄糖和药物,以及细胞释放的物质如细胞代谢产物。间质液是所有物质来往细胞和毛细血管的"十字路口",通过监测大脑中这个腔隙,可获得神经元、神经胶质的生物化学变化以及细胞受损后发生病理生理改变的严重程度等信息,如缺血、充血、创伤、出血、血管痉挛,以及各种生理变化、药物和手术干预的影响。尽管微透析采样基本都是间质液中的小分子物质,但在神经重症监护中微透析的重点仍然是缺血、能量分解和细胞损伤标志物。

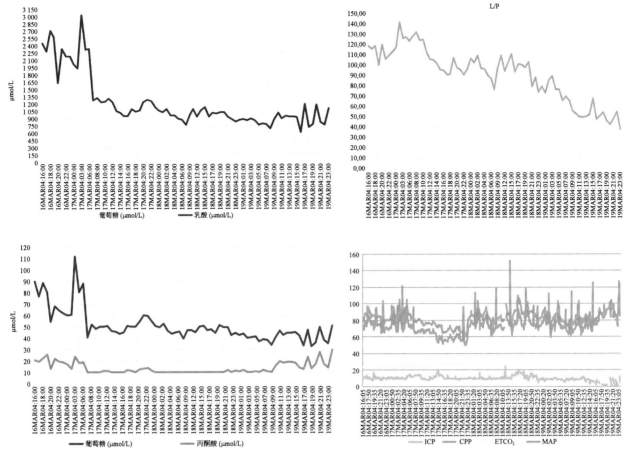

▲ 图 7.7　该图显示了临床监测中的微透析数值趋势

发生缺血时,一是有氧代谢转变为无氧代谢,丙酮酸无法进入柠檬酸循环被还原为乳酸,二是接受来自烟酰胺腺嘌呤二核苷酸(NAD)加氢(H)即NADH,继续为糖酵解提供 NAD,细胞内发生的这一系列病理生理改变将在细胞外表现为:

- 葡萄糖水平下降。
- 丙酮酸水平下降。
- 乳酸水平提高,乳酸/丙酮酸(L/P)增加,乳酸/葡萄糖(L/G)增加。

单一乳酸浓度不是缺血的良好指标,因为乳酸高可能是细胞代谢增加(高糖酵解)而不是葡萄糖和氧气供应严重不足所致;高糖酵解时丙酮酸水平同时增加,L/P 没有变化。此外,如果葡萄糖缩减也将导致乳酸产生减少,此时缺血情况下乳酸可能处于正常范围。

一项临床的观点:

- L/P 是缺血最敏感的指标。
- 葡萄糖水平在创伤后出现升高,且持续数天。

- 甘油增高和不可逆神经元损伤相关。

需要注意的是,TBI 时可能会发生能量代谢从有氧酵解转变为无氧酵解,可能跟氧气输送不足有关,还可能是线粒体功能障碍导致无法有效利用氧气,这将导致非缺血性 L/P 升高,被命名为 2 型升高。

目前有许多微透析研究证实 TBI 后局部组织会产生巨大的生化变化,这些研究为理解复杂的病理生理提供了理论基础。过去 20 年,MD 一直是一种有价值的研究工具,因其价格昂贵,在常规临床中的价值尚不能明确。

事实上,微透析除了反映短期的局部脑组织生化变化来指导治疗,更能反映长期的代谢不稳定状态。许多研究发现了缺血的敏感标志物,但这些指标特异性不高,为了更好地指导临床治疗,可能需要探索长期代谢不稳定的原因及更多反映组织动态变化的生物标志物。

颅脑超声:B 型经颅多彩色多普勒(TCCD)和经颅多普勒(TCD)超声

颅脑超声是重症医师手中一种安全、快速、无创、价廉的神经监测手段,用于评估脑实质和脑血流量(CBF)。其简单易行,可在床旁操作并可重复使用,用于评估疗效或监测血流量变化。优点在于,不同于 MRI 或 CT,没有辐射,不需要转运患者。但它需要一定程度的培训。对于专业的超声医师,TCD 对大脑中动脉的监测敏感性在 89%~98%。

颅脑超声可提供的重要床旁信息如下:

- 监测颅内血肿大小。
- 根据监测指标变化提示 ICP 增高。
- 发现和监测危重症患者中线移位及颅内占位病变。

近年来,这些技术的使用不限于重症监护室,在急诊室内也得到广泛应用。毫无疑问,其可协助神经创伤患者的诊治,更重要的是促进了侵入性神经监测和神经影像学技术的发展。

热弥散血流测定

热弥散血流测定(thermal diffusion flowmetry,TDF),也称为热清除法,是一种用于长期测定活体组织中血流量或血液灌注的技术,可高分辨持续监测 TBI 患者 CBF,在床旁早期发现脑缺血。相比传统 PET 和 CT 单次检查,它更具有潜在优势。此外,其可床旁操作,尤其适用于病情不稳定且转运有风险的患者。该监测探头可放置在感兴趣的大脑皮质表面或直接置入脑实质中。

目前该监测技术仍局限在试验阶段,一些证据表明持续异常的 TDF 和局部脑血流、颅内压增高、预后不良相关。这是一个很有前景的研究领域,仍需进一步探索。

视神经鞘直径超声检查(ONSD)

视神经鞘是硬脑膜的延续,蛛网膜下腔在鞘内延伸。因此,脑脊液在视神经鞘颅内段和眶内段自由流动。因小梁结构的存在,视神经鞘的前部(或球后部)相比后部更容易扩张。如没有脑脊液流动障碍,脑脊液压力升高会传递至视神经鞘,引起其扩张,可用超声进行测量。

该项检查可在床旁操作、无创且可反复应用。因此,有人建议将 ONSD 和其他超声检查相结合以更准确地预测颅内压增高。一些证据表明,院前高质量的 ONSD 监测可用于评估 ICP 升高的风险。

但是,ONSD 在监测颅内压中仍有争议。视神经鞘扩张反映取决于其弹性,且因人而异,其他潜在的混杂因素包括:

- ONSD 对 ICP 波动反映多样。
- 超声操作者的个人经验能力。
- 缺乏规模大、人群样本量大、方法学严密的研究,证据有限。

目前该技术在常规临床应用仍受限,但是当需要用无创的方法来测量颅内压时,其可作为床旁评估的一种方法,而且也可用于决策 ICP 置入的时机。但是目前尚不能替代有创颅内压监测。

神经生理学监测

随着脑电图监测的持续发展,目前有许多使用方便的床旁监测仪器可用于床旁监测以提供连续数据,可监测非惊厥性癫痫发作、巴比妥镇静期间的暴发抑制,有研究表明 EEG 还可协助判断患者预后。目前的问题在于使用连续脑电监测时会产生大量数据,但最近开发的软件程序在一定程度上解决了这一问题。

结 论

急性脑外伤是一种异质性高且动态变化的疾病,在伤后早期阶段(数小时至数天内),继发性损伤常见,可加重患者病情,建议对 TBI 患者进行神经功能监测以便早期发现有害事件,避免继发性脑损伤。

在临床中,我们需要始终明白一点,监测本身永远不会改善患者预后,最重要的是临床医师对监测结果的解读和患者对治疗的反应。现在许多多模态监测系统整合不同类型的数据,为临床医师和研究人员提供了大量损伤后病理生理数据,但根据这些数据结果进行干预是否会影响患者的长期神经预后仍有待明确。

参考文献

[1] Mazzeo AT, Bullock R. Monitoring brain tissue oximetry: will it change management of critically ill neurologic patients? J Neurol Sci. 2007;261:1 - 9.

[2] Mazzeo AT, Gupta D. Monitoring the injured brain. J Neurosurg Sci. 2018;62:549 - 62.

[3] Gupta D, Sharma D, Kannan N, et al. Guideline adherence and outcomes in severe adult traumatic brain injury for the CHIRAG (Collaborative Head Injury and Guidelines) Study. World Neurosurg. 2016;89:169 - 79.

[4] Carney N, Totten AM, O'Reilly C, et al. Guidelines for the management of severe traumatic brain injury, fourth edition. Neurosurgery. 2017;80:6 - 15.

[5] Ratanalert S, Phuenpathom N, Saeheng S, et al. ICP threshold in CPP management of severe head injury patients. Surg Neurol. 2004;61:429 - 34.

[6] Balestreri M, Czosnyka M, Hutchinson P, et al. Impact of intracranial pressure and cerebral perfusion pressure on severe disability and mortality after head injury. Neurocrit Care. 2006;4:8 - 13.

[7] Chesnut RM, Temkin N, Carney N, et al. A trial of intracranial-pressure monitoring in traumatic brain injury. N Engl J Med. 2012;367:2471 - 81.

[8] Citerio G, Prisco L, Oddo M, et al. International prospective observational study on intracranial pressure in intensive care (ICU): the SYNAPSE-ICU study protocol. BMJ Open. 2019;9:e026552.

[9] Narotam PK, Morrison JF, Nathoo N. Brain tissue oxygen monitoring in traumatic brain injury and major trauma: outcome analysis of a brain tissue oxygen-directed therapy. J Neurosurg. 2009;111:672 - 82.

[10] Martini RP, Deem S, Yanez ND, et al. Management guided by brain tissue oxygen monitoring and outcome following severe traumatic brain injury. J Neurosurg. 2009;111:644 - 9.

[11] Okonkwo DO, Shutter LA, Moore C, et al. Brain oxygen optimization in severe traumatic brain injury phase-II: A Phase II randomized trial. Crit Care Med. 2017;45:1907 - 14.

[12] Nelson DW, Thornquist B, MacCallum RM, et al. Analyses of cerebral microdialysis in patients with traumatic brain injury: relations to intracranial pressure, cerebral perfusion pressure and catheter placement. BMC Med. 2011;9:21.

[13] Robba C, Santori G, Czosnyka M, et al. Optic nerve sheath diameter measured sonographically as non-invasive estimator of intracranial pressure: a systematic review and meta-analysis. Intensive Care Med. 2018;44:1284 - 94.

[14] Vespa PM, Boscardin WJ, Hovda DA, et al. Early and persistent impaired percent alpha variability on continuous electroencephalography monitoring as predictive of poor outcome after traumatic brain injury. J Neurosurg. 2002;97:84 - 92.

8

当代高收入国家颅脑创伤的救治

Contemporary Medical Management of Traumatic Brain Injury：High-Income Countries

Marcel Aries and Gerrit Schubert

宋捷 译

导 言

在过去 30 年里，重度颅脑创伤（TBI）的临床救治进展迅速，这在很大程度上取决于人们对中枢神经系统的复杂细胞反应的认识愈加清晰。目前普遍认为，传统的原发性脑损伤（发生在撞击时）和继发性脑损伤（随后发生）概念存在局限性，因为这两个病理过程之间存在相当大的重叠。初始损伤后数小时内发生的大量细胞死亡是由于在损伤时启动的一系列有害的神经化学级联反应，其中谷氨酸介导的兴奋性毒性级联反应是非常典型的损伤化学反应，在继发性脑损伤的过程中，该反应会进一步被放大（图 8.1）。

现在也认识到：TBI 的疾病过程存在较大异质性。在宏观水平上，观察到缺血区域与脑内血肿和挫伤区域、脑脊液（CSF）流动紊乱及脑实质相对正常区域是共存的。在细胞水平上，通过产生自由基、细胞去极化时间延长、组织和细胞水肿、神经兴奋性毒性、血脑屏障破坏、钙稳态紊乱、凝血和炎症通路的激活，以及线粒体功能障碍导致脑细胞功能障碍

和减退[1]。

对疾病过程的复杂性认识促使了进一步研究，这些研究主要倾向于两个方向：①神经保护疗法；②多模态神经监测。

神经保护疗法

尽管数十年的临床研究为神经保护治疗带来了希望，但目前尚无临床转化成功的案例。许多研究致力于研究阻断或减轻上述级联反应的神经保护剂，如谷氨酸拮抗剂、类固醇、自由基清除剂和钙拮抗剂等，但迄今为止，没有一种显示出临床疗效[2]。因此，目前研究人员讲研究的重点从单一治疗转移到联合治疗上。这导致一些研究人员将重点从单一的治疗干预转移到考虑联合治疗，这与化疗药物治疗癌症类似。目前已经研究了多种疗法，包括地塞米诺、胞磷胆碱、促红细胞生成素、黄体酮、环孢菌素和他汀类药物。这些药物单独治疗并未显示出效果，需进一步研究来确定联合治疗的效果。鉴于 TBI 的异质性，适当的临床试验设计可能存在相当大的困难；然而，可以确定的是，没有单一的治疗干预措施效果优于现有的内科和外科治疗。

M. Aries (✉)

Department of Intensive Care Medicine, Maastricht University Medical Center, University of Maastricht, School of Mental Health and Neuroscience (MHeNS), Maastricht, The Netherlands

e-mail: Marcel.aries@mumc.nl

G. Schubert

Department of Neurosurgery, RWTH Aachen University Hospital, Aachen, Germany

© Springer Nature Switzerland AG 2021

S. Honeybul, A.G. Kolias (eds.), *Traumatic Brain Injury*, https://doi.org/10.1007/978-3-030-78075-3_8

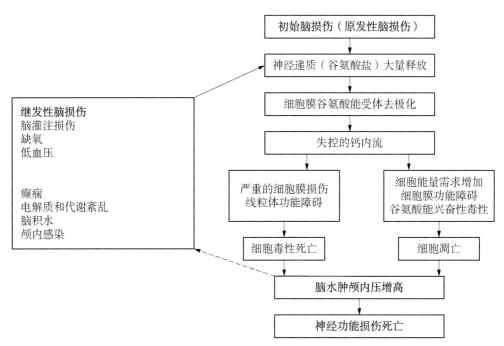

▲ 图 8.1 神经兴奋性级联反应：这是众多神经兴奋性级联反应中的一种，在原发性脑损伤时触发，因缺氧和低血压等继发性损伤而升级。失控的神经递质谷氨酸盐大量的释放导致细胞毒性和凋亡细胞死亡

多模态神经监测

近年来，由于许多多模态神经监测技术的开发，现在人们可以获取临床患者连续的生理和生化参数。多模态神经监测的目的是尽可能多地获取临床数据，以限制原发性脑损伤的进展并准确评估继发性脑损伤的发展和严重程度，进而进行适当的治疗。

然而，关于这些临床数据仅反映损伤严重程度还是的确可以为临床治疗提供信息，还存在较大争议，甚至还有人认为侵入性监测仅增加了医疗行为，手术干预实际上可能会加重病情[3]。

但是，持该立场的医师未能认识到：导致患者病情加重的不是临床监测，而是临床医师对获取信息的恰当解释和临床反应。事实上，在 20 世纪 80 年代，Saul 和 Ducker 就说过：仅靠监护仪无法挽救患者，但应用监测的损伤大脑的数据可以[4]。

虽然可用的监测方式越来越多，但最常用的监测手段是颅内压（ICP）、脑氧合、微透析和脑电图（EEG），这些监测设备的使用在第 7 个专题有详细讨论。毫无疑问，对从这些监测设备获得的大量数据的实时分析结果会对临床实践提供有用的信息。矛盾的是，即使有了这些先进的技术，临床医师仍然会被 200 多年前的学说束缚。

Monroe-Kellie 法则

1783 年，Alexander Monroe 发表了他的观察结果，即颅骨是一个内容"几乎不可压缩的脑组织"和血液的"刚性盒子"，颅内体积必须保持相对恒定（图 8.2）[5]。这一假设后来得到了他的学生 George Kellie 进一步的验证，他在尸检研究中注意到颅内血容量恒定。当时，脑脊液的性质和功能尚不清楚。现在对 Monroe-Kellie 法则的解读是：在健康状态下，颅内的各种组成成分，即脑组织、血液和 CSF，组成体积基本恒定[6]。

在病理情况下，脑组织由于水肿或占位病变（如血肿、肿瘤等）体积增加，根据 Monroe-Kellie 法则，增加的体积需要通过减少 CFS 和压迫静脉血管减少脑血容量进行代偿（图 8.2）。随着脑组织肿胀加重或占位体积增加，代偿空间逐渐消耗殆尽，随着脑组织体积进一步增加，压力逐渐增加。颅内总体积与 ICP 之间呈指数关系，即最初脑组织体积增加时，ICP 轻度增加，当代偿空间耗尽时，ICP 急剧增加[7]。这也解释了在创伤性颅内出血患者中临床症状快速恶化的现象。

在过去，TBI 管理的治疗策略较少时，Monroe-Kellie 法则对于指导临床是有用的。多年来，对重

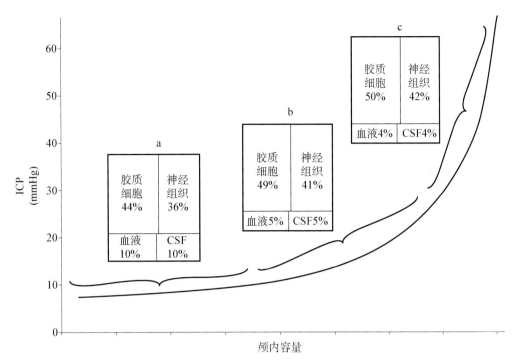

▲ 图 8.2　Monroe-Kellie 法则。a. 在正常生理情况下,由于血液或脑脊液的体积代偿性减少,颅内腔组成成分的体积增加不会导致 ICP 显著增加。b. 部分代偿性颅内高压:随着脑水肿进展,血液和脑脊液的代偿空间进一步缩小。c. 失代偿性颅内高压:随着脑肿胀恶化或肿块扩大,代偿空间消耗殆尽,脑肿胀体积轻度增加就会导致 ICP 明显增高

度 TBI 患者的颅内压增高的干预局限于过度通气、深度镇痛镇静等,近来还提出了亚低温治疗的概念。但数项临床研究并未表明这些降低 ICP 的策略能够改善临床预后,甚至在某些情况下,还可能会增加对机体的伤害[8,9]。因为这些干预措施可能会影响创伤后的脑血流。巴比妥类药物和低温疗法通过减少损伤脑细胞的炎症反应从而发挥潜在的神经保护作用,但是这些措施降低颅脑创伤后 ICP 的主要机制是引起脑血管收缩进而减少脑血流量减少,这在现有的研究中已得到验证[10]。众所周知,缺血对颅脑创伤影响巨大,因此尽管这些治疗措施降低了 ICP,但其并未显示对长期临床预后的改善。不过,这也不意味着这些治疗应当全部摒弃,在颅内压急剧增高危及生命时,这些干预措施可以用于控制 ICP 的急性增高,为手术干预争取准备时间。

现代重度 TBI 的治疗管理

颅脑创伤的神经重症管理旨在优化脑灌注压和氧合,以尽量减少继发性脑损伤。镇痛镇静和通气管理可以完全控制脑灌注压和氧合,防止因疼痛和窘迫引起的躁动,有助于 ICP 的准确监测,以便及时识别进行性脑肿胀或需要手术干预的危急患者。那些出现需要清除的手术病变或进行性脑肿胀的患者,这些患者会阻止早期撤机。ICP 靶向治疗的方法旨在将颅内压保持在 20~22 mmHg 以下。根据 ICP 情况,在治疗流程的指导下,循序渐进地增加干预措施,这些干预可以根据受伤的严重程度进行分层(图 8.3)。1 级治疗策略相对直接且易于提供,几乎没有并发症。而 3 级治疗方案应谨慎使用,当出现危及生命的颅内压增高时再考虑使用,因为它们对机体的损害也较大[11]。在可能的情况下,应使用最低级别的治疗,考虑升级时,应不断对患者进行以下重新评估:

- 颅内病变的进展。
- 潜在的手术选择。
- ICP 增高的颅外原因。
- 优化基本生理参数。

ICU 中的初步管理

入院后应立即采取措施预防发热,将体温控制在正常范围内;所有患者都应充分镇痛镇静,避免因气管插管引起的不适,同时维持持续、可控的机械通

---

1 级治疗

- CPP 维持在 60～70 mmHg。
- 增强镇痛以降低 ICP。
- 增强镇静以降低 ICP。
- 维持 PaCO₂ 在正常水平下限(35～38 mmHg/4.7～5.1 kPa)。
- 间断静滴甘露醇(0.25～1.0 g/kg)。
- 间断静推高渗盐水。
- 如果有 EVD,可进行 CSF 引流。

---

2 级治疗

- 轻度低碳酸血症(32～35 mmHg/4.3～4.6 kPa)。
- 神经肌肉阻滞剂以充分镇静。
- 通过 MAP 挑战来评估脑血管自动调节功能。
- 若自动调节功能完好,通过扩容、升压药物和(或)正性肌力药物提高 CPP 水平。

---

3 级治疗

- 戊巴比妥或硫喷妥钠滴定控制 ICP。
- 二次去骨瓣减压术。
- 轻度低体温治疗(35～36 ℃)。

▲ 图 8.3 基于阶梯治疗的严重颅脑创伤管理方法。修改自西雅图国际严重颅脑创伤共识会议(SIBICC)[11]

气,以维持正常的氧分压和二氧化碳分压(PaCO₂水平维持在 4.7～5.5 kPa)[12]。这种临床管理被认为是 0 级治疗,以建立稳定的神经保护生理基线。当 0 级治疗未能将 ICP 控制在正常范围时,将引入 1 级治疗措施[11]。

1 级治疗

需要知道的是,1 级治疗的各项治疗措施没有先后排序,主要是依据治疗反应来评估。同样,在推进治疗时也可以完全省略某些治疗。1 级治疗的开始主要涉及相对简单的措施,如提高镇静水平,以降低脑代谢并尽可能减少吸痰或翻身等护理干预。还包括其他措施,如充分抬起头部(床头抬高 30°)、避免颈部受压和暂时减少患者处理等。如果给予充分镇静,大多数患者可以避免使用颈托。隐匿性癫痫可导致颅内高压,因此可考虑使用脑电图监测;如果有临床指征,一般会在初次受伤后给予至少 1 周的预防性抗癫痫药物。过度换气仍然是 2 级治疗,但是在 1 级治疗时可以考虑将 PaCO₂ 维持在正常范围的下限。另外,高渗疗法应特别慎重。

高渗疗法

高渗疗法是 TBI 管理的基石,尤其在 ICP 急剧升高时。甘露醇是一种渗透性利尿剂,起效迅速且安全,可通过多种机制降低 ICP。首先,甘露醇可以通过扩容、降低血细胞比容,进而达到改善脑血流动力学的效果[13]。其次,在给药后,甘露醇能够出现长达 30 分钟的延迟渗透效应。虽然传统上认为延迟渗透效应在降低 ICP 中起主要作用,但现在认为改善脑血流动力学效应占主导地位。甘露醇使用的潜在并发症包括快速输注后的低血压,尤其在血容量不足和高钾血症的患者中。应避免反复使用甘露醇,因为一旦血清渗透压升至 320 mOsm/L 以上(钠浓度最大值为 155 mmol/L),可能会出现严重的肾脏和神经系统并发症。

近来的研究显示,不同浓度的高渗盐水(HTS)也可以降低 TBI 后的 ICP 和脑水肿。HTS 可改善脑血流量和组织脑氧合,并减少并发症。HTS 已被证明可以控制对甘露醇无效的 ICP[14]。此外,HTS 的另一个优势是在扩容的同时,高钾血症的发生率较低,对肾功能的损伤也相对较小。高渗盐水治疗可能的风险是中央桥脑髓鞘溶解症,但在 TBI 患者高渗盐水的临床试验中未曾报道该情况出现。

无论是甘露醇还是高渗盐水,其作用的发挥都依赖完整的血脑屏障来建立渗透梯度。但研究表明,由于溶质会通过损伤的血脑屏障渗透入脑组织,高渗治疗时脑外伤的体积可能会增加[15]。虽然脑外伤体积增大也可能是 TBI 自然病程中的一部分,但也提示渗透性治疗应局限在脑损伤范围较小的患者中。

目前,在考虑高渗治疗时,高渗盐水和甘露醇各有优劣,对总体结果的影响仍有待阐明[16]。

如果 ICP 继续增高,则可能需要将治疗升级。但在升级之前,应复查 CT 考虑排除手术损伤、挫伤或颅内血肿的扩大、脑积水等情况。同样,简单的手术干预,如脑室外引流,可能会提供治疗益处。

2 级治疗

当颅内压持续增高且难以控制时,应考虑治疗升级。应注意本阶段治疗时需要密切监测颅内压水平,因为此阶段的治疗手段都可能会对机体造成伤害。

过度通气

20 世纪 80 年代时,过度通气是神经重症患者降低 ICP 的常用治疗手段。然而,近年来,这种做法已经减少[8]。$PaCO_2$ 降低会使脑脊液碱化从而引起反射性血管收缩,虽然这会降低脑血流量和 ICP,但它是以牺牲脑血流量为代价的,目前已明确

其可能带来的脑缺血风险。此外,$PaCO_2$ 对脑小动脉的血管收缩作用是短暂性的,持续时间小于 24 小时。随着脑脊液的 pH 达到平衡,$PaCO_2$ 带来的降颅压效果逐渐减弱,导致颅内高压反弹[8]。

目前,过度通气($PaCO_2$ 水平<4.0 kPa)仅应作为临时紧急措施应用,即使轻度过度通气($PaCO_2$ 4.3～4.6 kPa/32～35 mmHg)也应与有创脑氧合监测相结合,以确保氧合不受影响[11]。

神经肌肉阻滞剂

当患者对高强度镇痛镇静药物反应不佳或出现循环不稳时,可以考虑神经肌肉阻滞剂(推注或连续输注)。

评估自动调节和优化脑灌注压

在进行灌注压靶向治疗时,评估自动调节功能是有用的[7]。正如前一专题所详述,目前有多种监测模式可以获取大脑自动调节的实时评估,进而根据压力反应指数(PRx)评估脑血管床对平均动脉压(MAP)变化的反应(图 8.4)。这些软件设备通常提供"热图",可以一目了然地显示当前 CPP 是否处于

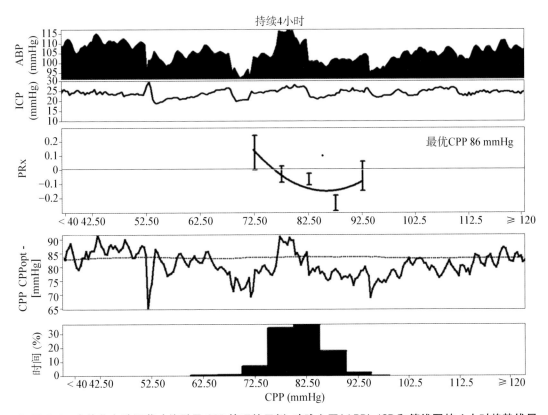

▲ 图 8.4 个体化自动调节功能引导 CPP 管理的示例:动脉血压(ABP)、ICP 和箱线图的 4 小时趋势线显示了 PRx 与 CPP 的自动拟合曲线和"最优"CPP(CPPopt)值(在该 TBI 患者中为 86 mmHg)。此外,随着时间的推移,该仪器还会持续更新 CPPopt(虚线)和 CPP(黑线)值

最优(通常以绿色表示)或次优(橙色,然后红色)自动调节范围内。

如果无法进行此类监测,可以使用另一种方法"MAP 挑战",即直接评估较高的 MAP 是否会导致较低的 ICP,从而表明脑血管收缩和自动调节功能的完整性[11]。MAP 和 CPP 目标压力可以相应调整,这种方法也可以用于评估其他神经监测值(如脑氧合)是否反应良好。

3 级治疗

类似前一级治疗的升级策略,升级之前可能需要复查 CT 以排除病变进展。对于明确的顽固性高颅压,即使确定需要升级治疗,也需要慎重考虑,因为此阶段的所有治疗手段都可能对机体有显著伤害(表 8.1)。

表 8.1 "不推荐"用于治疗严重颅脑创伤的治疗[6]

治疗	缺点
静脉维持输注甘露醇	反跳性高颅压 脱水
有计划地静脉输注渗透性药物(甘露醇或高渗盐水) 每 4~6 小时	反跳性高颅压 脱水
持续 CFS 引流	脑疝的风险
呋塞米	脱水 低钠血症
常规使用激素	无临床获益
常规进行低体温治疗	无临床获益 死亡风险增加(凝血功能障碍、电解质紊乱、寒战)
高剂量丙泊酚	丙泊酚输注综合征
常规过度通气,降低 $PaCO_2$	大脑低灌注/缺血
常规将 CPP 提升至 90 mmHg 以上水平	脑水肿恶化 血肿增加 心肺损伤

低体温治疗

多年来,关于低体温治疗颅脑创伤一直存在相当大的争议。颅脑创伤后启动的病理生理学级联反

应对温度敏感,现在动物实验已阐述多种低体温对神经保护的机制,但这些临床前研究尚未实现临床转化,具体将在第 19 个专题进行详述。低体温的神经保护机制包括但不限于以下内容:

- 抑制自由基生成。
- 抗氧化还原反应。
- 稳定细胞膜。
- 减少神经兴奋性毒性。
- 减弱炎症反应。

目前仍未成功临床转化的原因很多,主要是和过低的体温导致的不良反应相关,具体如下:

- 凝血功能障碍。
- 电解质紊乱。
- 免疫抑制。
- 心血管抑制。

目前,低体温治疗不作为常规的神经保护手段,仅在顽固性颅内高压患者中作为挽救性干预措施。需要注意的是,低体温在此类患者中尚未进行充分研究,因此使用该手段仍需慎重,可以考虑使用 35~36 ℃的轻度低体温治疗。

巴比妥类药物治疗

巴比妥类药物用于控制难治性 ICP 已有多年,但是目前关于它的使用仍有争议。巴比妥类药物降低颅内压的作用是明确的[17]。目前其对细胞损伤中的多种反应有作用,因此也可能具有神经保护作用,例如:

- 钙介导的毒性。
- 谷氨酸兴奋性毒性。
- 自由基过氧化。
- 细胞凋亡[18]。

然而,如前所述,降低 ICP 的机制是有问题的。巴比妥类药物可抑制神经元活性,降低脑代谢率,改善由自身调节血流代谢耦合导致的脑血流量和血容量减少。虽然脑血容量的减少会降低 ICP,但目前尚未证明其可以改善长期预后。与低体温治疗类似,巴比妥类药物也可能会导致严重的并发症[19],包括引起严重的剂量依赖性心血管抑制、严重的低血压发作,因此患者经常需要显著的血管加压药,甚至正性肌力药物支持。巴比妥类药物使用还与感染、免疫抑制和肝肾功能障碍的发生风险显著增加有关。此外,该类药物的半衰期较长,这对于停用后

的临床评估也会有影响。

目前,巴比妥类药物可以作为手术干预前的最后一层选择。大剂量巴比妥类药物的启动应基于对测试剂量的反应,理想情况下应同时使用连续 EEG 监测来评估暴发抑制。一旦出现暴发抑制,增加巴比妥类药物的剂量将不会带来更多的临床获益,反而会导致增加毒性(主要表现为心血管抑制)。

去骨瓣减压术

3 级治疗的最后一个手段是去骨瓣减压术,需要考虑的治疗和伦理问题详见第 20、31、33 和 34 个专题。

结　论

毫无疑问,重症 TBI 的治疗管理仍需继续发展。阶梯式疗法为 TBI 临床治疗提供了决策上的

有用框架:较低级别的治疗主要目的是维持正常的生理参数,以期最大限度地提高脑灌注、避免组织缺氧。随着治疗手段的升级,临床医师也必须意识到某些治疗干预的并发症。由于中枢神经系统创伤的复杂反应,多模态神经监测的开发和引入可能会对临床治疗提供有用且详细的信息。

目前,多模态神经监测仍然是一种非常有用的研究工具,但其对长期预后的影响仍有待确定。可以肯定的是,近年来 TBI 的死亡率确实有所下降,但这是否对长期预后有改善仍需进一步确定。

最后,仍需更多的研究探索改善临床预后的治疗手段。目前个体化和联合治疗越来越多用于医学多个领域的临床实践中,鉴于 TBI 的异质性,这也是未来的研究方向之一。

利益冲突:无。

基金资助:无。

参考文献

[1] Margulies S, Hicks R, Combination Therapies for Traumatic Brain Injury Workshop Leaders. Combination therapies for traumatic brain injury: prospective considerations. J Neurotrauma. 2009;26:925 - 39.

[2] Sahuquillo J, Poca MA, Amoros S. Current aspects of pathophysiology and cell dysfunction after severe head injury. Curr Pharm Des. 2001;7:1475 - 503.

[3] Shafi S, Diaz-Arrastia R, Madden C, Gentilello L. Intracranial pressure monitoring in brain-injured patients is associated with worsening of survival. J Trauma. 2008;64:335 - 40.

[4] Saul TG, Ducker TB. Effect of intracranial pressure monitoring and aggressive treatment on mortality in severe head injury. J Neurosurg. 1982;56:498 - 503.

[5] Monro A. Observations on the structure and functions of the nervous system. Edinburgh: William Creech; 1783.

[6] Kellie G. On death from cold and on congestions of the brain. Trans Medico-Chirurgical Soc Edinburgh. 1824;1:84 - 169.

[7] Czosnyka M, Brady K, Reinhard M, Smielewski P, Steiner LA. Monitoring of cerebrovascular autoregulation: facts, myths, and missing links. Neurocrit Care. 2009;10(3):373 - 86.

[8] Curley G, Kavanagh BP, Laffey JG. Hypocapnia and the injured brain: more harm than benefit. Crit Care Med. 2010;38: 1348 - 59.

[9] Honeybul S. Reconsidering the role of hypothermia in management of severe traumatic brain injury. J Clin Neurosci. 2016; 28:12 - 5.

[10] Sakoh M, Gjedde A. Neuroprotection in hypothermia linked to redistribution of oxygen in brain. Am J Physiol Heart Circ Physiol. 2003;285:17 - 25.

[11] Hawryluk GWJ, Aguilera S, Buki A, et al. A management algorithm for patients with intracranial pressure monitoring: the Seattle International Severe Traumatic Brain Injury Consensus Conference (SIBICC). Intensive Care Med. 2019;45(12): 1783 - 94.

[12] Stocchetti N, Carbonara M, Citerio G, et al. Severe traumatic brain injury: targeted management in the intensive care unit. Lancet Neurol. 2017;16(6):452 - 64.

[13] Muizelaar JP, Wei EP, Kontos HA, Becker DP. Mannitol causes compensatory cerebral vasoconstriction and vasodilation in response to blood viscosity changes. J Neurosurg. 1983;59:822 - 8.

[14] Battison C, Andrews PJ, Graham C, Petty T. Randomized, controlled trial on the effect of a 20% mannitol solution and a 7.5% saline/6% dextran solution on increased intracranial pressure after brain injury. Crit Care Med. 2005;33:196 - 202.

[15] Lescot T, Degos V, Zouaoui A, Préteux F, Coriat P, Puybasset L. Opposed effects of hypertonic saline on contusions and noncontused brain tissue in patients with severe traumatic brain injury. Crit Care Med. 2006;34:3029 - 33.

[16] Cook AM, Morgan JG, Hawryluk GWJ, et al. Guidelines for the acute treatment of cerebral edema in neurocritical care patients. Neurocrit Care. 2020;32(3):647 - 66.

[17] Eisenberg HM, Frankowski RF, Contant CF, Marshall LF, Walker MD. High-dose barbiturate control of elevated intracranial pressure in patients with severe head injury. J Neurosurg. 1988;69:15 - 23.

[18] Koerner IP, Brambrink AM. Brain protection by anesthetic agents. Curr Opin Anaesthesiol. 2006;19:481 - 6.

[19] Schalén W, Messeter K, Nordström CH. Complications and side effects during thiopentone therapy in patients with severe head injuries. Acta Anaesthesiol Scand. 1992;36:369 - 77.

9

当代中低收入国家颅脑创伤的救治

Contemporary Management of Traumatic Brain Injury: Low and Middle-Income Countries

Andrés M. Rubiano and Jeffrey V. Rosenfeld

伍碧武　译

导　言

颅脑创伤(TBI)是一个日益严重的公共卫生问题,在世界许多地区,特别是中低国家(LMIC),它导致长期护理、重大残疾和死亡,而且费用越来越高。众所周知,在这些环境中,道路交通碰撞是 TBI 的一个重要原因,此外,人际暴力和工作相关损伤会造成额外负担。在遭受内战或恐怖主义暴力破坏的国家,炸弹爆炸、枪击和刺伤会造成严重的头部创伤和多发伤。这些情况通常发生在无法处理这些问题的 LMIC 国家。最近,Dewan 等间接估计全球有 6 400 万~7 400 万 TBI 新发病例就诊于急诊室。然而,这一数字可能被低估了,因为与高收入国家(HIC)的结构化登记处收集的数据相比,LMIC 国家登记的 TBI 数据质量较差[1,2]。无论致伤原因和严重程度如何,TBI 的诊断和治疗始终是一个挑战,尤其是在 LMIC 国家。资源匮乏的院前和院内服务、医疗团队培训水平差和医疗保健覆盖范围不均,降低了获得良好结局的机会,尤其是 LMIC 国家的农村地区[3,4]。最近,根据在资源受到挑战的情况下治疗 TBI 的军事经验和 LMIC 国家大型保健中心研究项目的经验,若干指南、协议和共识已经被添加到以往经典的结构化程序,如澳大利亚神经外科学会在 1992 年出版的"农村和偏远地区急性神经创伤的治疗",这是第一套设计用于资源匮乏环境中治疗头部和脊柱损伤的指南[5]。本章的目的是介绍和讨论 LMIC 国家 TBI 管理方面的一些最新证据和专家共识,重点关注新的见解和当代管理方案,以支持这些情景中的结构化决策方法。

经典案例

男性,22 岁,头部、胸部和腿部多处枪伤,在无任何院前处理的情况下,乘坐卡车到达一家低级别医院。由于初诊医院的医师认为没有资格进行高级神经创伤手术,因此推迟了初始治疗。患者上救护车之前建立外周静脉,以便将其转移到高级别医院。患者到达时出现重度失血性休克、单侧瞳孔无反应和心脏压塞的临床特

A. M. Rubiano (✉)
Universidad El Bosque, Bogotá, Colombia Valle Salud IPS Clinic, Cali, Colombia
MEDITECH Foundation, Calle 7A♯ 44 - 95, Cali, Colombia
J. V. Rosenfeld
Department of Surgery, Uniformed Services University of the Health Sciences, Bethesda, MD, USA
Department of Neurosurgery, Alfred Hospital, Melbourne, Australia
Department of Surgery, Monash University, Clayton, Australia

© Springer Nature Switzerland AG 2021
S. Honeybul, A.G. Kolias (eds.), *Traumatic Brain Injury*, https://doi.org/10.1007/978-3-030-78075-3_9

征。急诊手术由普外科医师进行,对心脏和肺损伤进行修复。术后,重症监护室(ICU)没有床位,因此即刻行头颅CT扫描,证实颞叶穿透性损伤,将患者带回手术室进行手术减压。术后,患者在复苏室呼吸机通气6小时,直到ICU腾出床位。患者在ICU保持镇静7天,无颅内压或氧分压监测,临床状态通过连续CT扫描进行评估。当CT显示基底池开放时,减除镇静。患者缓慢苏醒,轻度偏瘫,言语正常(图9.1和图9.2)。

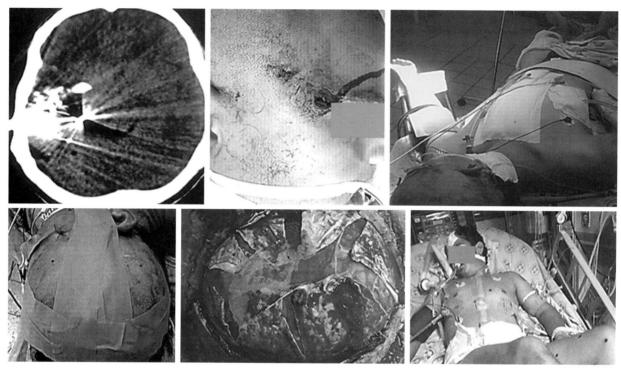

▲ 图9.1 案例1,显示初始CT有右颞部穿透性损伤,右颞部入口创面,术后场景有中线开胸及右胸管,术后颅骨减压图(外、内)及深度镇静期间ICU场景(资料来源:作者)

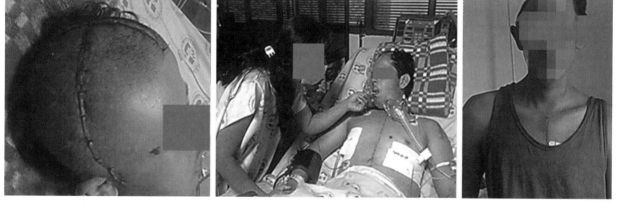

▲ 图9.2 案例1,包括术后头皮伤口的图像、镇静停止后ICU的场景及患者出院时的照片(伴有左侧轻度偏瘫)(资料来源:作者)

历史背景

1992年,澳大利亚神经外科学会(Neurosurgical Society of Australasia,NSA)公布了一些在资源不足的情况下救治TBI的现代民用组织方案。这项工作是由澳大利亚皇家外科医师学院制订的严重创伤早期救治项目的一部分,支持该地区农村和偏远地区的创伤救治的一般政策,包括教育、预防和组织神经创伤的救治体系。此后,在NSA民用和军用神经外科医师的支持下，农村医疗从业者、普外科医师和皇家飞行医师服务（Royal Flying Doctors Service）一直在使用该指南。这些指南包括基于经验和共识的建议，包括院前管理、急诊室管理和具有创伤外科能力的大型创伤中心的确定性治疗。概述了神经外科会诊和转到神经外科救治的标准。建议流程用于在获得神经外科服务后不到或超过2个小时内恶化的头部损伤患者，这是乡村外科医师或乡村医师与神经外科医师通过远程会诊的共同决定。

其中一些建议是基于1980—1987年在澳大利亚南部农村地区处理创伤性硬膜外出血的当地研究[5,6]。有趣的是，1990年，在美国一家农村医院，针对一例严重TBI患者的手术，5名农村外科医师参加了急诊开颅手术课程。

他们发表了7例硬膜外和急性硬膜下钻孔减压手术（在转移到美国农村的一个一小时神经外科机构之前），为最近描述的神经创伤的"损伤控制"概念打开了大门[7]。

从那时起，更详细的共识和更新的方案聚焦于中低收入国家TBI的当代救治。由于这些开创性的努力，治疗有效的证据增加了，促进了资源有限地区神经创伤研究的发展。

当前证据、当代实践和伦理问题

全球神经外科作为一个亚专业的发展，融合了社会经济和伦理层面的全球治疗理念在神经外科领域的应用，凸显了神经创伤作为全球最常见的需要神经外科会诊或神经外科干预的实体之一的重要性[8,9]。此外，在缺乏医疗人员或基础设施的地区，尤其是LMIC国家的农村地区，对神经外科可用性的全球分析已经为神经创伤治疗的任务共享或任务转移的重要性打开了大门[10,11]。

最近，LMIC神经创伤干预有效性的证据基础有所增加。这是由于世界卫生组织在全球疾病负担研究中收集了负担数据，以及HIC与LMIC的病例比率之间的关系。据认为，近80%的TBI病例数存在于LMIC，然而，80%以上的神经创伤研究是针对HIC的患者进行的[12-15]。

在此背景下，北方HIC和南方LMIC之间的几个合作项目已开始制订循证建议，填补没有证据或证据不足无法制订治疗方案和指南的空白。

最早的一项活动是由华盛顿大学（美国）、西雅图和阿根廷的ALAS基金会合作开展的，作为Best-Trip试验的一部分，制订了无ICP监测的TBI管理方案。本研究于2012年发表，无ICP监测组是根据影像学/临床检查的方案进行管理，该方案是基于拉丁美洲专家（主要是ICU医师）通过Delphi方法达成的共识，包含从基础ICU管理到最后阶段抢救治疗（如巴比妥类镇静或低温）的三级治疗方法[16]。

2014年，西班牙巴塞罗那大学伊比利亚美洲Cochrane中心和哥伦比亚Meditech基金会合作，由哥伦比亚卫生部赞助，设计了哥伦比亚严重TBI成人患者管理临床实践指南。本指南遵循脑外伤基金会战略和英国国家卫生与保健优化研究所（National Institute for Health and Care Excellence，NICE）方法在LMIC国家制定TBI指南。最终结果包括针对10个问题的建议，这些问题在实践中存在很大差异，是基于哥伦比亚在不同情况下护理TBI患者的几个重点小组，如院前护理、急诊护理、ICU和神经外科。针对这些问题中的每一个，开发了10种算法，以便通过专家共识产生基于证据的建议或良好的临床实践建议[17]。LMIC情境中一个有趣的问题是何时将TBI患者从资源不足的机构转移到具有CT和神经外科能力的专业机构。这个问题似乎非常普通，但对于许多LMIC农村地区的决策者来说，这是一个常见的难题。本建议的摘要如图9.3所示。

2014年，神经重症监护协会制订了一份多模态共识声明，首次邀请了来自LMIC（南非、阿根廷和乌拉圭）的一些神经重症专家，以讨论使用先进监测设备的一些一般性建议。制订这些建议并非专门针对TBI，但TBI是关于LMIC中先进设备的成本效益的首批讨论之一[18]。

2014—2016年，美国神经外科医师协会神经创伤和重症监护科、美国南亚神经外科医师协会和美国印度裔医师协会，以及印度的几个研究所和医疗协会合作，为印度制订了颅脑创伤多组织共识建议。他们描述了一种有趣的公共卫生方法，包括道路安全预防（印度TBI的主要原因之一）、转诊医院分类和TBI患者管理的每个初始步骤的基本通用协议，包括气道管理、血压管理、CT扫描的标准、ICU监测和管理以及康复建议[19]。这代表在印度建立了创伤救治系统的蓝图。

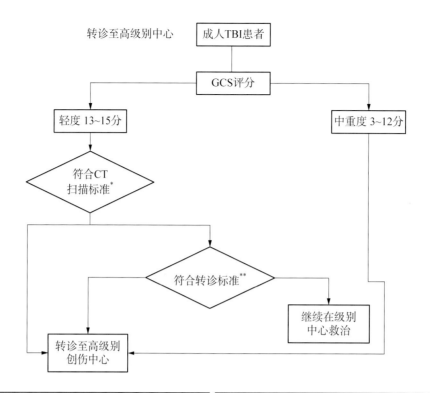

▲ 图9.3　中低收入国家 TBI 患者从资源匮乏的机构转诊至具有神经外科和 CT 能力的机构的推荐流程（来源：严重颅脑创伤成人患者的诊断和治疗临床实践指南。Bogotá, Cundinamarca: MEDITECH 基金会；2014 年第 1 版：指南第 30 号）

2018 年，全球神经创伤健康研究小组组织了英国剑桥大学与来自巴西、哥伦比亚、埃塞俄比亚、印度、印度尼西亚、马来西亚、缅甸、尼日利亚、巴基斯坦、南非、坦桑尼亚和赞比亚的 12 个 LMIC 机构之间的合作。他们就去骨瓣减压术在颅脑创伤治疗中的作用达成了国际共识。这项巨大的努力为 LMIC 制订了基于共识的去骨瓣减压术（DC）的建议[20]。一般性建议包括：

- 去骨瓣减压术的两项随机对照试验 DECRA 和 RESCUEicp 的结果不能推广到 LMIC 的条件，因此不能改变这些地区的临床实践。
- 认识到并支持关于 DC 的决定必须在当地了解医疗资源获取情况、长期护理能力和文化信仰的情况下做出。
- 认识到 LMIC 中的大多数 DC 是初级 DC，并支持由于资源有限，DC 的适应证可能由患者的临床状况和最初或最近的 CT 扫描结果决定。
- 进行 DC 手术的决定应由负责该病例的神经外科主治医师做出。

- DC 是一种侵入性手术,具有很大的潜在伤害,应该由神经外科医师或经过充分培训的神经外科实习生来完成。在没有神经外科医师的情况下,在特殊情况下,经过充分培训的普外科医师可以执行该手术。
- 应鼓励地区当局培养更多的神经外科医师,以救治脑外伤患者。

2019 年,在美国哈佛大学全球外科和社会变革项目与巴基斯坦西北医学院合作的基础上,制订了名为《中等收入国家头部和脊柱损伤救治综合政策建议》的技术文件。这项工作的目的是为中等收入国家制订一个框架,以寻求在神经创伤救治系统中建立公共政策的战略。建立了监测、预防、院前急救、手术系统和康复的推荐矩阵[21]。描述了基于基础设施、劳动力、服务、经济、信息管理和施政的六个组成部分的行动计划,并提出了具体建议:

- 全国 80% 的人口需要在 4 小时内进入神经创伤救治中心。
- 建议至少每 20 万人配备一名神经外科医师。
- 在神经创伤救治中,外科工作人员的任务分担优于任务转移。
- 各国需要提高神经外科培训能力。
- 所有神经创伤机构都需要配备 CT 扫描仪。
- 鼓励将远程医疗作为增加神经创伤覆盖率的工具。

在 2019—2020 年,HIC 与 LMIC 之间开展了几项合作共识活动,发布了适用于 LMIC 的有益的协议。

2012 年,Best-Trip 协议的更新版本被称为 Brain 协议(基于影像学和临床检查的严重颅脑创伤治疗协议,用于不使用颅内压监测时)。它发表于 2020 年,包括对患者监测措施、一般管理措施、CT 扫描建议、充分脑灌注和氧合的治疗目标、初始治疗干预、特定治疗干预(1 级、2 级和 3 级)、神经功能恶化的定义、治疗升级建议、减量治疗、治疗禁忌和减量血压支持的几项建议。由于该方案基于影像学和临床检查,我们选择了识别神经恶化的具体建议和 CT 扫描的具体建议,包括对术后患者到达医疗机构的重新分类,用于制订 LMIC 的 TBI 救治方案[22]。

神经功能恶化定义为以下任何情况:

- GCS 运动评分降低 1 分或以上。
- 新发瞳孔对光反射消失。
- 瞳孔不对称变化>2 mm 或双侧瞳孔散大。

- 新发局灶性运动缺失。
- 疝综合征(如库欣三联征)。

CT 扫描时机:

- TB 后尽快进行 CT 扫描。
- 如果在伤后≤4 小时进行初始 CT 扫描,则在随后的 12 小时内进行随访 CT 扫描。
- 伤后 24 小时 CT 扫描。
- 伤后 72 小时 CT 扫描。
- 根据患者的临床状况需要:
  —神经功能恶化。
  —帮助决策。
  —其他临床情况。

CT 扫描结果的分类:

- CT 扫描应根据 Marshall 评分单独分类。

清除占位性病变分类创新:为了进一步了解手术清除占位性病变后的决策,此类手术后对患者进行的任何 CT 均将根据非手术部分的 Marshall 评分(DI 1-Ⅳ)进行分类。

该协议的另一个有趣建议是一系列热图,这些热图与何时在 ICU 患者管理的第一周根据体格检查和 CT 成像降低治疗强度有关。正如我们在经典案例中所介绍的那样,在不存在高级神经监测的地区,没有关于何时开始减少镇静或其他急性疗法(如肌松或渗透疗法)的具体指南。这些建议的热图根据 GCS 的运动评分和瞳孔反应性(正常或异常)结合 CT 扫描的 Marshall 评分,在受伤后 24 小时、48 小时和 72 小时对临床评估进行划分。如果 GCS 评分低或瞳孔异常,他们不建议停止镇静,特别是如果 CT 的 Marshall 评分较高时(>3 分)。

该建议主要在前 48 小时内提出,然后如果 GCS 评分或瞳孔反应性改善,或者如果 Marshall 评分降低(<3 分),或者损伤超过 72 小时后,建议考虑减轻治疗强度(图 9.4)。

2020 年,BOOTStraP(治疗外伤性脑损伤的一种选择:分层协议)项目提出了 LMIC 中基于协议的 TBI 管理新趋势。这是一项基于共识的研究,得到了英国剑桥大学神经创伤全球健康研究小组和哥伦比亚 Meditech 基金会的支持。本研究描述了根据现实生活场景中 TBI 综合救治不同阶段的资源可用性进行干预的建议分层,包括基本交通和高级交通的院前救治协议、基本急诊室和资源充足的急诊室的急救协议、无 CT 扫描中心的协议、无神经外

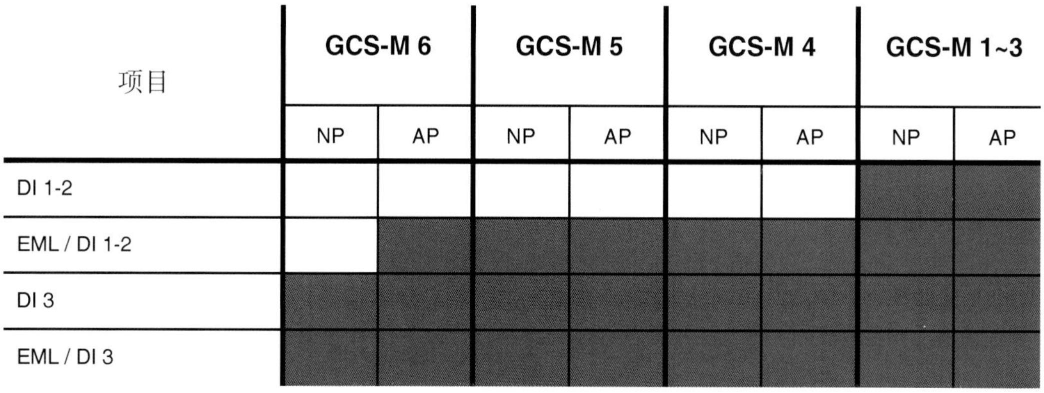

项目	GCS-M 6		GCS-M 5		GCS-M 4		GCS-M 1~3	
	NP	AP	NP	AP	NP	AP	NP	AP
DI 1-2							▨	▨
EML / DI 1-2		▨	▨	▨	▨	▨	▨	▨
DI 3	▨	▨	▨	▨	▨	▨	▨	▨
EML / DI 3	▨	▨	▨	▨	▨	▨	▨	▨

▲ 图 9.4 CREVICE 协议提出的热图示例,为 TBI 患者在最初 24 小时内减少镇静提出了专家建议。水平行表示 CT 扫描结果(Marshall 评分:DI 弥漫性损伤、EML 清除占位性病变),垂直列表示临床检查结果(GCS－M:格拉斯哥昏迷评分-运动评分)和瞳孔反应性(NP:正常瞳孔;AP:异常瞳孔)(来源:CREVICE 协议补充材料)

科服务中心或无重症监护室设施的中心的协议,以及拥有所有资源的专业中心的协议[23]。

作者根据专家共识制订了 10 种流程和 10 种 TBI 管理方案,以明确治疗方案,包括院前急救、急诊科(ED)、神经外科服务和重症监护室之间的桥梁。分层协议之间的交互考虑了每个场景中可用的资源。之所以需要此类流程,是因为并非每个救治中心都有大多数 HIC 治疗指南中描述的可用资源[24-26]。

例如,在急诊科,即使在无临床神经功能恶化的患者中,HIC 也几乎常规使用 CT 扫描。然而,许多 LMIC 卫生机构没有可用的 CT 扫描,尤其是在农村地区。这个问题在 LMIC 是司空见惯的,BOOTStraP 项目认识到这个问题,并给出了具体的建议(图 9.5～图 9.8),以明确定义如何在这些情况下管理 TBI 患者。此外,所有方案和用于读取 CT 的 ABCDE 方法(如可用)均可从以下网址免费获取:

https://www. thieme-connect. com/media/10. 1055-s-00043281/202001/supmat/10-1055-s-0040-1701370_00284_s1. pdf。

https://www. thieme-connect. com/media/10. 1055-s-00043281/202001/supmat/10-1055-s-0040-1701370_00284_s2. pdf。

未来方向

资源短缺和缺乏专业培训是大多数 LMIC 遵循标准化循证指南的两个主要障碍。因此,低成本技术的创新和专门培训的新教育合作项目正在出现。目前正在评估用于检测颅内高压的非侵入性监测设备,如用于测量视神经鞘直径的超声和便携式数字瞳孔测量。此外,检测颅骨内血肿的近红外光谱设备目前正在进行正式的临床试验,以确定它们未来在 LMIC 流程和协议中的作用[27-29]。这种技术在 CT 不可用的情况下可能很有用。军事环境中 TBI 的管理也有利于在资源有限的 LMIC 中开发新协议。来自不同团队的最新发表介绍了早期治疗的内科方法和外科替代方案,旨在提高严重和复杂损伤患者的存活率。为了确定这些协议在 LMIC 环境中的成本效益和成本效率,需要进行比较有效性试验[30-32]。提高 LMIC 神经创伤登记的数据质量,也将对特定环境下 TBI 结局的改善起到关键作用[33]。研究中的系统科学方法将把所有这些点联系起来,为综合救治模式的发展描绘出更好的图景,包括长期减少 LMIC 中这种广泛性疾病负担所需的公共卫生政策[34]。

解决神经创伤救治中的培训不足

如上所述,理想的情况是每 20 万人拥有一名神经外科医师,然而在许多 LMIC,神经外科医师在未来许多年将严重短缺。显然,培养更多的神经外科医师势在必行。与 HIC 的神经外科中心结成"伙伴"关系,他们愿意从 LMIC 的合作医院接收神经外科学员,并派遣自己的神经外科工作人员到这些医院工作 3 个月或 3 个月以上,这似乎是非常有益的(前提是这不会导致这些学员从本国移民)。在国

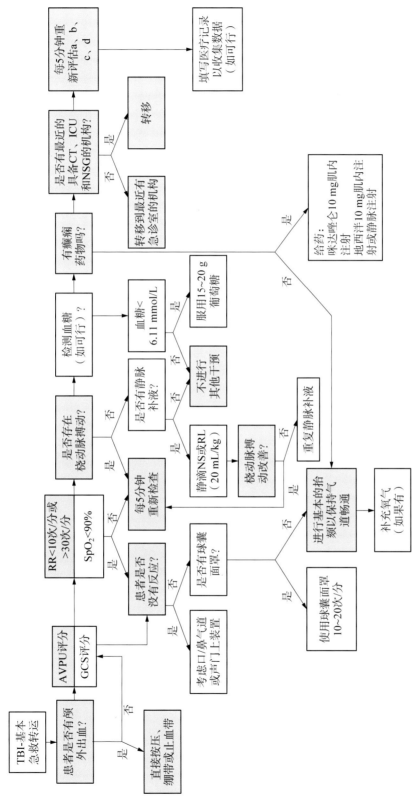

▲ 图 9.5　BOOTstrap算法适用于在基本急救转运车中管理重度 TBI 患者。该方案与资源的可用性相互作用，甚至可以应用于资源最少的地区（来源：BOOT StraP 项目）。TBI,颅脑创伤；GCS,格拉斯哥昏迷评分；AVPU,AVPU意识评分；RR,呼吸频率；SpO₂,指末氧饱和度；CT,电子计算机断层扫描；ICU,加强监护病房；NS,生理盐水；RL,乳酸钠林格液；NSG,护理

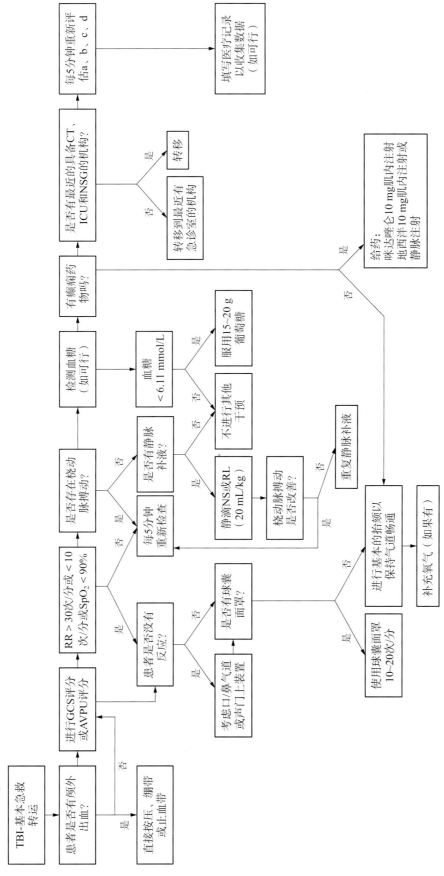

▲ 图 9.6　BOOTstrap 流程用于在高级救护车中重型 TBI 患者的管理。该方案与资源的可用性相互作用，并且可以应用于中等到较高资源的区域（来源：Boot Strap 项目）。TBI，颅脑创伤；GCS，格拉斯哥昏迷评分；AVPU，AVPU 意识评分；RR，呼吸频率；SpO₂，指末氧饱和度；CT，电子计算机断层扫描；ICU，加强监护病房；NS，生理盐水；RL，乳酸钠林格液；NSG，护理

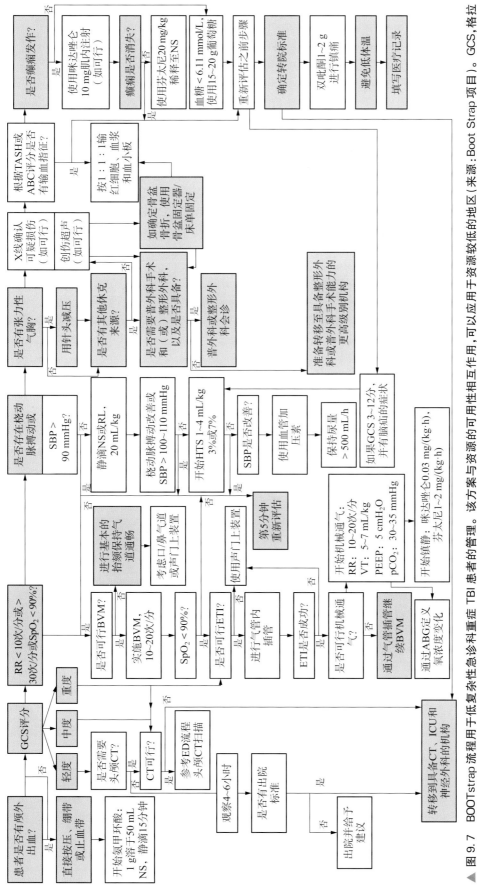

▲ 图 9.7　BOOTstrap 流程用于低复杂性急诊科重症 TBI 患者的管理。该方案与资源的可用性相互作用，可以应用于资源较低的地区（来源：Boot Strap 项目）。GCS，格拉斯哥昏迷评分；RR，呼吸频率；SpO₂，指末氧饱和度；SBP，收缩压；TASH，多发性创伤患者需要大量输血挽救生命可能性评分；CT，电子计算机断层扫描；BVM，袋式呼吸器；ED，急诊室；ETI，气管插管；VT，潮气量；HTS，高渗盐水；PEEP，呼气末正压；pCO₂，二氧化碳分压；NS，生理盐水；RL，乳酸钠林格液；ICU，加强监护病房；ABG，动脉血气分析

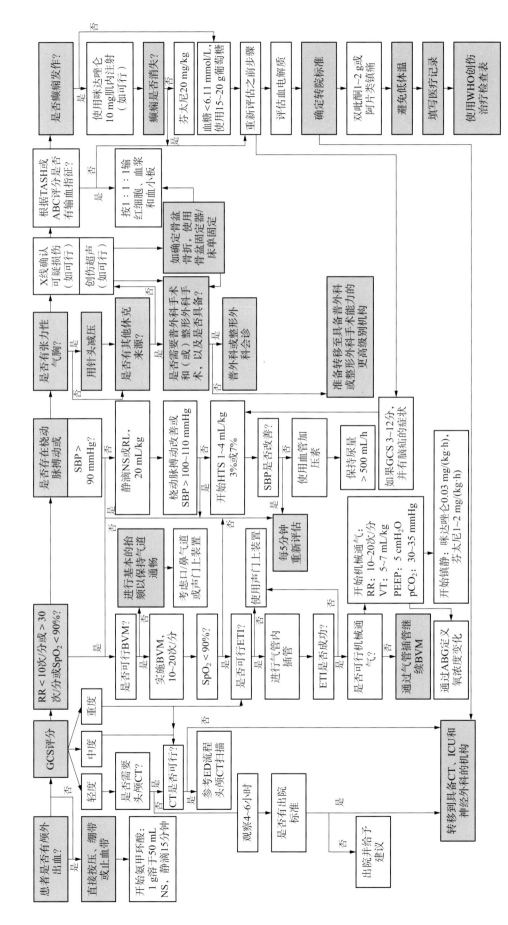

▲ 图 9.8　BOOTstrap 流程用于中高复杂度急诊科需要立即手术的重型 TBI 患者的管理。该方案与资源的可用性相互作用,可以应用于资源较低的地区(来源:Boot Strap 项目)。GCS,格拉斯哥昏迷评分;RR,呼吸频率;SpO₂,指末氧饱和度;SBP,收缩压;TASH,多发性创伤需要大量输血挽救生命可能性评分;CT,电子计算机断层扫描;BVM,袋式呼吸器;ED,急诊室;HTS,高渗盐水;ETI,气管插管;VT,潮气量;PEEP,呼气末正压;pCO₂,二氧化碳分压;ICU,加强监护病房;NS,生理盐水;RL,乳酸钠林格液;ABG,动脉血气分析;WHO,世界卫生组织

际神经外科教育基金会（Foundation for International Education in Neurological Surgery，FIENS）和皇家澳大拉西亚外科医师学院太平洋群岛项目等项目下，在 LMIC 工作的来自 HIC 的神经外科医师也对神经外科技能传授非常有益。

将所有神经外科医师培训到高水平的专业化既昂贵又耗时。差异化培训只是一种解决方案，这些国家周边中心的神经外科医师接受培训以救治神经创伤和不太复杂的疾病，如脑积水和脑脓肿，并能够将更复杂的患者送到大城市大医院更专业的神经外科医师那里。对于那些有数百万人几乎没有神经外科医师的国家，目前还没有完整的解决方案。然而，提高普外科医师的技能来救治神经创伤等紧急神经外科手术有可能挽救生命[35]。这其实是许多神经外科医师不鼓励的任务转移，但比等待这些 LMIC 出现更多的神经外科医师要好。

社会因素

文化、伦理和宗教影响 LMIC 中严重神经创伤患者的管理决策，就像 HIC 中一样。然而，这些考虑因素可能导致 LMIC 的管理决策与许多 HIC 的管理决策截然不同，临终决策、姑息治疗和临终关怀尤其如此。在某些国家，提供姑息治疗和停止通气支持可能被认为是不可接受的，脑死亡可能不被接受为一个概念或诊断。在 HIC 中被视为理所当然的辅助治疗，如物理治疗、职业疗法和神经康复，在

LMIC 中可能不存在。

家庭期望也可能推动救治选择，尤其是在考虑对严重 TBI 患者进行挽救生命但非恢复性手术干预时。虽然对某个患者来说，预后可能很差，但家属可能希望神经外科医师在现代医学的帮助下进行手术，希望能得到有效的康复。这可能导致延长 ICU 治疗时间（如果有）和延长病房停留时间，并导致死亡或严重残疾。神经外科医师有责任在这种情况下提供最准确、平衡的预后信息，但也必须平衡社会成本和公平的资源分配与家庭期望。显然，这是一个艰巨的挑战！

结　论

LMIC 中 TBI 的当代救治仍然是一个挑战，不仅在预防要求方面，而且在收集数据、院前转运和患者的住院管理方面，包括内科、外科治疗和康复方面。全球神经外科研究的最新趋势为根据临床证据和专家共识改进公共政策和基于救治的方案创造了独特的机会。

目前正在研究改进早期诊断的新技术，这些技术有望为改进针对 LMIC 制订的流程提供机会。根据资源可用性对救治协议进行分层将在全球范围内形成更好的救治体系，并且需要对这些复杂的系统进行新的分析研究。

财政支持：这项研究未得到财政支持。
利益冲突：无。

参考文献

[1] Dewan MC, Rattani A, Gupta S, et al. Estimating the global incidence of traumatic brain injury. J Neurosurg. 2018；1： 1 - 18.
[2] Mowafi H, Ngaruiya C, O'Reilly G, et al. Emergency care surveillance and emergency care registries in low-income and middle-income countries: conceptual challenges and future directions for research [published correction appears in BMJ Glob Health. 2019 Sep 19；4(5)：e001442corr1]. BMJ Glob Health. 2019；4(Suppl 6)：e001442.
[3] Rubiano AM, Puyana JC, Mock CN, et al. Strengthening neurotrauma care systems in low- and middle-income countries. Brain Inj. 2013；27：262 - 72.
[4] Brown JB, Kheng M, Carney NA, et al. Geographical disparity and traumatic brain injury in America: rural areas suffer poorer outcomes. J Neurosci Rural Pract. 2019；10：10 - 5.
[5] Newcombe R, Merry G. The management of acute neurotrauma in rural and remote locations: a set of guidelines for the care of head and spinal injuries. J Clin Neurosci. 1999；6：85 - 93.
[6] Simpson DA, Heyworth JS, McLean AJ, et al. Extradural haemorrhage: strategies for management in remote places. Injury. 1988；19：307 - 12.
[7] Rinker CF, McMurry FG, Groeneweg VR, et al. Emergency craniotomy in a rural level III trauma center. J Trauma. 1998；

44:984 - 9.

[8] Dewan MC, Rattani A, Baticulon RE, et al. Operative and consultative proportions of neurosurgical disease worldwide: estimation from the surgeon perspective. J Neurosurg. 2018;1:1 - 9.

[9] Corley J, Lepard J, Barthélemy E. Essential neurosurgical workforce needed to address neurotrauma in low- and middle-income countries. World Neurosurg. 2019;123:295 - 9.

[10] Robertson FC, Esene IN, Kolias AG, et al. Task-shifting and task-sharing in neurosurgery: an international survey of current practices in low and middle-income countries. World Neurosurg X. 2019;100059:6.

[11] Robertson FC, Esene IN, Kolias AG, et al. Global perspectives on task shifting and task sharing in neurosurgery. World Neurosurg X. 2019;6:100060.

[12] GBD 2017 Disease and Injury Incidence and Prevalence Collaborators. Global, regional, and national incidence, prevalence, and years lived with disability for 354 diseases and injuries for 195 countries and territories, 1990 - 2017: a systematic analysis for the Global Burden of Disease Study 2017. Lancet. 2018;392:1789 - 858.

[13] James SL, Castle CD, Dingels ZV, et al. Estimating global injuries morbidity and mortality: methods and data used in the Global Burden of Disease 2017 study. Inj Prev 2020; injuryprev - 2019 - 043531.

[14] Griswold DP, Khan AA, Chao TE, et al. Neurosurgical randomized trials in low and middle income countries. Neurosurgery. 2020;87:476 - 83.

[15] Rubiano AM, Carney N, Chesnut RM, et al. Global neurotrauma research challenges and opportunities. Nature. 2015;527: S193 - 7.

[16] Protocol for: Chestnut RM, Temkin N, Carney N, et al. A trial of intracranial-pressure monitoring in traumatic brain injury. N Engl J Med 2012;367:2471 - 81.

[17] Colciencias/Colombian Ministry of Health: Clinical Practice Guideline for Diagnosis and Treatment of Adult Patients with Severe Traumatic Brain Injury. Bogotá, Cundinamarca: MEDITECH Foundation; 1st Edition; 2014: Guide No. 30. Accessed on 1 Sep 2020. Available at: http://gpc.minsalud.gov.co/gpc_sites/Repositorio/Conv_563/GPC_trauma_craneo/CPG_TBI_professionals.pdf.

[18] Figaji A, Puppo C. Multimodality monitoring consensus statement: monitoring in emerging economies. Neurocrit Care. 2014; 21:239 - 69.

[19] American Association of South Asian Neurosurgeons/American Association of Physicians of Indian Origin. Traumatic brain injury, multi organizational consensus recommendations for India. 1st ed. Accessed on 1 Sep 2020. Available at: https://globalneurosurgerydotorg.files.wordpress.com/2016/03/indian-guidelines.pdf

[20] Hutchinson PJ, Kolias AG, Tajsic T, et al. Consensus statement from the International Consensus Meeting on the role of decompressive craniectomy in the management of traumatic brain injury: consensus statement. Acta Neurochir. 2019;161: 1261 - 74.

[21] Corley J, Barthélemy EJ, Lepard J, et al. Comprehensive policy recommendations for head and spine injury care in low- and middle-income countries. World Neurosurg. 2019;132:434 - 6.

[22] Chesnut RM, Temkin N, Videtta W, et al. Consensus-based management protocol (CREVICE protocol) for the treatment of severe traumatic brain injury based on imaging and clinical examination for use when intracranial pressure monitoring is not employed. J Neurotrauma. 2020;37:1291 - 9.

[23] Rubiano AM, Vera DS, Montenegro JH, et al. Recommendations of the Colombian Consensus Committee for the management of traumatic brain injury in prehospital, emergency department, surgery, and intensive care (beyond one option for treatment of traumatic brain injury: a stratified protocol [BOOTStraP]). J Neurosci Rural Pract. 2020;11:7 - 22.

[24] Picetti E, Rossi S, Abu-Zidan FM, et al. WSES consensus conference guidelines: monitoring and management of severe adult traumatic brain injury patients with polytrauma in the first 24 hours. World J Emerg Surg. 2019;14:53.

[25] Carney N, Totten AN, O'Reilly C, et al. Guidelines for the management of severe traumatic brain injury, fourth edition. Neurosurgery. 2017;80:6 - 15.

[26] Geeraerts T, Velly L, Abdennour L, et al. Management of severe traumatic brain injury (first 24 hours). Anaesth Crit Care Pain Med. 2018;37:171 - 86.

[27] Jahns FP, Miroz JP, Messerer M, et al. Quantitative pupillometry for the monitoring of intracranial hypertension in patients with severe traumatic brain injury. Crit Care. 2019;23:155.

[28] Diagnostic accuracy of optic nerve ultrasound for the detection of intracranial hypertension and prediction of therapeutic intensity level and mortality following severe traumatic brain injury (ONUS-TBI): a prospective blinded study. Accessed 1 Sep 1st 2020). Available at: https://clinicaltrials.gov/ct2/show/NCT02618226.

[29] Peters J, Van Wageningen B, Hoogerwerf N, et al. Near-infrared spectroscopy: a promising prehospital tool for management of traumatic brain injury. Prehosp Disaster Med. 2017;32:414 - 8.

[30] Lazarus R, Helmick K, Malik S, et al. Continuum of the United States military's traumatic brain injury care: adjusting to the

changing battlefield. Neurosurg Focus. 2018;45:E15.

[31] Rubiano AM, Maldonado M, Montenegro J, et al. The evolving concept of damage control in neurotrauma: application of military protocols in civilian settings with limited resources. World Neurosurg. 2019;125:e82－93.

[32] Maas A, Menon D, Adelson D, et al. Traumatic brain injury: integrated approaches to improve prevention, clinical care, and research. Lancet Neurol. 2017;16:987－1048.

[33] Clark D, Joannides A, Ibrahim Abdallah O, et al. Management and outcomes following emergency surgery for traumatic brain injury — a multi-centre, international, prospective cohort study (the Global Neurotrauma Outcomes Study). Int J Surg Protoc. 2020;20:1－7.

[34] Bashford T, Clarkson PJ, Menon DK, et al. Unpicking the Gordian knot: a systems approach to traumatic brain injury care in low-income and middle-income countries. BMJ Glob Health. 2018;3:e000768.

[35] Rosenfeld JV, Watters DAK. Neurosurgery in the tropics: a practical approach to common problems for the isolated practitioner. Second Edition. In: Xlibris; 2019.

当代颅脑创伤的手术治疗

Contemporary Surgical Management of Traumatic Brain Injury

Wellingson Silva Paiva，Davi J. Fontoura Solla，and Stephen Honeybul

杜倬婴　译

导　言

多年来，手术一直是治疗颅脑创伤（TBI）患者的重要手段。大多数情况下，手术干预能降低颅内压，预防脑疝，从而纠正或稳定颅内病理生理状态，降低死亡率[1]。然而，人们越来越多地认识到手术干预有显著的并发症。因此，手术治疗的临床指征也需要做出相应的调整。从这个角度看，有必要对损伤严重程度（通过意识状态）进行可靠的评估，并准确地评价可能出现的变化。这些变化可以导致药物治疗升级，进一步进行影像学评估或后续的外科干预。

本专题将讨论意识水平和手术指征评估的要点，而去骨瓣减压术的指征和技术要点则在本书其他专题讨论，本专题不作叙述。

意识水平评估

对于有需要或预备进行手术干预的患者来说，准确的意识水平评估至关重要。格拉斯哥昏迷评分（GCS）一直以来是最稳定可靠的评估工具，经受了时间的考验。然而，有时候GCS的临床应用超出了当时的设计初衷。在指南的描述中，一个特定的GCS评分值可以用来指导临床管理（如GCS 9分或GCS下降特定的分值）。这对于面向非神经外科医师的通用指南而言，无疑是十分有用的。同时，在根据损伤严重程度对患者进行分类的时候也很有用，如轻型（GCS 13～15分）、中型（GCS 9～12分）、重型（GCS 8分及以下）。

然而对于神经外科医师来说，考虑开展重大手术的时候，必须采用更为细致的评估方式（表10.1）。

这种方式必须认识到下述重要信息：
- GCS是量表而不是评分，因此应该呈现每一个组成部分的分值。
- 急性期评估时，运动评分的预后意义最强。
- 急性期评估时，必须获取复苏后评分。
- 早期气管插管会干预初始评分。
- 药物、酒精、言语障碍及恐惧都会干扰初始评分。
- 不必通过语言表达评估定向力。
- 睁眼和定向力的细小变化是迟发性临床进展的良好征象。

如果能认识到上述信息，则有三大类患者需要考虑手术干预（这一表述基于轻型脑外伤的患者不需要手术治疗，而事实有时候并非如此）：

W. S. Paiva (✉)・D.J. Fontoura Solla

Division of Neurosurgery, Hospital das Clinicas — University of Sao Paulo, Sao Paulo, Brazil

e-mail: wellingson. paiva@hc. fm. usp. br

S. Honeybul

Department of Neurosurgery, Sir Charles Gairdner and Royal Perth Hospitals, Perth, WA, Australia
© Springer Nature Switzerland AG 2021
S. Honeybul, A.G. Kolias (eds.), *Traumatic Brain Injury*, https://doi.org/10.1007/978-3-030-78075-3_10

表 10.1　格拉斯哥昏迷评分。日常评估应注意识别
　　　　　细微的临床变化

行为	反应	备注/细分
运动评估	遵嘱	可以细分为： • 复杂运动动作（用左手拇指逐一触碰右手手指）。 • 两步骤动作指令（先摸鼻子，再摸耳朵）。 • 单一步骤动作指令
	疼痛刺激定位	
	正常屈曲/回避	
	异常屈曲	
	伸直	
	无反应	
语言评估	定向正常	不一定需要语言对答，例如，如果今年是××年就眨眼2次？
	混乱	可以细分为： • 日期轻度混乱。 • 日期和地点混乱，但能识别家人/朋友。 • 对时间/地点/人物完全混乱
	有意义的单个词语	
	无意义词语/呻吟声	
	无反应	
睁眼反应	自主睁眼	
	按指令睁眼	可以细分为： • 距离2m处正常语音。 • 距离2m处大声喊叫。 • 床旁耳边大声喊叫。 • 轻触肩膀。 • 轻摇肩膀
	疼痛刺激睁眼	可以细分为： • 轻捏斜方肌。 • 重掐斜方肌。 • 长时间重掐斜方肌
	无反应	

• 中-重型颅脑创伤，具有需要手术清除的病灶（如脑内血肿），以及需要紧急手术干预的患者。
• 中-重型颅脑创伤，没有需要手术清除的病灶的患者。
• 轻-中型颅脑创伤，可能会出现需要手术清除的病灶的患者。

对于此类患者的评估如下：

（1）中-重型颅脑创伤伴手术病灶。此类患者的处置方式最为明了，可以采用各种术式进行治疗，将在后续专题中详细叙述。需要手术清除病灶时，还需要考虑是否同时进行去骨瓣减压术。围绕这一问题的临床决策将在第20个专题中进行讨论。

（2）中-重型颅脑创伤不伴手术病灶。大多数患者会接受气管插管、机械通气及颅内压监测。在资源紧缺的环境中，无法获得相应资源的情况下，则必须依赖临床检查，检查瞳孔，有必要的话进行一系列影像学检查。如果影像学检查中没有发现明显的病灶，则手术操作仅需要放置脑室外引流。如果ICP顽固性增高，或者存在其他临床恶化的征象，并且影像复查提示进行性脑水肿，则可以考虑行二期去骨瓣减压术。手术指征和长期预后所需要考虑的伦理问题在第20、32和34个专题中讨论。

（3）轻-中型颅脑创伤伴可能需要手术的病灶。这是最大的患者群体，而且很多情况下处理困难。此类患者包括双额脑挫裂伤、小的硬膜外或硬膜下血肿，或小的脑内血肿。根据医疗资源的情况，不同的经治单位和主治医师的处理方法差别很大。但理想状态下最好由处理TBI经验丰富的医师来主管，并决定手术干预指征。

很多患者可以进行保守治疗，但也有些会出现临床恶化，需要手术干预。由于这些患者的原发性损伤相对轻微，从而造成疾病可以治愈的假象，导致临床放松警惕。因此针对这部分患者的早期识别至关重要。下述一例典型病例，说明积极妥善的处理能够达到良好的预后。

<hr>

经典案例1

患者是64岁男性，头部遭受击打后在当地医院的神经外科进行治疗。患者没有其他部位损伤，瞳孔等大，对光反应良好。初始GCS为13分（E3M6V4）。具体来说，患者听到正常语音呼唤能睁开眼睛，能执

行简单的二步指令,时间和地点有混乱(不能回答正确年份和医院)。头颅 CT 显示小片状双额叶脑挫裂伤(图 10.1)。

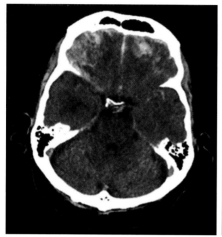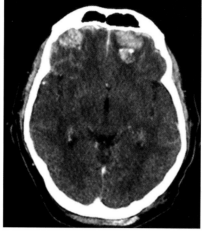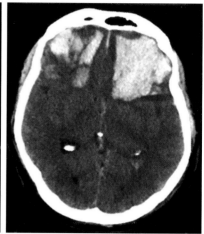

▲ 图 10.1　一个 64 岁男性遭击打后。左:伤后第 1 天,双额脑挫裂伤;中:伤后第 2 天,双额脑挫裂伤轻度进展;右:伤后第 4 天,左额大量脑内血肿

　　患者接受了入院观察治疗。第二天复查头颅 CT 提示挫裂伤进展,但 GCS 仍然是 13 分(E3M6V4)。但是更进一步检查发现患者有轻微的病情加重。呼唤睁眼变得更为困难(在床旁需要用更大的声音呼唤),而且患者意识混乱加重(认为他在家里,想要去喂狗,其实他的狗最近已经去世了)。血常规和生化检查结果正常,无低钠血症。

　　入院后最初 48 小时内,患者 GCS 仍然为 13 分(E3M6V4),但出现了轻微的恶化。家属反映患者的意识混乱有所加重,虽然能听到呼唤睁眼,但是诱发这种反应变得更为困难。第三天时,需要触碰(非疼痛性)刺激才能使他睁眼,遵从二步指令十分困难。此时,主管的神经外科医师考虑可能需要手术干预,因此为患者安排了加急的 CT 复查,并预告手术室可能需要进行急诊手术。然而,在转运至放射科检查的途中,患者快速出现意识不清,同时做的瞳孔散大固定。紧急 CT 扫描提示巨大的左额叶血肿。患者直接进入手术室接受急诊手术。术中清除了血肿,然后转入 ICU 进行一段时间的颅内压监护。最后患者完全康复。

　　本例患者显示了 GCS 评估虽然有效,但单纯按照数字进行评价时,存在不可避免的局限性。表 10.1 提示相应的组成部分可以进一步细分,以评估临床上发生的细微的恶化,提示临床医师进行更为密切的观察。

手术操作

颅骨骨折

　　颅骨或颅底骨折可以根据部位、外观、压迫程度及开放程度,通过皮肤或副鼻窦与外界沟通的情况进行分类。在急性 TBI 的情况下,警惕潜在的颅骨骨折可能性非常重要。因为它们是颅内损伤的重要的风险因素(硬膜撕裂、颅内挫裂伤,以及癫痫风险)。这些风险在合并皮肤损伤(复杂性骨折合并感染风险)或者与副鼻窦沟通时(脑脊液漏和脑膜炎风险增加)尤其显著。

骨折类型

骨折可分为:

- 凹陷性骨折(有颅骨内板和外板的移位)。
  - 复合或开放型(通过皮肤和帽状腱膜撕裂,或者副鼻窦与外界沟通)。
  - 单纯或闭合型(损伤表面皮肤完整)。
- 线性骨折(骨折线不伴有骨板移位)。

诊断性检查

在没有高级影像学设备时,X 线平片可以提供一定的诊断信息。然而在大部分相对富裕的国家，头颅 CT 是评估颅骨骨折最有价值的手段。除了准确评估骨折，也能够提供其他颅内损伤：

- 硬膜外或硬膜下血肿。
- 斑片状出血。
- 脑实质挫裂伤、脑内血肿及脑室内血肿。

这些损伤可在骨折附近或存在对冲伤的远隔部位。当颅骨骨折累及颈动脉管或海绵窦等结构时，可行薄层 CT 扫描、3D 重建和（或）CTA 以诊断并发现血管损伤的特征。

手术治疗

（1）简单线性骨折。单纯型或闭合性线性骨折通常不需要手术处理，除非同时存在需要手术的脑内出血。根据开颅的设计和可及的材料，可以通过缝线固定或金属片固定。

（2）复合型凹陷性骨折。大部分情况下复合型或开放凹陷性骨折需要手术治疗。通常可以在骨折附近钻孔，然后抬起凹陷的骨板。手术中暴露的创面进行彻底清创，一般不需要额外的固定装置。严重的粉碎性骨折时，需要清除碎片、清创，条件允许时可用导丝或小型连接片进行拼接固定。如果无法拼接，则可弃去碎骨片，使用钛网进行修补。或者直接缝合伤口，二期进行缺损颅骨修补。

值得注意的是，抬起凹陷的骨瓣最重要的指征是降低感染风险，而不是逆转神经功能或者改善外观。

（3）单纯（闭合）型凹陷性骨折。单纯型凹陷性骨折的治疗时机目前尚无统一意见。当合并下述情形的时候，可以考虑手术治疗。

- 骨折的凹陷程度超过颅骨厚度。
- 局灶性神经功能障碍伴显著的占位效应。
- 凹陷附近存在需要手术清除的病灶。
- 存在硬膜撕裂的证据。
- 明显的外观畸形，如位于额部暴露区域。

手术的目标主要是美容修复，而神经功能缺陷的改善程度及癫痫风险的降低程度则难以预测[2]。

（4）特殊情况。中线或枕部的复合型粉碎性颅骨凹陷性骨折有可能存在下方矢状窦和横窦的损伤，因此需要特别引起重视。根据损伤机制、受力情况不同，可以有不同的表现形式，管理策略也需要做出相应的调整。由于存在灾难性大出血的风险，处理的时候需要遵守一些基本的原则。

- 手术抬升凹陷的颅骨、清创和重建过程复杂，应该由经验丰富的诊疗团队实施。
- 若患者临床状态平稳，对于手术时机的把握可以相对宽松，适当延迟根治性手术可以提供时间召集人手，有利于妥善处理术中可能出现的并发症。
- 适当延迟根治性手术有助于开展更为细致的术前评估，如静脉血管造影。条件允许的情况下可以考虑术前静脉窦放置支架。
- 适当延迟根治性手术有助于制订更为合理的术前计划，可以在一次手术中处理多个问题，包括但不限于：
  — 颅颌面美容整复。
  — 硬膜修补及修复静脉窦损伤。
  — 清除明显的颅内占位病灶。
  — 修补前颅底，必要时可行额窦颅成形术，以处理潜在的脑脊液漏。

即使如此，当存在客观条件限制或手术风险大大超出手术重建的收益时，仍然建议保守治疗。

抗生素应用尚没有确定的依据。具体的使用原则应参照各医疗单位的实际情况或感染科医师的意见。

创伤后脑内血肿

急性硬膜外血肿

硬膜外血肿（extradural hematoma，EDH）是颅骨内板和硬脑膜间隙中的血液积聚。此类损伤患者的预后与术前神经功能状态、年龄及创伤严重程度直接相关。

70%~80% 发生于颞顶区，骨折线撕裂脑膜中动脉或它的骨内硬膜分支。血肿可在初始损伤后快速扩大，可立即出现意识丧失。也可能表现为"中间清醒期"，即患者一开始表现为轻型损伤，数小时后血肿增大后症状加重。部分患者可在数天后发生病情恶化[4]。头颅 CT 可以进行早期诊断并根据血肿的位置和大小制订治疗方案，也能够提供合并损伤的信息，如脑挫裂伤或脑内血肿。

典型的 CT 表现为：

- 脑外双凸形（凸透镜）高密度病灶。
- 局限于（不跨）颅骨骨缝。
- 可表现为低密度灶，提示活动性出血（图10.2）。

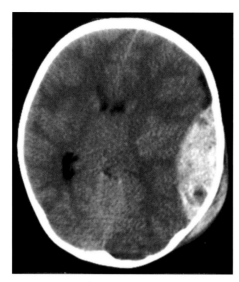

▲ 图 10.2 头颅 CT 提示左侧急性硬膜外血肿，呈典型的双凸透镜形态，可见超级性期出血（低密度灶）

外科治疗

外科手术干预的指征需要结合临床评估和影像学表现来判断。

支持外科手术干预的指征包括：

- 血肿厚度＞15 mm，或者血肿体积＞30 mL。
- 意识水平下降，如患者不能遵医嘱（语言反应和睁眼有一定帮助，但预后判断意义弱）。
- 瞳孔不等。

保守治疗的指征包括：

- 血肿厚度＜15 mL，体积＜30 mL。
- 中线移位＜5 mm。
- 患者持续遵嘱。此时，需要进行连续临床评估。细微的意识水平变化可能提示临床恶化。例如，从自主睁眼到按指令睁眼，到疼痛刺激睁眼，或开始定向良好的患者出现混乱。

手术时，骨窗应能暴露血肿边缘，有助于识别并电凝动脉出血点。但实际情况并不总是如此。硬膜边缘的处理可以根据个人经验采用悬吊于骨窗边缘，或者采用中心悬吊的方法。

超急性期减压

在特殊情况下，患者转运至神经外科中心前应考虑紧急减压。减压可在急诊或者非神经外科中心的手术室实施（图 10.3）。此种紧急处理可称为"现场减压"，最好能满足一定的条件：

- 术者虽然并不是神经外科，但应具备一定的外科技术。

- 必须有明确的脑疝征象，且无法通过现有的药物缓解。
- 最好具有基本的外科设施，如照明、吸引和牵引。
- 最好能够获得本地的神经外科医师的指导（通过手机视频等方式）。
- 最好能在减压手术后快速将患者转运至神经外科中心。
- 最好能接受 CT 检查，明确血肿位置，但如果在没有 CT 的情况下，减压应该在瞳孔变大的同侧进行。
- 当地的设备条件决定了可行的术式，但可以进行变通，比如可以用建议的曲钻代替 Hudson 手摇钻，或者用咬骨钳代替铣刀。

急性硬膜下血肿

急性硬膜下血肿（acute subdural hematoma，ASDH）是指血液积聚在硬脑膜和蛛网膜之间的腔隙（图 10.4）。最常来自上矢状窦的回流静脉（桥静脉）撕裂。它们走行于蛛网膜下腔，但在静脉窦附近穿过硬膜下间隙（图 10.4）。

总体来说，ASDH 的严重程度远超 EDH。死亡率为 35%～80%，许多幸存的患者都后遗严重的神经认知功能障碍，尤其是那些需要手术治疗的患者。

典型的 CT 表现如下：

- 脑外、新月形高密度病灶。
- 不局限于颅骨缝，覆盖整个大脑半球，内侧缘受限于大脑镰。
- 可表现为低密度区域，提示存在新鲜出血（图 10.4）。

手术治疗

与 EDH 一样，手术指征需要结合临床评估和影像学表现。然而，伤后到手术的时间对于保护大脑免受缺血和高颅内压导致的继发性损伤具有重要的意义。

紧急手术的指征包括：

- ASDH 厚度超过 10 mm。
- 中线移位超过 5 mm。
- 意识水平下降，如出现不能遵医嘱，这一点与 EDH 一样。
- 瞳孔变化。

需要进行 ICP 监测的指征包括：

- ASDH 厚度小于 5 mm。

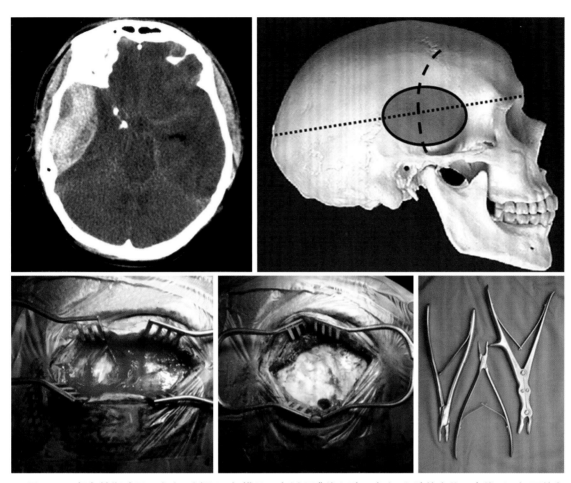

▲ 图 10.3　超急性期减压。左上：头颅 CT 扫描显示右侧硬膜外血肿。右上：血肿的定位。点线，CT 切面的角
　　　　度。圆圈，血肿位于右眼后方。虚线，切口。左下：皮肤切开直至颞筋膜。左中：使用任意颅钻进行
　　　　打孔。右下：开颅术中使用的器械

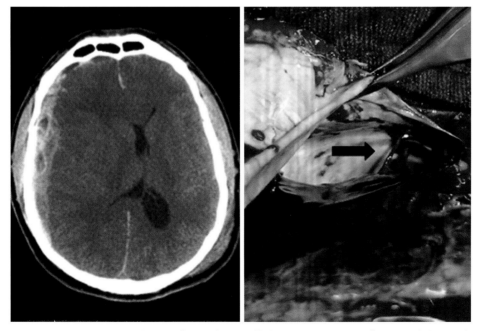

▲ 图 10.4　右：大量右侧急性硬膜下血肿，伴显著的中线移位。左：硬膜切开后的术中图像
　　　　显示桥静脉进入硬膜静脉窦（箭头）

- 需要气道保护,不能进行连续意识状态评估。
- 在最大药物治疗的情况下,ICP 持续高于 20 mmHg,则需要手术清除血肿。

ASDH 清除手术较 EDH 更为复杂,术者应具备足够的经验以应对张力很高的肿胀的大脑。应行额颞顶大骨瓣开颅,在体位允许的范围内,应尽量扩大骨窗。中线附近应小心操作,避免损伤矢状窦,骨窗内侧缘可距中线 1～2 cm。硬膜切开的方式可以根据个人经验,但当大脑非常肿胀的时候,可做多个裂隙样切口以避免灾难性的术中脑膨出。血肿清除后,应决定回纳骨瓣或是一期去骨瓣减压。这将在第 20 个专题进行讨论。

脑挫裂伤

脑挫裂伤最常见于额叶和颞叶,是脑皮质冲击前、中颅窝的结果。也可发生于创伤后人脑的任何部位。伤灶可局限在大脑皮质表面,也可向皮质下白质延伸。挫裂伤灶的外观异质性较大,可有区域性坏死组织伴多灶性出血,也存在脑实质相对正常的部分。

CT 可表现为多灶性斑片状出血伴周围水肿带,即特征性的“盐和胡椒”样表现(图 10.5),也可以广泛性出血为主。同一个患者也可同时出现多种表现[5]。

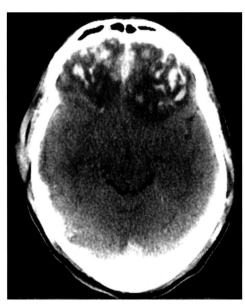

▲ 图 10.5　双额斑片状出血,呈现典型的“盐和胡椒”样外观

这些损伤病灶随着时间推移可以发生进展,认识到这一点具有重要的意义,这也是损伤后最初几天内进行常规神经系统观察和复查影像学检查的依据。在伤后 1～3 天,这些进展可表现为斑片样出血增加,这可以采取保守治疗;也可标线为脑内血肿的进展和扩大,此时则需要手术清除。

脑挫裂伤进展的原因尚不明确,既往通常认为是撕裂的小血管进行性出血导致,凝血功能障碍也可以加重这一进展。但最新出现的“创伤性半暗带”的模型则认为,脑挫裂伤核心周围的脑组织的代谢受损,因而更容易出现继发性脑损伤和进行性组织坏死。

预测患者的脑挫裂伤进展和临床恶化是诊疗过程中的难点。然而临床上也有一些危险因素用于判断,包括:

- 老年患者(很可能是年龄相关的微血管结构薄弱)。
- 初期血肿量大,合并急性硬膜下血肿或创伤性蛛网膜下腔出血,以及中线移位(可能和更严重的损伤相关)。
- 去骨瓣减压后(可能与解除压迫或手术创伤相关)。
- 经过心肺复苏。
- 高血糖和高血压。
- 吸烟。
- 凝血功能障碍(既往抗血小板/抗凝药物使用或者创伤性凝血功能障碍)。

伤后 3～10 天的亚急性期,通常损伤灶的密度会出现进行性降低,直至出血吸收后变为等密度灶。有些病例中由于病灶周围细胞毒性和血管源性水肿的共同作用,占位效应会进一步加重,导致迟发性神经功能恶化(图 10.6)[5]。这些患者出现水肿加重的恶性循环可能是多种因素的作用,与上文所述的临床因素及一系列难以控制的潜在的病理反应有关,包括:

- 兴奋性神经递质谷氨酰胺水平升高。
- N-乙酰-D-天冬氨酸(NMDA)受体过度激活。
- 星形细胞水肿。
- 钾和钙离子释放进入细胞外基质。
- 氧自由基形成。
- 线粒体功能异常。
- 水通道蛋白过度表达。
- 金属蛋白酶导致内皮细胞损害[6,7]。

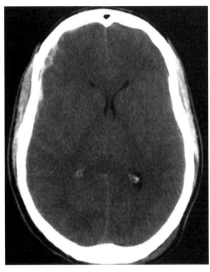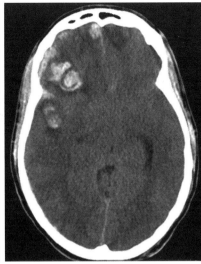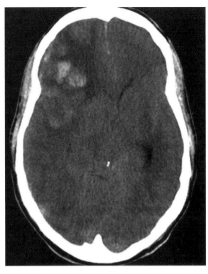

▲ 图 10.6　进展性挫裂伤周围水肿导致的迟发性恶化。左：伤后第 1 天。患者意识不清，肢体能定位，言语用词混乱，疼痛刺激能睁眼。右侧可见小片硬膜下血肿，外伤性蛛网膜下腔出血，以及轻微的占位效应。中：第 5 天。患者遵嘱，且能定向。能遵嘱睁眼。挫裂伤病灶发展到极致，并出现中线移位，对侧脑积水。右：第 11 天，进行性嗜睡。能遵医嘱，但反应迟钝。失去定向力，疼痛刺激能睁眼。挫裂伤病灶吸收中，但水肿增加伴中线移位。患者接受了手术减压，最后完全康复

手术治疗

目前针对创伤性脑内血肿的治疗还没有形成共识。但毫无疑问的是，在血肿增大、神经功能进行性恶化的情况下，手术清除血肿能够降低死亡率。同样地，如果患者由于迟发性脑水肿而出现恶化，尤其是初始意识状态尚可的情况下，去骨瓣减压术是合理的选择。但是早期清除创伤性脑内血肿的作用仍不明了。创伤性脑出血患者早期手术和早期保守治疗的研究[STITCH（Trauma）]旨在评估这一问题。该研究对创伤性脑出血的患者（血肿量＞10 mL）进行随机化，分为早期手术组和早期保守治疗组。该研究是国际、多中心、前瞻性、随机对照的研究，在2009 年 12 月至 2012 年 9 月开展[8]。遗憾的是，该研究由于招募患者速度迟缓，且仅 4% 的患者（共 6例）在英国（资助来源地）招募而提前终止。大部分患者在印度和中国招募，这两国在人口学和医疗体系上与英国差异较大。资助机构认为研究得出的结果可能难以适用于英国和欧洲的医疗体系。尽管如此，研究结果也显示了早期手术组预后良好的趋势（未达到统计学差异）。这些结果的解读应非常谨慎。一方面，作者结论认为需要更大型的研究来确认早期手术的效果，这一判断是合理的。但是，他们认为 GCS 9～12 分的创伤性脑出血患者应积极接受早期手术的观点仍有待商榷。首先，根据未达到统计学效力的临床研究结果来改变临床实践的做法是非

同寻常的，尤其是这些结果的数据来自本土医疗体系以外的患者（印度和中国），却要在内部应用。其次，该研究在英国和欧洲招募患者速度迟缓，这也显示了本地的神经外科医师对于这一方案并不积极。

备选方案是遵循当前的临床实践，承认手术不能逆转外伤导致出血的损害，并作为保守治疗无效的患者的挽救性措施而开展。这一方法承认手术本身的有创性，与去骨瓣减压术的临床研究相似，手术有助于降低死亡率，但可能不改善预后。

穿通性脑损伤

穿通性脑损伤（penetrating brain injury，PBI）是所有类型的 TBI 中死亡率最高的，枪弹伤最为常见。发病率和预后在全球范围内差异较大。据估算，仅约 10% 的患者在入院时存活，这些患者中仅半数能存活出院[9]。对于穿通性脑损伤患者的管理很大部分是来自军事冲突的经验，这部分内容将在第 11 个专题详述。

低速穿通物体，如刀具、箭矢或铅笔导致的损伤大多数是原发性穿通损伤，周围的脑组织损伤相对较小，除非合并显著的血管损伤。反之，高速物体如子弹不仅对大脑造成原发性穿通损伤，也可以通过空腔化导致周围脑组织损伤，而且这一效应是速度依赖的[10]。

影像学评估

在时间允许的情况下，详细的影像学评估能提

供重要的临床信息,尤其是需要手术干预的情况下。影像学检查的详细程度及方式可以根据损伤的机制、特点和范围进行调整。术前仔细的影像学检查有很大裨益,并能大致明确手术原则。图10.8提供了一个很好的范例。

经典案例 2

患者,36岁男性,被同事发现倒在地上。他具有中毒的表现,但也有左侧面部下垂,且在搬动过程中可观察到明显的左侧肢体无力。详细的体格检查显示,患者右侧颞部有一处小的穿通性损伤。患者被转运至当地医院,头颅CT显示了致伤和无力的原因。有一枚7cm长的枪钉进入了右侧颞骨鳞部,钉子头端进入右侧颞叶约3cm(图10.7)。钉子跨过了中线,头端到达对侧颞叶。CT扫描提供了数项有用信息。

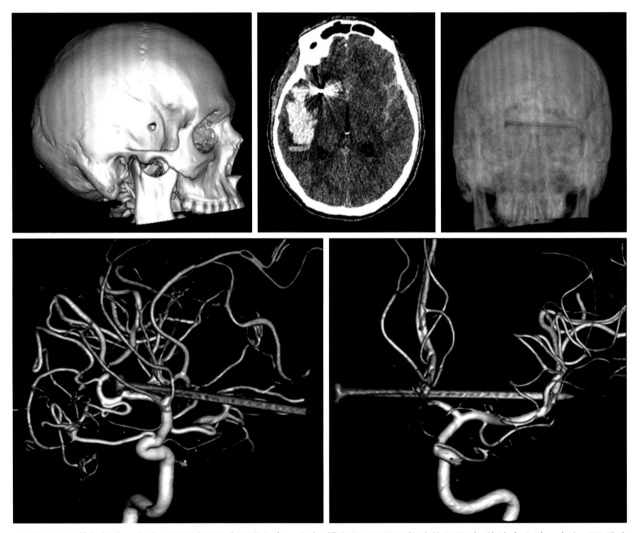

▲ 图 10.7　枪钉损伤。左上:CT重建显示右颞进入点。上中:横断位CT显示钉头位于颞叶,伴脑内血肿。右上:CT重建显示钉子的位置。下:脑血管造影三维重建图像。右:右侧颈内动脉造影,可见钉尖顶住右侧大脑中动脉。左:左颈内动脉造影,可见钉子紧靠但未伤及大脑前动脉血管以及左侧大脑中动脉

- 无显著骨性损伤。
- 有明显的右侧脑内血肿。
- 脑肿胀明显。
- 明显的蛛网膜下腔出血,提示血管损伤的可能性。

患者进入神经外科中心,并接受了脑血管造影,所见如下:

- 钉子头端将大脑中动脉分叉顶向内侧,导致右侧 M2 近端外源性狭窄。
- 右侧 M2 前向血流保存。
- 钉子从大脑前动脉及左侧大脑中动脉附近经过,但未造成损伤。

手术治疗

外科手术指征必须进行个体化判断,但这一病例也显示了一些通行的管理原则:

- 污染开放的伤口需要清创。
- 硬膜破损需要修补。
- 大的脑内血肿需要清除。
- 由于枪钉靠近大血管,因此手术清除损伤大。但如果出现感染,周围的炎性瘢痕将会给手术清除带来更大的难度。
- 必须考虑血管损伤的可能性及下述相关措施的必要性:
  - —一期修补。
  - —早期或等夹层或假性动脉瘤出现后行血管内治疗。
  - —牺牲血管或后续搭桥手术的可能性。

针对这些情况,进行了下述手术干预措施:

- 由于脑肿胀明显,因此做了额颞顶大骨瓣开颅。
- 硬膜打开,并清除了血肿。采取了正规的动脉瘤探查术式,暴露右侧颈内动脉及外侧裂血管。
- 确认枪钉的头端位于右侧大脑中动脉分叉处。
- 游离血管后,颈内动脉近端和大脑中动脉远端分叉处放置了临时阻断夹。
- 顺利取出钉子。
- 去除临时阻断夹后,出现少量出血,使用可吸收止血材料顺利止血。
- 手术结束后脑组织塌陷,因此骨瓣回纳(穿通部位以含碘消毒液浸泡)。
- 术后影像检查提示手术成功,1 周后随访造影希纳是血管通畅,未见夹层或假性动脉瘤。
- 术后 6 个月随访时,患者后遗轻度左侧肢体偏瘫,找词困难,但恢复进展良好。原发性损伤发生的情况最终未能明确。

这一病例显示了针对穿通性颅脑创伤管理的一些原则。但必须认识到损伤的环境和实质有巨大的差异,处理方法必须根据这些差异进行调整。

创伤性脑脊液漏

创伤性脑脊液漏相对少见,但它们能增加脑膜炎的风险,有些甚至在伤后数年后出现[11,12]。因此,识别这些病灶并进行确实的修补至关重要。

大多数创伤性脑脊液漏在伤后 2 天内能得到诊断,但也有些出现在伤后数月,甚至少数病例出现在伤后数年。与多数颅颌面损伤一样,创伤性脑脊液漏最常见于年轻男性,在所有重度颅脑创伤中,发生率约 2%。在严重的颅底骨折中,发生率可高达 30%[12]。

前颅底骨折与中颅底和后颅底相比,更容易出现脑脊液漏。这可能是因为额窦骨质相对较薄,且前颅底硬膜粘连更为紧密,导致硬膜撕裂更常见。导致鼻漏的脑脊液漏最常见于蝶窦(30%)、额窦(30%),以及筛窦/筛板(23%)[13]。颞骨骨折导致脑脊液漏可表现为耳漏或鼻漏(鼓膜完整而经由咽鼓管流出)。

脑脊液漏:表现

脑脊液漏可表现为早期、晚期和极晚期。

- 早期:伤后 48 小时内出现。60%～70% 自愈。不能自愈的危险因素包括:
  - —大的硬膜撕裂。
  - —糖尿病等合并症。
  - —高颅内压。
- 晚期:伤后至少 1 周后出现。晚期出现漏口的原因包括:
  - —覆盖硬膜撕裂的血性成分吸收。
  - —脑水肿消退后硬膜和蛛网膜分离。

- 极晚期：这些病例标线为迟发型脑膜炎，甚至可以没有临床脑脊液漏。创伤病史提示进一步检查。

脑脊液漏：定位

严重颅颌面创伤时，不论在病程的哪一阶段，漏口的定位都十分困难。影像学检查手段包括：

- 颅骨和面部骨质 X 线平片：作为单独检查作用有限，但可能提供辅助诊断的信息。
- 高分辨率 CT 扫描：提供准确的骨质信息，是观察颅底骨折最佳也是最快速的检查。应作为定位创伤性脑脊液漏的首选影像学检查方法。
- CT 脑池造影：为创伤性检查，需要腰穿并鞘内注射对比剂。后续的 CT 扫描有助于定位漏口。
- 放射性同位素脑池造影：放射性标志物有助于定位漏口，包括放射性碘、铟和 DTPA。这一技术与鞘内注射荧光类似，也是通过腰穿进行鞘内注射。
- 磁共振（MRI）。
- MRI 能提供脑脊液漏的内容物细节。能有效诊断蛛网膜通过骨折的疝出。MRI 脑池造影是检查鼻腔内脑脊液的无创方法。这些技术采用 T2 加权影像联合脂肪抑制和图像反转以高亮显示脑脊液。特征性的信号表现为颅内间隙向副鼻窦延伸，提示脑脊液漏。这一检查的敏感性为 85%～92%，特异性为 100%。MRI 和 MRI 脑池造影能鉴别诊断炎性组织和脑膜脑膨出。

非手术治疗

脑脊液漏保守治疗的方法包括：

- 绝对卧床，头位抬高 30°。
- 避免 Valsava 动作，如擤鼻、屏住咳嗽或关闭声门后紧张用力。
- 如果 3 天后漏无好转，可增加额外的措施：
  —腰穿外引流：引流量 10～15 mL/h，总量为 24 小时 150～250 mL。
  —确定性外科修补。

总体上，3 天内的保守治疗成功率为 40%。颞骨脑脊液漏保守治疗成功率为 60%，而前颅底约为 25%。如果保守治疗延长至 7 天，则成功率增加至 85%，颞骨漏更高[12,13]。

手术治疗

可以采取早期或晚期手术治疗脑脊液漏。

早期修补漏口的指征包括：

- 穿通伤病灶。
- 脑内血肿。
- 大型症状性气颅伴占位效应。
- 脑组织疝入耳道或鼻腔。
- 自愈可能性较小。

晚期手术的指征包括：

- 保守治疗 10 天后仍未闭合。
- 保守治疗 10 天后气颅复发。
- 产生脑膜炎或脑脓肿。

确定性手术治疗可经颅、颅外及经鼻内镜入路进行修补[13]。

经颅手术入路

经颅修补脑脊液漏的指征包括：

- 合并颅颌面骨折。
- 内镜无法处理的大型骨质缺损。
- 内镜无法对漏口进行评估。

如果漏口累及前颅窝，可采用双侧冠状切口双额开颅。如果漏口累及中颅窝可采用颞下开颅。

经颅手术的优势包括术野暴露充分，可以对多个漏口进行修补。其缺陷在于需要开颅，并可能导致嗅觉丧失，术中需要脑组织牵拉，以及住院时间延长。

大多数情况下，经颅手术常常在治疗其他颅脑创伤如颅颌面骨折、眼眶骨折时同时采用。

经鼻内镜入路

近年来，内镜技术的进展用于肿瘤切除导致了较大的骨质和硬膜缺损，因而催生了重建颅底的新技术。带蒂黏膜瓣，如鼻中隔瓣可用于修复较大范围的缺损。由于这些技术的应用，内镜在有些情况下应作为首选方式。内镜技术的主要优势在于损伤脑皮质和嗅觉的可能性较小，同时达到蝶窦和后组筛窦及鞍旁区域。

必要的话可以采用鞘内注射荧光剂用于识别颅底骨质缺损和漏口。随后可以采用颞筋膜、阔筋膜、黏膜、脂肪和软骨等用于修补漏口。

小型缺损可使用黏膜或筋膜，而颅底大型缺损应采用带血供的黏膜瓣，如上述的鼻中隔瓣等。带蒂瓣可向前方、上方、下方及外侧方向旋转，宽度足够从额窦到蝶鞍及眼眶至眼眶之间的硬膜缺损。图 10.8～图 10.14 显示一例经鼻内镜修补的患者。

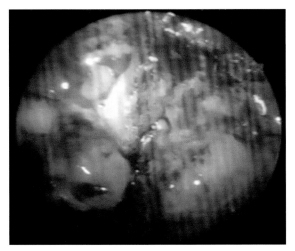

▲ 图 10.8　脑脊液漏相关的蝶骨骨折。经鼻内镜显示蝶窦开放

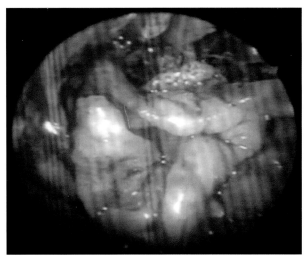

▲ 图 10.11　游离并转移带蒂鼻黏膜瓣

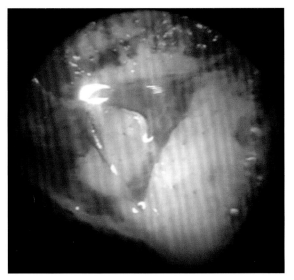

▲ 图 10.9　鞘内注射荧光剂辅助定位脑脊液漏口。荧光剂在术前 1 小时注射

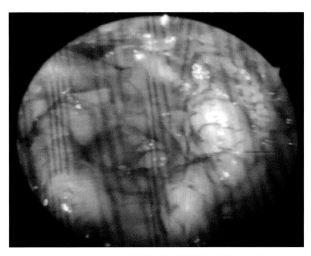

▲ 图 10.12　将带蒂鼻黏膜瓣覆盖于蝶窦后壁

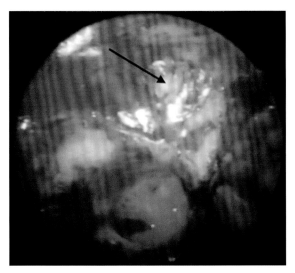

▲ 图 10.10　使用脂肪和阔筋膜在骨质缺损处初步修补漏口

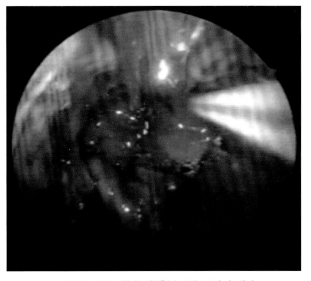

▲ 图 10.13　覆盖黏膜瓣后使用胶水黏合

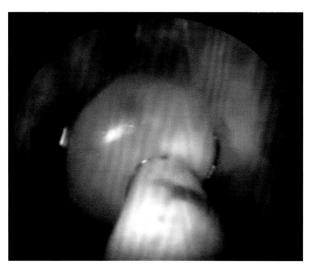

▲ 图 10.14 使用充盈的导尿管压迫固定黏膜瓣，5 天后去除

结 论

颅脑创伤是十分复杂的疾病，管理策略一直在进步改变中。评估意识水平必须可靠且详细，以发现细微的恶化征象，有助于提醒临床医师采取手术干预。能意识到临床恶化"正在发生"总是优于发现恶化"已经出现"。

总的来说，许多临床处理措施的证据有限，这一部分是由作为挽救生命而不是改善预后的外科手术难以开展随机化研究所致。因此，正如本专题所述，谨慎而明智地采用基本原则进行管理，一定能够为患者带来临床获益。

利益冲突：无。
基金资助：无。

参考文献

[1] Pujari R, Hutchinson PJ, Kolias AG. Surgical management of traumatic brain injury. J Neurosurg Sci. 2018;62:584 - 92.

[2] Bullock MR, Chesnut R, Ghajar J, et al. Surgical management of depressed cranial fractures. Neurosurgery. 2006;58:S56 - 60.

[3] Soon WC, Marcus H, Wilson M. Traumatic acute extradural haematoma — indications for surgery revisited. Br J Neurosurg. 2016;30:233 - 4.

[4] Stein SC. The evolution of modern treatment for depressed skull fractures. World Neurosurg. 2019;121:186 - 92.

[5] Alahmadi H, Vachhrajani S, Cusimano MD. The natural history of brain contusion: an analysis of radiological and clinical progression. J Neurosurg. 2010;112:1139 - 45.

[6] Lozano D, Gonzales-Portillo GS, Acosta S, et al. Neuroinflammatory responses to traumatic brain injury: etiology, clinical consequences, and therapeutic opportunities. Neuropsychiatr Dis Treat. 2015;11:97 - 106.

[7] Chang EF, Meeker M, Holland MC. Acute traumatic intraparenchymal hemorrhage: risk factors for progression in the early post-injury period. Neurosurgery. 2006;58:647 - 56.

[8] Mendelow A, Gregson B, Rowan E, et al. Early surgery versus initial conservative treatment in patients with traumatic intracerebral hemorrhage (STITCH[Trauma]): the first randomized trial. Neurotrauma. 2015;32:1312 - 23.

[9] Vakil MT, Singh AK. A review of penetrating brain trauma: epidemiology, pathophysiology, imaging assessment, complications, and treatment. Emerg Radiol. 2017;24:301 - 9.

[10] Kazim SF, Shamim MS, Tahir MZ, et al. Management of penetrating brain injury. J Emerg Trauma Shock. 2011;4:395 - 402.

[11] Bell RB, Dierks EJ, Homer L, et al. Management of cerebrospinal fluid leak associated with craniomaxillofacial trauma. J Oral Maxillofac Surg. 2004;62:676 - 84.

[12] Banks CA, Palmer JN, Chiu AG, et al. Endoscopic closure of CSF rhinorrhea: 193 cases over 21 years. Otolaryngol Head Neck Surg. 2009;140:826 - 33.

[13] Phang SY, Whitehouse K, Lee L, et al. Management of CSF leak in base of skull fractures in adults. Br J Neurosurg. 2016;30:596 - 604.

颅脑创伤的军事管理

Military Management of Traumatic Brain Injury

Brian P. Curry，Michael Cirivello，Melissa Meister，Jeffrey V. Rosenfeld，and Randy S. Bell

杨磊 译

导 言

近几十年来，颅脑创伤（TBI）已成为美国军人中最常见的损伤，很多报道将 TBI 称为阿富汗和伊拉克战争的"标志性损伤"[1]。从 2000 年到 2019 年，国防部记录在案的服役人员中有 40 多万 TBI，其中大部分（82.8%）为轻度。中度 TBI 占 9.8%，而重度和穿透性 TBI 分别占 1.0% 和 1.3%[2]。因此，军事 TBI 的管理必然是两方面的挑战。一方面，军队医护人员如何应对战场上严重而复杂的 TBI 所带来的不断演变的管理挑战，并在这一过程中诞生了一个新的外科专业。另一方面，军事卫生系统正以一种系统和全面的方式应对潜在盛行的轻度 TBI，这也成为现代战争的新定义。

在本专题中，我们回顾了与严重和穿透性 TBI 有冲突相关的神经外科治疗历史，以及最近对轻度 TBI 作为现代战争中普遍伤害的认识和反应。在讨论军事 TBI 医疗护理的未来挑战之前，我们还介绍了与战争冲突相关的轻度 TBI 的当代管理方案，以及战场上持续的严重和穿透性 TBI 的神经外科管理方案。正如我们所见，许多在战争熔炉中发展起来的神经外科原理已经为民用临床实践提供了证据，许多早期神经外科领袖在军事 TBI 管理的发展方面发挥了重要作用。

经典案例

一名 30 岁健康的驻阿富汗现役美国军人在乘坐汽车时，汽车被火箭推进手榴弹击中，而遭受了严重的右侧穿透性脑外伤。他的战友将他从车上拉下来，带到第二处置点，在那里他被插管并稳定下来，然后被运送到第三处置点。在第三处置点滞留，通过颞部入口伤口看到坏死的脑组织。影像学检查提示多个

B. P. Curry (✉) · M. Cirivello · M. Meister
R. S. Bell
Neurosurgery Division, Walter Reed National Military Medical Center, Bethesda, MD, USA
Department of Surgery, Uniformed Services University of the Health Sciences, Bethesda, MD, USA
e-mail: brian. p. curry5. mil@mail. mil; randy. s. bell. mil@mail. mil
J. V. Rosenfeld
Department of Surgery, Uniformed Services University of the Health Sciences, Bethesda, MD, USA
Department of Neurosurgery, Alfred Hospital, Melbourne, Australia
Department of Surgery, Monash University, Clayton, Australia
e-mail: j. rosenfeld@alfred. org. au

© Springer Nature Switzerland AG 2021
S. Honeybul, A. G. Kolias (eds.), *Traumatic Brain Injury*, https://doi.org/10.1007/978-3-030-78075-3_11

幕上和幕下的颅内手榴弹碎片,伴有出血和水肿,导致中线移位 7 mm。他接受了去骨瓣减压术(DC)和脑实质内颅内压(ICP)监测(图 11.1)。随后,他被空运到马里兰州贝塞斯达的沃尔特·里德国家军事医疗中心(WRNMMC)继续治疗。

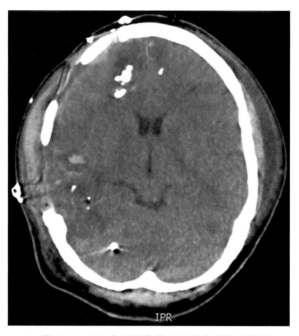

▲ 图 11.1　DC 术后影像学显示颅内散在碎骨片

到达 WRNMMC 后,依然气管插管,镇静无反应,ICP 数值正常。在停用镇静药物后,患者自主睁开眼睛,右侧肢体遵医嘱运动,出现了严重的左侧肢体偏瘫。第二天,他接受了数字减影血管造影(DSA)检查,发现在胼胝体周围动脉右侧 A4 区附近有一个 4 mm 的创伤性假性动脉瘤(图 11.2)。血管内栓塞成功地治疗了假性动脉瘤。

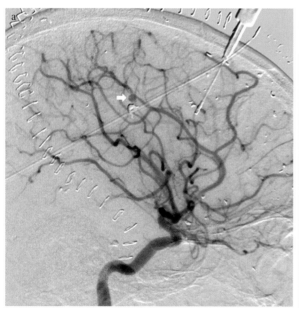 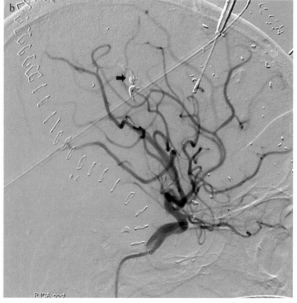

▲ 图 11.2　a.DSA 提示右侧胼周动脉(白色箭头)出现一个 4 mm 的创伤性假性动脉瘤,与遗留的碎骨片相邻。
　　　　　　b.栓塞后,显示假性动脉瘤闭塞(黑色箭头)

在住院期间,他最初表现出间歇性 ICP 增高,但对治疗有反应。ICP 监护仪在他的 ICP 恢复正常后被移除。他在住院期间接受了气管造口术和胃造口术,最终出院转移至神经康复机构治疗后,左侧偏瘫有了相当程度的改善。大约受伤后 5 个月,使用定制的合成颅骨成形植入物进行颅骨成形术(图 11.3)。在最后一次随访中,患者没有运动障碍,没有明显的神经认知障碍,只有间歇性眩晕和头痛。

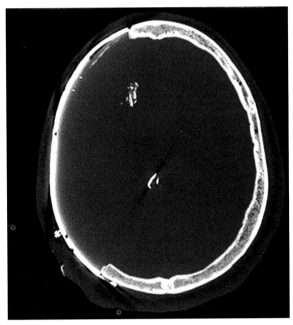

▲ 图 11.3 颅骨成形术后影像学显示合成钛植入物的植入

军事方法处理 TBI 的历史

严重和穿透性 TBI

与战争冲突相关的严重颅脑创伤的神经外科治疗史与冲突史本身是分不开的。史前人类的头骨研究证实了 10 000 多年前在战争中遭受颅脑创伤患者的外科治疗,以及 1862 年发现的 Edwin Smith 等的草书等文件,令人惊讶地揭示了对复杂神经解剖学的理解和战时颅脑创伤的外科治疗可追溯到公元前几千年[3,4]。随着战争武器的破坏性越来越大,军事外科医师面临着越来越严重的创伤挑战;在战争冲突中越来越多地使用火器和大炮,意味着导弹和爆炸造成的 TBI 比例更大。在美国内战(1861—1865 年)早期,人们对 TBI 治疗的基本病理生理学和原则就有了较为深入的理解。根据克里米亚战争期间英国外科医师 G. H. B. MacLeod 的公开报道,战时严重颅脑创伤的手术适应证得到了普遍认可。

关于成功的颅脑创伤外科治疗,同盟和联邦外科医师都有报道。然而,尽管进行了及时的外科手术和减压,严重颅脑创伤的现状仍然令人担忧,死亡率和发病率依然很高[4]。

19 世纪末,Sir Victor Horsley 等先驱外科医师通过观察和严格的实验,对导弹口径和速度等变量之间的相互作用有了透彻的了解,从而制作出穿透性 TBI 的损伤模式。尽管取得了这些进步,外科医师仍然对 1914 年第一次世界大战爆发时所面临的巨大而复杂的颅面创伤准备不足。庞大的军队、持续的战争冲突和更强大的武器共同造成源源不断的严重钝性和穿透性 TBI 患者。关于军事外科的各种报道表明,当 Harvey Cushing 于 1915 年以志愿者身份抵达法国时,战争冲突中严重脑外伤患者的死亡率在 50%~60%[4]。

Cushing 以其欧洲先辈和同时代人的成就为基础,进一步发展并系统化了战时颅脑创伤的描述和治疗,对损伤、疾病演变过程和结局进行了详细的记录。1917 年,在一份多达 126 页的详尽报告中,他对 133 例穿透性颅脑创伤进行了 3 个月的外科治疗,记录了死亡率的稳步改善,从最初第一个月的 54.5% 改善至最后一个月的 28.8%。他主张对穿透性颅脑创伤进行积极的外科清创,用导管冲洗并清除损伤部位的碎骨片和异物,进行致密硬脑膜缝合。最关键的是,他认为这些手术最好在设备完善的医疗情况下进行,而不是在野战医院由神经外科方面几乎没有专业知识的外科医师进行仓促、不完整的手术,报告中描述:"……野战救护车上不完善、匆忙或不完整的操作只会延迟受害者进入基地医院的时间,而在那里可能会进行更彻底、更冷静、更有计划性的操作[5]。"Cushing 认为:"如果在战争前线对这些病患进行手术,可以将死亡率降低 50%[6]。"

Cushing 关于早期标准化手术干预的潜在益处的想法推动了前线移动医院的发展,并为第二次世界大战期间患有 TBI 的英国士兵提供了专业的神经外科治疗。这些军事神经外科单位,或称 MNSU,设计了用于伤后 48 小时内的神经外科护理方案,装备齐全,无须反复补给即可执行多达 200 次神经外科手术。第二次世界大战期间,近 20 000 名患者在英国 MNSU 接受治疗,加上抗生素的进步和外科技术的改进,穿透性 TBI 的死亡率从第一次世界大战的 28% 下降到第二次世界大战的 14%[3]。Donald Matson 博士在描述美国前线神经外科团队的诊疗经验时,肯定了早期神经外科手术的价值,强调了减压、感染控制、功能保留和解剖恢复的标准流程[7]。

朝鲜战争(1950—1953 年)期间,直升机的引入被视为从战场快速撤离至 MNSU 的一种手段,以获得标准化的早期神经外科治疗。在这场冲突中,快速分流、快速撤离和早期神经外科手术使脑膜炎的发病率(在以往战争中,脑膜炎是穿透性脑外伤死亡率的一个重要因素)从最初的 40% 降低到不到 1%。朝鲜战争和越南战争(1955—1975 年)期间,早期积极清创损伤颅骨的原则一直延续,移除所有残留的碎骨片以减少感染的发生率,即使需要二次清创(如有必要),已成为标准[3,7]。

在黎巴嫩-以色列冲突(1982—1985)期间,计算机断层扫描(CT)技术的引进使以色列外科医师能够更好地确定损伤程度,并在术前定位骨折和金属碎片。这项新技术与军事外科医师对积极清除骨头和碎片的做法的再评估理念一致,进而采用更保守的外科清创方法。伊朗外科医师在研究这种新的、

更保守的体位清创理念时发现,术后感染性并发症的发生率似乎并不明显高于越南战场中,因此有理由认为并非需要积极地清创。此外,许多颅脑创伤患者现在可以基于影像学进行非手术治疗[3,7]。

尽管在这一时期,严重和穿透性 TBI 的治疗方法没有显著的进展,但神经外科医师对穿透性 TBI 的即时和延迟性脑血管并发症有了更深入的了解。1988 年,伊朗神经外科医师 Bizhan Aarabi 博士发表了一篇关于在两伊战争(1980—1988 年)期间穿透 TBI 导致创伤性动脉瘤的手术夹闭的报道[8]。这些脑血管创伤的早期诊疗经验确立了对穿透性 TBI 后脑血管损伤的高度怀疑和彻底评估的必要性。

21 世纪的战争被定义为与不受边界或国家隶属关系限制敌对关系的长期冲突。军事人员在城市环境中面临游击战术和简易爆炸装置(improvised explosive devices,IED)的威胁,而东道国的平民对美军有着复杂的看法。中东冲突中爆炸伤的盛行,如阿富汗的伊拉克自由行动(Operation Iraqi Freedom,OIF)和持久自由行动(Operation Enduring Freedom,OEF),使军事神经外科医师面临新的严重钝性和穿透性 TBI 类型,他们的神经外科管理也在同步发展。与 20 世纪后半叶典型的相对保守和选择性的 TBI 外科治疗相比,OIF 和 OEF 的军事神经外科医师采用了一种更积极的策略[9]。

在近期的战争冲突中部署的神经外科医师认识到,客观评估广泛性多脏器爆炸伤且镇静深度不明确的服役人员的意识状态很困难。鉴于洲际航空医疗转运时间延长及转运途中治疗颅高压的能力有限,许多严重和穿透性 TBI 患者的标准 DC 转向改良 DC,而这些患者在之前就可能得到预期的治疗。对在战区接受手术减压的患者进行的回顾性分析表明,与单纯开颅术相比,开颅去骨瓣术具有显著的生存和功能优势[3,9],并巩固了前线部署环境中,神经外科在治疗严重和穿透性 TBI 的作用。

轻度 TBI

近年来在军事领域,治疗颅脑创伤重要的进展之一是人们越来越意识到,即使是轻微的颅脑创伤也会产生长期的神经后遗症。2007 年,在批评军方应对"隐形"战争创伤包括创伤后应激障碍(posttraumatic stress disorder,PTSD)和轻度颅脑

创伤消极态度的推动下,时任参谋长联席会议主席 Michael Mullen 上委托联合神经科学检查小组(绰号"灰色小组")来评估战场上颅脑创伤的救治情况。小组的努力使得军队内部协同努力,更好地筛查和管理这些创伤,并常规使用战伤急性脑震荡评估(military acute concussion evaluation,MACE)工具进行评估,这一筛查工具已经在部分战伤处理中使用,并可以对暴露于潜在震荡冲击损伤下的服役人员进行快速评估快[10]。自 2006 年首次使用以来,MACE 经过了几次修改,现在是一种强制性的筛查工具,用于治疗暴露于潜在冲击性损伤下的军中战斗人员和医务人员[1]。

自那时起,对疑似患有轻度 TBI 的服役人员的评估已演变成更正式的程式,如国防部(DoD)/退伍军人管理局(Veterans Administration,VA)关于脑震荡/轻度颅脑创伤管理的临床实践指南(Clinical Practice Guideline,CPG)[11]和国防部关于部署环境中轻度颅脑创伤/脑震荡管理的政策指南[12]所述。这些文件规定了战争中对患者进行初步评估的指南,规定了 TBI 的强制性报告要求,并规定了伤后诊疗和神经认知评估程序[1]。

这些资源显著提高了与轻度 TBI 相关的潜在长期后遗症的认识,简化了对这些患者的评估和诊疗,并提供了更好的了解这些损伤的神经认知功能的机会。

目前实践

TBI 分级

颅脑创伤的严重程度分为轻度、中度或重度,具体取决于创伤发生时的各种临床表现,包括影像学(正常与异常)、损伤后意识丧失(loss of consciousness,LOC)的存在和持续时间(0～30 分钟、超过 30 分钟但不到 24 小时、24 小时或更长)、创伤后意识改变持续时间(alteration of consciousness,AOC)(最长 24 小时,或超过 24 小时)、创伤后遗忘持续时间(0～1 天,>1 天和<7 天,或>7 天)和格拉斯哥昏迷评分(GCS)(<9 分、9～12 分或 13～15分)。表 11.1 显示了国防部/VA CPG 中用于脑震荡/轻度脑外伤的严重程度分类标准。由于 TBI 严重程度的确定取决于几个临床表现,因此患者可能

满足一个以上严重程度等级的标准。在这些情况下,选择患者符合标准的最严重 TBI 程度[11]。

表 11.1 TBI 的严重程度分类。改编自 VA/DoD 脑震荡/轻度创伤性脑外伤管理临床实践指南[11]

标准	轻度	中度	重度
结构成像	正常	正常或异常	正常或异常
意识丧失(LOC)	0～30 分钟	30 分钟～24 小时	>24 小时
意识/精神状态改变(AOC)	<24 小时	>24 小时,严重程度需参考其他标准	
创伤后遗忘(PTA)	0～1 天	1～7 天	>7 天
格拉斯哥昏迷评分(GCS)(伤后 24 小时可得最佳评分)	13～15 分	9～12 分	<9 分

医疗护理的作用

针对在战斗中受伤的军人的军事医疗护理,根据伤者位置、医疗单元移动能力和医疗能力,组织并分为四级医疗护理层次。一级是指军事医疗水平单元,是受伤人员接受的首次医疗护理,不仅包括常规伤情呼叫和轻伤护理,还包括即刻救治措施和初步稳定伤情,以备后续送到更高级别的医疗护理单元。二级单元设施可以提供高级创伤医疗和重症监护,具备基本 X 线、实验室和牙科诊疗的移动单位。这些移动医疗单元能够在转移到更高级别医疗单元之前进行损伤控制手术和稳定术后病情。该前线外科团队(forward surgical team,FST)或二级医疗单元可以开展拯救生命的一般创伤手术,并在某些情况下开展整形外科手术。二级医疗单元没有神经外科医师。三级医疗单元由永久性或半永久性设施提供,能够提供初始复苏医疗和紧急专科医疗护理,包括整形外科、泌尿外科、胸外科、耳鼻喉科、眼科和神经外科手术。三级医疗单元具备 CT 设备。最后,四级医疗单元是由美国和国际范围内指定的地点提供权威的综合、专科和亚专科医疗护理和医疗设施(medical treatment facilities,MTF)。一般来说,诊疗工作从一级开始,并根据需要逐步转移到更高级别的单元。在某些情况下,绕过较低级别的医疗

单元可能是合理的,如患有严重或穿透性 TBI 且有急性神经外科干预的患者从一级医疗单元直接转移到三级医疗单元。一旦伤者病情稳定下来,迅速将其转运到更高级别的单元,这是一个功能强大的军事创伤系统的重要组成部分。转运期间的持续专家医疗护理也至关重要。反复评估、控制漏诊的治疗、进一步的稳定,以及在许多情况下进一步的手术改善了严重受伤人员的总体预后。民用创伤系统参考了 OIF 和 OEF 期间的许多军事医学"经验教训"。

严重和穿透性 TBI

在前线军事部署的环境中,严重和穿透性 TBI 患者的医疗护理因许多因素而变得复杂,包括相对缺乏专业医疗护理、有限的资源、高可能性严重合并损伤,以及转移到最终医疗单元的后勤补给挑战。因此,受伤后立即进行的治疗通常由非专科医生提供,主要包括根据高级创伤生命支持(advanced trauma life support,ATLS)和关节创伤系统(joint trauma system,JTS)复苏原则进行病情稳定,以及准备后续转运至高级医疗单元的转运设施。此阶段的医疗护理是由神经外科和重度颅脑创伤 JTS CPG 通告[13]。

该 CPG 每 2 年更新一次,提供有关医疗护理资格,以及对严重 TBI 患者的急性和外科医疗护理建议指南。

有症状的轻度 TBI 持续时间超过 24 小时的军事人员被认为是有资格在三级医疗单元接受进一步检查和可能神经功能损伤评估。所有患有中度至重度或穿透性 TBI 的军事人员都被转运到三级医疗单元进行影像学和神经外科评估和治疗。东道国的中度和重度 TBI 患者可在三级医疗单元根据具体情况进行评估和治疗[13]。

在战事中受伤的严重 TBI 患者的初始管理是根据 ATLS 协议进行的。早期应保持气道通畅固定,并对患者进行合理氧疗,以保持 SpO_2 大于 93% 和 PaO_2 大于 80 mmHg。在怀疑脑疝时,短暂过度通气可作为一种临时策略,但长程的过度通气并不获益;因此,建议维持通气量至目标 $PaCO_2$ 为 35～40 mmHg。由于低血压与 TBI 的死亡率高度相关,因此应根据病情,使用晶体或血液制品对患者进行液体复苏,以维持 50～69 岁患者的收缩压至少为 100 mmHg,15～49 岁或 69 岁以上患者的收缩压至少为 110 mmHg[13]。

神经系统查体应定期评估,评估内容至少包括患者 GCS、瞳孔反应性和任何局部神经症状。建议将血糖维持在 10 mmol/L 以下(同时避免低血糖)。对于开放性颅骨骨折和穿透性 TBI(或任何术前患者),预防性抗生素是有必要的。选择的抗生素通常是头孢唑林或克林霉素,严重污染的病例可添加甲硝唑。在明确或疑似颅高压的情况下,应开始经验性高渗治疗,采用高渗盐水输注至血钠目标水平 150～160 mEq/L 或使用甘露醇[13]。

军事战伤患者 ICP 监测的理论依据来源于美国脑外伤基金会(BTF)关于 ICP 管理的指南[14]。颅内压监测适用于所有符合严重 TBI 临床定义且头部 CT 异常或 CT 正常且至少有以下两种情况的可救治患者:年龄大于 40 岁、运动姿势异常或收缩压小于 90 mmHg 的低血压患者。监测设备可选择脑室外引流管(EVD)或脑实质 ICP 探头,目的是保持 ICP 小于 22 mmHg,脑灌注压在 60～70 mmHg[13]。

血肿清除的手术指征同样依据 BTF 指南,取决于血肿厚度和(或)体积、中线移位程度和临床表现[14]。有神经系统体征的后颅窝出血应尽快手术。术中清除失活脑组织和浅表骨碎片,但不建议常规行探查术。

对于所有可救治的穿透性 TBI 患者,强烈建议采用额颞顶标准大骨瓣切进行手术减压,因为战斗创伤的机制与普通创伤不同。高速的军用火器导致更重的气流伤和脑组织坏死,而爆炸可能会由多种机制导致损伤更加复杂。严重的脑肿胀和颅高压是爆炸伤或穿透性导弹伤的典型特征,如果不及时缓解,将危及生命。此外,在患者转运期间,对 ICP 增高进行干预的措施有限;因此,通过放置 ICP 监护可以早期进行积极颅内压管理,这样在途中可以简化 ICP 管理[13]。额颞顶骨瓣的大小应至少为前后 14 cm 和上下 12 cm[9]。如果基底部位硬脑膜撕裂,应予以修复。这通常可以通过颅骨周围带血管的皮瓣来实现。控制脑脊液漏对于预防继发感染至关重要。使用阔筋膜肌肉是一种替代方法。很重要的一点是尽量避免使用钛网等金属植入物修复颅底。凸面硬脑膜修复通常需要通过硬脑膜扩张成形术实现。使用人工硬脑膜材料修补是另一种选择。复杂的眼、眶、鼻窦、鼻、口、喉和颈部创伤在爆炸伤中很常见,从一开始就需要多学科的协调处理。

对于军事人员,任何穿透性 TBI,或任何钝性 TBI 合并严重粉碎性骨折,或无菌腹部皮下保存不可行的情况下,都应该丢弃手术骨瓣。此类患者可能会在后期接受定制修补材料植入的颅骨修补术。关于颅骨重建,东道国的患者代表了一个独特的挑战,由于难以定位地点及联系,后续护理资源不足,并且定制的颅骨修补材料植也可能难以获得。手术方式的选择包括:原位颅骨置换、扩大皮瓣置换或者咬合部位颅骨切除,包括采用固定部分骨瓣以适应脑肿胀[13]。

军事部署条件下神经外科医疗护理需要考虑的一个独特因素涉及航空医疗运输。这种患者转运通常是长距离的,且无法获得专业医疗护理。特别是对于长时间的空中转运,建议转运途中配备功能正常的 ICP 监测仪,如果患者的 ICP 较高其不稳定,可能更建议在战区进行观察。除此之外,还应考虑海拔升高对颅内压的影响,因为这可能在飞行过程升高 ICP[13]。

针对灾难性、无法存活可能的 TBI 患者,应根据 JTS CPG 对灾难性、无法存活的脑损伤诊疗建议进行治疗,目的是在可能的情况下实现血流动力学稳定,允许后送至四级医疗单元,以便最终与患者家属会面并考虑器官捐赠。本 CPG 为灾难性 TBI 相关并发症的管理提供了详尽的建议。如果患者无法稳定后送至四级医疗单元,或战场规定无法安全转运,医疗机构可自行选择停止复苏工作[15]。

到达四级医疗单元后,进行重复影像学检查,以确认先前影像学结果的准确性,并在镇静的情况下进行基本神经系统检查。特别是对穿透性 TBI 患者,应尽快进行 DSA 检查,以评估和治疗创伤性血管损伤。爆炸伤后也可能发生迟发性脑血管痉挛,需要定期监测和积极治疗[16,17]。在急性创伤后恢复和几个月的广泛神经认知功能康复后,患者通常返回 WRNMMC 进行颅骨成形术,并使用定制的钛合成颅骨修补材料。

轻度 TBI

根据国防部的指示,对军事部署条件下的轻至中度 TBI 的服役人员进行医疗护理。这些患者的早期医疗护理是程式化进行的,主要围绕着识别有轻度 TBI 风险的服役人员。国防部第 6490.11 号指令要求对所有参与车辆爆炸、碰撞或翻车、距离爆炸 50 m 以内、证实存在 LOC,以及头部受到直接打击或暴露于一次以上爆炸事件的人员予以强制战后休息和评估。本指令甚至适用于无明显伤害的服役人员[12]。

战事后,符合上述条件的服役人员将尽快使用伤害/评估/距离检查表(表 11.2)进行评估,并转送进行医疗评估,特别是如果他们对检查表中的任何问题回答均为"是"。病患指挥部负责在 24 小时内向联合创伤分析和战斗损伤预防(Joint Trauma Analysis and Prevention of Injury in Combat,JTAPIC)项目办公室提交报告[12]。

表 11.2　用于评估暴露于潜在震荡事件的服役人员评估的 I/E/D 检查表。本表改编自国防部关于军事部署环境中轻度颅脑创伤/脑震荡管理指南建议[12]

损伤 (Injury)	服役人员的身体或者身体部位是否遭受物理损害?	是/否
评估 (Evaluation)	H—头痛和(或)呕吐? E—耳鸣? A—健忘症、意识改变和(或)意识丧失? D—复视和(或)眩晕? S—感觉错误或不正确?	是/否
距离 (Distance)	服役人员是否位于爆炸点 50 m 范围内? 记录人员与爆炸点的距离	是/否/ 不适用

初始休息时间为 24 小时,从潜在震荡事件开始。关于这一要求,指挥自由裁量权有限;但是,任何未达到 24 小时休息时间的情况都需要记录在提交给 JTAPIC 的报告中。对于第一次脑震荡事件,如果在 24 小时休息期结束,经过医疗许可,患者可以返回工作岗位。在一个 12 个月内发生第二次事件的人员,在返回工作岗位之前,需要在症状消失后再休息 7 天。反复脑震荡或事件(定义为 12 个月内 3 次或 3 次以上)会导致更长的休息,并在考虑返回工作岗位之前进行更严格的医疗评估[12]。

涉及潜在脑震荡事件的服役人员的医学评估包括事件发生后尽快使用 MACE(https://dvbic.dcoe.mil/system/files/resources/MACE2.pdf)。遭受反复脑震荡或暴露于潜在脑震荡事件的患者应接受后续的综合神经检查,包括神经成像、神经心理学评估和功能评估。在评估结论中,医疗专业人员将针对后续管理和任务状态做最后决定。在任何时候,无论是初步评估还是综合检查中,出现相关症状或进展性症状的患者都应根据需要转运,以接受更高级别的专科医疗护理[12]。

对于非军事部署状态的人员,应根据 DoD/VA CPG 给疑似轻度 TBI 患者的提供医疗护理,以管理脑震荡/轻度颅脑创伤。对这些患者的医疗护理应从伤后一周开始,包括识别任何需要更高级别医疗护理的症状或条件,如意识水平的改变、进展性神经功能缺失、视觉缺损、癫痫发作、言语不清、行为改变等。必须重复确认无症状患者,确认其获得教育培训资源,并按照规定进行随访。对症状持续存在的患者,需进一步评估并发的神经和心理状况,建议医疗提供者建立持续治疗联盟,建立症状消除预期预估,并定期重新评估,必要时由 TBI 专家参与其中[11]。

未来方向

尽管在改良防护设备、更敏感和更具体的筛查技术以及强化预防方面做出了大量努力,但轻度 TBI 仍然是美军人员中的一个重大问题。国防部和弗吉尼亚州与科研机构建立了强有力的合作关系,这些机构目前正致力于寻找轻度 TBI 的可靠生物标志物,并更全面地了解孤立性和复发性轻度 TBI 的神经认知功能。国防部还与 NFL 和 NCAA 等体育组织进行协商,制订了轻度 TBI 患者长期随访策略,尤其是复发性皮肤下损伤,并建立组织标本库,以寻找慢性创伤性脑病(chronic traumatic encepha-lopathy,CTE)等疾病的病理特征[1]。

严重和穿透性 TBI 患者的长期预后情况目前正在调研中,许多在 OIF 和 OEF 中遭受穿透性头部损伤的军事人员目前正在接受强化的神经认知和神经心理学评估,以更好地理解这些通常是毁灭性损伤的长期影响。

结 论

几千年来,对战争中持续存在的颅脑创伤管理的不断发展,从古代秘鲁土著颅骨环钻术的最早证据到目前针对严重和穿透性颅脑创伤的积极减压和航空医疗转运处理。现代军事创伤管理系统的一个特点是迅速平稳的将伤者从战场受伤点转移到更高级别的具有神经外科专家在内的多学科专家诊疗中心。这种程序化诊疗等级体系已经改善严重创伤服役人员的预后。

此外,近几十年来,人们越来越认识到轻度 TBI 可能会导致严重的健康问题,其不良影响可能在受伤后长时间内持续存在。认识到所有类型 TBI 对健康的重大影响,促使了一种更全面的筛查、诊断和治疗轻度 TBI 的方法的产生,其目标是保护受伤军人的神经认知功能,以期让伤者早日返回岗位。我们希望在这些发展的基础上能更好地理解和应用 TBI 的管理原则,并且对 TBI 的长期神经认知功能的研究将使我们能够更好地预测疾病预后并给予合理的康复干预。

参考文献

[1] Helmick KM, Spells CA, Malik SZ, et al. Traumatic brain injury in the US military: epidemiology and key clinical and research programs. Brain Imaging Behav. 2015;9:358-66.
[2] Defense and Veterans Brain Injury Center. DoD worldwide numbers for TBI. Available from: https://dvbic.dcoe.mil/sites/default/files/tbi-numbers/DVBIC_WorldwideTotal_2000-2019_Q3.pdf
[3] Dowdy J, Pait TG. The influence of war on the development of neurosurgery. J Neurosurg. 2013;120:237-43.
[4] Agarwalla PK, Dunn GP, Laws ER. An historical context of modern principles in the management of intracranial injury from projectiles. Neurosurg Focus. 2010;28:E23.
[5] Cushing H. A study of a series of wounds involving the brain and its enveloping structures. Br J Surg. 1917;5:558-684.
[6] Cushing H. Organization and activities of the Neurological Service, American Expeditionary Forces. In: Weed FW, McAfee L, editors. The Medical Department of the United States Army in the World War. Washington, DC: Government Printing Office; 1927. p.749-58.
[7] Walker P, Bozzay J, Bell R, et al. Traumatic brain injury in combat casualties. Curr Trauma Reports. 2018;4:149-59.
[8] Aarabi B. Traumatic aneurysms of brain due to high velocity missile head wounds. Neurosurgery. 1988;22:1056-63.
[9] Bell RS, Mossop CM, Dirks MS, et al. Early decompressive craniectomy for severe penetrating and closed head injury during

wartime. Neurosurg Focus. 2010;28:E1.

[10] Ling GSF, Ecklund JM. Severe TBI in military: medical and surgical interventions. In: Wang KKW, editor. Neurotrauma: a comprehensive textbook on traumatic brain injury and spinal cord injury. New York: Oxford University Press; 2019. p. 13 – 20.

[11] Management of Concussion — Mild Traumatic Brain Injury Working Group. DoD/VA Clinical Practice Guideline for the Management of Concussion — Mild Traumatic Brain Injury. Version 2.0 [Internet]. Washington, DC: Department of Defense and Department of Veterans Affairs; 2016. Available at: https://www. healthquality. va. gov/guidelines/Rehab/mtbi/mTBICPGFullCPG50821816. pdf

[12] Department of Defense. DoD policy guidance for management of mild traumatic brain injury/concussion in the deployed setting (DODI 6490.11); 2019.

[13] McCafferty R, Neal C, Marshall S, et al. Joint trauma system clinical practice guideline: neurosurgery and severe head injury (CPG ID:30); 2017.

[14] Carney N, Totten AM, O'Reilly C, et al. Guidelines for the management of severe traumatic brain injury, fourth edition. Neurosurgery. 2016;80:6 – 15.

[15] Neal C, Bell RS, Carmichael JJ, et al. Joint trauma system clinical practice guideline: catastrophic and non-survivable brain injury (CPG ID:13);2017.

[16] Armonda RA, Bell RS, Vo AH, et al. Wartime traumatic cerebral vasospasm: recent review of combat casualties. Neurosurgery. 2006;59:1215 – 25.

[17] Bell RS, Ecker RD, Severson MA, et al. The evolution of the treatment of traumatic cerebrovascular injury during wartime. Neurosurg Focus. 2010;28:E5.

当代小儿颅脑创伤的救治

Contemporary Management of Paediatric Head Injuries

Snigdha Saha and Stephen Honeybul

陈林辉　译

导　言

颅脑创伤(TBI)仍然是全世界儿童死亡的主要原因,呈现双峰型。在婴幼儿中 TBI 比例较高,以非意外伤害(non-accidental injury，NAI)或虐待性头部伤害(abusive head injury，AHI)最常见。在学龄组中跌倒和运动损伤占主导地位,TBI 的比例下降。而在青少年组中再次上升,MVA 和攻击是常见原因[1]。NAI 因表现延迟而可能漏诊,导致反复虐待和机动车事故(MVA),是出现最严重伤害和后果的原因。

与成人一样,根据儿童格拉斯哥昏迷评分,儿童头部损伤可分为轻度(14～15 分)、中度(9～13 分)和重度(3～8 分)。这一广泛使用的量表对儿童的言语评分和婴儿的非言语评分进行了改良。总体而言,轻度头部损伤最为常见,占住院患者的 80%～90%。脑震荡是轻度头部损伤的一种,不存在潜在的器质性损伤,但可出现短暂的神经损伤,无须医疗干预即可自愈。这与在运动和跌倒受到的损伤中很常见,在考虑重返赛场时,尤其是在可能导致进一步受伤的相关接触运动中具有重要意义。

儿科 TBI 因其特殊性在进行患者管理时受到许多因素的影响:

- 与年龄相关的解剖学差异和损伤后病理生理学反应的差异。
- 可能伤害肇事者即是照护者,因此病史可能不尽准确。
- 幼儿临床评估的难点。
- 当需要成像时,需要考虑辐射对发育中大脑的影响。
- 与成年人群相比,手术时还需更多关注失血和体温调节等细节。

TBI 相关儿童的解剖和病理生理学差异

大脑和脊柱在生命的前十年经历了快速发展,尤其是在生命的前两年头围快速增长。在出生的第一年,囟门是开放的,开放的颅骨骨缝允许骨板分离,这可部分防止患儿的颅内压(ICP)增高。颅骨最初薄而柔韧,为大脑提供了有限的保护,使得持续增长的颅骨骨折和乒乓球骨折成为这个年龄组特有的。相对于身体尺寸,小儿的头部更大、更重,而颈部肌肉和韧带薄弱支撑力差,关节面是平的,椎间盘含水量高,这使得椎体与成人相比有更高的脱位风

S. Saha (✉)

Department of Neurosurgery, Perth Childrens Hospital and Sir Charles Gairdner Hospital, Perth, Western Australia, Australia
e-mail: Snigdha. Saha@health. wa. gov. au

S. Honeybul

Department of Neurosurgery, Sir Charles Gairdner and Royal Perth Hospitals, Perth, WA, Australia

© Springer Nature Switzerland AG 2021

S. Honeybul, A.G. Kolias (eds.), *Traumatic Brain Injury*, https://doi.org/10.1007/978-3-030-78075-3_12

险。这些因素导致 TBI 儿童更容易并发脊柱损伤，尤其是在颅椎交界处。在这种情况下，MRI 在筛查这些患者中起着重要作用，特别是临床评估困难的患者。

TBI 患儿诊治时考虑的其他问题如下：
- 儿童的气道较小，因此更容易发生气道阻塞。
- 胸部和腹部器官的保护很差。
- 长骨较弱，胸壁损伤、内脏损伤和长骨骨折在多发伤中更为常见。
- 儿童更容易发生体温过低，因为相同体重下他们的表面积更大。

针对其中枢神经系统损伤也具有其特有的一些特征：
- 随着皮质发育、突触形成和髓鞘形成、大脑血流的变化，儿童的大脑代谢发生快速变化。
- 儿童的 ICP 更低。
- 大脑代谢率更高。
- 血压会随年龄变化，这对最佳脑灌注压（CPP）有影响（因此，成人神经监测阈值不一定适用于儿童[2]）。
- 儿童对二氧化碳变化的反应敏感，使他们更容易受到呼吸机参数变化的影响，更容易出现高灌注或脑缺血[3]。
- 多达 1/3 的 TBI 患儿表现出大脑自动调节功能丧失，这可能导致缺血、高灌注和 ICP 增高，所有这些都可能导致不良后果。
- 由于炎症和细胞级联反应，严重 TBI 损伤时可能出现 ICP 延迟增高。

最后，出血的管理具有独特的挑战。儿童的总血容量低于成人，虽然他们可以补偿高达 25% 的总血容量损失，但他们会突然出现循环衰竭。因此，认识到皮肤花斑、体温过低、嗜睡、代谢性酸中毒、脉搏减弱和毛细血管充盈时间延长等临床症状非常重要，所有这些都是心血管不稳定的预测因素。与成人不同，体重为 3～4 kg（总血容量为 85 mL/kg）的新生儿头皮撕裂伤可导致严重失血，成人头部创伤通常不是主要失血原因。因此，在 TBI 患儿外科治疗时的每一步，都必须密切注意止血，尤其是婴幼儿。

儿童原发性颅脑创伤的特点

儿童原发性 TBI 包括颅骨骨折、颅内血肿、外伤性蛛网膜下腔出血、脑室内出血、弥漫性轴索损伤、血管损伤如血管夹层和假性动脉瘤。

颅骨骨折

颅骨骨折可分为线性、错位、凹陷和粉碎。线状颅骨骨折很常见，必须在影像学上与正常的骨缝线区分开来。当骨折线穿过未闭骨缝线时，就会发生非固定性骨折，导致骨折线变宽。神经系统检查正常且 CT 成像无颅内出血的儿童无须住院治疗。

需要外科干预的适应证包括：
- 明显凹陷性骨折。
- 致硬脑膜破裂的骨折。
- 累及额窦后壁。
- 存在脑脊液漏。
- 有异物卷入。
- 有骨面下的血肿。

额窦在 3 岁后开始通气，因此，对于年龄较小的儿童，大多数额窦骨折可以保守治疗。

乒乓球骨折是新生儿和婴幼儿特有的骨折，因为颅骨相对柔软且有弹性，能够在没有骨折的情况下凹陷。之所以叫这个名称，是因为它类似于乒乓球上产生的压痕。这些骨折在产伤、意外和非意外损伤中均有描述。他们很少引起颅内损伤，所以大多数情况下可以保守治疗。由于大脑生长和颅骨重塑，它们通常会自发减轻。那些没有复位的可以通过手术治疗，方法就是在骨折处放置一个毛刺孔，并在骨下滑动一个器械以抬高骨折面。

生长性颅骨骨折并不常见，但对 3 岁以下的婴儿和儿童来说是特有的。当线性骨折导致硬脑膜撕裂时，就会发生这种情况。随着大脑的生长和脑脊液的搏动，硬脑膜和骨边缘被进一步推开，导致大脑疝入缺损，形成搏动性肿胀。手术矫正包括开颅以暴露缺损的硬脑膜（通常大于上覆骨缺损）并修复缺损（带或不带移植物），然后使用缝隙厚度的颅骨移植物或骨片修复骨缺损。

颅内血肿

颅内血肿包括：
- 硬膜外血肿（EDH）。
- 硬膜下血肿（SDH）。
- 脑内出血（ICH）。
- 外伤性蛛网膜下腔出血和脑室内出血（SAH

和 IVH)。

EDH 在婴儿中不太常见,因为硬脑膜紧贴颅骨内表面,特别是功能性骨缝线。此外,脑膜中动脉尚未融入颅骨内侧的骨骼,这使得它在创伤期间不太可能受到损伤。婴儿发生 EDH 更可能是有静脉损伤或骨折血肿。

急性 SDH 通常是外力直接导致血管破裂的结果,以及因突然减速(如颅骨与静止物体碰撞)而导致的旋转加速。NAI 或 AHT 是婴幼儿急性 SDH 最常见的病因。他们经常表现为不同时期的血肿,这表明反复受伤。脑室扩大患儿出现脑萎缩、脑积水加重和过度引流等情况时,容易在轻微创伤后使硬膜下间隙内脆弱而无支撑的桥静脉撕脱而造成 SDH。

由于颅底不规则,额叶和颞部的脑挫伤很常见。它们通常涉及灰质,发生在受到冲击的区域附近。对于较大的脑内血肿,需排除潜在的血管畸形,如动静脉畸形或海绵状血管瘤,尤其是当外伤史不明确时。

SAH 和 IVH 更常见于较严重的 TBI。蛛网膜下腔出血是由脑表面蛛网膜下腔的微血管破裂或外伤性 ICH 和 IVH 的血液重新分布所致。IVH 可由脑内血肿破入脑室、室管膜下出血或 SAH 血液再分布引起,可能与 DAI 有关。这可能导致外伤后蛛网膜颗粒纤维化而致脑积水。

弥漫性轴索损伤(DAI)

这是最严重的损伤形式,包括基底节、胼胝体、皮质下白质和内囊的轴突和血管受到剪切。病理生理学变化可通过 MRI 成像而不是 CT 扫描,尤其是在 CT 扫描相对不明显但患者仍处于昏迷状态或不良预后特征的表现时,如去皮质或去脑姿势。

儿童继发性颅脑创伤

儿童更容易出现弥漫性脑肿胀(diffuse cerebral swelling,DCS),这是 TBI 的一种并发症。有几个因素促成了这一点,包括:
- 用于置换的 CSF 较少。
- 更易丧失大脑自动调节功能。
- 更容易出现高灌注、缺血和严重 ICP 增高。

婴儿和年幼的儿童由于其较小的血容量更容易出现低血压,这可能导致 CBF 受损和脑缺血。弥漫

性脑肿胀的 CT 表现包括广泛的低密度区域,脑沟消失,基底池闭塞,出现所谓的大黑脑[4]。TBI 患儿的这些方面仍需特别考虑。

非意外伤害(NAI)

NAI 很常见,可导致灾难性损害,具有高死亡率和高发病率。它可能会对以前健康的儿童及完全依赖照护者的年龄组造成严重的远期后果。这在男性中更常见,在 3~6 个月达到高峰。NAI 实施者更可能是年轻、教育程度较低、单身和男性的照护者,他们更可能来自有精神病和药物滥用史的家庭。在产前咨询期间,有时可以识别这些家庭,此时应采取措施,如在新生儿出院后对他们进行监测,并在必要时为他们提供有针对性的预防措施[5]。

在病史与临床或影像学发现的损伤程度或模式不一致的情况下,儿科神经外科医师需怀疑 NAI。此时还需关注的是:
- 寻找其他相关损伤,如长骨骨折和脊柱损伤。
- 尽早让眼科医师参与相关检查。
- 获取相关图像。
- 寻求儿童保护服务。

NAI 的特征包括不同年龄的硬膜下血肿、不同严重程度的脑水肿和缺血区域、视网膜出血和视网膜脱离。在更严重的病例中发生脑缺血是这组患者最常见的死亡原因。它可能是由 ICP 增高、CPP 降低、初始意识丧失引起的呼吸暂停、脊髓损伤或癫痫发作[6]。

视网膜出血是 NAI 的一个重要标志,但也可能发生在意外 TBI 和动脉瘤性蛛网膜下腔出血后。这些症状往往在一周后就会消失,如果眼底镜检查推迟,可能会错过轻症病例,因此强调应由经验丰富的眼科医师尽早和反复进行眼底成像。视网膜脱离也可能发生,这甚至可能导致视力障碍和失明。

NAI 中的硬膜下血肿可以是急性、亚急性或慢性。慢性 SDH 多位于双侧,由血性脑脊液组成,随着时间的推移变得越来越像脑脊液。在严重 NAI 后数周至数月的儿童中,可观察到 CSF 渗出并伴有潜在的脑萎缩。这些儿童可能需要反复进行硬膜下外引流或硬膜下腹腔分流术。

骨骼 X 线检查在筛查疑似 NAI 病例时很有用,因为它们可以提供骨折愈合的证据,证明多发性

创伤。越来越多的证据表明,脊柱损伤是 NAI 的常见结果。尸检研究表明,NAI 常与高位颈髓挫伤和脊柱硬膜下血肿有关。虽然 CT 扫描仍然是对疑似 NAI 患者进行初步评估和治疗的首选成像方式,但 MRI 对脑和脊柱损伤的诊断、特征描述和预测更为敏感,通常在儿童病情稳定后开展。

下血肿通常与线性颅骨骨折相关,导致头皮疏松结缔组织出血。因为这些婴儿的血容量很小,而帽状腱膜下的血肿量可能很大,所以有时需要输血。

头颅血肿是一种骨膜下血肿,由于骨膜紧密附着于骨缝线,因此受到骨缝线的限制。大多数可重吸收,有些可能会钙化。由于存在感染风险,不建议抽吸这些血肿,一些婴儿可能会因为血液被重吸收而出现黄疸。很少有凹陷的颅骨骨折会在使用产钳时导致下面的硬脑膜和大脑撕裂;大部分可以保守治疗。

产 伤

最常见的出生损伤是盔下血肿和头颅血肿。盔

经典案例

— 案例 1 —

急诊科就诊的一名 8 岁女孩,昏昏欲睡,多次呕吐,无法说话,无法独立行走,由她不会说英语的祖母陪同。该患儿初步诊断为胃肠炎和可能的脑膜脑炎,在普通儿科住院。在接下来的 3 天里,她的临床状况进行性恶化。在强直阵挛发作后,她变得无反应,左瞳孔散大固定。CT 头颅显示左侧巨大 EDH,伴有中线移位和钩回疝(图 12.1)。气管插管后急送至一家有神经外科的三级医院。再次询问患儿父母病史时得知,她在初次就诊前 24 小时摔倒,且头部撞到了一个咖啡桌的玻璃桌角上,仔细查体发现撞击区左侧颞部有一处小的头皮瘀伤。随后,她被予以紧急 EDH 手术,之后其神经功能完全恢复。该病例体现了病史采集和临床检查的重要性,漏诊可能会带来灾难性的后果。

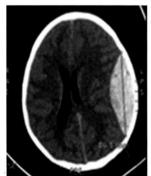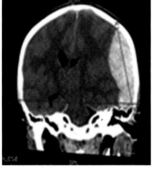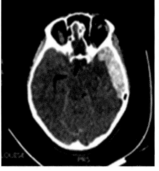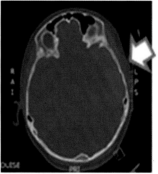

▲ 图 12.1 左侧巨大 EDH,伴有中线移位和钩回疝。箭头指向撞击区域的小颞部骨折,位于局部头皮瘀伤下方

— 案例 2 —

一名 11 月龄的女孩,因痫样发作被送至医院。头部 CT 显示右侧硬膜下血肿,有轻度占位效应(图 12.2)。她被转移到一个三级中心,GCS 15 分无变化,没有神经功能障碍。并转给儿科医师做进一步评估,临床检查显示双侧臀部擦伤和阴道撕裂。眼科评估显示双侧视网膜出血和右侧眼底出血。骨骼检查证实右侧腓骨远端干骺端有桶柄样半月板骨折,需要手术修复。

确定了 NAI 的诊断后,我们将她转交给当地儿童保护服务机构。她的头部外伤进行了保守治疗。随后对她的大脑和脊柱进行的 MRI 扫描证实了硬膜下血肿,以及从 C7 到 T11 的大量脊髓硬膜外出血,脊髓向前移位,无脊髓信号改变。患者神经学检查正常,故予以保守治疗。10 天后行头部和脊柱 MRI 随访(图 12.2)显示两处出血均已消失。在对其泌尿生殖道损伤进行手术后,她在儿童保护部的护理下出院,在那里她有一项特别监护令,直到 18 岁。她在儿科康复和早期儿童干预单位接受了随访,在那里她接受了言

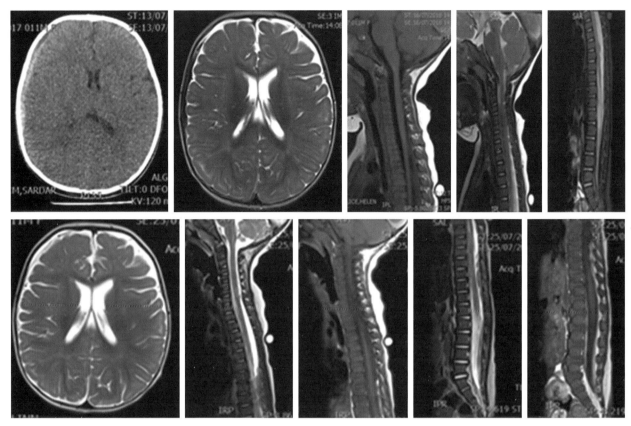

▲ 图 12.2　NAI 后 3 天的初始头颅 CT 和 MRI 显示右侧凸出 SDH 和从 C7 到 T11 的大量脊髓硬膜外出血，脊髓向前移位（上图）。10 天后随访 MRI 显示颅内和椎管内出血已消失（下图）

语延迟和情绪失调的治疗。本病例强调了多学科治疗在 NAI 患儿治疗中的重要性，以及大脑和脊柱 MRI 在隐匿性损伤筛查中的作用。

— 案例 3 —

　　一名 1 月龄的女婴在换桌子时摔下来致癫痫发作，被送往急诊室。在临床检查中，她的瞳孔大小不等，前囟紧张。脑部 CT 显示广泛的外伤性蛛网膜下腔出血，部分散在的硬膜下出血和广泛的双侧幕上低密度，小脑、丘脑和基底节保留（图 12.3）。她插管后转至儿科重症监护病房，并进行了其他损伤评估。随

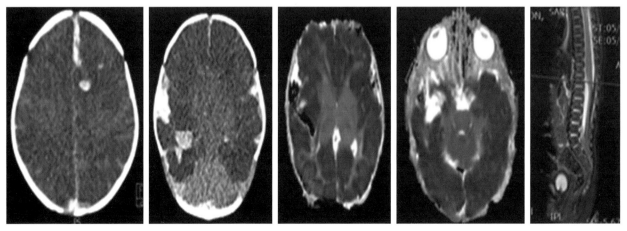

▲ 图 12.3　NAI 导致头部严重受伤。CT 头部显示广泛的低密度"黑脑"、蛛网膜下腔出血和颞部挫伤。同一天的脑部和脊柱 MRI 显示全皮质弥散受限，深部灰质、脑干和小脑弥散受限较少，T9 至 S1 椎管内分层出血，马尾神经根移位

后对大脑和脊柱进行了 MRI，结果显示大脑皮质存在广泛弥散受限，深部灰质、脑干和小脑弥散受限区域较少。脊柱 MRI 示从 T9 到 S1 椎管内可见分层的椎管内出血，马尾神经根向前移位。根据这些发现，诊断为 NAI 合并严重头部损伤，随后在重症监护、神经外科、神经病学和儿童保护服务机构之间进行了广泛讨论。据证实，该母亲有一段药物滥用史，可能是因忽视而导致儿童跌倒。

在接下来的几周里，与家属就护理和预后目标进行了进一步讨论。她最终被拔除气管插管，能够维持呼吸，并能耐受喂食。她遗留严重残疾，目前正在接受姑息治疗。她的母亲正在接受药物滥用治疗。

这个案例突出了一次疏忽对易受伤害患者的影响。

— 案例 4 —

一名体重 3.5 kg 的男婴因难产和胎儿心动过缓而接受紧急下段剖宫产分娩。APGARs［外观（肤色）、脉搏（心率）、表情反应（本能反射）、活动（肌张力）和呼吸（呼吸频率和努力程度）］最初为 3，随后改善为 8。婴儿头皮有进行性肿胀，这被认为是由于帽下血肿。12 小时后，婴儿癫痫发作，被转至三级新生儿重症监护病房（NICU）。到达时，患儿呈嗜睡、低张、瞳孔对光反射消失。他的血红蛋白从出生时的 120 g/dL 下降到 80 g/dL；但凝血功能正常。脑部紧急 MRI 扫描显示双侧硬膜外血肿，具有明显的占位效应、中线移位和广泛的分水岭区域梗死（图 12.4）。男孩立即被带到手术室进行血肿清除。外科手术需要对每个阶段的止血给予细致的关注。输血于手术开始时即开始，且持续整个手术过程。麻醉师通过维持输血来弥补凝血因子损失，确保婴儿相对的血流动力学稳定。根据医院的大量输血方案，男孩总共接受了一个单位红细胞悬液及补充了新鲜冰冻血浆和冷沉淀。尽管采取了这些措施，但在手术期间仍有一过性低血压的发生，因此该年龄组有血流动力学不稳定的风险。该男孩最终恢复得很好，出院时神经功能检查正常。由于这组患者可能出现血流动力学不稳定和继发性脑损伤的风险，本病例体现了预防新生儿灾难性失血的必要性。

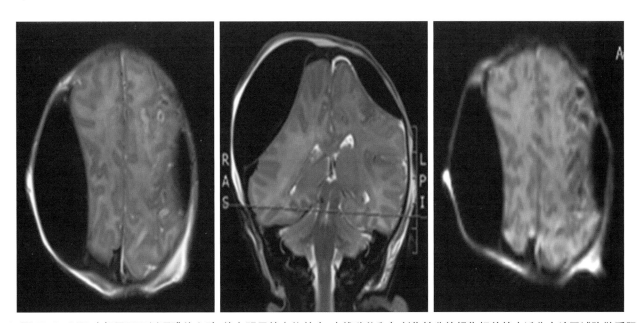

▲ 图 12.4 MRI 头部显示双侧硬膜外血肿，伴有明显的占位效应、中线移位和与创伤性分娩损伤相关的广泛分水岭区域弥散受限

儿童颅脑创伤的处理

儿童颅脑创伤的即时处理与成人类似，在进行任何详细的神经评估之前，必须重视气道、颈椎、呼吸和循环的评估。此外，需充分暴露，以评估其他任何损伤，并且必须非常小心，不要单纯关注 TBI 而遗漏其他可能导致隐性失血的损伤。

初步查体包括从头到脚的检查,寻找可能被头发掩盖的头皮撕裂和凹陷的颅骨骨折。熊猫眼是指双眼周围有瘀伤的表现。这些瘀伤看起来像熊猫眼睛周围的黑色斑点,表明前颅底骨折。类似地,Battle 征(以 William Henry Battle 博士的名字命名)表现为乳突上的瘀伤,这暗示了颅底后部的骨折。这些发现本身并不重要,但它们可能会提醒临床医师注意更严重的潜在损伤,尤其当患儿临床状况良好时。在新生儿中,连续触诊前囟并关注颅缝有无进行性分离,可提示是否存在颅内压增高或进展。多发伤时还需寻找有无胸部和腹部损伤,以及长骨骨折的证据。这对于严重颅脑创伤的患者尤其重要,超过 1/3 的儿童有相关的系统性损伤需要解决。这些患者可能会持续多日大量使用镇静剂,而遗漏其他损伤可能带来巨大的问题。延迟诊断长骨骨折可能延迟治疗,并易导致后期功能损害。同样,未能诊断实体器官损伤(如肝撕裂伤)可能导致隐匿性出血,随后出现血流动力学不稳定,从而影响脑灌注。这些例子在于强调,TBI 的管理不仅仅关注大脑,还关注受伤患者整体。

初始复苏且稳定后,需要了解详细的受伤经过。这包括但不限于以下内容:

- 复苏后儿科 GCS(与预后密切相关)。
- 创伤机制。
- 失去意识的时长。
- 呕吐。
- 癫痫发作。
- 共病(药物、出血性疾病、既往病史)。
- 既往外伤史。

在考虑 NAI 时,最后一点至关重要,要特别注意既往和后续受伤模式中的任何不一致的地方,需怀疑可能存在 NAI。如果认为可能有 NAI,则患儿需要行骨骼 X 线检查、眼科评估并转诊至适当的儿童保护机构。

轻度 TBI

轻度 TBI 的儿童,GCS 为 14～15 分,是最常见的来急诊科就诊的患者群体。儿童 TBI 的原因有很多,从简单的跌倒到更严重的机制,如机动车事故(MVA)。如前所述,该损伤经过不仅需与临床保持一致性,而且还应考虑到患儿未诉说的其他伤害的可能性。一个很好的例子是,在 MVA 中患有 TBI

的儿童,还需要排除因安全带位置不当造成的腹部损伤。

在大多数轻微颅脑创伤病例中,儿童可以在急诊室或住院患者中观察 6～24 小时,然后出院回家。某些临床体征和症状可能表明需要更长时间的观察。这些情况包括:

- LOC 的病史。
- 呕吐。
- 癫痫发作。
- 持续性耳、鼻或喉出血。
- 历史记录中的不一致可能表明 NAI。
- 高风险的共病。
- 存在颅底骨折的迹象。
- 任何神经功能缺损。

出院后,如果父母有任何担忧或临床病情恶化,建议他们及时急诊就诊。一般来说,这组患者不需要行头颅 CT,除非他们在观察期间出现临床恶化。这不仅是考虑医疗资源的分配问题,而且还因为电离辐射的暴露累积存在与年龄相关的终生癌症风险。例如,最近的一项研究发现,10 岁以下儿童头部扫描预测白血病的终身归因风险最高,并随着年龄的增长而降低,每 10 000 次扫描中 5 岁以下儿童为 1.9 例,而 10～14 岁为 0.5 例[7]。

有几种临床决策规则,如 PECARN、CATCH 和 CHALICE,这些规则可用于确定 TBI 儿童的 CT 成像需求。在一项对 10 家澳大利亚和新西兰医院的 TBI 儿童进行了前瞻性观察研究发现,这三种临床决策规则在按设计使用时具有较高的敏感性,并且每种规则的阴性预测值均高于 99%[8]。

中度和重度 TBI

中至重度 TBI 患儿的管理应根据脑外伤基金会的指导原则进行。该文件于 2003 年首次发布,随后于 2012 年和 2019 年更新。第三版更新纳入了 48 项新研究和 22 项建议,其中 9 项是新的或修订的;然而,证据的总体质量仍然很弱。证据级别情况如下:

- 没有 I 级建议。
- 3 项 II 级建议。
- 19 项 III 级建议[9]。

与第 8 个专题中概述的成人 TBI 医疗管理类似,基于分层的方法越来越多地用于儿童 TBI。中度 TBI 患者通常需要定期观察,以评估其进展情况,确定哪些患者病情恶化,需要更严密的监护。对于那些受伤更严重的患者,相当时间的镇静和通气可完全控制脑灌注,并防止因疼痛和意识不清而引起的躁动和痛苦。对患有 TBI 的儿童进行镇静也有助于 ICP 监测,从而确定哪些患者出现了进行性脑水肿,这不仅能防止患者出现早期恶化,而且还能指导干预治疗。ICP 监测也能监测那些发生手术损伤的患者,如进展性颅内血肿或进行性外伤后脑积水。

通常,将 ICP 目标值设定 20 mmHg 以下;但是,必须记住,目标 CPP 为 40 mmHg 只是一项Ⅲ级建议。

ICU 儿科患者的初步管理

对于需要通气支持的患者,初始措施应包括以下内容:

- 充分的镇静和控制通气,以维持正常生理水平的氧分压和二氧化碳分压($PaCO_2$ 4.7~5.5 kPa)。
- 充分的镇痛以治疗疼痛并避免气管插管的不适。
- 避免高体温(发热),并以常温为目标。

这种最初的治疗可被视为"0"级治疗,目的是建立一个稳定的神经保护生理基线。当这些措施无法将 ICP 控制在指定阈值以下时,将采用 1 级治疗[10]。

1 级治疗

开始 1 级治疗时,首先需要采取相对简单的措施,如将床头抬高至 30°,并通过移除软环或硬环避免颈部受压,如果头部由垫子支撑在中立位置,则无须使用软环或硬环。增加镇静水平可能会降低大脑代谢,减少对护理干预(如体位改变或吸痰)的反应。亚临床癫痫发作可导致颅内高压,Ⅲ级推荐使用左乙拉西坦或苯妥英钠等预防发作。

过度通气仍然是一种二级疗法;但是,将 $PaCO_2$ 维持在正常范围低值可以考虑为 1 级治疗。最后,还有支持使用高渗盐水控制 ICP 的Ⅱ级建议。

如果进行了这些治疗,ICP 仍持续上升,则可能需要将药物治疗升级至Ⅱ级;然而,可以考虑简单的手术措施,如置入 EVD。此外,如果颅内血肿的进展或扩大可以考虑重复成像以排除手术损伤。在这些情况下,头颅 CT 应在能够准确描述脑外伤特征

的最小辐射量下进行。

2 级治疗

当 ICP 对 1 级治疗无效时,可采用 2 级治疗,且可采用无特定等级的任何顺序。通常按顺序引入,以便评估 ICP 反应。虽然不建议预防性过度通气,但对于难治性颅内高压,使用轻度过度通气($PaCO_2$ 4.3~4.6 kPa/32~35 mmHg)有Ⅲ级推荐。在这些情况下,建议将其与侵入性脑氧合监测相结合,以确保氧合不受影响。在这些情况下,也有关于使用额外镇静剂和神经肌肉阻滞的Ⅲ级建议。

如果这些措施无法控制 ICP,可能需要进行 3 级治疗,并且可能需要再次复查影像以排除手术损伤。

3 级治疗

对 1 级和 2 级无反应的颅内高压必须视为难治性和危及生命的;然而,使用 3 级治疗必须是谨慎的,因为它们有可能导致显著的并发症。

低体温

使用预防性低体温(32~33 ℃)行神经保护已不再推荐;然而,在顽固性颅内高压的情况下,支持其使用Ⅲ级建议。该建议还提及,使用低体温存在安全问题,并建议缓慢复温(每 12~24 小时 0.5~1 ℃),监测苯妥英等药物的药物水平以避免毒性。

巴比妥类昏迷

巴比妥类昏迷已用于控制难治性 ICP 多年;然而,它的使用是有争议的。它们引起严重的剂量依赖性心血管抑制,导致显著的低血压发作,患者经常需要正性肌力药物支持。它们还与感染、免疫抑制和肝肾功能不全的风险显著增加有关。它们的半衰期较长,在停止使用后难以进行临床评估。血流动力学稳定的患者可使用巴比妥类药物(Ⅲ级建议),建议提供持续的动脉血压监测和心血管支持,以维持足够的脑灌注压。

去骨瓣减压术

在顽固性颅内高压的情况下使用二期去骨瓣减压术因临床和伦理问题一直有相当大的争议。然而,手术干预确实可以降低死亡率。同样显著的是,手术减压无法逆转导致神经危重症(无论是创伤、卒中、蛛网膜下腔出血还是感染)的病理学效应,许多幸存者将留下严重残疾。这些问题尚未在儿科 TBI

的下进行充分的调查研究,第33个专题详细讨论了伦理问题。目前,在认为儿童无法存活的情况下,应保留使用去骨瓣减压术作为抢救干预。尽管有大量的回顾性研究表明一些幸存者的预后良好,但情况并非总是如此,必须始终考虑发表偏倚的问题[11]。是否可继续使用去骨瓣减压术,需要开展包括认知评估在内的长期前瞻性研究。

未来方向

对于成像正常的轻度头部损伤或脑震荡患儿,毫无疑问,多数会继续进行全面的长期康复。然而,越来越多的证据表明,在像足球头球这样重复轻微创伤的体育运动会有长期的不良反应。由于担心这会对发育中的大脑产生影响,某些体育组织已禁止这种做法,值得注意的是,这是否会扩展到其他接触性运动,如美式足球和橄榄球,这些运动的影响可能频繁且严重,第23个专题将更详细地介绍这些问题。在成人中已经有了广泛的研究来解决TBI的认知、行为和心理后遗症,这些问题也需要在儿童中持续关注。

对于严重的TBI患儿,在专业儿科中心管理的儿童能够获得更全面的多学科康复服务,结果也会更好。同样,将成人研究中获取的证据推广至儿科人群时,存在着很大的局限性。积极的外科干预尤其重要,如去骨瓣减压术,这可能可以挽救生命,但肯定是无法恢复患儿的神经功能。在儿科人群中,对诸如低温、巴比妥类药物和去骨瓣减压术等疗法开展随机对照试验可能存在困难;然而,使用长期观察研究,并详细地登记,可作为有效性研究的基础,这也可能为实践提供有用的证据。将神经危重症护理的进展和儿科神经危重症护理计划的实施相结合,已被证明可以降低死亡率[12]。

结 论

儿童头部损伤包括脑震荡、运动相关损伤、出生相关损伤,以及非意外和意外TBI。儿童的最佳护理需要彻底了解儿童的基本解剖、病理生理学差异,并了解损伤的基本机制。多学科参与的评估和管理对于获得最佳结局至关重要。

利益冲突:无。
基金资助:无。

参考文献

[1] Centers for Disease Control and Prevention. WISCARS. Leading causes of Death Reports, National and Regional, 1999 - 2013;2015. Available at: http://webappa.cdc.gov/cgi-bin/broker.exe. Access 2015.9.22

[2] Figaiji AA. Anatomical and physiological differences between children and adults relevant to traumatic brain injury and the implications for clinical assessment and care. Front Neurol. 2017;8:685.

[3] Philip S, Udomphorn Y, Kirkham F, et al. Cerebrovascular pathophysiology in pediatric traumatic brain injury. J Trauma. 2009;67(2 Suppl): S128 - 34.

[4] Takashi A, Yokota H, Morita A. Pediatric traumatic brain injury: characteristic features, diagnosis, and management. Neurol Med Chir (Tokyo). 2017;57:82 - 93.

[5] Ninomiya T, Hashimoto H, Tani H, Mori K. Effects of primary prevention of child abuse that begins during pregnancy and immediately after childbirth. J Med Invest. 2017;64:153 - 9.

[6] Vinchon M. Shaken baby syndrome: what certainty do we have? Childs Nerv Syst. 2017;33:1727 - 33.

[7] Miglioretti DL, Johnson E, William A, et al. The use of computed tomography in pediatrics and the associated radiation exposure and estimated cancer risk. JAMA Pediatr. 2013;167:700 - 7.

[8] Babl FE, Borland ML, Phillips N, et al. Accuracy of PECARN, CATCH and CHALICE head injury decision rules in children: a prospective cohort study. Lancet. 2017;389:2393 - 402.

[9] Kochanek PM, Tasker RC, Carney N, et al. Guidelines for the management of pediatric severe traumatic brain injury, third edition: update of the brain trauma foundation guidelines, executive summary. Neurosurgery. 2019;84:1169 - 78.

[10] Bowers C, Riva-Cambrin J, Hertzler D, et al. Risk factors and rates of bone flap resorption in pediatric patients after decompressive craniectomy for traumatic brain injury. J Neurosurg Pediatr. 2013;11:526 - 32.

[11] Jagannathan J, Okonkwo D, Dumont A, et al. Outcome following decompressive craniectomy in children with severe

traumatic brain injury: a 10-year single-center experience with long-term follow up. J Neurosurg. 2007;106(4 Suppl): 268 - 75.

[12] Pineda JA, Leonard JR, Mazotas IG, et al. Effect of implementation of a paediatric neurocritical care programme on outcomes after severe traumatic brain injury: a retrospective cohort study. Lancet Neurol. 2013;12:45 - 52.

13

运动相关颅脑创伤

Sports-Related Traumatic Brain Injury

Niklas Marklund

徐杨 译

导 言

奥林匹克的座右铭是更快、更高、更强(拉丁语为 Citius，Altius，Fortius)。在现代体育中，运动员越来越强壮、速度不断提高，这将导致与运动相关的伤害风险增加。近年来在拳击、混合武术、橄榄球、足球、美式足球和冰球等存在身体接触的运动中，头部受伤的发生率正在不断上升。当冲击力足够大时，可能会出现运动相关的脑震荡(sports-related concussion，SRC)。

SRC 占所有运动伤害的 5% ～ 9%。多年来，SRC 的定义一直在逐渐变化，但根据运动相关脑震荡研究小组提出的最新定义，SRC 是一种由生物力学力量引起的轻度脑外伤(mild traumatic brain injury，mTBI)[1]。重要的是，当发生在身体其他部位的撞击传达至头部时，也可诱发 SRC。头部快速旋转是与 SRC 相关的主要生物力学特征，正如本专题以下段落所讨论的，白质损伤和(或)能量代谢紊乱可能是最重要的潜在病理生理学机制。当发生 SRC 的时候存在一系列可观察到的临床症状和体征，尽管意识丧失和健忘症是常见的，但并非必需诊断。现在已经确定，一些症状可能会在最初受伤后

数小时内发生变化，而这正是需要反复评估的原因。严重的 SRC 多发生在年轻、健康和高度积极活跃的运动员。受伤后，症状的缓解通常遵循一个连续的过程，85% ～ 90% 的运动员在 10 天内完全康复。女运动员似乎在运动中遭受 SRC 的风险更高，其中机制与男性相同(如足球和篮球)。

有一小部分运动员会出现长时间的症状，可能持续几个月甚至几年。而预后与症状持续时间的长短密切相关[2]。SRC 后的高初始症状负荷是产生持续性脑震荡后症状的一个风险因素，在大多数报道中，女性运动员的情况更糟，恢复时间更长。

历史上，SRC 被认为是一种自限性良性疾病。然而，目前已确定，多种 SRC 与不良健康结果和某些神经退行性疾病有关。反复的 SRC 越来越多地与抑郁症、轻度认知障碍、早发性阿尔茨海默病、帕金森病有关，可能还与慢性创伤性脑病(chronic traumatic encephalopathy，CTE)有关。

对于 SRC 的理解、预防、诊断和治疗有大量的研究工作，但目前可用的重返比赛策略和神经康复努力似乎不足以改善通常与 SRC 相关的破坏性和持久性后果。本专题旨在阐述当前和不断发展的SRC 管理和理解。

N. Marklund (✉)
Department of Clinical Sciences Lund, Neurosurgery, Lund University, Skåne University Hospital, Lund, Sweden
e-mail: niklas. marklund@med. lu. se

© Springer Nature Switzerland AG 2021
S. Honeybul, A. G. Kolias (eds.), *Traumatic Brain Injury*, https://doi.org/10. 1007/978-3-030-78075-3_13

历史背景

虽然与运动有关的脑震荡现在被定义为轻度颅脑创伤(mTBI),但事实并非总是如此。"脑震荡"这个词是许多世纪以前创造出来的,用来描述一种大脑生理或功能异常的状态。在 20 世纪,"拳击醉鬼"这个词被民间团体用来描述那些出现步态和神经精神障碍的退役拳击手。Martland(1928)和后来的Millspaugh(1937)的工作创立了拳击手痴呆症(boxer's dementia)这个术语,但直到 20 世纪 70 年代,第一个关于前拳击手的神经病理学病例系列才出版。在随后的几年里,术语被修改,"慢性创伤性脑病"(CTE)现在被用来描述与重复性头部创伤和多次脑震荡或次脑震荡事件相关的特征。现在已经知道,这种现象并不是拳击所特有的,2005 年,Omalu 博士和他的同事在对一名退役橄榄球运动员进行尸检时,展示了这

种情况的早期证据。这种情况的证据随后在许多其他高强度运动中被观察到,如冰球、摔跤和足球。

近年来,人们越来越关注与 SRC 相关的潜在健康危害,并相应完善了脑震荡运动员的管理方案。然而,越来越明显的是,许多运动员患有短期和长期症状,这些症状可能干扰教育、工作和日常生活,并导致生活质量下降。在过去的几十年里,为了减少SRC 对体育界的总体影响,人们做出了巨大的努力。1966 年,头部损伤命名研究委员会(Committee to Study Head Injury Nomenclature)对脑震荡进行了定义,但这些标准难以衡量,其中包括主观评分体系[3]。从 2001 年的维也纳开始,脑震荡运动的共识声明会议已经定期举行,最近的一次大会于 2016 年在柏林举行,即将到来的第六届大会计划于 2022 年在巴黎举行。在这些大会中,明确了脑震荡的定义,提出了早期管理指南和回归策略,并对脑震荡预防和治疗的科学依据进行了全面的审查。

经典案例

在网上很容易找到许多关于拳击和混合武术中壮观的击倒的描述,通常是当运动员的头部受到打击或被踢,产生快速昏迷。可悲的是,许多人因这些击倒而丧生,而这并不限于拳击比赛。这些悲惨的死亡不仅发生在职业男子拳击比赛中,而且还发生在女子拳击比赛和业余比赛之后。也许令人惊讶的是,大多数拳击比赛的死亡发生在较低的重量级别,而且通常是由急性下腔血肿引起的,尽管挫伤和脑内血肿也有描述[4]。媒体上也出现了一些遭受 SRC 后果的体育偶像。在许多例子中,冰上曲棍球运动员 Bob Probert (Tough Guy:The Bob Probert Story 中的形象)作为曲棍球运动员和冰场上的战士,遭受了大量的 SRC 及大量的头部亚碰撞。

SRC 早期管理的一个关键因素是立即停止比赛。然而,很明显,球员和教练在 SRC 后继续早期比赛的压力使得这一规则难以实施。在最近的两届国际足联世界杯期间,也许是世界上电视转播最多的赛事,出现了几次 SRC,其中两次值得一提。在 2014 年的决赛中,一名德国后卫显然达到了 SRC(根据媒体报道,他在撞击后跑向裁判,问他是否真的在踢决赛,表明他有失忆和认知障碍),但被允许继续比赛,直到半场结束。2018 年,在对伊朗的比赛中,一名摩洛哥球员遭受了明显的 SRC,之后医疗队的一名成员拍打他的脸颊,向他泼水,然后让他回到球场上。这些事件说明了在执行严格的 SRC 管理协议方面的困难。此外,运动员在发生 SRC 时往往会少报症状,并可能继续比赛,这并不罕见,因为不能辜负其他人的期望[5]。理想情况下,即使球队教练、运动员或其他参与事件的人反对,队医也应有让运动员离开赛场的最终决定权。根据这些原则,欧洲足球协会联盟(Union of European Football Associations, UEFA)在 2014 年男子世界杯后推出了新的脑震荡管理程序,允许裁判员停止比赛长达 3 分钟以进行 SRC 评估。

SRC 的管理和长期影响

对 SRC 的管理有许多步骤,从确认病情到评估长期的风险。

SRC 的识别和诊断

SRC 的诊断是基于训练有素的医务人员的临床判断,目前既没有生物标志物,也没有任何其他诊断辅助手段可以明确地确定 SRC 的诊断。在最初

的撞击或头部快速旋转之后,可能会出现短暂的中枢神经系统功能紊乱。调解人员应了解队员的正常行为,并应高度怀疑 SRC 的存在。诊断并不总是明显的,一些关键的特征见表 13.1。

表 13.1　撞击后 SRC 的主要表现

临床症状
意识消失
异常行为/混淆
迷失方向
平衡性差
运动障碍
躺着不动
爬起困难
抓头
空白的凝视
明显的软组织损伤/骨折

对事件的视频分析可能有助于诊断,其中的关键发现是在撞击后没有试图抵抗坠落、癫痫发作或强直姿势,以及运动员表现出"白眼"。重要的是要注意,在 SRC 发生后的最初几个小时内,症状可能会发生变化,因此有必要进行反复评估[6]。运动性脑震荡评估工具第 5 版(*The Sports Concussion Assessment Tool 5th Edition*,SCAT5)是一个成熟的工具,由受过医学训练的人用于边线评估(表 13.2)。应根据之前描述的临床症状和体征来决定是否让球员退出比赛,仅仅怀疑有 SRC 就足够了。值得注意的是,完整的 SCAT5 至少需要 15 分钟来完成。同样重要的是,SCAT5 不能仅用于诊断或排除 SRC,因为运动员可能已经遭受了 SRC。SCAT5 可以从 13 岁开始使用,还有一个小儿 SCAT,可供 5～12 岁的小儿使用[7]。

详细的 SCAT5 包括一个症状评估分数,基于 Lovell 和同事的原始描述,它列出了 22 个症状(严重程度范围从 0 到 6)供运动员评估,并允许计算症状严重程度分数(SSS,所有症状严重程度评分的总和,范围从 0 到 132)和症状数量(NOS,范围从 0 到 22),用于对被评估的运动员进行跟踪。

King-Devick(K - D)快速数字命名测试和脑震荡后立即认知测试(ImPACT)是其他被证明在边线上对 SRC 进行评估的敏感测试。K - D 测试评估眼球运动,应在基线和 SRC 发生时在边线上使用,并且是快速管理。ImPACT 测试是一种计算机化的

认知能力测试,已被 FDA 批准用于脑震荡管理。运动员在季前赛中接受测试,受伤后的分数可以进行比较,以帮助脑震荡的诊断。

对于没有接受过医学培训的普通人来说,2005 年由运动相关脑震荡小组退出的脑震荡识别工具(concussion recognition tool,CRT)可以帮助识别 SRC 的征兆和症状,并指导何时让运动员退出比赛和寻求医疗护理。通常情况下,除非预设一些红色标准,否则传统的神经影像学检查(CT、MRI)的结果阳性率非常低,不应作为常规建议。生物标志物的使用是一个快速发展的领域[8],其中神经纤维光(NF - L)可能对检测潜在的和进行性的白质病变具有特别的前景。目前,还没有一种生物标志物能够快速或敏感地指导 SRC 时的急性临床决策。

表 13.2　SCAT5 和 Maddocks 认知评估问卷的关键点

评估
紧急现场评估:
给予红牌。
检查脑震荡的可观察迹象。
使用 Maddocks 调查问卷进行记忆评估。
我们今天是在什么地方?
现在是哪个半场?
这场比赛中谁最后得分?
你上周和谁打了比赛?
你的球队赢得了最后一场比赛吗?
使用格拉斯哥昏迷评分检查意识水平。
颈椎评估
场外评估——最好是在临床环境下进行的评估
全面的既往病史
症状评估
认知屏幕
专注度的测量
神经系统筛查
延迟召回评估

提前退出比赛和逐步返回比赛(或学校)的程序

正如英国足球协会(FA)所言,其主要思路是"如果有疑问,就让他们坐着休息"。这种说法的意思是,当怀疑或诊断出患有 SRC 的运动员,在经过医学评估和排除之前,不应允许其返回比赛。这一策略的理由有三点。

- 需要紧急医疗救助的严重脑外伤的风险。对于运动员和医务人员何时应该寻求紧急医疗救助，有几个警告信号（红牌）可以作为指导（表 13.3）。在运动中发生的严重颅脑创伤和脊柱及脊髓损伤的例子很多，这些警告信号往往在受伤时就已经观察到了。

- 第二次撞击综合征。这个术语是由 Saunders 和 Harbaugh 在 1984 年创造的，他们描述了一个 19 岁的运动员，他遭受了 SRC 并于 4 天后突然死亡。当时的情形是在第一次受伤后仍有症状的情况下，他又受到了一次头部撞击。这一有争议且极其罕见的疾病的特征是运动员在经历 SRC 后不久又发生轻微头部创伤后突然死亡，表现为大面积不受控制的脑肿胀，且仍有症状。虽然不常见（而且这种综合征是否存在也有争议），但突发性撞击综合征的后果是毁灭性的，这也是建议在发生 SRC 后应立即停止比赛的原因。

- 大脑的脆弱性。动物实验已经明确证实，SRC 会诱发大脑的代谢和血管变化，并引发大脑的脆弱期。在这一脆弱阶段，额外的撞击会导致最初的损伤加剧，必须不惜一切代价避免额外的头部撞击和引发症状的活动。这就是在体育运动中实施分级重返赛场方案的主要原因。

表 13.3 用于诊断 PCS 病症的警示征兆，当出现这些标志时必须转诊进行医疗评估

警示
• 颈部疼痛/触痛
• 呕吐（>1 次）
• 严重的、不断增加的头痛
• 虚弱/手臂或腿部烧伤
• 复视
• 意识消失
• 癫痫发作
• 意识水平的恶化
• 烦躁不安加剧（出现进行性的颅内压增高）

在确诊为 SRC 并将球员从比赛中除名后，开始执行分级（也有使用分级一词的）重返比赛的方案。这包括一个时期，通常是 24～48 小时的大脑休息。以前推荐的"暗室"策略已被放弃，现在这段时间应包括避免引起症状的活动。因此，在最初的 1～2 天

内，运动员不应练习或去学校/工作。此外，应避免酒精、娱乐性药物和驾驶。当运动员症状消除，在 SRC 之后的 6～7 天内允许进行全接触训练，然后以 24 小时为单位逐渐增加运动量。如果每个步骤都没有出现额外的症状，那么就可以进行比赛了。必须指出的是，有许多报道显示神经生物学的恢复通常比临床恢复要长，这表明脆弱的时间段可能比以前预期的要长。

在儿童中，与成人类似，应鼓励逐步进行有症状限制的体育活动，而且重要的是，在恢复体育活动之前，应先返回学校。此外，学校应实施脑震荡政策，包括对康复儿童的教育支持。

脑震荡恢复和"脑震荡后遗症综合征"

使用这些重返赛场的策略，有 85%～90% 的脑震荡运动员可以顺利恢复。成人的正常恢复时间为 2 周，儿童和青少年为 4 周；然而，恢复的轨迹可能有所不同[9]。有些运动员会出现长时间的症状，称为"脑震荡后综合征"（post-concussion syndrome, PCS）。这是一个有争议的定义，定义不明确，但它可以被视为一种症状的缩影，通常包括头部疼痛、头晕、疲劳和焦虑。认知障碍通常对 PCS 运动员来说是非常重要的。导致 PCS 的机制尚未确定；然而，它可能与脑血流受损有关。事实上，即使在一次 SRC 之后，脑血流量（CBF）也可能在评判后的许多个月内下降，而且 CBF 的变化可能与持续的症状负荷相关。如果 CBF 恢复正常，相关症状也可能恢复正常。在退役的 rSRC 运动员中也观察到改变的脑血管反应性和慢性 CBF 减少。值得注意的是，未受伤的健康女性比男性有更高的 CBF，强调需要进行性别特异性比较。这些潜在的 CBF 变化可能与持续存在的大脑能量代谢改变有关，其细节需要额外的评估。

管理 PCS 患者的问题之一是没有一个预先明确的定义。有人建议用持续的脑震荡后症状（PPCS）一词来替代 PCS。精神疾病诊断与统计手册第五版（DSM-5）不再将 PCS 定义为一个单独的实体，而是将重点放在颅脑创伤作为认知障碍的一个原因。在 ICD-10 和 DSM-4 中，PCS 被定义为持续 3 个月或更长时间的 3 个或更多的击打后症状。PCS 的持续时间越长，预后就越差，总体而言，PCS 与生活质量差相关[2]。

尽管在精确定义方面存在这些困难，但对有PCS/PPCS 症状的运动员的管理应该是多学科的，以解决不同的情绪、身体和行为问题[10]。这将包括但不限于以下方面。

- 康复医学。
- 前庭和眼球运动康复。
- 物理治疗。
- 职业治疗。
- 心理学。
- 运动医学。

有许多旨在缓解症状的药物选择，其中包括治疗头痛的镇痛剂、睡眠诱导剂、抗抑郁药物和偏头痛缓解药物。此外，金刚烷胺已在许多研究中进行了测试，有一些证据表明，它可能提供症状缓解和改善认知功能，尽管还需要进一步的工作来明确疗效。

长期影响

虽然许多基础研究的证据水平相当低，具有明显的局限性和不确定性。然而，人们普遍认为反复的 SRC(rSRC) 会导致一些与大脑有关的疾病的风险增加。

这些疾病包括抑郁症、轻度认知障碍、帕金森病、阿尔茨海默病（AD）和 CTE。在神经影像学方面，患有 rSRC 的患者表现出皮质变薄和海马萎缩。重要的是，以前参加体育活动对个人的总体健康有好处，而且与以前的一些报道相反，没有增加自杀的风险[11]。最近，一项大型的回顾性流行病学分析表明，在超过 7 000 名前苏格兰职业足球运动员中，几种常见疾病的死亡率较低。然而，他们患神经退行性疾病的人数明显较多，接受老年痴呆症相关药物的处方数量也较多[12]。虽然在许多（尽管不是全部）调查遭受 rSRC 的运动员的报道中显示了 AD 和帕金森病的风险增加，但 CTE 本身可能是一个独特的疾病个体。

患有 CTE 的运动员通常会出现临床特征，包括社会心理问题、抑郁、焦虑和愤怒。重要的是，绝大多数确诊的 CTE 病例是男性，而且这种情况最常见于老年、退役的运动员，他们曾遭受过 rSRC。一些报道描述了与 CTE 一致的死后特征，这些特征是磷酸化蛋白（P - tau）在皮质沟深处的不规则聚集。在小血管周围的神经元和星形胶质细胞中可以观察到异常的 P - tau 聚集[13]。虽然 CTE 的病理生理学在很大程度上是未知的，但它可能与神经炎症和轴突病理学有关。重要的是，CTE 的病理特征可能不是 rSRC 所特有的，也不一定随着时间的推移而进行[14]。

虽然知识库在不断累积，但在 CTE 方面仍有许多未解答的问题[14]。比如说：

- 什么运动员有风险？
- 发病率有多高，导致这种疾病的共变因素是什么？
- 是否存在性别差异？
- P - tau 聚集和临床症状之间是否有联系？
- 这种情况是在什么时间段内形成的，它可以被预防吗？

未来方向

目前，SRC 的短期和长期后果的病理生理学在很大程度上是未知的，也没有具体的治疗方法。"SRC"一词可能是对可能是一种非常异质性疾病的过度简化。最近，有人试图将 SRC 分为五种不同的前显性脑震荡亚型。这些建议的亚型取决于以下主要症状：

- 认知性。
- 眼球运动。
- 头痛/偏头痛。
- 前庭错觉。
- 焦虑/情绪。

此外，还提出了两种与脑震荡相关的情况（睡眠障碍和颈椎劳损）[15]。

毫无疑问，这种类型的分类在临床上是有用的，特别是从研究的角度来看。然而，鉴于 SRC 可以产生如此广泛的不同症状、临床表现和恢复模式，仍然需要一种更加个性化的治疗和康复方法。

争议

虽然 SRC 的广义定义已被普遍接受，但对于确定诊断所需的最低症状门槛仍有争议。此外，头部亚碰撞的长期影响，如头顶足球所产生的影响（未达到 SRC 的标准），正被越来越多的人讨论。具体来说，这些亚脑震荡的冲击有多少可以被容忍，其长期后果是什么，特别是在儿童和青少年中，有可能影响发育中的大脑，这些都是非常有争议的。鉴于这些问题,许多国家最近都不鼓励幼儿用头顶撞足球的做法,国际足球协会联合会(Fédération Internationale de Football Association,FIFA)现在也采用了这种做法。未来的研究需要确定什么是真正的亚侵犯性影响,以及多少这样的影响可以被安全容忍。

在许多运动中,脑震荡的易感性存在性别差异,在男女规则相同的运动中,女性更容易获得 SRC。此外,女性运动员的 SRC 恢复时间往往更长,虽然确切原因不明,但可能与颈部力量不同有关,而颈部力量不同又会导致撞击时头部旋转/加速度增加。SRC 病理生理学的性别差异,以及潜在的 SRC 管理,应该是未来研究的主题;然而也应该注意到截至目前,CTE 还没有在女性 rSRC 运动员中被诊断出来。

预防

很明显,预防是 SRC 管理的关键。虽然头盔在一些运动中对防止头部撞击至关重要,但它本身并不能防止头部旋转,这就降低了其预防 SRC 发病率的潜力。为了解决这一局限性,最近开发的头盔加入了允许头盔层旋转的内壳,从而有可能吸收一些旋转力,有利于减少冲击时的头部旋转。

另一个技术进步可以在冰上曲棍球中看到,将溜冰场周围的有机玻璃改为硬度较低的有机玻璃,与减少 SRC 的发生率和严重程度有关。

然而,尽管有这些技术革新,最重要的预防措施是我们必须提高对 SRC 作为一种长期健康问题的重要性的认识,并且必须对参与各级体育活动的每个人进行适当的教育。

还需要对规则进行修改和严厉的惩罚,包括暂停那些因粗心大意而导致对方 SRC 的运动员的比赛。鉴于这些健康问题,体育协会可能会面临越来越大的压力,要求修改他们所管理的运动项目的规则,以减少头部创伤的发生率和严重程度。

生物标志物

尽管 SRC 的诊断是基于临床标准的,但使用快速的生物标志物将有可能提高诊断的准确性和可靠性。已经评估了几个候选生物标志物,对于急诊室的颅脑创伤,FDA 已经批准使用 GFAP(胶质纤维酸性蛋白)和 UCHL‐1(泛素 C 端水解酶)组合。此外,tau 和细胞骨架蛋白也得到了评估,它们在为运动员何时可以重返赛场提供指导方面显示出一定

的前景。在血液中也观察到 S100B 水平的早期而非晚期增加。虽然没有用于急性 SRC 的诊断,但 NF‐L 水平在显示大轴突/白质损伤方面显示出很大的前景,并可能发展成为 SRC 随访中一个非常有用的生物标志物。

紧急治疗

目前,对于 SRC 相关的症状,如头痛,只有管理方案和对症治疗。由于大多数 SRC 发生在大脑和身体温度升高的情况下,一些研究发现,快速冷却头部可能会导致症状持续时间缩短。此外,早期抗炎治疗在颅脑创伤中可能有一定的作用,这可能会减轻一些 SRC 症状和改善长期影响。

神经影像学

磁共振成像(MRI)

头部撞击时的头部旋转可以引起轴突的应变,从而导致白质损伤。这可能是导致 SRC 一些长期后遗症的机制之一。越来越多改进的 MRI 技术可以用来显示弥散张量成像(diffusion tensor imaging,DTI)中细微的白质异常,功能 MRI 可以显示潜在的白质通路断开的区域。此外,利用磁共振光谱学观察到大脑能量代谢的差异。越来越多的 MRI 研究,包括更高的场强,可能会发现白质和轴突的异常与脑震荡运动员的年龄不相称。鉴于白质对认知处理的重要性,进一步研究使用增强的磁共振频谱协议或改进的 DTI 协议可能会改善对 SRC 病理生理学的理解。此外,长期的神经影像学研究有可能量化白质束和大脑其他区域的持续萎缩,这可能被用来指导运动员退役等问题。

正电子发射断层扫描

P‐tau 的聚集是 CTE 的一个标志。然而,目前这只是一个死后的发现,提供的关于疾病过程的开始和进展的信息有限。体内评估在临床上更为有用,正是在这方面,最近开发的 PET tau 示踪剂正在被研究。这些示踪剂包括 THK5317、Flortaucipir(AV1451)、PBB3、FDDNP 和其他一些示踪剂。在之前的一项研究中,一名 39 岁的运动员,他经历了 22 次经证实的脑震荡,并具有 CTE 的临床特征,使用[^{18}F]T807/AV1451 示踪剂进行了 tau PET 成像。在皮质下白质区域观察到示踪剂摄取增加,几年后,死后检查诊断为 CTE。在阿尔茨海默病中,

PET 使用放射配体^{18}F-fortaucipir 可以检测到成对螺旋 tau 沉积。然而,其检测 CTE 中 tau 沉积的能力尚未确定,仍然是正在进行的研究[16]。

必须指出的是,目前还没有有效的 tau 示踪剂,还需要进一步的工作来确定各种示踪剂的敏感性和特异性。还必须记住,PET 是一种昂贵的方法,它使患者暴露在电离辐射中。然而,如果它能被用作 SRC 和 CTE 发展的体内评估,它将有巨大的潜力来确定那些最危险的运动员,并对他们继续参与接触性运动提出建议。PET 也可用于研究神经炎症/微胶质细胞激活和 β-淀粉样蛋白(Aβ)沉积,增加了研究白质损伤(MRI)、神经炎症和神经退行性疾病之间关系的可能性,以及这些因素如何导致打击后症状和在 RSRC 运动员中普遍观察到的认知障碍。

何时应终止职业生涯?

本专题已经讨论了反复 SRC 的后果。令人惊讶的是,似乎没有严格的准则来确定,甚至建议运动员何时应因 SRC 的影响而终止其职业生涯。因此,关于多少次 SRC 才算多的问题还没有得到答案。

鉴于新出现的关于生活质量低下、工作能力下降,以及神经变性和痴呆的潜在风险的证据,这是一个将在未来共识会议上讨论的话题。目前通常采用"常识"或症状严重程度的策略,但鉴于证据有限或标准明确,这可能不足以预防 SRC 运动员的长期脑健康问题。

结 论

脑震荡通常会导致短暂的大脑功能紊乱,引起各种症状和临床体征。通常情况下,症状会持续几周,但在某些情况下,这些症状会更持久并会推迟返回工作、学校和比赛。尽管被定义为"轻度头部损伤",但 SRC 并不是一种良性的情况,应该通过让运动员退出比赛,然后启动一个渐进的重返赛场方案来处理。虽然大多数运动员可以从一次 SRC 中完全恢复,但考虑到运动员在恢复的早期阶段大脑的脆弱性,应尽一切努力防止运动员受到额外的冲击。越来越多的证据表明,反复的 SRC 与一些神经退行性疾病有关;为了开发更好的诊断工具,推进神经成像并研究生物标志物的作用,需要进一步的工作。

毫无疑问,体育为数百万参与者提供了巨大的乐趣和就业机会。总的来说,参与体育活动对健康有很大的好处。然而,人们对 SRC 的长期风险有了更多的认识。根据最近的发现,某些管理机构可能需要修改他们的一些规则和条例,以尽量减少这些风险,并确保各级运动员的持续安全参与。

利益冲突:作者是 PolarCool 股份有限公司的科学顾问,该公司开发了一种在 SRC 后进行快速头颈部冷却的设备。

基金资助:作者得到了瑞典体育科学研究委员会的支持。

参考文献

[1] McCrory P, Feddermann-Demont N, Dvorak J, et al. What is the definition of sports-related concussion: a systematic review. Br J Sports Med. 2017;51:877-87.

[2] Hiploylee C, Dufort PA, Davis HS, et al. Longitudinal study of postconcussion syndrome: not everyone recovers. J Neurotrauma. 2017;34:1511-23.

[3] Sharp DJ, Jenkins PO. Concussion is confusing us all. Pract Neurol. 2015;15:172-86.

[4] Baird LC, Newman CB, Volk H, et al. Mortality resulting from head injury in professional boxing. Neurosurgery. 2010;67:1444-50.

[5] Kroshus E, Garnett B, Hawrilenko M, et al. Concussion under-reporting and pressure from coaches, teammates, fans, and parents. Soc Sci Med. 2015;134:66-75.

[6] Yue JK, Phelps RRL, Chandra A, Winkler EA, Manley GT, Berger MS. Sideline concussion assessment: the current state of the art. Neurosurgery. 2020;87:466-75.

[7] Patricios J, Fuller GW, Ellenbogen R, et al. What are the critical elements of sideline screening that can be used to establish the diagnosis of concussion? A systematic review. Br J Sports Med. 2017;51:888-94.

[8] Zetterberg H, Winblad B, Bernick C, et al. Head trauma in sports — clinical characteristics, epidemiology and biomarkers. J

Intern Med. 2019;285:624 - 34.

[9] Kamins J, Bigler E, Covassin T, et al. What is the physiological time to recovery after concussion? A systematic review. Br J Sports Med. 2017;51:935 - 40.

[10] Kapadia M, Scheid A, Fine E, et al. Review of the management of pediatric post-concussion syndrome-a multi-disciplinary, individualized approach. Curr Rev Musculoskelet Med. 2019;12:57 - 66.

[11] Manley G, Gardner AJ, Schneider KJ, et al. A systematic review of potential long-term effects of sport-related concussion. Br J Sports Med. 2017;51:969 - 77.

[12] Mackay DF, Russell ER, Stewart K, et al. Neurodegenerative disease mortality among former professional soccer players. N Engl J Med. 2019;381:1801 - 8.

[13] McKee AC, Cairns NJ, Dickson DW, et al. The first NINDS/NIBIB consensus meeting to define neuropathological criteria for the diagnosis of chronic traumatic encephalopathy. Acta Neuropathol. 2016;131:75 - 86.

[14] Iverson GL, Gardner AJ, Shultz SR, et al. Chronic traumatic encephalopathy neuropathology might not be inexorably progressive or unique to repetitive neurotrauma. Brain. 2019;142:3672 - 93.

[15] Lumba-Brown A, Teramoto M, Bloom OJ, et al. Concussion guidelines step 2: evidence for subtype classification. Neurosurgery. 2020;86:2 - 13.

[16] Stern RA, Adler CH, Chen K, et al. Tau positron-emission tomography in former National Football League players. N Engl J Med. 2019;380:1716 - 25.

14

颅脑创伤后康复

Rehabilitation After Traumatic Brain Injury

H. Mee，L.M. Li，and F. Anwar

张全 译

导 言

康复是帮助患者在任何形式的损伤或伤害后恢复的进程,颅脑创伤(TBI)的患者通常存在一些复杂的康复需求,目标是最大限度地提高生活质量,尽可能地改善功能结局,并确保最大限度地参与日常生活、工作和休闲活动[1]。TBI 患者的预后存在很大的异质性,因此通过了解患者的个人需求来开始康复的进程是重要的。充分的评估有助于确定患者身体、认知、情感和行为上障碍的性质及其潜在的功能结局。然后由多学科团队(multidisciplinary team,MDT)进行康复目标的设定,根据患者的意愿确定短期和长期目标。

颅脑创伤后的康复是复杂的,在各种住院和门诊环境中进行,患者的预后取决于患者的损伤后的需求、障碍类型、合并症、损伤严重程度和病理生理影响。一个由康复专业人员组成的多学科团队必须评估患者在急性情况下的需求,因为相同损伤的患者通常在表现上有显著差异。颅脑创伤对大脑造成的神经损伤可以是短暂的,也可以是永久性的,产生临床特征的异质性。从颅脑创伤中幸存的患者受伤的严重程度从轻度到重度不等,可能导致长期意识障碍(prolonged disorder of consciousness,PDoC)状态(图 14.1)[2]。即使是属于轻度范围的患者也会有持续的严重后遗症,影响他们的生活质量和功能独立性。

颅脑创伤康复的历史视角

从历史上看,一个社会对残障者的看法是不同的。康复领域的第一次真正发展是在第一次世界大战之后,战争产生了大量受伤的士兵,但他们得到的结构性支持非常有限,这影响了有关军事人员康复的各种政策的制定。康复医学(物理医学和康复)在第二次世界大战后成为美国公认的一门医学专业。Howard Kessler 博士首先介绍了对残障者采取综合多学科疗法的概念,重点放在医疗、社会、心理和职业方面[3]。从那时起,康复医学发展成为一门学科,为有复杂残障的人士提供有性价比的治疗。

残疾和健康的分类

国际功能、残疾和健康分类(The International Classification of Functioning,Disability and Health,

H. Mee (✉) · F. Anwar
Department of Rehabilitation Medicine, Cambridge University Hospitals NHS Foundation Trust, Cambridge, UK
e-mail: harrymee@nhs.net
L. M. Li
Department of Neurology, Charing Cross Hospital, London, UK
© Springer Nature Switzerland AG 2021
S. Honeybul, A. G. Kolias (eds.), *Traumatic Brain Injury*, https://doi.org/10.1007/978-3-030-78075-3_14

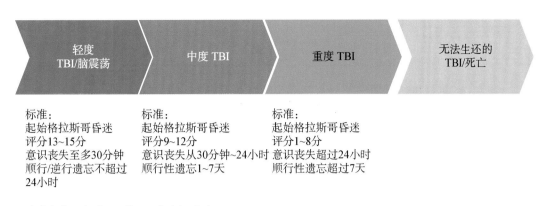

改编自意识/轻度TBI管理工作小组（1）

▲ 图 14.1　受伤严重程度的范围谱

ICF），由世界卫生组织（WHO）于 2001 年修订，是一种生物—心理—社会模式，为康复服务提供者提供了一个框架，让他们认识到患者的医疗和非医疗需求，认识到个人因素、环境因素和其他相关的健康状况的作用。2005 年，世界卫生大会还通过了一项关于"残疾——包括预防、治疗和康复"的决议[1]。

ICF 分为六个部分：健康状况、身体功能、身体结构、活动与参与、环境因素和个人因素（图 14.2）。

各部分相互联系，说明了一项特定组成部分对另一项的重要性。ICF 框架有助于康复从业者在评估和服务的计划中确保考虑到包括患者及家人参与在内的所有领域[4]。它现在被常规应用于康复机构以规划康复目标，促进多学科工作，改善患者和家庭的沟通，并除在康复专业人员之间外，在社会护理提供者和其他机构之间也提供一种共同交流的语言。

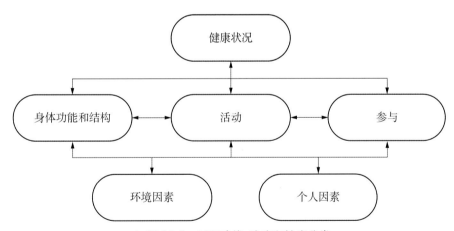

▲ 图 14.2　国际功能、残疾和健康分类

康复路径和服务

颅脑创伤后的康复取决于损伤的严重程度和所造成的伤障的复杂性，重要的是要确定那些有复杂康复需求的患者，以便从急症医院及时转介到适当的机构。

在英国，患者分类工具（patient categorisation tool，PCAT）最初作为一个帮助识别有复杂需要的

患者的清单，现已进一步发展为一个等级量表，以识别 A、B 或 C/D 类别的康复需要（其中 A 意味着更复杂的需要）[5]。该工具现由康复医学专家广泛使用，以指导患者前往英国不同级别的康复机构治疗。英国国家卫生服务（National Health Services England，NHSE）服务规范将专业康复机构分为三个级别，从一级到三级[6]，其中一级单位主要接收有 A 类需求的患者。

对于有长期意识障碍、严重神经功能障碍、中度

及重度认知障碍和神经行为问题的严重损伤的患者，需要住院康复。住院患者康复的重点是广泛的，并以患者重心的结构化方案为关键。一些重点领域包括身体残疾的管理、促进无误的学习、日常生活活动中的再训练、认知疗法、行为监测和矫正、言语和吞咽疗法、情绪监测、药物干预和试验、为治疗提供一个结构化的环境、评估是否要运用辅助科技设备和为患者出院进入社区做准备。社区康复服务适合不需要住院但仍能从康复服务中获益的患者，这些患者包括直接从急症医院或住院康复单元出院的患者。社区康复是康复途径的重要组成部分，其理念是，如果合适，技能最有可能在需要被使用的环境下被采用和学习，环境操纵和辅助科技可能被需要来帮助患者在社区中走向功能独立。这些都可帮助患者重获力量感、自己解决问题能力和自尊感，这些都是康复的重要方面[7]。在许多情况下，社区康复弥合了住院患者康复和在社区独立生活之间的鸿沟。除了提供康复治疗，它还包括为患者及其家属提供支持、教育和辅导。

康复处方

康复处方是患者经历的主要创伤路径的详细总结。它有助于从急症医院到康复机构的即时过渡并描绘了患者从主要创伤中心出院时的康复需求。对于全英国主要创伤患者的康复处方的使用是由主要创伤机构临床咨询小组推荐的[8]。最近的康复处方指南是由创伤审计和研究网络（trauma audit and research network，TARN）在 2019 年发布的[9]。指南认为对于在出院时所有需要康复治疗的主要创伤患者都应开具康复处方（在多学科评估后由医疗专业人士开具），第一个康复评估应该发生在进入主要创伤中心的 48~72 小时内。在患者整个医疗过程中，康复处方由所有医疗保健专业人员更新，并由康复医学顾问或其助理签字确认。完整的康复处方在患者出院时发给患者，发给全科医师，并与其他接收急症后康复患者的服务机构共享。康复处方的 8 个核心条目（TARN 推荐）如图 14.3 所示。

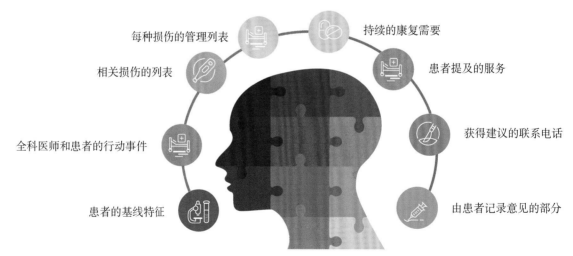

每种损伤的管理列表

相关损伤的列表

全科医师和患者的行动事件

患者的基线特征

持续的康复需要

患者提及的服务

获得建议的联系电话

由患者记录意见的部分

▲ 图 14.3 对于康复处方 2019 的 8 个核心条目

多学科的方法

在颅脑创伤之后，患者表现出多种生理、认知、功能和心理需求。多学科团队（MDT）方法对任何成功的康复计划都是至关重要的，它依赖于连贯和有效的团队工作，没有一个临床学科能够满足患者的所有需求。护士、康复从业者、物理治疗师、作业治疗师、言语和语言治疗师、神经心理学家、神经精神病学家、营养师、药剂师、社会工作者和康复医师通常构成所有多学科团队的核心。然而，团队的具体构成将根据临床需要和服务机构的特点而有所不同。能够向核心 MDT 之外的其他团队寻求建议和帮助是很重要的，这被称为跨学科团队工作。康复计划有急性期、急性期后和社区组成部分，尽管每个多学科团队的学科核心原则适用于任何阶段，但每个阶段需要不同的团队侧重点。

物理疗法

物理疗法有助于患者的动作、活动能力和平衡性的再训练,目的是尽可能地最大化恢复肢体功能。在急性情况下和创伤后,关注胸部功能和氧合是至关重要的。这是通过注意体位、胸部物理治疗、手动胸部排痰技术和规律吸痰以达到治疗前、治疗后的过度氧合实现的。在康复的所有阶段,痉挛是另一个关键的考虑因素。这是颅脑创伤后的常见症状,如果不进行有效的治疗,可能会对患者的肢体功能造成不利影响。长时间不活动可能导致固定畸形,进一步限制患者功能恢复;因此,主动和被动拉伸肌肉是防止挛缩形成的关键。通过夹板或支具持续伸展肌肉以减少痉挛。急性期可使用口服抗痉挛药物、肉毒杆菌毒素或苯酚神经阻滞进一步控制痉挛,急性期后可使用鞘内苯酚或巴氯芬泵注射。从长远来看,物理治疗师将继续关注患者身体活动,以防止其他共存疾病,并协助管理其他颅脑创伤相关问题,如疲劳和情绪低落。

作业疗法

作业治疗师的目的是使人们获得健康、幸福和满意的生活。主要通过以提高认知功能和执行功能为目的的再培训、疲劳管理、支持性的家庭适应和环境组织、职业培训并重返工作岗位,以促进日常生活活动的独立性。在急性期,重点是减少任何损伤的影响,关注功能表现和提高尽可能多的日常活动的独立性,并试图预防并发症,从而最大化恢复长期功能。最初的认知评估可以了解任何特定患者的参与度和注意力水平,并通过恢复性或适应性技术,定制个体治疗方案,以在合适的时间引入适当的活动,优化患者功能适应性。作业治疗师在将患者从医院转移到社区环境中发挥着关键作用,最终帮助患者实现独立生活能力和重获一定的社会角色。

言语和语言治疗

在颅脑创伤后的急性期,重点主要是评估和处理吞咽困难。创伤类型、意识水平下降和气管切开术都可能导致吞咽困难,患者误吸的风险也会增加。因此,为了建立一个适当的喂饲途径,管理体重下降、营养不良,并适当地输送药物,吞咽功能的早期评估是至关重要的。通常需要对患者的吞咽情况进行持续的评估,但后续交流能力也成为一个重要的考虑因素。

在颅脑创伤后,语言和非语言交流通常都会受到影响。在很多情况下,这是由于沟通过程中的语言障碍,但也经常有认知因素导致交际障碍。认知缺陷,比如执行功能失调、注意力缺陷和注意力不集中,都会导致沟通和语言困难。言语和语言治疗师的角色是帮助识别这些问题,并使用一些技术旨在尽可能减少这些问题的影响。在许多情况下,可以发现并使用辅助工具来帮助患者补偿。虽然缺陷通常会得到改善,但在严重的 TBI 病例中,情况并非总是如此。在这些情况下,辅助工具往往是有益的。

神经心理学

急性神经心理学介入旨在处理由颅脑创伤引起的大量行为和心理问题。认知和神经心理康复在这个康复阶段是关键的。颅脑创伤后患者可能会出现记忆、注意力、执行功能、语言或知觉的障碍。日常生活中的功能不良可能是由多种因素引起的,其中包括认知领域的特定缺陷、心情低落、冷漠和外部因素。"额叶悖论"反映了这样一种现象,即患者在常规筛查中表现良好,但一旦在社区中未能坚持治疗或执行必要的任务[10],就会出现重大问题。详细的神经心理学评估可以帮助鉴别导致颅脑创伤后认知功能不良的具体问题,从而指导康复目标和策略。

为个体定制的行为管理方案是一个关键的初始步骤,可帮助专业卫生人员尽可能调整患者的环境有助于康复,并提供最佳的康复环境。颅脑创伤后普遍存在认知功能不全,且可能持续较长时间,神经心理学团队实施了不同的认知康复技术和训练模式[11]。为患者的家庭提供支持和教育,使其能够制订长期计划,帮助患者向社区生活过渡,确保患者的行为可被预期,为家庭提供可遵循的最佳应对策略以最大化恢复患者的功能。

康复医学的医师

康复医师的角色是监督患者的康复计划,并帮助协调多学科团队。他们的职责是监督患者长期的康复,从确认诊断和预后,到治疗、管理和预防并发症和不良反应,再到与第三方组织联系,为患者及其家庭提供信息和支持,并对生活决策做出贡献。从急性入院到社区的长期残疾管理,专业医患关系的建立往往需要经过多年。

目标设定

综合方案最明确的定义是以患者为中心的目标导向系统的运作。这意味着康复方案的目标是由小组,包括患者和(或)其支持者共同制订的,而不是由单一学科单独制订的。虽然一些目标可能只需要一个学科的介入,但对于更多目标则需要几个团队成员的干预。目标应具体、可衡量、可实现,并与有明确定义的成就时段相关。大多数目标都是在 ICF 框架的活动/参与层面编写的。目标达成量表(goal attainment scaling,GAS)常用来记录在康复计划进程中个人目标的实现程度[12]。

经典案例 1: 急性康复

一名 45 岁的女性被一辆时速 30 英里(1 英里≈1.609 千米)的汽车撞倒后入院。在现场,GCS 评分是 13 分/15 分,患者因为躁动而插管。患者被转移到主要创伤中心,影像学检查显示为颅脑创伤,伴有外伤性蛛网膜下腔出血、双颞叶和右侧小脑挫伤和复杂性颅底骨折。治疗遵循初始神经重症监护临床路径,1 周后,患者被转移到快速路径急性康复病房。继续进行医学和外科检查,并评估营养和饮水需求。从物理治疗评估,包括音调管理开始,并通过 Galveston 定向力和遗忘测试(Galveston orientation and amnesia test,GOAT)完成创伤后遗忘症(PTA)的评估。

创伤后遗忘症周期持续 3 周,这与起始时"非常严重"的损伤相关[13],并需要详细的神经认知测试。患者被发现缺乏对她的健康和康复需求做出决定的心理能力。在这个时候,家庭的参与是至关重要的,有益于患者的心理健康和坚持康复需求的长期计划。家人和多学科团队之间安排了一次最佳益处会议,患者被转到当地的二级认知康复中心,在剥夺自由保障(deprivation of liberty safeguarding,DoLS)状态下进行认知康复。

这个病例表明颅脑创伤急性早期康复的必要性。它要求早期将患者从急性环境转移到康复环境中,在那里可以与任何正在处理的医学或外科问题一起开始全面的多学科团队评估。在这种环境下并不是所有的康复需求都可以被满足。多学科团队另一个重要作用是为进行的康复需要提供路标,保证患者被交付和转运到合适的患者个体的长期护理康复需求有希望得到满足的机构。

脑损伤和《心智能力法案》(Mental Capacity Act)

心智能力是任何个人做出决定的能力,在任何原因的脑外伤后,这种能力都会受到损害。请记住能力不是一个笼统的术语,而应评估个体对于做出具体决定的能力,因为通常这种能力在某些决定中缺乏,而另一些决定则没有。有很多原因会导致颅脑创伤后人的心智能力受损,但是定期的、有记录的再评估是必要的,尤其是在患者康复的第一部分,此时他们的脑外伤临床表现可能每天都在变化。

《心智能力法案 2005》(The Mental Capacity Act 2005)提供了一个法定框架来授权和保护那些不能自己做决定的弱势群体[14]。能力评估源于五个核心原则:

- 假定一个人有能力,除非被另外证明没有。
- 如果没有采取所有切实可行的步骤来帮助他们,不要认为他们没有能力做出决定。
- 一个人不应该因为他的决定看起来不明智而被认为是不能做决定的。
- 在为没有能力的人做事或做决定时,总要符合他们的最佳利益。
- 在对某人做某事或代表他们做决定之前,考虑一下结果是否可以一种限制较少的方式实现。

通常在康复或其他医疗保健机构,如果发现患者缺乏能力,则通过地方当局申请剥夺自由保障(DoLS)。DoLS 是《心智能力法案 2005》[14]的修正案。它确保那些不同意在医院或护理环境中接受护理安排的患者在这些安排剥夺他们自由的情况下得到保护。DoLS 的安排应定期评估,以确保所提供的护理符合个人的最佳利益。当颅脑创伤患者由于洞察力下降而不知道自己的认知或身体的残疾的情况下,就会出现一些难题。与神经精神病学团队和神经心理学家密切合作是必要的,目的是确保采取正确的临床路径,满足患者最大的利益,使他们保持安全,并为他们找到最合适的康复环境。为了确保取得令人满意的结果,往往需要与家庭成员和其他专业团队密切联系。

颅脑创伤后认知障碍与康复

任何严重程度的颅脑创伤都容易产生各种程度不同的认知障碍。即使是轻微的认知障碍也会对个人及家庭和照护者造成严重的致残影响。认知障碍会产生各种各样的影响,影响个人的日常生活、爱好、社区中的社会交往、职业活动和家庭生活。在中重度颅脑创伤中,长期认知功能损害的发生率约为65%[15],可极大地影响患者长期功能独立性[16]。认知障碍的性质取决于大脑中受伤的特定区域。

损伤的严重程度与认知障碍之间往往存在一定的关系,无意识时间越长和创伤后健忘时间越长与认知障碍越严重有关[17,18]。此外,许多轻症患者在无明显客观认知障碍的情况下,往往会出现明显的认知症状,这可能反映了病前的情绪、认知障碍和外部因素等功能在颅脑创伤后认知康复判断中的复杂交互作用。

轻度到中度的颅脑创伤通常会导致记忆力、注意力、执行处理能力和处理速度受损。在中度到重度的颅脑创伤中,除了上述症状,其他普遍存在的认知障碍还包括沟通障碍、视觉空间处理障碍,以及对缺陷缺乏意识。轻度至中度颅脑创伤后认知功能障碍多数在损伤后3~6个月内恢复[19]。在中度至重度颅脑创伤组,认知功能恢复的陡峭轨迹持续长达12个月,随后认知功能逐渐恢复,甚至在损伤后5年也有报道[20]。颅脑创伤后的认知康复有助于新的补偿策略的学习和发展。有一部分轻度到中度颅脑创伤患者的认知障碍没有改善,导致严重的终生残疾。

········· **经典案例 2:颅脑创伤的慈善组织** ·········

一名 22 岁的男子在一次道路交通碰撞中遭受了严重的脑外伤。患者身体恢复得很快,不到两周就出院了。然而,患者继续经历了多种症状,从头痛和疲劳到情绪低落和易怒。虽然他休息了几周,但其本人发现重返工作岗位和尝试恢复正常的社会活动都很困难。自己和家人的困惑和挫折感与日俱增,因为患者和家人把出院等同于回到了"以前的我"。没人告诉患者和家人会有很长的康复时间,持续数月并且伴随着持续的困难。患者的同事和朋友们不明白,为什么在没有任何可见的身体伤害时,患者还在痛苦挣扎,这加剧了他的孤立感。

在网上,患者的母亲偶然发现了 Headway,这是一家脑外伤慈善机构,在英国各地都有特许经营,为脑外伤幸存者提供一系列服务。当地的 Headway 小组定期举办同伴支持小组,通常由一位退休护士协助,这位退休护士曾在当地的三级神经科学中心工作,熟悉颅脑创伤患者及其家人所面临的所有问题。患者开始在当地的 Headway 分支机构参加这些同伴支持小组的会议,通常会有家庭成员的陪同。患者回忆说,当患者遇到其他受颅脑创伤影响的人时,他感到如释重负,并理解他并不是在出院数月后异常或孤独地经历持续的影响。他的母亲发现,与其他家庭成员的交谈也同样有帮助。

当地 Headway 小组可以帮助患者和家人了解有关脑外伤的信息,提供关于如何处理特定症状的建议,并帮助患者和家人与当地社区服务机构取得联系。随着时间的推移,患者发现当地的 Headway 小组提供了一个可以理解患者及家人所经历的事情的群体,减少了他们的孤立感。现在,这名患者已在头部受伤的多年之后,有全职工作,和女友住在一起。因为个人原因,患者不再参加当地的 Headway 小组,但继续通过为他们的活动筹集资金的方式参与其中,患者的母亲则曾在委员会工作过几年。

当地的第三方组织,特别是那些提供同伴支持的小组和指引服务的组织,对于颅脑创伤患者及其家人来说是非常宝贵的辅助工具。这些地方组织可以介入、支持社区中的患者,减少他们的孤立感和困惑。在某些领域,这些组织可能与英国国家卫生机构(NHS)服务有直接联系,并接受他们的转诊。当被问及颅脑创伤后的最初几年,患者只是说,当地的 Headway 小组"挽救了我的心智"。

脑外伤后的职业康复

职业康复的定义是"帮助有健康问题的人留在工作岗位、重返工作岗位或继续工作"[21]。由于颅脑创伤经常直接影响人们工作生活,因此,对患者和他们的家人来说,重返工作岗位是一个重要的目标。此外,重返工作岗位还与提高生活质量和减少卫生资源使用有关[22]。文献报道的脑外伤后重返工作的比率存在变化。Shames 和他的同事在 2007 年报道说 13%～70% 的患者在受伤后 6 周到 7 年恢复了工作[23]。一项对获得性脑外伤后重返工作的系统回顾包括了 49 项研究,并得出结论,约 40% 的创伤性或非颅脑创伤患者能够在 1 年或 2 年后重返工作[24]。英国国家卫生机构(NHS)中的康复服务由临床神经心理学家、神经职业治疗师和康复医学顾问提供,他们提供颅脑创伤后重返工作的建议,协助与职业健康服务机构联络,或向雇主提供有关损伤的信息,并向他们提供顺利重返工作所需的任何调整的建议(表 14.1)。

表 14.1　颅脑创伤后职业康复干预

评估/雇佣	实施方案	可考虑的替代方案
确认工作的障碍	职业咨询	评估技能和资质
评估工作任务	应对策略	受雇于雇主从事其他工作
评估工作时间	个人目标	向残障就业顾问咨询
评估工作环境	获得其他支持服务	向其他法定机构申请支援
吸引雇主参与	对颅脑创伤的认知教育	
	社会技能的训练	
	认知技能的训练	
	工作强化	

尽管多学科团队帮助颅脑创伤患者重返有意义的工作岗位,但目前还没有指导方针或具体干预措施来帮助指导这一过程。2016 年,Donker-Cools 进行了一项系统回顾,研究了创伤性和非颅脑创伤的各种干预措施,发现对脑外伤患者来说,最有效的重返工作干预措施是工作导向干预(比如工作任务的适应性调整)、教学/教育和(或)技能培训的组合[25]。要使职业康复计划成功,所有这些干预措施都是针对单个患者的,同时考虑到心理社会因素以及疲劳和认知对与工作有关的任务的影响。

康复的新趋势

脑深部电刺激

严重的颅脑创伤,即患者处于微小意识状态(minimally conscious state,MCS),被认为代表一种整个大脑普遍丧失连接的状态。这种连通性的丧失阻止了患者可能的对某种意识要素的感知,即"意识屏蔽",使患者无法进行有目的或目标导向的运动,这被称为"认知运动分离"[26]。多项创新研究表明,虽然支撑正常目标导向运动的大规模脑网络可以在这种状态下保持,但标准脑网络连接模式会被破坏[27-30]。这一机制被认为也适用于微小意识状态的其他原因。深部脑刺激(deep brain stimulation,DBS)可在这组患者中使用,背后的理论是深部脑刺激可能会改善这些保存下来的大脑网络的连通性,从而使"隐蔽的意识"成为更明显的有意义的行为。

2007 年首次报道双侧内侧丘脑深部脑刺激增加有目的的行为[31]。从那以后,其他一些研究也对深部脑刺激治疗严重颅脑创伤进行了研究,涵盖了 10 名不同的患者[32]。这些研究都以丘脑为目标,旨在改善丘脑-皮质和大脑网络的连接,但刺激参数有很大差异。对于数量如此之少的严重深部脑刺激患者,我们不可能得出结论深部脑刺激会传递苏醒的期望。此外,这些研究都没有使用同步的生理测量来调查是否这些恢复确属大脑网络的功能连接的改善。

非侵入性刺激技术,如经颅直流电刺激(transcranial direct current stimulation,tDCS),也很有吸引力,因为它们的应用不像临床上深部脑刺激那样复杂和存在安全隐患的负担。来自小型随机对照试验的证据表明,在创伤性和非创伤性微小意识状态或植物状态的一小部分人群中,阳极经颅直流电刺激对左背外侧前额叶皮质的疗效,造成了意识水平的提高[33]。

值得注意的是,深部脑刺激在一些精神疾病方面有持续的应用和许多证据，如抑郁症，这些疾病经常被视为颅脑创伤的后遗症[34,35]。目前对于最有用的刺激靶标或参数还没有明确的共识。

使用深部脑刺激或经颅直流电刺激治疗严重颅脑创伤所面临的挑战与确定最有效的刺激参数和确定最可能有反应的患者相似，后者与使用深部脑刺激治疗颅脑创伤尤其相关，因为患者和损伤的异质性已经对干预措施的研究构成了重要挑战。例如，一项使用经颅直流电刺激的临床研究表明，临床反应性与刺激部位或丘脑中保存的灰质体积和代谢有关[36]。建模研究可能被证明是有用的，因为它们可以系统地测试大量的刺激目标和参数。

增强现实

增强现实（augmented reality，AR）是一项新兴的技术，正被越来越多地应用于患者的康复。它是虚拟现实（virtual reality，VR）的一种变体，它允许用户实时体验他们的现实，而不是像虚拟现实技术那样总是有一个合成特征。在过去的20年里，人们对这些技术进行了研究，通过改善运动控制、调动积极性、拓宽治疗选择（如止痛药效应）改善患者的康复旅程[37]。增强现实技术是一种允许用户使用数字信息延展他们现实的科技，从而能够体验任何残障者在现实世界中的感受[38]，在临床应用方面有一定前景。然而，当涉及患者在以家庭为基础的环境中进行设置时，该技术发现了明显的障碍，而且治疗师和患者报告的方法依从性往往存在显著差异[37]。这些技术进步应被视为帮助患者康复的额外工具，但为了获得最大效益，需要将它们纳入一个多样的、由多学科团队主导的康复计划。

脑机接口

脑机接口（brain-computer interface，BCI）是一种硬件和软件通信系统，它允许大脑活动控制计算机或外部设备。这一创新对研究人员来说并不新鲜，但现在才刚刚开始影响康复实践。脑机接口系统有运动和感觉两种模式。运动系统记录与用户的思想、感知和运动意图相关的神经活动。然后，它们解码大脑信号，将其转换为输出设备的命令，并最终通过任何选择的输出设备执行用户想要的动作。感觉系统将环境刺激转换为中枢神经系统可理解的神经信号。这两种类型的系统，无论是单独工作还是交互工作，都有可能通过帮助用户与环境交互来减少残疾。

结 论

颅脑创伤患者的损伤和结局不一致，因此只有通过有凝聚力的多学科团队方法，根据个人需求提供个性化方案，才能实现颅脑创伤患者的康复。这过程周期跨越了急性和慢性康复阶段，患者的慢性缺陷和需求也会改变，并且因此需要不同层级的支持和干预。康复过程在头部受伤后不久就开始了，患者恢复和康复的每个阶段都需要不同的技能。这是一个合作的过程，患者和他们的家人和朋友与一个多学科的团队一起工作，以最大限度地提高患者的能力和机会，以参与到个人所珍视的日常生活活动中。

利益冲突：无。
基金资助：无。

参考文献

[1] Stucki G, Cieza A, Melvin J. The international classification of functioning, disability and health (ICF): a unifying model for the conceptual description of the rehabilitation strategy. J Rehabil Med. 2007;39:279-85.

[2] Cifu D, Hurley R, Peterson M, et al. VA/DoD clinical practice guideline for management of concussion/mild traumatic brain injury. J Rehabil Res Dev. 2009;46:CP1-68.

[3] Teasdale G, Zitnay G. History of acute care and rehabilitation of head injury. In: Zasler ND, Katz DL, Zafonte RD, Arciniegas DB, Bullock MR, Kreutzer JS, editors; 2012.

[4] Madden RH, Bundy A. The ICF has made a difference to functioning and disability measurement and statistics. Disabil Rehabil. 2018;41:1450-62.

[5] Turner-Stokes L, Krägeloh CU, Siegert RJ. The patient categorisation tool: psychometric evaluation of a tool to measure complexity of needs for rehabilitation in a large multicentre dataset from the United Kingdom. Disabil Rehabil. 2018;41:

1101 - 9.

[6] Board NC, editor. NHS standard contract for specialised rehabilitation for patients with highly complex needs; 2013.

[7] Willer B, Corrigan JD. Whatever it takes: a model for community-based services. Brain Inj. 1994;8:647 - 59.

[8] Regional Networks for Major Trauma NHS Clinical Advisory Groups Report; n. d.

[9] Major trauma rehabilitation prescription 2019 TARN data entry guidance document; 2018.

[10] Worthington A. Decision making and mental capacity: resolving the Frontal Paradox. Neuropsychologist. 2019:7.

[11] Barman A, Chatterjee A, Bhide R. Cognitive impairment and rehabilitation strategies after traumatic brain injury. Indian J Psychol Med. 2016;38:172 - 81.

[12] Turner-Stokes L, Williams H, Sephton K, et al. Engaging the hearts and minds of clinicians in outcome measurement — the UK rehabilitation outcomes collaborative approach. Disabil Rehabil. 2012;34:1871 - 9.

[13] Nakase-Richardson R, Sepehri A, Sherer M, et al. Classification schema of posttraumatic amnesia duration-based injury severity relative to 1-year outcome: analysis of individuals with moderate and severe traumatic brain injury. Arch Phys Med Rehabil. 2009;90:17 - 9.

[14] Affairs D for C. Mental Capacity Act 2005 — Code of Practice. In: Department for Constitutional Affairs; 2005.

[15] Rabinowitz AR, Levin HS. Cognitive Sequelae of Traumatic Brain Injury. Psychiat Clin N Am. 2014;37(1):1 - 11.

[16] Whiteneck GG, Gerhart KA, Cusick CP. Identifying environmental factors that influence the outcomes of people with traumatic brain injury. J Head Trauma Rehabil. 2004;19:191 - 204.

[17] Dikmen SS, Machamer JE, Winn HR, et al. Neuropsychological outcome at 1-year post head injury. Neuropsychology. 1995; 9:80 - 90.

[18] Spitz G, Mahmooei BH, Ross P, et al. Characterizing early and late return to work after traumatic brain injury. J Neurotrauma. 2019;36:2533 - 40.

[19] Schretlen DJ, Shapiro AM. A quantitative review of the effects of traumatic brain injury on cognitive functioning. Int Rev Psychiatry. 2003;15:341 - 9.

[20] NIH Consensus Development Panel on Rehabilitation of Persons With Traumatic Brain Injury. Rehabilitation of persons with traumatic brain injury. JAMA. 1999;282:974 - 83.

[21] Waddell G, Burton AK, Kendell NAS. Vocational rehabilitation. What works, for whom, and when? Vocational Rehabilitation Task Force Group and Industrial Injuries Advisory Council; 2008. Available at: https://assets. publishing. service. gov. uk/government/uploads/system/uploads/attachment_data/file/209474/hwwb-vocational-rehabilitation. pdf

[22] Wehman P, Targett P, West M, et al. Productive work and employment for persons with traumatic brain injury: what have we learned after 20 years? J Head Trauma Rehabil. 2005;20:115 - 27.

[23] Shames J, Treger I, Ring H, et al. Return to work following traumatic brain injury: trends and challenges. Disabil Rehabil. 2007;29:1387 - 95.

[24] van Velzen JM, van Bennekom CAM, Edelaar MJA, et al. How many people return to work after acquired brain injury? A systematic review. Brain Inj. 2009;23:473 - 88.

[25] Donker-Cools BHPM, Daams JG, Wind H, et al. Effective return-to-work interventions after acquired brain injury: a systematic review. Brain Inj. 2015;30:113 - 31.

[26] Schiff ND. Cognitive motor dissociation following severe brain injuries. JAMA Neurol. 2015;72:1413.

[27] Schiff ND, Rodriguez-Moreno D, Kamal A, et al. fMRI reveals large-scale network activation in minimally conscious patients. Neurology. 2005;64:514 - 23.

[28] Threlkeld ZD, Bodien YG, Rosenthal ES, et al. Functional networks reemerge during recovery of consciousness after acute severe traumatic brain injury. Cortex J Devoted Study Nerv Syst Behav. 2018;106:299 - 308.

[29] Perri CD, Bahri MA, Amico E, et al. Neural correlates of consciousness in patients who have emerged from a minimally conscious state: a cross-sectional multimodal imaging study. Lancet Neurol. 2016;15:830 - 42.

[30] Fernández-Espejo D, Rossit S, Owen AMA. Thalamocortical mechanism for the absence of overt motor behavior in covertly aware patients. JAMA Neurol. 2015;72:1442.

[31] Schiff ND, Giacino JT, Kalmar K, et al. Behavioural improvements with thalamic stimulation after severe traumatic brain injury. Nature. 2007;448:600 - 3.

[32] Haddad AR, Lythe V, Green AL. Deep brain stimulation for recovery of consciousness in minimally conscious patients after traumatic brain injury: a systematic review. Neuromodulation. 2019;22:373 - 9.

[33] Thibaut A, Bruno M-A, Ledoux D, et al. tDCS in patients with disorders of consciousness: Sham-controlled randomized double-blind study. Neurology. 2014;82:1112 - 8.

[34] Dandekar MP, Fenoy AJ, Carvalho AF, et al. Deep brain stimulation for treatment-resistant depression: an integrative review of preclinical and clinical findings and translational implications. Mol Psychiatry. 2018;23:1094 - 112.

[35] Drobisz D, Damborská A. Deep brain stimulation targets for treating depression. Behav Brain Res. 2018;359:266 - 73.

[36] Deco G, Cruzat J, Cabral J, et al. Awakening: predicting external stimulation to force transitions between different brain states. Proc Natl Acad Sci U S A. 2019;116:18088-97.

[37] Williams RM, Alikhademi K, Drobina E, et al. Augmented reality for rehabilitative therapy: patient experiences and practitioner perspectives. Proc Hum Factors Ergonomics Soc Annu Meet. 2019;63:748-52.

[38] Eckert M, Volmerg JS, Friedrich CM. Augmented reality in medicine: systematic and bibliographic review. JMIR Mhealth Uhealth. 2019;e10967:7.

[39] Nicolas-Alonso LF, Gomez-Gil J. Brain computer interfaces, a review. Sensors Basel Switz. 2012;12:1211-79.

[40] Bockbrader MA, Francisco G, Lee R, et al. Brain computer interfaces in rehabilitation medicine. PM&R. 2018;10:S233-43.

第 **3** 部分

证　据

Evidence

15

颅脑创伤的预后预测

Predicting Outcome Following Traumatic Brain Injury

Kwok M. Ho

杨伟健 译

导 言

进化赋予我们在不确定的情况下获取食物和安全的能力[1]。其中一种工具是启发式推理,它类似于一种叫作直觉的常见概念。启发式在潜意识层面无缝地运作,允许我们在面对潜在危险时快速做出决定,我们应该如何应对,以及什么样的行动最有可能使我们最终变得更好或更糟。尽管这种认知能力在我们面对不确定性和模糊性程度较低的情况时为我们提供了明显的生存优势,但当存在高度不确定性时,由于多重冲突和混淆的信号,启发式不再有效,甚至可能适得其反。当临床医师试图预测重型颅脑创伤(TBI)患者的预后时,这种情况可以作为例证。

TBI 预后因素的背景信息

TBI 是导致年轻人死亡和残疾的主要原因之一。对年轻重度 TBI 患者的长期预后进行预测既困难又让人沮丧,因为这样的评估往往与是否进行维持生命手术的不可逆的决定有关,与是否继续治疗相关[2]。因此,准确的预后预测对于所有相关方来说都是至关重要的,不仅是为了患者及其家属的利益,也是为了临床医师的心理健康。

许多因素已被确认与重度 TBI 的不良预后相关。这些因素包括:高龄、复苏后早期格拉斯哥昏迷评分(GCS)或运动反应低、瞳孔对光反射阴性、颅外损伤,缺氧和低血压引起的继发性脑损伤,计算机断层扫描(CT)脑扫描特征如外伤性蛛网膜下腔出血、脑挫伤、Rotterdam 或 Marshall CT 脑分级高,血脑屏障破坏的证据,难治性颅内高压,脑组织氧合不足,脑血管自动调节功能丧失,血清星形胶质细胞生物标志物(S-110B)浓度高,双侧体感诱发电位缺失,连续脑电图 alpha 变异性受损,磁共振成像(MRI)出现弥漫性轴索损伤,尤其是当脑干-黑质和中脑被盖受损伤时[3]。

许多关于 TBI 的预后研究规模小且异质性强,通常包括不同损伤机制的 TBI 患者,并且在损伤后的不同时间点测量评估的预后预测因子。此外,许多研究也报道了不同数量的缺失数据,并且初始损伤和预后评估之间的间隔也不同。事实上,前面描述的这些因素几乎没有一个足以用来避免做出过于悲观或过于乐观的预测。由于影响 TBI 后神经恢复的因素很多,临床医师可能会发现,要同时考虑所

K. M. Ho (✉)
Department of Intensive Care Medicine, Medical School, University of Western Australia, Perth, Western Australia, Australia
Royal Perth Hospital, Perth, Western Australia, Australia
School of Veterinary & Life Sciences, Perth, Western Australia, Australia
e-mail: Kwok.Ho@health.wa.gov.au
© Springer Nature Switzerland AG 2021
S. Honeybul, A. G. Kolias (eds.), *Traumatic Brain Injury*, https://doi.org/10.1007/978-3-030-78075-3_15

有因素并总结所有可用信息来准确判断患者的预后是极其困难，或几乎是不可能的事情。

例如，GCS 通常被认为是预测 TBI 预后最简单且最关键的因素之一。然而，要确保其临床有效性始终如一具有挑战性。研究表明，在同一家医院内和不同医院之间，如何评估最初的 GCS 存在很大差异。即使没有考虑到镇静和麻醉药物的影响，有经验的和没有经验的从业人员在 GCS 评估中的差异也是公认的，这往往是由于在何处、如何应用及如何解释疼痛刺激方面存在的差异。因此，使用单一的信息源进行任何预后的预测都可能是错误的。Kaufman 等[4] 的临床研究描述了由一位经验丰富的神经外科医师和神经放射科医师对 100 名重度 TBI 患者预后预测的准确性，因素包括：伤后 24 小时内获得的最佳 GCS，以及年龄、瞳孔对光反射、血压、心率、实验室血液检测和最初的脑部 CT 扫描。神经外科医师和神经放射科医师对预后分类的正确预测不到 60%，不良预后被高估了 32%～52%，而良好的预后被低估了 35%。

在解释预测重度 TBI 预后的临床研究时，临床医师应注意统计学差异和临床意义之间的区别。尽管报道有许多因素与重度 TBI 后的不良预后相关，通常 P 值很小，但这并不意味着这些因素在解释我们可能观察到的预后可变性方面很重要。较小的 P 值仅提示良好预后组和不良预后组之间预测因子的患病率之间的差异不太可能是偶然发生的，这不能证实错误分类不会以临床和伦理上不可接受的比率发生。例如，尽管 MRI 显示弥漫性轴索损伤与神经系统预后不良的高风险相关，特别是当黑质和中脑被盖区受损伤时[3]，但这绝不是确定的；MRI 显示弥漫性轴索损伤的患者中有相当一部分的患者仍有可能实现良好的功能恢复[5]。此外，越来越清楚的是，一些预后因素是相关的。虽然直观地认为不良预后因素多的患者预后更差，但如果其中一个预后因素已经涵盖了其他预后因素中包含的所有预后信息，这种假设可能是不正确的。例如，最近的研究表明，尽管 MRI 显示存在血脑屏障破坏的脑脊液证据和弥漫性轴索损伤与重度 TBI 的不良预后有关，但是这两种预后因素似乎都不能在经过验证的 TBI 预后模型之上增加预后信息[5,6]。因此，临床医师应该谨慎，不要依赖启发性推理，这种推理在决定患者预后时会受到少数预后因素的影响。

最新进展

统计分析的改进与访问大型临床数据库使研究人员能够开发客观的 TBI 预后计算器。IMPACT (international mission for prognosis and analysis of clinical trials) 模型包含许多预后因素以预测 6 个月时的不良神经预后（格拉斯哥预后评分定义为严重残疾、植物人或死亡）[7]。完整的 IMPACT 模型需要的信息包括：年龄、瞳孔对光反射、运动反应、有无缺氧和低血压、血糖和血红蛋白浓度，以及脑部 CT 特征，包括硬膜外血肿、蛛网膜下腔出血、可引流或不可引流的脑内/硬膜外/硬膜下血肿体积，以及 Marshall CT 脑分级。IMPACT TBI 预后计算器可以从网络下载（IMPACT 模型：http://journals. plos. org/plosmedicine/article? id = 10.1371/journal. pmed.0050165♯s5）。Marshall CT 脑分级范围为Ⅰ～Ⅵ级：①Ⅰ级是指没有可见病理改变；②Ⅱ级为弥漫性损伤，基底池清晰，中线移位 0～5 mm，密度不高或混合密度病灶（或挫伤）≤25 cm³，包括骨碎片和异物；③Ⅲ级为弥漫性损伤，基底池受压或消失，中线移位 0～5 mm，密度不高或混合密度病灶（或挫伤）≤25 cm³；④Ⅳ级为弥漫性损伤，中线移位>5 mm，密度不高或混合密度病灶（或挫伤）≤25 cm³；⑤Ⅴ级是指任何病变经过手术清除；⑥Ⅵ级是指高密度或混合密度病灶>25 cm³，未手术清除。挫伤或血肿的体积可通过以下公式估算：宽度×深度×高度/2。

随后，许多研究对该预后模型进行了外部验证，并证实了其在损伤后 6 个月或更长时间内区分有利和不利结果的强大能力［受试者工作特征曲线下面积（AUROC）>0.8］[8]。然而，关于如何使用预后模型，有两个重要的注意事项。首先，重要的是要理解，从这个预后模型中得出的不良预后的预测风险最多只是一组相似患者的平均风险，我们不能确定任何单个患者与其他患者的相似程度[9]。此外，大多数人，包括任何重度 TBI 患者的近亲，都可能在理解和解释概率方面存在困难[1,10]。如果临床医师要使用这些模型，明智的做法是仅将预测的不利预后风险作为自己的指导，或许有助于支持临床决策，但绝不能取代临床判断。如果患者家属需要这些信息，临床医师应以易于理解的方式表述预测的风险，例如，使用频率而不是百分比（例如，将 5% 的概率表述为 1/20 更容易理解）。

其次，尽管 IMPACT 模型具有较大的 AUROC，但该统计参数仅反映了预测模型在区分不良预后和良好预后方面的能力。虽然这有助于反映临床试验中两个治疗组是否具有可比性，但这一统计参数无助于告诉我们预后模型作为决策工具是否准确[9]。为了实现后一个目标，我们需要一个经过良好校准的预测模型，这意味着预测的风险事实上与观察到的风险密切相关（在校准图中）。临床医师在使用任

何预后模型作为预测工具之前，最好使用他们的本地队列进行评估、校准。

可以肯定的是，当存在多个相互矛盾的信号时，启发式推理可以使我们得出有偏差的结论（如大面积脑挫伤、颅内压增高，但 CT 扫描未见基底池消失和中线移位，如下例所示）。除非我们意识到并接受决策过程很容易在潜意识中被启发式错误欺骗，否则客观有效的预测模型的重要性和实用性将很难被理解和接受。

经典案例

一名 19 岁的健康男性在被陌生人用硬物袭击导致重度 TBI。最初的 GCS 评分为 11 分（睁眼 3 分，运动 5 分，言语 3 分）。入院时首次 CT 扫描显示双侧额叶挫伤（图 15.1）。脑实质内颅内压监测显示颅内高压，决定立即进行双侧去骨瓣减压术。入院当天术后脑部 CT 扫描见图 15.2。尽管进行了去骨瓣减压，患者仍存在难治性颅内高压，大部分时间记录的颅内压（ICP）超过 40 mmHg，但是瞳孔仍然小且双侧有对光反射。第 3 天脑部 CT 扫描显示，右侧额部挫伤周围仍存在严重肿胀，中线移位增多（图 15.3）。考虑到脑部 CT 扫描和高 ICP，医师建议患者家属停止治疗。患者家属不接受这个建议，继续维持生命并于第 7 天行气管切开术。临床医生预测患者出院后持续昏迷状态，最终处于植物人状态。然而，在接下来的几个月内，患者的神经功能继续恢复，并在 TBI 后 6 个月进行了颅骨修补术（图 15.4）。在 TBI 后 12 个月，患者的脑部 CT 扫描几乎恢复正常（图 15.5），最终，患者可以回到大学继续学习，并在 TBI 后 3 年内毕业。患者的家人和一些医护人员都认为这位患者非常幸运，患者的康复完全是个奇迹。然而，当仔细阅读患者的脑部 CT 时，很明显患者的脑干从未受到明显的颅内高压的影响（图 15.6），这与颅内高压下瞳孔未出现固定散大的原因一致。当将患者的入院信息输入 IMPACT TBI 预后计算器[7]时，预测患者 6 个月神经功能预后不良的风险仅为 20%（95% 置信区间 16～26）（图 15.7）。

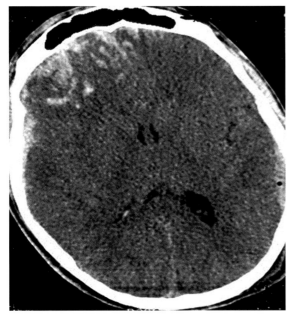

▲ 图 15.1　入院后首次脑部 CT 扫描

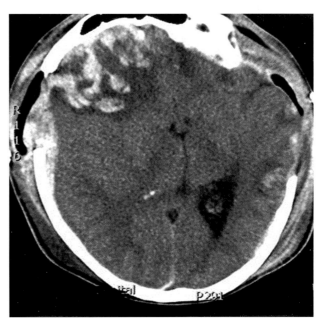

▲ 图 15.2　双侧去骨瓣减压术后第 1 天

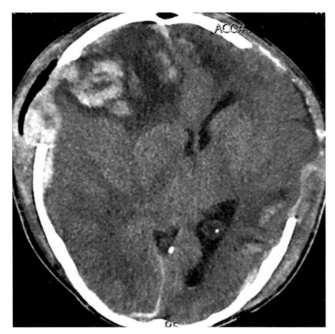
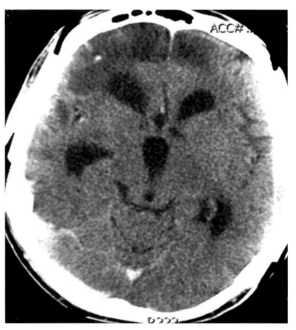

▲ 图 15.3 TBI 后第 3 天 CT 扫描, ICP 持续 > 40 mmHg

▲ 图 15.4 TBI 后 6 个月, 颅骨修补术后

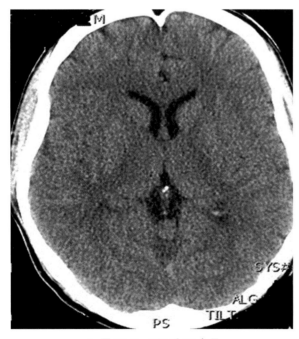
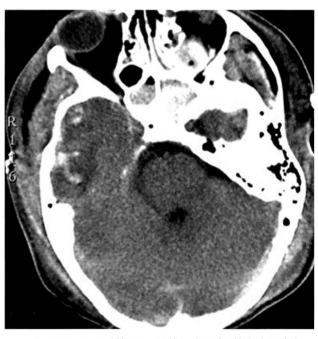

▲ 图 15.5 TBI 后 12 个月

▲ 图 15.6 TBI 后第 3 天, 尽管颅内压高, 基底池仍清晰

预测TBI后6个月的预后

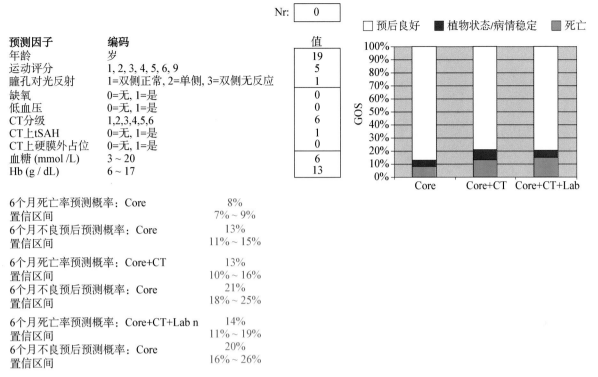

预测因子	编码	值
年龄	岁	19
运动评分	1, 2, 3, 4, 5, 6, 9	5
瞳孔对光反射	1=双侧正常, 2=单侧, 3=双侧无反应	1
缺氧	0=无, 1=是	0
低血压	0=无, 1=是	0
CT分级	1,2,3,4,5,6	6
CT上tSAH	0=无, 1=是	1
CT上硬膜外占位	0=无, 1=是	0
血糖 (mmol /L)	3 ~ 20	6
Hb (g / dL)	6 ~ 17	13

Nr: 0

6个月死亡率预测概率：Core	8%
置信区间	7% ~ 9%
6个月不良预后预测概率：Core	13%
置信区间	11% ~ 15%
6个月死亡率预测概率：Core+CT	13%
置信区间	10% ~ 16%
6个月不良预后预测概率：Core	21%
置信区间	18% ~ 25%
6个月死亡率预测概率：Core+CT+Lab n	14%
置信区间	11% ~ 19%
6个月不良预后预测概率：Core	20%
置信区间	16% ~ 26%

▲ **图 15.7　基于 IMPACT TBI 计算器的典型病例预测风险显示**

未来方向

预测模型并不意味着在我们的决策中取代明智的判断。它的主要用途是让我们交叉检查自己的临床判断的准确性,以及这种评估是否受到不同形式的启发式或偏见的不当影响,包括确认和内隐偏见、可用性和代表性启发式[1,11]。在有限的医疗资源压力下,我们如何容易因过度自信和自我实现的预言而做出错误的决定,可以通过医学预测岛的地图(图15.8)[11]来说明。

虽然我们已经有了很好的预后模型来预测重型 TBI 后 6 个月的功能预后,但我们也应该注意到,6个月后进一步的神经功能恢复到独立程度并不罕见,并且在需要减压的重型 TBI 患者中可能高达25%[12]。临床医师也应该注意如何将自己的价值观投射到我们的患者身上。生活质量是一种主观评估,它可能会发生重大变化。即使在最困难的情况下,人类也能通过重新校准自身的价值体系来显著地适应[13],因此,我们需要进一步完善目前的预测模型,对预后做出更准确的判断。此外,医疗资源有限,政策制定者和整个社会必须决定经济问题和成本效益是否应该成为一个可接受的预后的基本要素[14]。

结　论

准确预测重度 TBI 预后的能力是一个难以捉摸的圣杯。临床医师应注意仅依赖少数预后因素来预测患者预后的缺陷。人类很容易被许多心理限制误导,包括各种不同的启发式和偏见。复杂的、经过验证的、基于网络的预后模型现在已经广泛使用,可以用来确认临床医师的临床判断是否与客观的预期一致(与过去的类似患者相比)。随着医学治疗的不断推进,进一步完善目前的预后模型是必要的。预测重度 TBI 患者的预后需要对科学和人文两个方面有很好的理解。

利益冲突:无。
基金资助:无。

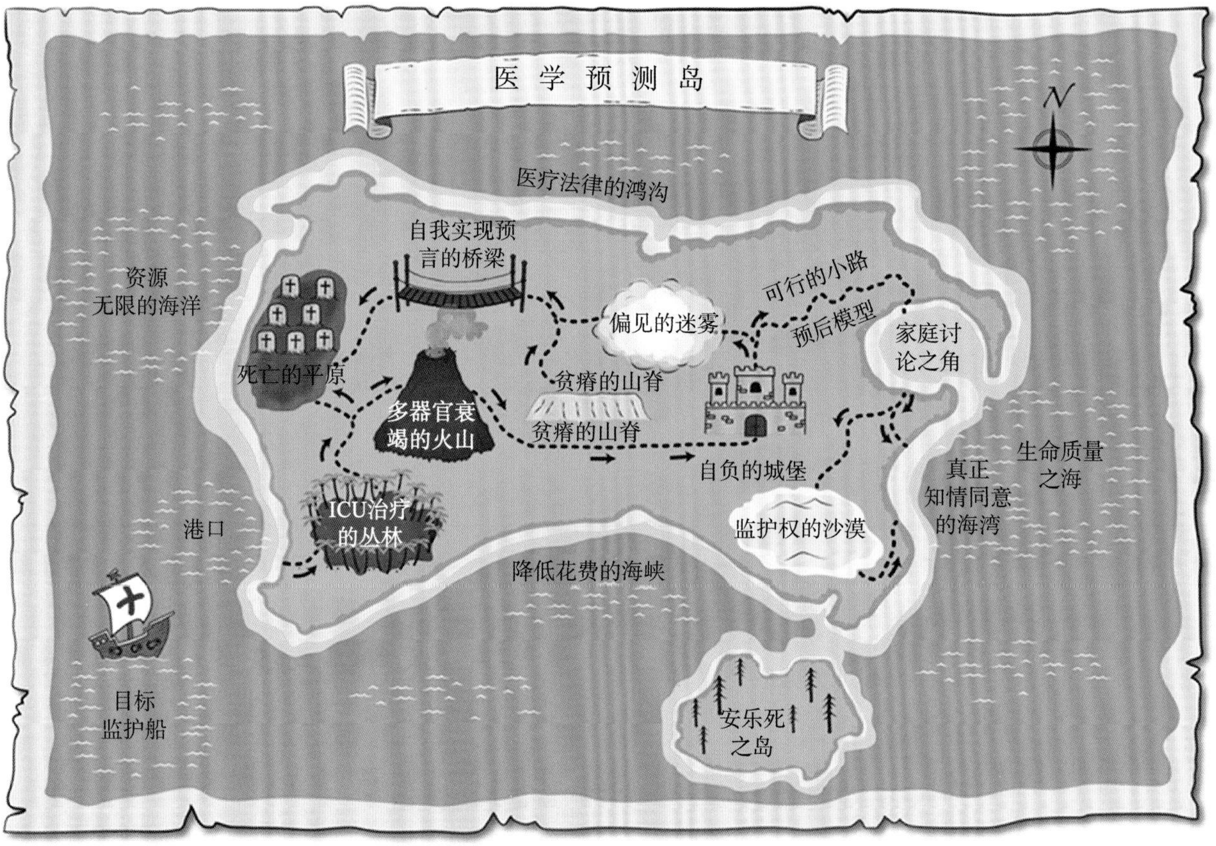

▲ 图 15.8 医学预测岛地图(经参考文献[11]许可复制)

参考文献

[1] Kishida KT, King-Casas B, Montague PR. Neuroeconomic approaches to mental disorders. Neuron. 2010;67:543-54.

[2] Honeybul S, O'Hanlon S, Ho KM. Decompressive craniectomy for severe head injury: does an outcome prediction model influence clinical decision-making? J Neurotrauma. 2011;28:13-9.

[3] Abu Hamdeh S, Marklund N, Lannsjö T, et al. Extended anatomical grading in diffuse axonal injury using MRI: hemorrhagic lesions in the substantia nigra and mesencephalic tegmentum indicate poor long-term outcome. J Neurotrauma. 2017;34:341-52.

[4] Kaufmann MA, Buchmann B, Scheidegger D, et al. Severe head injury: should expected outcome influence resuscitation and first-day decisions? Resuscitation. 1992;23:199-206.

[5] Ho KM, Honeybul S, Ambati R. Prognostic significance of magnetic resonance imaging in patients with severe nonpenetrating traumatic brain injury requiring decompressive craniectomy. World Neurosurg. 2018;112:277-83.

[6] Ho KM, Honeybul S, Yip CB, et al. Prognostic significance of blood-brain barrier disruption in patients with severe nonpenetrating traumatic brain injury requiring decompressive craniectomy. J Neurosurg. 2014;121:674-9.

[7] Steyerberg EW, Mushkudiani N, Perel P, et al. Predicting outcome after traumatic brain injury: development and international validation of prognostic scores based on admission characteristics. PLoS Med. 2008;5(5):e165.

[8] Honeybul S, Ho KM. Predicting long-term neurological outcomes after severe traumatic brain injury requiring decompressive craniectomy: a comparison of the CRASH and IMPACT prognostic models. Injury. 2016;47:1886-92.

[9] Ho KM. Use and limitations of prognostic models for the critically ill. J Crit Care. 2016;36:298.

[10] Chapman AR, Litton E, Chamberlain J, et al. The effect of prognostic data presentation format on perceived risk among surrogate decision makers of critically ill patients: a randomized comparative trial. J Crit Care. 2015;30:231-5.

[11] Ho KM. Predicting outcomes after severe traumatic brain injury: science, humanity or both? J Neurosurg Sci. 2018;62:593-8.

[12] Ho KM, Honeybul S, Litton E. Delayed neurological recovery after decompressive craniectomy for severe nonpenetrating

traumatic brain injury. Crit Care Med. 2011;39:2495 - 500.

[13] Honeybul S, Gillett GR, Ho KM, Janzen C, Kruger K. Long-term survival with unfavourable outcome: a qualitative and ethical analysis. J Med Ethics. 2015;41:963 - 9.

[14] Ho KM, Honeybul S, Lind CR, et al. Cost-effectiveness of decompressive craniectomy as a lifesaving rescue procedure for patients with severe traumatic brain injury. J Trauma. 2011;71:1637 - 44.

颅脑创伤的生物标志物

Biomarkers in Traumatic Brain Injury

Jussi P. Posti and Olli Tenovuo

陈龙　译

导言：颅脑创伤医疗中生物标志物的需求

自从发现了其他以器官为基础的生物标志物，人们就开始了大量的研究工作，旨在寻找与大脑相似的标志物。在组织层面，既然只有两种基本的脑细胞（神经元和神经胶质细胞），描述其损伤的标志物很容易被发现，基于生物标志物浓度的诊断也很简单，这样的想法是合乎逻辑的。不幸的是，事实并非如此。神经元体、树突、突触、轴突及（微）血管对损伤的敏感性各不相同。胶质细胞家族中的星形胶质细胞和少突胶质细胞在神经损伤的同时也受到损害。轴突的类型、结构、配置、长度，尤其是功能存在相当大的变异性，这导致了轴突对创伤的易感性的变化。此外，颅脑创伤是器官、组织、细胞和分子水平上渐进、同时、平行和相互作用的复杂连续体（图16.1）。

所有这些因素都不同程度地影响着最初的严重程度、疾病进展和脑组织的命运，而这在很大程度上决定着患者的身体和认知能力的恢复。临床对生物标志物的需求尚未得到满足，这些标志物可以帮助评估损伤的真实和动态严重程度，以表征损伤的病理生理学特征，预测疾病演变，监测治疗效果，并改善预后预测。目前的证据已经表明，生物标志物即使是单一的生物标志物也可以作为单独的工具用于特定的临床问题，如识别颅脑创伤（TBI）[1]后颅内放射异常的患者。然而，越来越多的证据表明，生物标志物应作为联合诊断使用[2]，这也可能与临床和影像学变量结合使用[3,4]。

发展 TBI 生物标志物临床应用的挑战

TBI 的生物标志物是通过体液测量的，目前的临床文献包括基于血液、脑脊液或唾液中的生物标志物测量的数据。若干有希望的蛋白质、代谢物和遗传生物标志物候选已经被发现用于不同的临床问题，但将 TBI 生物标志物转化为临床医学还很有限。小样本量、可变的采样时间、异质性的分析方法、缺乏适当的对照组和特征差的异质性研究队列阻碍了过程。

J. P. Posti (✉)

Neurocenter, Department of Neurosurgery and Turku Brain Injury Center, Turku University Hospital and University of Turku, Turku, Finland

e-mail: jussi.posti@utu.fi

O. Tenovuo

Neurocenter, Turku Brain Injury Center, Turku University Hospital and University of Turku, Turku, Finland

e-mail: olli.tenovuo@tyks.fi

© Springer Nature Switzerland AG 2021

S. Honeybul, A. G. Kolias (eds.), *Traumatic Brain Injury*, https://doi.org/10.1007/978-3-030-78075-3_16

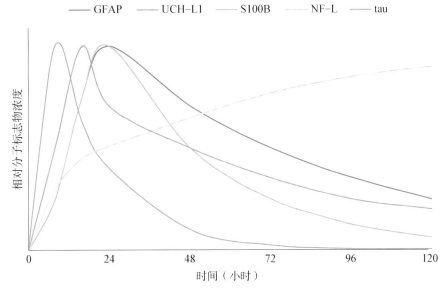

▲ 图 16.1　颅脑创伤后(0 小时)随时间变化的生物标志物动力学。y 轴为血液中的相对生物标志物浓度，x 轴为以小时为单位的时间。浓度的演变是基于目前的证据对高峰时间和半衰期的蛋白质。注意：动力学曲线是估计值，代表单一的颅脑创伤，没有可能导致二次峰值的渐进性二次损伤

虽然临床解释的研究结果是困难的，但最大的工作仍有待于了解潜在的生物过程反映不同的生物标志物。血脑屏障的完整性和一些生物标志物的蛋白质水解降解可能会影响测得的水平。

生物标志物从大脑运输到血液比从心脏、肺或肝脏等其他器官运输要复杂得多，因为人们还不完全了解大脑富含的生物标志物是如何进入血液的。一般认为，一些低分子量生物标志物可以被动地通过血脑屏障弥散，一些低分子量生物标志物可以根据血脑屏障的完整性不同程度地通过血脑屏障，而一些低分子量生物标志物只有在血脑屏障被破坏时才能通过。其他可能的途径包括通过新近描述的胶状淋巴系统的外溢途径。胶状淋巴系统作为大脑的早期引流通道，包括一个血管周围网络，用于将细胞外蛋白和其他废物运输到一般淋巴网络[5]。在何种程度上，不同的生物标志物通过胶状淋巴系统或血脑屏障进入血液，目前尚不清楚。

另一个主要障碍是，大多数 TBI 生物标志物都是脑富集的，但它们不一定是脑特异性的，而且它们可能在中枢神经系统外表达。因此，颅外组织损伤的患者，特别是外周神经系统、软骨、长骨、脂肪组织和肌肉损伤的患者，似乎表现出一些被认为在 TBI 中有用的生物标志物水平升高。这在骨科损伤或多发性创伤患者中尤其成问题，因为这些患者的生物标志物水平往往与轻度 TBI 患者的指标重叠。在这些情况下，生物标志物的升高会给人留下颅脑创伤比实际情况更严重的印象，这可能会使患者在没有颅脑创伤的情况下进行无根据的诊断和复发性头部成像，更易患病，并伴有显著的辐射负荷。

生物标志物在特定临床情况中的作用

TBI 导致一系列复杂的事件，包括结构、功能、代谢和炎症变化。这些变化反映在释放到血液中的富含大脑的蛋白质和代谢物的水平上。由于前面讨论过的实际问题，在大多数临床相关情况下，没有足够的数据来制定生物标志物使用的临床指南。

确认轻度 TBI

从临床实践的角度来看，评估患者是否患有轻度 TBI 是急诊医师遇到的常见问题之一。一个典型的例子是一个醉酒男子被发现躺在街上，他的头部受伤。轻微的困倦是由于酒精还是由于颅脑创伤？或者一个在交通事故中，意识正常的患者遭受了脑外伤？

正如最近的研究表明，脑外伤的整个概念并不像以前所理解的那样简单。任何对头部的冲击导致大脑微结构或功能的改变，但没有任何明显的临床

症状,都符合目前对颅脑创伤的定义。我们是否能够检测到所有的 TBI,包括那些没有临床症状的?也许不是,但是一个临床意义重大的 TBI 的下限是什么?是否取决于患者的年龄、性别或部位、头部外伤的严重程度或频率?这对参加高强度体育赛事的运动员来说尤其重要。

可能没有必要确定所有的轻度 TBI 发作,特别是当可能没有进一步损伤的风险,因此可以忽略长期后果。然而,在重复轻度 TBI 导致累积风险的情况下(如拳击或美式足球),越来越明显的是,这可能会产生实际的长期后果。

确定那些持续重复轻度 TBI 的患者,可以就以下问题提供指导:

- 退出赛场。
- 病退并安全返回比赛。
- 改变运动环境。
- 从运动活动中退役。

考虑到颅脑创伤的严重程度是一个连续统一体,可以预期,颅脑创伤相关的生物标志物水平会沿着这个连续统一体上升,从健康对照组的正常水平到根据损伤严重程度被认为是病理水平。

目前,生物标志物的使用相对不精确,生物标志物水平到何种程度仍有未解的问题:

- 能够检测到显著的轻度 TBI。
- 根据伤害的性质而有所不同(如影响部位、严重程度和加速或减速)。
- 取决于年龄、性别、是否存在其他伤害及伤害的性质。

评估轻度 TBI 后成像的需要

对于需要住院治疗、重症治疗、神经外科治疗的颅内病变患者,经常使用脑部 CT。国际上有很多关于根据患者的病史、症状、临床检查等进行影像学检查的临床指征的指南。然而,在急性情况下,轻度 TBI 的诊断是具有挑战性的,因为症状往往是非特异性的,也可能是短暂的或延迟的。在这些环境中,急性头部 CT 检查的标准可能不符合实际需要的情况(症状延迟),或者患者可能在入院时进行头部 CT 检查,但事实上并不需要(症状短暂)。

在这些情况下,生物标志物已被证明是一种有用的筛查工具,以确定哪些患者不需要 CT 扫描(即生物标志物水平使可见的 CT 异常非常不可能)。

目前,这是经官方批准的临床 TBI 生物标志物使用的唯一适应证(参见本章目前的证据)或纳入选定的轻度 TBI 患者指南(斯堪的纳维亚成人轻度、轻中度头部损伤初始治疗指南)[6]。遵照这些指导方针,CT 扫描次数可减少约 30%,这不仅具有成本效益,而且还可减少个人遭受不必要的电离辐射。

在北欧国家之外,在这些情况下,生物标志物的临床应用一直很低,主要是因为在急诊科,等待分析结果往往是不切实际的,可能需要几个小时。此外,由于生物标志物 S100B 的半衰期较短,因此必须在损伤后 6 小时内测量其水平,而在较轻的 TBI 病例中,或在损伤的确切时间未知时,通常会超过这个时间窗。当这些有希望的标志物的快速、即时检测方法变得更广泛可用时,它们的使用可能会增加。

预后预测

预测结果很重要,原因有很多。在轻度和中度头部损伤的情况下,患者及其家人会想知道什么时候可以恢复工作,或者可能恢复最初导致脑外伤的体育活动。在严重颅脑创伤的情况下,问题将集中在诸如恢复意识和重新融入社会环境等问题上。然而,尽管预测长期结果很重要,在考虑退出治疗或手术干预的好处或其他问题时,也需要预测短期结果。在这方面,生物标志物可能在临床上用于确定损伤的严重程度。

这方面的一个很好的例子是,患者最初的 GCS 为 3 分,瞳孔固定。传统上,这类病例被认为是无法挽救的,治疗要么被拒绝,要么被撤销。然而,有许多这种情况的患者存活下来,并继续进行有利的长期恢复。这种情况为生物标志物提供了一个极好的位置,因为它们可能告知有意义的恢复的可能性。生物标志物或一组生物标志物当然必须具有高度的敏感性和特异性;任何一种都可以与临床结果结合使用,而不是单独使用。然而,决定是继续还是退出具有潜在攻击性的治疗总是有问题的。

监测脑外伤

对脑外伤生物标志物的重要需求之一是帮助监测急性病程和治疗干预的效果。目前,大多数患者的监护都是通过临床和放射学检查进行的,而生理监护通常是为重症监护环境中的患者保留的。毫无疑问,监测生理参数,如颅内压(ICP),对预后是有用的;然而,在许多方面,ICP 代表了内脏损伤的标志,神经创伤处理中的一个基本问题已经表明,旨在降低 ICP 的治疗已转化为临床结果的改善。同样,监测脑组织的氧合也可能是有用的。然而,这只能提供一个非常小的焦点区域的信息,微透析也是如此。基于从这些监测器获得的信息的治疗干预是反应性的,而真正需要的是发展中的病理生理学的一些标志。

正是在这方面,生物标志物可能是有用的,但目前的临床研究相对较少。S100 钙结合蛋白 B (S100B)可能是研究最广泛的生物标志物,不过,临床疗效的证据仍有待确定。理想情况下,生物标志物将提供即时监测,反映不同细胞或细胞室的细胞命运,如胶质细胞、轴突或突触,目前各种标志物的证据现在将被概述。

当前证据

本部分内容将不涵盖所有 TBI 生物标志物,但将重点关注研究最多的基于血液的诊断和预后生物标志物。目前,脑脊液采样在 mTBI 患者中不适合临床。

蛋白质生物标志物

传统上,蛋白质一直是研究最多的生物标志物,因为它们在各种疾病过程中广泛使用,实验室分析也随之发展。

神经元胞体生物标志物

神经元特异性烯醇化酶

神经元特异性烯醇化酶(neuron-specifc enolase,NSE)是研究最多的神经细胞体损伤的生物标志物。其分子量为 78 kDa,由 *ENO2* 基因编码。NSE 在红细胞和神经内分泌细胞中也有表达,并以同二聚体的形式存在于神经元细胞质中。将 NSE 作为神经损伤的生物标志物的主要局限性是其对溶血的高度敏感性,这在评估脑脊液中的 NSE (在创伤性腰椎穿刺的情况下)或多发性创伤的情况下尤其有问题。由于这些问题,使用 NSE 作为 TBI 诊断和预后的生物标志物的兴趣有限。没有足够的证据支持使用 NSE 鉴别轻度 TBI 患者或评估轻度

TBI 后成像的需要,但它在预测严重 TBI[7] 后的死亡率方面有一定的价值。

泛素 c 端水解酶-L1

泛素 c 端水解酶-L1(ubiquitin C-terminal hydrolase-L1,UCH-L1),这种蛋白质在大脑中极其丰富,据估计占神经元蛋白质总量的 15%。它参与添加和去除蛋白质中的泛素,这些蛋白质是细胞内部代谢的目标。UCH-L1 的分子量为 25 kDa,由 *UCH-L1* 基因编码。UCH-L1 在中枢神经系统外的表达已被报道在睾丸、卵巢和肾脏细胞,以及某些肺肿瘤细胞系中。UCH-L1 作为胶质纤维酸性蛋白(GFAP)的替代物引起了人们的兴趣,因为它们分别被认为是神经元和星形胶质损伤负担的替代标志物。UCH-L1 在 TBI 发生后 1 小时内可检测到,在 8 小时达到峰值[8],与其他 TBI 生物标志物相比,其半衰期较短(半衰期报道在 7~12 小时变化)。

有研究表明,UCH-L1 能够识别脑震荡患者,但也有报道称,UCH-L1 无法区分 CT 阴性轻度 TBI 患者和骨科损伤患者。在 TBI 诊断中使用 UCH-L1 的最有力证据是它在确定轻度 TBI 后需要急性 CT 检查的患者中的实用性。最近的一项研究报道了 GFAP 和 UCH-L1 在颅脑 CT 上预测创伤性颅内病变的高敏感性[1]。尽管如此,一些研究已经表明 UCH-L1 在这些情况下具有中等的诊断价值,尽管它的表现通常低于 GFAP 的价值[9]。也有报道称 UCH-L1 可预测严重 TBI 后的不良预后,但对轻度 TBI 患者的研究很少[3]。

总的来说,目前还没有足够的证据支持使用 UCH-L1 来识别轻度 TBI 患者,但它对于识别那些在急性头部 CT 扫描中可能有阳性结果或在严重 TBI 后可能有不良结果的患者有一定的价值。

轴突和轴突末端的生物标志物

神经炎症轻多肽

神经炎症轻多肽(neuroflament light polypep-tide,NF-L)也被称为神经纤维轻链,是三种神经纤维亚型中最小的(68 kDa),在长有髓鞘的轴突中大量表达。在人类中,NF-L 由 *NEFL* 基因编码并在神经元细胞骨架中表达。NF-L 的半衰期尚不

清楚,但很明显,它是目前已知的蛋白质 TBI 生物标志物中最长的。NF-L 水平似乎在损伤后的前两周内升高,但之后似乎下降[10,11]。根据目前的大量文献,我们不可能得出结论,这与大脑的延长释放或缓慢崩溃有关。虽然尚未见 CNS 外 NF-L 表达的报道,但有证据表明颅外损伤可能影响其[2]水平。

NF-L 的研究主要集中在 mTBI 后的亚急性期。有报道称,NF-L 的入院水平与轻度 TBI 后的晚期预后[4,12]和严重 TBI[4,10]显著相关。在预测轻度颅脑创伤不完全恢复方面,NF-L 略优于 GFAP[12]。虽然 NF-L 最有力的诊断证据与预后预测有关,但在 TBI 患者入院时,NF-L 水平也能很好地区分颅内 CT 正常和异常的患者。这表明,尽管 NF-L 水平在 TBI 后的几天内持续升高,但 NF-L 从损伤后第 1 天起就具有诊断潜力。

Tau 蛋白

Tau 蛋白是一种在轴突细胞骨架中表达的微管相关蛋白。Tau 蛋白稳定和硬化微管,但也有功能作用。人类 tau 蛋白由 MAPT 基因编码,产生一系列的 6 个 tau 蛋白异构体。神经创伤领域的 tau 生物标志物研究大多集中在总 tau(t-tau)上。颅脑创伤导致 tau 蛋白的过度磷酸化和分裂。因此,对劈裂 tau(c-tau)和磷酸化 tau(p-tau)的研究引起了人们的兴趣。目前的文献不足以提供证据证明 TBI 后 tau 蛋白的半衰期。tau 蛋白水平在 24 小时前达到峰值,但下降相对缓慢。

P-tau 和 t-tau 水平以及 p-tau/t-tau 比值被报道用于区分轻度 TBI 患者和健康志愿者[13]。t-tau[2,9]和 p-tau 及 p-tau/t-tau 比值[13]均被报道用于区分头部 CT 扫描中有创伤性颅内表现的患者与头部损伤后影像学表现正常的患者。Tau 蛋白似乎在孤立识别创伤性颅内病变患者方面具有诊断价值,但也作为生物标志物组的一部分。由心脏脂肪酸结合蛋白+S100B+t-tau 组成的组合可以识别具有创伤性头部成像结果的轻度 TBI 患者,具有临床有用的准确性[2]。Tau 蛋白水平已被证明可以预测颅脑创伤后的预后,尽管研究主要是在更严重的损伤患者中进行的。P-tau 水平和 p-tau/t-tau 比值在鉴别预后好坏方面优于 t-tau 水平[13]。

总的来说,没有足够的证据支持使用 tau 蛋白来识别轻度 TBI 患者或不良预后。有初步证据支持使用 tau 蛋白来识别不同严重程度的 TBI 患者的创伤症状。

星形胶质细胞标志物

胶质原纤维酸性蛋白质

胶质原纤维酸性蛋白质(glial fibrillary acidic protein,GFAP)是一种存在于白质和灰质星形胶质细胞中的细胞骨架单体蛋白。GFAP 由人类 GFAP 基因编码,在非胶质细胞和非中枢神经系统细胞中也有表达,如施细胞、软骨细胞、成纤维细胞、肌上皮细胞、淋巴细胞和肝星状细胞。TBI 后 GFAP 以完整蛋白质(50 kDa)和分解产物(3844 kDa)的形式释放到血液中。损伤后 1 小时内可检测到,20~24 小时内达到峰值,生物半衰期为 24~48 小时[8]。GFAP 是目前研究最多的 TBI 生物标志物,因其对 TBI 的特异性和相对其他生物标志物较长的半衰期而受到人们的特别关注。美国食品药品管理局最近批准了 GFAP 和 UCH-L1 用于筛查 TBI 后需要进行急性头部 CT 扫描的患者。这项获得批准的研究表明,研究结果在很大程度上是由 GFAP 驱动的[1]。

有证据表明,GFAP 可以识别脑震荡和轻度 TBI 患者,并可以将这些患者与健康个体和骨科损伤患者区分开来。几乎每一项研究都表明,GFAP 能够区分 CT 扫描阳性和阴性的患者,这方面的科学证据可以被认为是当前所有生物标志物中最强的。在最近的一项研究中,GFAP 在识别创伤性颅内异常患者方面优于 S100B、NSE、UCH-L1、NF-L 和 t-tau,无论是在轻度 TBI 患者还是在整个队列[9]患者中。GFAP 在预测所有严重程度[14]的 TBI 患者的不良预后和预测轻度 TBI[12]患者的不完全恢复方面也显示出了希望。

总的来说,有一些证据支持使用 GFAP 鉴别轻度 TBI 患者。有大量的证据支持使用 GFAP 来识别更有可能在影像学上有创伤性颅内病变的患者,并预测严重 TBI 后的不良预后。有证据支持使用 GFAP 预测轻度 TBI 后的预后。

S100 钙结合蛋白 B

S100 钙结合蛋白 B(S100 Calcium-binding

protein B，S100B）是第一个在 TBI 诊断中获得主要关注的生物标志物。它是一种星形胶质，11 kDa 钙结合蛋白，由 *S100* 基因编码。S100 蛋白参与了细胞周期进程和分化等众多过程的调控。S100B 在脑外伤 1 小时内可在血液中检测到，但其水平迅速下降，生物半衰期为 30 分钟至 2 小时。S100B 在许多脑外细胞中表达，如脂肪细胞和软骨细胞。S100B 在各种运动中升高，在颅外损伤患者中也升高。有研究报道 S100B 可以识别脑震荡患者，但证据有些矛盾，有研究发现 S100B 无法区分轻度 TBI 患者和骨科损伤患者。

　　然而，没有足够的证据支持使用 S100B 鉴别轻度 TBI 患者。S100B 对选定的轻度 TBI 患者的病理颅内 CT 结果具有极好的阴性预测价值。没有足够的证据支持 S100B 在 TBI 预后预测中的作用。

代谢组学和脂质组学生物标志物

　　蛋白质生物标志物在一定程度上未能降低颅脑创伤医学的预期。主要问题可归因于 TBI 和大脑的特异性以及无法通过完整的血脑屏障。很明显，需要全面的 TBI 特异性生化诊断和个体指纹诊断。

　　代谢组学是一种研究细胞、组织和体液中代谢物的结构、功能和相互作用的方法。遗传学和代谢组学之间的交流研究产生了大量的信息。由于系统医学的发展，分析这些大量的信息已经成为可能。

　　也许最有名的代谢组学方法是脑微透析，一种靶向定位方法。它主要是基于评估乳酸/丙酮酸比值，尽管其他代谢物已经测量。这一比值的增加反映了氧化线粒体代谢和线粒体衰竭的减少。过渡到无氧代谢与严重 TBI 患者的不良预后相关。微透析目前是许多大型神经重症监护病房的常规监测工具。

　　质子核磁共振波谱在研究中得到了广泛的应用。它是一种被广泛研究的、可量化的、可重现性好的方法。但该方法的微摩尔浓度范围和区域范围较差，对 TBI 生物标志物的评估存在一定的局限性。通常，代谢组学的方法是基于质谱与气相色谱或液相色谱相结合。

　　在一项两组研究中，中链脂肪酸、癸酸和辛酸以及一些糖衍生物，包括 2，3 -二磷酸甘油酸，与脑外伤的严重程度密切相关，该研究作为一种发现验证

设置进行，这是代谢组学研究的典型特征。在该研究中，轻度 TBI 患者的代谢物水平遵循与严重颅脑创伤患者相同的模式，但与对照组相比，变化幅度小于严重颅脑创伤患者。作为本研究的次要目标，我们开发了一个预后预测模型，其受试者操作特征曲线下面积（AUC）为 0.84。该模型的附加价值与预后 CRASH（严重头部损伤后皮质类固醇随机化）模型一起研究，该模型根据临床和放射学表现预测 14 天的死亡率和 6 个月的不利结果（严重残疾、植物性或死亡）。CRASH 模型的独立 AUC 为 0.74。将最优代谢物癸酸和戊糖醇- 3 -脱氧纳入 CRASH 模型时，AUC 达到 0.80[15]。

　　脂质组学是一种研究细胞、组织和体液中脂质的结构、功能和相互作用的方法。脂类由相对较少的脂类的异质组组成。这些类的脂质往往相互关联，并在不同的条件下不断变化。脑组织富含脂质，大约占脑干重的一半。脑脂质组学是脑外伤研究中一个有趣和新兴的领域。甘油磷脂和鞘脂是参与神经递质调节和程序性细胞死亡的两个重要脂类。它们最近作为脑外伤的诊断生物标志物引起了人们的兴趣。脂质组学研究及代谢组学和脂质组学研究的结合可能会为 TBI 研究提供新的有趣的诊断窗口，但目前发表的研究还很少。

　　目前，在代谢和脂质组学标志物方面，只有有限的证据支持乳酸/丙酮酸比值的使用微透析预测重症颅脑创伤患者在重症监护病房的不良预后。

未来方向及结论

　　最近大型的前瞻性国际脑外伤研究 CENTER - TBI 和 TRACK - TBI 将产生更多关于潜在的脑外伤生物标志物的重要论文。它们也将为寻找与临床变量、影像学和结果相关的生物标志物提供良好的可能性。然而，这些研究并没有提供足够粒度的样本，以捕获不同临床情况下的生物标志物动力学。考虑到颅脑创伤病理生理学的复杂性、其非常动态的性质，以及可能影响生物标志物水平的各种其他因素，真正理解不同生物标志物的作用将需要使用机器学习方法分析大量丰富的数据集。临床问题越窄，研究的患者材料越均匀，就越有可能只使用少数经过充分验证的标志物。一个主要的挑战将是知道什么生物标志物和生物标志物面板应该在不同的临

床情况下不同的时间点使用。以往的研究大多集中在一个时间点，通常是入院，这只是这个高度动态和经常演变的疾病过程的一个快照。此外，在现实中，从创伤事件到住院的时间间隔是非常不同的。

以下是一个试验性的研究问题，必须解决，以使更好地理解生物标志物在颅脑创伤中的意义：

- TBI 后不同生物标志物的动力学。
- 不同临床条件下生物标志物如何进入血液的数据。
- 不同的生物标志物如何与临床变量和影像学特征相互关联。
- 人口统计学变量（年龄、性别、种族）、其他伤害和不同疾病如何影响生物标志物水平。
- 遗传特性如何影响生物标志物水平和反应。

- 颅脑创伤后，不同的生物标志物的有用时间窗口是什么，以及什么生物标志物在一起使用时产生重要的互补信息。

TBI 生物标志物快速护理面板，使用人工智能开发的算法对结果和其他可用数据进行分析，将是未来十年 TBI 医学的未来。为了达到最好的结果和快速的发展，这些都需要进入一个通用的国际数据库和服务器，从而在机器学习的基础上不断提高诊断的准确性。

基金资助：Jussi P Posti 由芬兰学院资助（资助号 17379）。

利益冲突：无。

参考文献

[1] Bazarian JJ, Biberthaler P, Welch RD, et al. Serum GFAP and UCH‐L1 for prediction of absence of intracranial injuries on head CT（ALERT‐TBI）: a multicentre observational study. Lancet Neurol. 2018;17:782‐9.

[2] Posti JP, Takala RSK, Lagerstedt L, et al. Correlation of blood biomarkers and biomarker panels with traumatic findings on computed tomography after traumatic brain injury. J Neurotrauma. 2019;36:2178‐89.

[3] Thelin E, Al Nimer F, Frostell A, et al. A Serum protein biomarker panel improves outcome prediction in human traumatic brain injury. J Neurotrauma. 2019;36:2850‐62.

[4] Lagerstedt L, Azurmendi L, Tenovuo O, Katila AJ, Takala RSK, Blennow K, et al. Interleukin 10 and heart fatty acid-binding protein as early outcome predictors in patients with traumatic brain injury. Front Neurol. 2020;11:376.

[5] Plog B, Dashnaw M, Hitomi E, et al. Biomarkers of traumatic injury are transported from brain to blood via the glymphatic system. J Neurosci. 2015;35:518‐26.

[6] Undén J, Ingebrigtsen T, Romner B. Scandinavian guidelines for initial management of minimal, mild and moderate head injuries in adults: an evidence and consensus-based update. Scandinavian Neurotrauma Committee（SNC）, editor. BMC Med. 2013;11:50.

[7] Olivecrona M, Rodling-Wahlstrom M, Naredi S, et al. S‐100B and NSE are poor outcome predictors in severe traumatic brain injury treated by an ICP targeted therapy. J Neurol Neurosurg Psychiatry. 2009;80:1241‐7.

[8] Papa L, Brophy G, Welch R, et al. Time course and diagnostic accuracy of glial and neuronal blood biomarkers GFAP and UCH‐L1 in a large cohort of trauma patients with and without mild traumatic brain injury. JAMA Neurol. 2016;73:551‐60.

[9] Czeiter E, Amrein K, Gravesteijn BY, et al. Blood biomarkers on admission in acute traumatic brain injury: Relations to severity, CT findings and care path in the CENTER‐TBI study. EBioMedicine. 2020;56:1‐11.

[10] Shahim P, Gren M, Liman V, et al. Serum neurofilament light protein predicts clinical outcome in traumatic brain injury. Sci Rep. 2016;6:36791.

[11] Shahim P, Politis A, van der Merwe A, et al. Time course and diagnostic utility of NfL, tau, GFAp, and UCH‐L1 in subacute and chronic TBI. Neurology. 2020;95:e623‐36.

[12] Hossain I, Mohammadian M, Takala RSK, et al. Early levels of glial fibrillary acidic protein and neurofilament light protein in predicting the outcome of mild traumatic brain injury. J Neurotrauma. 2019;36:1551‐60.

[13] Rubenstein R, Chang B, Yue J, et al. Comparing plasma phospho tau, total tau, and phospho tau-total tau ratio as acute and chronic traumatic brain injury biomarkers. Investigators and the T‐T, editor. JAMA Neurol. 2017;74:1063‐72.

[14] Takala RSK, Posti JP, Runtti H, et al. Glial fibrillary acidic protein and ubiquitin C-terminal hydrolase-L1 as outcome predictors in traumatic brain injury. World Neurosurg. 2016;87:8‐20.

[15] Orešič M, Posti JP, Kamstrup-Nielsen MH, Takala RSK, Lingsma HF, Mattila I, et al. Human serum metabolites associate with severity and patient outcomes in traumatic brain injury. EBioMedicine. 2016;12:118‐26.

促红细胞生成素、黄体酮和金刚烷胺在颅脑创伤救治中的作用：现有证据

Erythropoietin，Progesterone，and Amantadine in the Management of Traumatic Brain Injury：Current Evidence

Davi Jorge Fontoura Solla and Wellingson Silva Paiva

李智奇　译

导　言

保护神经是颅脑创伤（TBI）治疗的终极目标。TBI 是导致重要社会经济问题的全球性健康问题，数量有逐年增加之势。同时，中枢神经系统对创伤的反应非常复杂，可以体现为多种多样的病理生理过程。大体而言，缺血及伴发的大面积损伤、挫伤、CSF 动力学失衡而脑实质保持相对正常状态，这些现象都可以在 TBI 中见到。

从细胞层面来看，原发性脑损伤可以引起诸多同时发生、相互关联又独立存在的生理学级联反应及细胞反应，这些反应又被继发性脑损伤如缺氧、低血压等放大，引发损伤早期的神经元能量耗竭、胶质细胞功能异常、自由基生成、细胞去极化迟缓、组织及细胞水肿、神经毒性反应、血脑屏障破坏、钙离子稳态失衡、凝血过程激活、炎症通路激活及线粒体功能异常等现象。

随后，细胞死亡导致颅内压（ICP）增高，这一现象高度预示死亡和残疾等不良预后。最近数十年来，处理严重 TBI 患者的高颅压成了内外科治疗的重心。显而易见，监测 ICP 能起到以下作用：

- 预测病情转归。
- 改善脑灌注。
- 监测病灶（如颅内血肿）进展情况。

但目前神经重症监护领域面临的根本性难题是，无法证实降低 ICP 的各种治疗手段能改善临床预后。过去，患者通常被给予巴比妥镇静并过度通气，近年来则演变成维持低体温，目的都是降低 ICP。然而，尽管巴比妥类药物及低体温治疗本身具备神经保护作用，这些措施降低 ICP 的主要机制都是使大脑血管收缩。考虑到缺血对脑组织显而易见的负面影响，目前以上治疗的应用已大大减少了。

这些发现驱使研究人员转向了神经保护治疗，用以缓解细胞对创伤的有害应答，这一思路的理论基础是 ICP 增高实质上是一种终末性器官损伤的表现。一旦出现 ICP 增高，意味着绝大部分损伤过程都已发生，此时亟须采取的措施并非一味降低 ICP，而是首先遏制颅高压进展。

针对神经损伤后的病理生理反应，以及可对这些反应的危害起到缓和作用的神经保护药物，研究人员进行了大量基础及动物研究。不少在基础研究

D. J. F. Solla (✉) · W. S. Paiva
Department of Neurology, Division of Neurosurgery, University of Sao Paulo, Sao Paulo, Brazil
© Springer Nature Switzerland AG 2021
S. Honeybul, A. G. Kolias (eds.), *Traumatic Brain Injury*, https://doi.org/10.1007/978-3-030-78075-3_17

中展现出效果的治疗已经进入了Ⅰ期及Ⅱ期临床研究阶段，但由于效果有限或存在毒性作用，能进入Ⅲ期临床研究的非常少。

目前而言，针对促红细胞生成素、黄体酮及金刚烷胺的研究较多。本专题的重点在于讨论与这些神经保护药物相关的临床证据。

促红细胞生成素

促红细胞生成素（erythropoietin，EPO）是一种糖蛋白激素，属于 1 型细胞因子超家族。许多基础及动物研究都表明，由于具备抗炎、抗凋亡、抗氧化及血管活性作用，并对内皮细胞、神经元、胶质细胞都有保护功能，EPO 有成为神经保护药物的潜力，且这一作用并不依赖于其促进红细胞生成的作用[1]。

一些观察性研究发现接受促红细胞生成素治疗的患者不仅可以免于输血，生存率也有所增加，激发了研究人员将其作为一种神经保护药物应用的兴趣。严重外伤患者都存在失血性贫血是多年来的共识，同时输血也是这类患者不良结局的独立风险因素，其原因在于输血参与以下事件的发生发展：

- 凝血功能障碍。
- 电解质失衡。
- 免疫抑制及免疫调制。
- 过度炎症反应。
- 多器官衰竭（尤其是肺损伤）。

严重外伤者贫血的重要特征是内源性促红细胞生成素的合成并未随血红蛋白浓度下降出现应有的增加。基于该现象，早期研究人员采用随机对照试验，探究了依泊汀 α（一种合成的促红细胞生成素）对重症伴贫血的治疗效果[2]。第一项随机对照试验（RCT）采用双盲析因设计，比较中-重度 TBI 患者血红蛋白水平降至 7 g/dL 及 10 g/dL（输血阈值）时接受促红细胞生成素治疗对神经功能恢复的作用。EPO 初始剂量是 500 U/kg，第 2~3 天分别加用 1 次，其后 2 周内每周追加 1 次。这项双中心研究在美国开展，一共纳入 200 例伤后 6 小时内的病例。主要结局设置为伤后 4、5 和 6 个月时的格拉斯哥预后评分（GOS），次要结局包括死亡率、残疾评价量表、急性呼吸窘迫综合征、感染及血栓栓塞等。研究结果表明主要和次要结局均未出现改善趋势，

EPO 和上述两个血红蛋白输血阈值间也不存在交互作用。

该项 EPO - TBI 试验发表的次年，出现了另一项大样本、双盲、高质量 RCT，共纳入 606 例处于伤后 24 小时内的中至重度 TBI 病例，每周接受剂量为 40 000 U 的 EPO 治疗，最大剂量为 3 剂，对照组接受安慰剂[3]。主要结局是伤后 6 个月的扩展GOS（GOS - E）。此项试验的结论仍然是两组之间不存在差异，两组的次要结局（包括死亡率）及不良反应（如血栓栓塞与急性肾损伤）也未体现区别，其后还有一些小样本、质量较低的 RCT 发表，得出混合结论[4,5]。这些研究主要局限在于业界对 EPO 治疗的最佳剂量、时间及结局评价手段都缺乏足够共识。

尽管存在上述局限，这些 RCT 仍被其他研究者使用，产出了许多 meta 分析，一致认为 EPO 治疗缺乏临床效果[6,7]。其中一些提示 EPO 可能使死亡率小幅度下降，但证据力度不足以催生更深入的研究。

考虑到现有高质量临床试验提供的证据，目前研究人员对 EPO 作用机制认知并不清晰，患者的功能性结局也未因接受 EPO 发生改善。因此，将 EPO 作为 TBI 治疗中的常规推荐项目是缺乏足够证据的。

黄体酮

TBI 和卒中的发病风险及预后似乎都存在性别差异这一现象，使得研究人员推测这是甾体性激素作用的结果，进而注意到黄体酮可能存在神经保护作用。早期动物实验发现 TBI 后，雌性大鼠较雄性恢复更好，且受伤时存在高内源性黄体酮水平（假孕导致）的雌性大鼠恢复情况优于对照雄性大鼠，从而支持了这一猜测。一篇系统综述分析了 18 项动物实验，这些实验总共包括 480 只受试动物，结论认为早期使用黄体酮（在受伤后数小时内）能减小损伤区域体积，且这一作用有剂量依赖性[8]。

上述现象中有若干种机制在发挥作用，其中黄体酮受体的作用是关键，包括以下几种：

- 抑制炎性细胞因子生成。
- 防止血脑屏障破坏。
- 防止兴奋性毒性反应，抑制凋亡。

• 控制血管性水肿。

基于上述发现，研究人员开展了临床研究，最早的两项 Ⅱ 期临床试验结果良好，支持进一步进行 Ⅲ 期临床试验。

ProTECT Ⅱ 期临床试验在 2007 年发表，是第一项在人类中进行的此类临床试验，属于双盲 RCT，旨在评估中至重度 TBI 病例伤后 11 小时内接受黄体酮治疗的安全性及有效性[9]。该试验通过单个中心招募了 100 名患者，随机化后，77 例接受静脉给予黄体酮，23 例接受安慰剂作为对照，治疗最长时间为 3 天。结果表明黄体酮治疗未引发安全性问题，同时降低了 30 天死亡率，因为安慰剂组后 30 天死亡率为 7/23（30.4%），而治疗组为 10/77（13%）[相对风险（RR）0.43，95% CI 0.18 ～ 0.99]。其中，中度 TBI 病例在接受黄体酮治疗后，神经功能转归较接受安慰剂者更好。

其后，又有一项小样本、安慰剂对照、双盲 RCT 发表，该试验通过单个中心纳入 159 例处于伤后 8 小时内的重度 TBI，评价了伤后 5 天内肌内注射黄体酮的治疗效果[10]。结论是黄体酮治疗组的伤后 6 个月死亡率显著低于安慰剂组（分别为 18% 和 32%，$P=0.039$），功能性结局也优于后者，而两组间不良事件发生率无差异。

另外两项小样本、单盲 RCT 在 2010—2013 年开始，分别在伊朗的两个中心进行，同样旨在评价伤后 5 天内使用黄体酮的效果[11,12]。两项研究分别纳入 48 例及 76 例 TBI 早期病例，这些病例都接受了头部 CT 扫描，确认存在弥漫性轴索损伤。研究结论表明黄体酮治疗组伤后 3 ～ 6 个月的功能结局更好。

以上小样本 Ⅱ 期临床试验的结论促使研究者进一步开展了更大型的 Ⅲ 期试验，其中两项高质量的多中心、双盲研究 2014 年发表在《新英格兰医学杂志》（*The New England Journal of Medicine*），分别是 SYNAPSE 与 ProTECT Ⅲ 期试验。SYNAPSE 试验为多国合作开展，纳入 1 195 例重度 TBI，纳入病例在伤后 8 小时内经随机分配进入静脉应用黄体酮组或安慰剂组，治疗持续 5 天[13]。但该研究发现，主要结局（伤后 6 个月 GOS）、死亡率及不良事件发生率在两组间不存在差异。ProTECT Ⅲ 期试验在美国进行，纳入伤后 4 小时内的中至重度 TBI 病例[14]。研究起初计划纳入 1 140 例经随机化的病

例，但在完成 882 例时即因未发现有意义结果而中止。该研究的主要结局（伤后 6 个月 GOS）同样未在两组间出现差异，同时还发现黄体酮治疗组的静脉炎/血栓性静脉炎发生率高于对照组。其后，根据研究开始前制订的计划，研究人员对 ProTECT Ⅲ 期试验结果进行了二次分析，结论表明黄体酮对纳入病例的神经心理学结局亦无改善作用[15]。

以上大样本 RCT 发表后，涌现出了许多相关 meta 分析，结论一致表明无证据支持黄体酮治疗可降低 TBI 的死亡或不良结局风险。Cochrane 综述的最新版中，有关黄体酮用于 TBI 的专题也指出无证据可证明黄体酮对死亡和残疾率有改善作用，相反，黄体酮还可能带来危害（ProTECT Ⅲ 期试验提示增加静脉炎发生率）[16]。

总而言之，虽然动物实验及早期临床试验展现了振奋人心的结果，这些发现却未能在随后进行的高质量 RCT 中得到重复，因此，将黄体酮用于 TBI 的常规治疗目前是缺乏证据基础的。

金刚烷胺

金刚烷胺是多巴胺受体激动剂及 N-甲基-D-天冬氨酸（NMDA）受体拮抗剂。最初，金刚烷胺被用于甲型流感的抗病毒治疗，其后又作为抗帕金森病药物得到广泛应用，将其作为神经保护药物属于说明书未标识的用药行为，其理论基础在于 TBI 导致多巴胺能及非肾上腺素能系统中神经递质重分布，而研究人员推测这种现象金刚烷胺可能缓解这一现象。金刚烷胺目前是 TBI 治疗中使用最广泛的药物，用药目的包括促醒及增强患者的行为反应[17]。

在评价金刚烷胺疗效方面，第一项在人类中开展的双盲、安慰剂对照试验是 1995 年 Van Reekum 等发表的单病例随机对照试验[18]。该研究总共设置了 4 个 2 周疗程，其中两个为治疗期，患者每日接受 3 次 100 mg 金刚烷胺治疗，另外两个为安慰剂对照期。研究发现，将 4 个疗程结果进行比较，并分别将治疗期及安慰剂期结果进行比较时，金刚烷胺组的行为量表评分都有显著改善，同时未发现不良反应。

第一项双盲、安慰剂对照 RCT 则发表于 1999 年[19]。该研究为单中心、交叉设计，10 例重度 TBI

在急性期被随机分配到治疗组(每日 100～300 mg 金刚烷胺)或安慰剂组,研究共持续 6 周(两组分别接受 2 周金刚烷胺及安慰剂,中间为 2 周洗脱期)。结局评价采用神经心理学指标,包括辨别方向、注意力、执行功能、记忆能力及行为等维度,事先未指定主要结局。研究发现,患者的表现可随时间推移而逐渐好转,但这种现象更可能是正常恢复过程的体现,金刚烷胺治疗并未显著改善临床病情转归。

另一项 Meythaler 等发表的双盲、安慰剂对照、交叉设计 RCT 的初步试验结果则支持金刚烷胺的有效性[20]。该研究通过单个中心纳入伤后 24 小时内的中至重度 TBI 共 35 例,每日给予 200 mg 金刚烷胺或安慰剂,6 周后,两组在不揭盲情况下互换药物。研究发现金刚烷胺治疗后,5 项主要结局中的 4 项[简略精神状态测试(mini-mental status examination,MMSE)、残疾评分量表(disability rating scale,DRS)、GOS 及 FIM 认知评分]得到了改善,Galveston 方向性及遗忘性测试结果在两组间无差异。研究未观察到药物的严重不良反应。

一项样本量更大的高质量金刚烷胺相关试验在 2012 年发表[21]。该研究为多中心、双盲、安慰剂对照 RCT,纳入伤后 4～16 周、正在住院的植物状态或微意识状态重度 TBI 共 184 例,病例被随机分配接受每日 200～400 mg 金刚烷胺治疗或仅接受安慰剂,为期 4 周,随后设置 2 周的不治疗期。功能恢复状况通过主要结局 DRS 评分进行评估。结果表明,治疗时,金刚烷胺组的功能恢复显著快于对照组。但研究结束时(治疗结束 2 周后),两组 DRS 评分相对基线的改善程度并无差异。第 4 周时,改良昏迷恢复量表中的关键行为基准得分出现改善。研究未发现药物的安全性问题。

Hammond 等发表了三项连续的双盲、安慰剂对照 RCT,探究金刚烷胺对慢性期 TBI(定义为距初始外伤 6 个月以上)的治疗效果[22-24]。第一项单中心研究发现金刚烷胺能缓解易激惹性及攻击性等表现,但第二项多中心研究未能重复这一结果。第一项单中心研究纳入了需要易激惹控制治疗的 76 例 TBI,随机分为金刚烷胺组及安慰剂组,治疗持续 28 天。主要结局设定为神经精神问卷易激惹性(neuropsychiatric inventory irritability,NPI-I)及攻击性(neuropsychiatric inventory aggression,NPI-A)评分。研究结果表明,金刚烷胺组的两项主要结局都有显著改善。第二项研究名为金刚烷胺易激惹性多点研究,共纳入 168 例,病例被随机分配接受 200 mg/d 的金刚烷胺治疗或安慰剂,持续 60 天。主要结局设定为观察者评定的 NPI-I 得分,在两组间未体现出差异;在研究者评定的 NPI-I 得分及医师评定的临床总体印象量表(CGI)得分上,两组存在差异,但经多重比较校正后,差异未能达到显著程度。第三项研究根据事先规划对金刚烷胺易激惹性多点研究进行了亚组分析。该分析纳入 2 项及以上神经精神量表得分低于正常平均值一个标准差以上的病例,共 119 例,评估其在随机化后 28 天及 60 天的认知功能。结果表明,神经心理学测试结果(总体认知指数、学习记忆指数及注意力/处理速度指数综合得分)不支持金刚烷胺治疗的有效性。相反,在治疗的前 28 天中,金刚烷胺对认知过程体现出干扰作用。上述三项研究均未发现两组的其他不良反应发生率存在差异。

最近发表的有关金刚烷胺用于 TBI 的 RCT 是 2018 年 Ghalaenovi 等开展的单中心双盲、对照 RCT[25]。研究纳入 40 例重度 TBI,病例在恢复经口进食时(伤后 1～10 天)入组及随机化,治疗组接受 200 mg/d 金刚烷胺治疗,对照组接受安慰剂,持续 6 周。研究结论是 6 个月后 MMSE、GOS、DRS 及 KPS 等评分在两组间均未体现出差异。

总体而言,近期发表的系统综述和 meta 分析均认为,基于目前研究结论,不推荐应用金刚烷胺,因为上述研究均存在重大偏倚,各项研究对临床结局和用药安全性的评估手段也不统一[26-28]。

现有证据表明,需要更多研究才能确定是否推荐金刚烷胺用于急性期 TBI 治疗。对亚急性期(TBI 发生后若干个月)病例而言,金刚烷胺可能促进康复速度,但尚无证据表明其对中长期功能结局有改善作用。对慢性期病例则不应该常规使用金刚烷胺。虽然临床医师似乎观察到了金刚烷胺对易激惹性及好斗行为的缓解,但患者的监护者并未观察到这类缓解,同时,金刚烷胺还可能损害认知功能。

未来方向

过去 30 年中,研究人员针对可能具备神经保护功能的药物进行了大量基础及动物实验并得到了令人鼓舞的结果,但目前,这些研究结果仍无法转化为有效的临床药物。导致这一现状的原因众多,但需要注意的是,神经创伤领域的研究人员仍在受到所谓"异质性悖论"的束缚。本书第 19 个专题介绍低体温治疗的部分对这一现象也进行了概述。这一悖论的表现有:

• 急性颅脑创伤是一种异质性明显的疾病,参与其发生发展的病理机制多种多样(前文有详细论述)。

• 然而,对大部分可能具备神经保护功能的药物研究采用的都是同质化手段,如将单独一种药物和一种安慰剂疗效进行对比。

• 病情缓解的远期临床表现及缓解对患者生活质量的改善在不同个体间差异很大。

• 对许多神经保护药物而言,评估其临床疗效的手段并未统一,因而病情转归通常只能用容易确定的同质性指标来描述,如死亡率。

为了解决这些问题,亟须改变对神经保护药物的评价方法。

如果研究人员已经开始意识到药物对神经创伤的药理学作用并不是单一的,那么药物的疗效评价也应被作为一个复杂问题对待。毫无疑问,一种药物降低死亡率的作用很重要,但若其能对神经认知、行为及心理状况起到改善,即使这种作用相对较弱,也同样有助于减轻 TBI 为全球卫生系统带来的负担。为了实现这一目标,必须从评价质量和评价时间点两方面入手,将药物疗效的评估方法标准化,未来的相关研究也应聚焦于此。

基金资助:无。

利益冲突:无。

参考文献

[1] Lykissas MG, Korompilias AV, Vekris MD, et al. The role of erythropoietin in central and peripheral nerve injury. Clin Neurol Neurosurg. 2007;109:639-44.

[2] Robertson CS, Hannay HJ, Yamal JM, et al. Effect of erythropoietin and transfusion threshold on neurological recovery after traumatic brain injury: a randomized clinical trial. JAMA. 2014;312:36-47.

[3] Nichol A, French C, Little L, et al. Erythropoietin in traumatic brain injury (EPO-TBI): a double-blind randomised controlled trial. Lancet. 2015;386:2499-506.

[4] Min LZ, Lei XY, Xin ZJ, et al. Recombinant human erythropoietin improves functional recovery in patients with severe traumatic brain injury: a randomized, double blind and controlled clinical trial. Clin Neurol Neurosurg. 2016;150:80-3.

[5] Bai XF, Gao YK. Recombinant human erythropoietin for treating severe traumatic brain injury. Medicine (Baltimore). 2018;97:e9532.

[6] Motao Liu WAJ, Yu C, et al. Efficacy and safety of erythropoietin for traumatic brain injury. BMC Neurol. 2020;20:399.

[7] French CJ, Glassford NJ, Gantner D, et al. Erythropoiesis-stimulating agents in critically Ill trauma patients: a systematic review and meta-analysis. Ann Surg. 2017;265:54-62.

[8] Gibson CL, Gray LJ, Bath PMW, et al. Progesterone for the treatment of experimental brain injury; a systematic review. Brain. 2008;131:318-28.

[9] Wright DW, Kellermann AL, Hertzberg VS, et al. ProTECT: a randomized clinical trial of progesterone for acute traumatic brain injury. Ann Emerg Med. 2007;49:391-402.

[10] Xiao G, Wei J, Yan W, et al. Improved outcomes from the administration of progesterone for patients with acute severe traumatic brain injury: a randomized controlled trial. Crit Care. 2008;12:1-10.

[11] Shakeri M, Boustani MR, Pak N, et al. Effect of progesterone administration on prognosis of patients with diffuse axonal injury due to severe head trauma. Clin Neurol Neurosurg. 2013;115:2019-22.

[12] Soltani Z, Shahrokhi N, Karamouzian S, et al. Does progesterone improve outcome in diffuse axonal injury? Brain Inj. 2017;31:16-23.

[13] Skolnick BE, Maas AI, Narayan RK, et al. A clinical trial of progesterone for severe traumatic brain injury. N Engl J Med. 2014;371:2467-76.

[14] Wright DW, Yeatts SD, Silbergleit R, et al. Very early administration of progesterone for acute traumatic brain injury. N Engl J Med. 2014;371:2457-66.

[15] Goldstein FC, Caveney AF, Hertzberg VS, et al. Very early administration of progesterone does not improve neuropsychological outcomes in subjects with moderate to severe traumatic brain injury. J Neurotrauma. 2017;34:115-20.

[16] Ma J, Huang S, Qin S, et al. Progesterone for acute traumatic brain injury. Cochrane Database Syst Rev. 2016; 12: CD008409.

[17] Hammond FM, Barrett RS, Shea T, et al. Psychotropic medication use during inpatient rehabilitation for traumatic brain injury. Arch Phys Med Rehabil. 2015; 96: S256 - S273. e14.

[18] Van Reekum R, Bayley M, Garner S, et al. N of 1 study: amantadine for the amotivational syndrome in a patient with traumatic brain injury. Brain Inj. 1995; 9: 49 - 54.

[19] Schneider WN, Drew-Cates J, Wong TM, et al. Cognitive and behavioural efficacy of amantadine in acute traumatic brain injury: an initial double-blind placebo-controlled study. Brain Inj. 1999; 13: 863 - 72.

[20] Meythaler JM, Brunner RC, Johnson A, et al. Amantadine to improve neurorecovery in traumatic brain injury-associated diffuse axonal injury: a pilot double-blind randomized trial. J Head Trauma Rehabil. 2002; 17: 300 - 13.

[21] Giacino JT, Whyte J, Bagiella E, et al. Placebo-controlled trial of amantadine for severe traumatic brain injury. N Engl J Med. 2012; 366: 819 - 26.

[22] Hammond FM, Bickett AK, Norton JH, et al. Effectiveness of amantadine hydrochloride in the reduction of chronic traumatic brain injury irritability and aggression. J Head Trauma Rehabil. 2014; 29: 391 - 9.

[23] Hammond FM, Sherer M, Malec JF, et al. Amantadine effect on perceptions of irritability after traumatic brain injury: results of the amantadine irritability multisite study. J Neurotrauma. 2015; 32: 1230 - 8.

[24] Hammond FM, Sherer M, Malec JF, et al. Amantadine did not positively impact cognition in chronic traumatic brain injury: a multisite, randomized, controlled trial. J Neurotrauma. 2018; 35: 2298 - 305.

[25] Ghalaenovi H, Fattahi A, Koohpayehzadeh J, et al. The effects of amantadine on traumatic brain injury outcome: a double-blind, randomized, controlled, clinical trial. Brain Inj. 2018; 32: 1050 - 5.

[26] Hicks AJ, Clay FJ, Hopwood M, et al. Efficacy and harms of pharmacological interventions for neurobehavioral symptoms in post-traumatic amnesia after traumatic brain injury: a systematic review. J Neurotrauma. 2018; 35: 2755 - 75.

[27] Ter Mors BJ, Backx APM, Spauwen P, et al. Efficacy of amantadine on behavioural problems due to acquired brain injury: a systematic review. Brain Inj. 2019; 33: 1137 - 50.

[28] Hicks AJ, Clay FJ, Hopwood M, et al. The efficacy and harms of pharmacological interventions for aggression after traumatic brain injury-systematic review. Front Neurol. 2019; 10: 1169.

氨甲环酸在颅脑创伤治疗中的应用

Tranexamic Acid in the Management of Traumatic Brain Injury

Omar K. Bangash，Kwok M. Ho，and Stephen Honeybul

余纯 译

导 言

氨甲环酸(TXA)是一种抗纤溶药物。结构上，它是一种赖氨酸类似物，抑制纤溶酶原向纤溶酶转化，从而降低其对纤维蛋白凝块的蛋白质水解作用。氨甲环酸的作用可视为抑制纤维蛋白溶解。通过这种作用，稳定已形成的血凝块。使用氨甲环酸控制出血引起人们极大的关注，在一系列广泛的临床适应证中均可考虑使用，包括产后出血、牙科手术、择期手术如骨科和脊柱手术、外伤，最近也用于颅脑创伤(TBI)。然而，其临床适应证、有效性和安全性仍存在争议[1]。

在本专题中，我们将对凝血级联反应、目前对TBI病理生理和相关凝血病的理解及TXA的作用机制进行综述。我们将回顾目前围绕TXA使用的证据，尤其是在TBI中的应用。

颅脑创伤的凝血功能与凝血病

20世纪60年代，Macfarlane首次提出凝血"级联"理论，随后Davie和Ratnoff提出"瀑布"假说。这两个假说一起概述了在止血过程中通过一系列反应逐步形成纤维蛋白原的过程，其中凝血因子成对起作用，一个作为酶，另一个作为底物。

止血过程从血小板在受伤的内膜聚集开始。在正常情况下，凝血系统受抑制调控，避免血管内过度血栓形成。血栓与出血的平衡由精密调控的血小板、血管壁和凝血、抗凝和纤溶系统的相互作用维持。如果血栓形成因子增加或抗血栓形成因子减少，则可能出现易栓倾向。同样，某些病理情况可能会影响止血系统，包括但不限于创伤、手术、脓毒血症或自身免疫性疾病。代谢异常如缺氧、低体温或体外循环可能会进一步破坏凝血系统。

在创伤的情况下，不受控制的出血是潜在可预防的主要致死因素。当创伤患者出现凝血功能障碍时，过度出血的倾向往往更加复杂，其原因通常是多因素的，包括凝血因子消耗、血小板功能障碍和纤溶亢进。重伤患者出现凝血功能障碍、低体温和酸中毒的恶性循环通常被称为死亡三联征，与高致死率相关。

许多研究表明，伴颅脑创伤的创伤患者凝血功

O. K. Bangash (✉) · S. Honeybul
Department of Neurosurgery, Sir Charles Gairdner and Royal Perth Hospitals, Perth, WA, Australia
e-mail: Omar.Bangash@health.wa.gov.au
K. M. Ho
Department of Intensive Care Medicine, University of Western Australia, Perth, Western Australia, Australia
e-mail: Kwok.Ho@health.wa.gov.au
© Springer Nature Switzerland AG 2021
S. Honeybul, A. G. Kolias (eds.), *Traumatic Brain Injury*，https://doi.org/10.1007/978-3-030-78075-3_18

能障碍更常见,这可能是因为这些患者整体损伤程度更重[2]。在这些情况下,颅内出血挫伤进行性扩大可能是导致长期神经功能残疾和死亡的重要因素。

尽管人们对 TBI 相关凝血功能障碍的认识相对有限,很多因素都与凝血功能障碍相关,包括:

- 损伤大脑释放的组织因子。
- 休克引起的蛋白 C 的激活。
- 颅内压增高继发的脑灌注不足。
- 纤溶亢进[2]。

在需要神经外科手术的患者中,凝血功能障碍可能导致术中失血增加,从而增加手术时间及术后颅内血肿形成风险。

尽管存在以上难题,目前对 TBI 相关凝血病的组成无明确共识,这一点可以从文献报道的广泛差异中看出。最近一项前瞻性研究发现 TBI 相关凝血病的发病率约为 35%;然而,其他文献报道的发病率从 10% 到 97% 不等[3,4]。

当患者出现凝血功能障碍,针对这一问题的个体化治疗方案包括多种选择,如:

- 重组Ⅶa 因子。
- 维生素 K。
- 冷沉淀。
- 新鲜冰冻血浆。
- 血小板和最近的 TXA。

氨甲环酸

氨甲环酸是一种抗纤溶药物,是 4 -(氨甲基)环己烷甲酸的反式立体异构体。它竞争性阻断纤溶酶原上的赖氨酸结合位点,这种位点共有五个。在这五个结合位点中,只有一个对 TXA 具有高亲和力。TXA 的结合抑制纤溶酶的形成并从纤维蛋白表面置换纤溶酶原,防止血栓溶解。

氨甲环酸的作用机制是稳定已形成的血凝块,而非普遍认为的促进血凝块形成[1],理解这一点很重要。TXA 的其他潜在获益包括通过减少纤溶酶介导的血管活性肽(包括组胺和缓激肽)的释放而起到抗炎作用。

TXA 静脉给药后,血浆浓度迅速达峰,随后呈指数下降。在所有组织均有分布,脑脊液浓度约为血浆浓度的 10%。抗纤溶作用在给药后持续可

达 8 小时,随后在 24 小时内 90% 经肾脏以原型排出[5]。

使用禁忌证包括严重肾功能损害、超敏反应、弥散性血管内凝血和既往癫痫病史。癫痫发作是 TXA 用药的一种相对少见的并发症,但是在心脏手术、骨科手术、神经外科和产科均有报道[5,6]。近期一项有关心脏手术中使用 TXA 的 meta 分析显示其发生率为 2.7%,OR 为 5.39(95% CI 3.29~8.85,$P < 0.001$),发生率随剂量水平的增加而提高[6]。虽然这种不良反应的确切机制尚不明确,可能机制包括:

- 剂量依赖性 γ-氨基丁酸(GABA)A 型受体依赖性信号传导下降。
- 快速可逆阻断 N-甲基-D-天冬氨酸(NMDA)受体。
- NMDA 依赖性电流的甘氨酸浓度反应曲线右移[7]。

另一个潜在的重要不良反应是血栓栓塞并发症风险增加。正因如此,20 世纪 60 年代在肝移植后不再使用 TXA。自那以后,血栓栓塞及其他并发症的证据就有些矛盾,促使研究人员进行了许多大型前瞻性随机对照试验。

氨甲环酸:目前有效性证据

抗纤溶药治疗大出血的临床随机试验(The clinical randomisation of an antifibrinolytic in significant haemmorage-2,CRASH - 2)在 20 211 名成人创伤患者队列中评估 TXA 相对于安慰剂的治疗作用[8]。纳入重症外伤后严重出血的患者或高危患者。研究发现 TXA 组的死亡率绝对风险略微降低 1.5%[TXA 为 14.5%,安慰剂为 16.0%,$P = 0.0035$;RR 0.91;95% CI 0.85~9.97;需要治疗的人数(number needed to treat,NNT)= 68],且不良事件没有显著增加,包括血栓栓塞并发症。一些人认为这些结果是在创伤患者中使用 TXA 的确凿依据。该结论和建议得到很多临床医师、专业协会及政府、非政府卫生组织的认可。但是,尽管已有临床发现及大量数据,仍需考虑其中的一些不足及知识空白。

- 全因死亡率从 16.0% 下降到 14.5%,总体下降幅度不大。

- 最常见的死亡原因是 TBI,在这种情况下,TXA 并无获益[TXA 的死亡率为 6.0%,而安慰剂的死亡率为 6.2%($P = 0.60$,RR 0.97,95% CI:0.87~1.08)]。
- 尽管出血相关死亡率显著降低[TXA 为 4.9%,安慰剂为 5.7%(RR 0.85;95% CI:0.76~0.96)],但作者承认很难将出血作为创伤患者死亡的归因。因此,必须谨慎看待这些数据,特别是考虑到试验组之间对血液制品或输血的需求没有差异。
- 随访时间 28 天相对较短。
- 没有报道损伤严重程度的分层,因此很难确定哪些创伤患者最有可能从 TXA 中受益。基于不确定原则纳入患者也受到质疑,因为该原则需要临床医师很大程度上不确定干预对患者的益处,因此被研究的创伤患者群体异质性可能非常大,特别是如前所述,没有报道损伤的严重程度(但是,必须承认随机化至少会部分减少这种不足)。

尽管报道该试验结果的热情高涨,但更保守的解释是,TXA 可能不会对出血性创伤患者造成伤害,而且似乎能略微降低死亡率。然而,该试验结果中最令人担忧的一个情况是 3 小时后使用 TXA 似乎会增加死亡风险[144/3 272(4.4%) $vs.$ 103/3 362(3.1%);相对风险 = 1.44(95% CI,1.12~1.84);$P=0.004$][1]。

TXA 在战争创伤紧急复苏中的应用研究(the military application of TXA in trauma emergency resuscitation study,MATTERS)评估了在阿富汗一家联合医院接受治疗的 896 名战斗相关外伤患者[9]。这些患者中共有 293 人使用 TXA。纳入受伤后需要输注一个或多个单位的浓缩红细胞的患者。这项回顾性分析发现 TXA 显著降低了 6.5% 的死亡率(17.4% $vs.$23.9%;NNT=15),尤其在需要大量输血的患者中获益更为显著(14.4% $vs.$ 28.1%,绝对降低 13.7%;NNT=7)。除了这些数据的重要贡献,该研究在中途改变方案以纳入 TXA 使用而受到质疑。这也是一项回顾性单中心研究,普遍性受限。此外,该研究可能存在偏倚,因为入院早期死亡的患者来不及从干预中受益。最后,TXA 组的肺栓塞(pulmonary embolism,PE)和深静脉血栓形成(deep vein thrombosis,DVT)均显著增加(PE 2.7% $vs.$0.3%,$P = 0.001$;DVT 2.4% $vs.$0.2%,$P=0.001$)。

世界女性抗纤溶(The World Maternal Antifibrinolytic,WOMAN)试验研究了在产后出血(postpartum haemorrhage,PPH)的患者中与安慰剂相比使用 TXA 是否减少出血导致的死亡[10]。这项国际随机对照试验共评估了 19 921 名患者,其中 TXA 组 10 036 名,安慰剂组 9 885 名。该试验的结果为阴性,其中随机分配至 TXA 组的患者的主要结局(死亡率和子宫切除术的总和)为 5.3%,而随机分配至安慰剂组的患者为 5.5%($P = 0.65$,95% CI 0.87~1.09)。此外,全因死亡率没有改变(2.3% $vs.$2.6%,$P=0.16$)。然而,在现代医学研究中,研究人员面临着提出阳性临床发现的压力,对结果的呈现和解释突出了相关的一些问题[11]。诸如"被忽视的药物可以在分娩后挽救成千上万的妈妈"[12]或"廉价救生衣将死亡人数减少三分之一"[13]等标题肯定会与主要结果不相符。然而,对数据的仔细检查证实,其中一项次要结局略有减少。因出血导致的死亡减少了 0.4%,这具有统计学意义(1.5% $vs.$1.9%;$P = 0.045$;RR 0.81,95% CI 0.65~1.00)。这里的差异很小,很难确定对临床实践的影响;况且,很难看出这如何证明上述标题是合理的。事实上,脆值(fragility index)(用来确定在一项研究中需多少人有不同的结果才能使研究变得"无统计显著性")是 0,这意味着如果 0 名患者有不同的结果,结局将无统计显著性。研究开始后,研究设计也发生了显著变化,由于进行手术的决定是在随机化前后做出的,根据 1% 的子宫切除术后预期死亡率,样本量从 15 000 增加到 20 000。此外,研究没有对血栓栓塞并发症进行正式筛查,可能导致漏诊,特别是因为随访仅到出院,若患者仍在医院,则至 42 天。这绝不是说临床获益的潜力是微不足道的,而是必须根据现实对结果的解释进行调整,认识到给药不能优先于常规的出血控制。如果需要,仍需优先进行早期复苏,纠正凝血功能障碍,通过手术控制出血源。

总体而言,尽管试验研究人员提出了一些有点夸大的说法,使用氨甲环酸获得的生存益处很小。最重要的问题之一是其使用的具体临床适应证,因为大多数已制定的指南都推荐在大量出血的患者中使用 TXA[14,15]。在这些情况下,使用 TXA 有点违反常理,因为 TXA 的作用方式不是促进新的血凝块形成,而是稳定已经形成的血凝块。

因此,人们迫切期待抗纤溶治疗严重出血的临床随机对照试验 3(clinical randomisation of an antifibrinolytic in significant haemorrhage-3,CRASH-3)的结果,因为该试验的目标是在颅脑创伤的情况下使用 TXA,专门排除了严重颅外出血的患者[16]。在这种情况下,患者很少死于失血,而是死于颅内挫伤的进展和扩大,这是神经外科临床中公认的现象[17,18]。如果患者在一系列颅内挫伤的"原发性"损伤中幸存下来,自然而然,使用 TXA 来稳定这些病变并防止其扩大似乎是合理的。

CRASH-3 研究

这项大型国际试验于 2012—2019 年在 29 个国家的 175 家医院进行。涵盖低收入到高收入国家的不同医疗体系。共有 12 737 名患者被随机分组,其中 9 202 名在受伤后 3 小时内被随机分配接受 TXA 或安慰剂。纳入到院格拉斯哥昏迷评分(GCS)低于 13 分或脑计算机断层扫描(CT)有任何颅内出血的表现的患者。最初的研究方案在受伤后 8 小时内对患者进行随机分组;然而,根据 CRASH-2 和 WOMAN 试验的数据(表明如果在 3 小时后给药,死亡率会增加),后来改为在 3 小时内对患者进行随访分组。干预措施包括在 10 分钟内给予 1 g TXA,然后在 8 小时内以输注形式给予另外 1 g TXA 或给予安慰剂。总体而言,安慰剂组和 TXA 组的随机化和基线特征是平衡的,并且患者极少失访。

结果表明,颅脑创伤导致的死亡的主要结局无统计学显著差异,随机分配至 TXA 组的患者死亡率为 18.5%,随机分配至安慰剂组的患者死亡率为 19.8%(RR 0.94;95% CI 0.86~1.02)。预设亚组分析,排除 GCS 3 分或双侧瞳孔对光反射消失的患者,也未发现死亡率显著降低[TXA 组死亡率为 12.5%,而安慰剂组为 14.0%(RR 0.89;95% CI 0.80~1.00)]。患有更严重 TBI(GCS 3~8 分)(RR 0.99;95% CI 0.91~1.07)的患者的死亡率也没有降低,28 天时的残疾也没有差异。临床上重要的发现之一是使用 TXA 似乎是安全的,因为试验的两组并发症没有差异;然而,考虑到深静脉血栓形成或肺栓塞只有在影像学检查结果呈阳性或存在其他并发症的情况下才诊断,可能存在血栓栓塞事件报道不全。

总体而言,这是在一组难以研究的患者中进行的出色试验,并且有大量数据可用于指导进一步研究。然而,该研究的发表并没有像这样呈现结果,而是伴随着一些令人困惑的信息图表,声称 TXA 可以挽救 1/5 的 TBI 患者[19]。还有一些制作非常专业的官方视频。在其中一个视频中主要研究者声称 TXA 可以挽救全世界数以万计的生命。在另一个视频中一名患者似乎将她从 TBI 中有幸康复归功于 TXA 的疗效,这令人费解,因为该试验表明,两组幸存者的残疾率相似。

显然,问题是这些结果应该如何解释,以及对当代神经创伤的管理有何启示。

亚组分析

尽管总体结果为阴性,但 TXA 仍对一部分患者有益,即轻度和中度损伤的患者。如果将重度颅脑创伤(GCS 3~8 分)患者排除在分析之外,在剩余患者中,轻至中度颅脑创伤患者的死亡率显著降低,特别是初始 GCS 为 9~15 分的患者[TXA 5.8% vs.安慰剂 7.5%,166 vs.207 个事件,(RR=0.78,95% CI 0.64~0.95)]。这是一个可能对这一亚组患者具有巨大潜力的非常重要的发现,但也有可能不是。亚组分析(即使在像这样的大亚组中)通常不是指导临床治疗的非常可靠的数据来源,而是生成可用于指导未来研究的假设。然而,在过于热情宣传试验结果的方式中,这种考虑似乎不见了。事实上,有些夸大其词的说法可能会导致混淆,并可能会偏离实际应该仔细考虑的一些重要问题。

CRASH-3 研究的解读

首先,由于数据的呈现方式,临床医师很容易被误导,认为 TXA 已被证明对所有 TBI 患者有益。情况显然不是如此。该药物的给药具有高度时间依赖性,特定患者亚组的临床特征尚待明确。绝对死亡率降低幅度很小[1.7%(5.8% vs.7.5%)],防止 1 例死亡需要治疗的患者人数为 71。这不应否认一个可能非常重要的发现;然而,不应误导临床医师将使用 TXA 置于其他完善的复苏和转运程序之上。

鉴于脑挫伤的进展是 TBI 患者神经功能恶化的公认原因,TXA 对伴脑挫伤的轻度至中度 TBI 患者亚组当然可能有益;然而,这需要进一步研究。

第二个重要的问题是安全性。所有具有生理作用的药物都有不良反应,尤其是一个可能降低高度复杂的 TBI 疾病死亡率的药物。如果 TXA 总体没有获益,但一个亚组分析显示存活率增加,那么必定有另一个亚组有害(以平衡数据)。甚至可能 TXA 增加了所有其他原因造成的死亡,从而抵消了"头部受伤相关死亡"的减少。此外,虽然 CRASH-2 和 WOMAN 研究确定如果在 3 小时内给予 TXA 有很小的获益,但来自相同研究的数据表明,如果 TXA 晚于 3 小时给药死亡率会增加。CRASH-3 中的结果相似(RR 1.31)。这是一个不容忽视的重要发现,它强调在将 TXA 纳入常规临床实践之前必须谨慎。

最后需要考虑的一个问题是在 3 小时内使用 TXA 的目标时间,因为在许多情况下(尤其是在西澳大利亚州等转运距离可能很长的州),这将需要在院前获得神经影像前使用 TXA。可能会对非创伤导致意识水平下降的患者或没有颅内出血的轻度颅脑外伤(GCS>13 分)的患者使用该药物,使他们在没有获益的情况下暴露于潜在的不良反应风险。

总而言之,这是一项在具有挑战性的大型患者队列中进行的出色研究。已经产生了大量数据来指导进一步的研究。但对临床实践的影响尚不明确。这项重要研究的亚组分析表明,轻度至中度损伤组在损伤后 3 小时内给予 TXA 似乎存在获益。然而,这些数据对 TBI 指南中确定 TXA 的使用似乎没有结论性和确定性,因为一些患者可能无法从干预中受益,反而可能有害。需要进一步的研究以明确可能适用 TXA 的患者亚组。

Rowell 及其同事最近发表的院外随机对照试验比较了 TXA 与安慰剂对中重度 TBI(GCS≤12 分)的治疗作用,这是一项重要的研究,进一步凸显了早期给药,并提供了进一步的证据评估 TXA 在 TBI 中的疗效[20]。966 名患者在受伤后 2 小时内接受了 TXA 或安慰剂。患者被随机分为三组,院外推注 1g TXA 然后在医院 8 小时输注 1g,仅院外推注 2g TXA,第三组推注安慰剂和输注安慰剂。总体而言,预先计划的主要分析比较了联合 TXA 组(n=657)与安慰剂组(n=309),发现原始的格拉斯哥预后评分 4 分及以上者没有显著改善(TXA 组 65% vs.安慰剂组 62%;P=0.16)。此外,次要结局——死亡率(14% vs.17%;95% CI,-7.9%~2.1%)或颅内出血进展(16% vs.20%;95% CI,-12.8%~2.1%)没有下降。单纯推注组的癫痫发作率较高(单纯推注组为 5%,推注维持组为 2%,安慰剂组为 2%)。

以下实例提供了一个在神经外科实践中经常遇到的 TXA 可能有益的典型案例。

经典案例

一名 36 岁男性因醉酒后摔倒 1 小时被救护车送到急诊。患者嗜睡,血液酒精浓度为 0.18,但能够遵医嘱(E3、V4、M6)。上午 5:00 初始脑 CT 显示双额挫伤,但基底池仍然存在(图 18.1a)。他被收住神经外科病房进行密切观察,并服用了抗癫痫药物。患者随后出现意识水平下降,无法遵医嘱。他需要气管插管。复查神经影像学显示额叶挫伤进展,但基底池仍存在(图 18.1b)。他被转移到重症监护室,并植入了颅内压(ICP)探头。他初始 ICP 测量值为 25 mmHg,但通过包括头位抬高、滴定镇静、高渗盐水和肌松治疗在内的药物治疗,ICP 降至 17 mmHg。起初 ICP 保持稳定,但是从下午 15:00 开始,尽管进行了最大限度的药物治疗,但仍有逐渐上升的趋势。复查脑 CT 显示双额挫伤快速进展伴基底池消失(图 18.1c)。他被紧急送往手术室进行双额去骨瓣减压术。尽管手术顺利,但他未能恢复并在伤后 12 天死亡。

主要的临床问题是入院时给予氨甲环酸是否能稳定挫伤并防止其恶化。

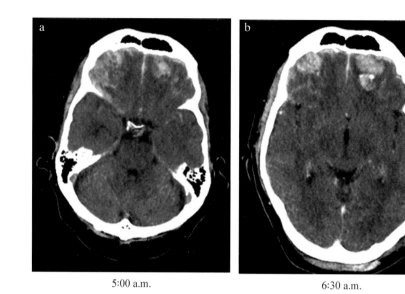
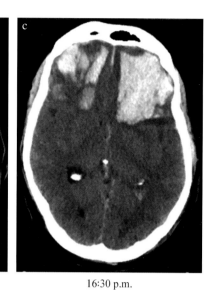

| 5:00 a.m. | 6:30 a.m. | 16:30 p.m. |

▲ 图 18.1　示例病例的 CT 扫描显示挫伤进展。分别在：a. 5:00 a.m.；b. 6:00 a.m.；c. 16:30 p.m.

未来方向

若想成为现代 TBI 治疗指南的一部分，需要进一步的工作来明确 TXA 的风险及获益情况。CRASH-3 试验已帮助确定了一个可能具有较小死亡率获益的患者亚组——轻度至中度（GCS 9～15 分）损伤。然而，有人担心后期使用 TXA 会增加死亡率，以及潜在的不良反应，包括血栓形成和癫痫的增加。

可以肯定的是，考虑到 TBI 的时间敏感性和 TXA 相对有利的不良反应，目前有足够的证据表明，无论在神经影像学检查之前或在发现明显的脑实质挫伤情况下，可以根据经验丰富的临床医师的判断在所有轻度至中度 TBI 患者中使用该药物。不过，如果在该亚组继续使用 TXA，进行适当的研究来监测临床适应证、疗效和不良事件非常重要。

结　论

目前的证据并不支持对所有颅脑创伤患者使用氨甲环酸。氨甲环酸可能对一部分脑外伤患者，尤其是轻中度损伤患者具有轻度获益；然而，患者也可能面临不良事件的风险，特别是癫痫发作的风险增加。需要进一步研究以更好地确定可能受益的患者亚组，评估长期功能获益，确定是否对部分患者可能有害。

利益冲突：无。
基金资助：无。
资金支持：无须资金支持。

参考文献

[1] Lier H, Maegele M, Shander A. Tranexamic acid for acute hemorrhage: a narrative review of landmark studies and a critical reappraisal of its use over the last decade. Anesth Analg. 2019;129:1574-84.

[2] Stein SC, Smith DH. Coagulopathy in traumatic brain injury. Neurocrit Care. 2004;1:479-88.

[3] Laroche M, Kutcher ME, Huang MC, et al. Coagulopathy after traumatic brain injury. Neurosurgery. 2012;70:1334-45.

[4] Harhangi BS, Kompanje EJ, Leebeek FW, et al. Coagulation disorders after traumatic brain injury. Acta Neurochir. 2008; 150:165-75.

[5] Yates J, Perelman I, Khair S, et al. Exclusion criteria and adverse events in perioperative trials of tranexamic acid: a systematic review and meta-analysis. Transfusion. 2019;59:806-24.

[6] Lin Z, Xiaoyi Z. Tranexamic acid-associated seizures: a meta-analysis. Seizure. 2016;36:70 - 3.

[7] Lecker I, Wang DS, Whissell PD, et al. Tranexamic acid-associated seizures: causes and treatment. Ann Neurol. 2016;79: 18 - 26.

[8] CRASH - 2 Trial Contributors, Shakur H, Roberts I, et al. Effects of tranexamic acid on death, vascular occlusive events, and blood transfusion in trauma patients with significant haemorrhage (CRASH - 2): a randomised, placebo-controlled trial. Lancet. 2010;376:23 - 32.

[9] Morrison JJ, Dubose JJ, Rasmussen TE, et al. Military application of tranexamic acid in trauma emergency resuscitation (MATTERs) study. Arch Surg. 2012;147:113 - 9.

[10] WOMAN Trial Collaborators. Effect of early tranexamic acid administration on mortality, hysterectomy, and other morbidities in women with post-partum haemorrhage (WOMAN): an international, randomised, double-blind, placebo-controlled trial. Lancet. 2017;389:2105 - 16.

[11] Ioannidis JP. Why most published research findings are false. PLoS Med. 2005;2:e124.

[12] Michaeleen Doucleff. Overlooked drug could save thousands of moms after childbirth. Available at: https://www.npr.org/sections/goatsand-soda/2017/04/26/525639110/overlooked-drug-could-save-thousands-of-moms-after-childbirth

[13] Gallagher J. Postpartum haemorrhage: Cheap life-saver 'cuts deaths by a third'. Available at: https://www.bbc.com/news/health-39717694

[14] Spahn DR, Bouillon B, Cerny V, et al. The European guideline on management of major bleeding and coagulopathy following trauma: fifth edition. Crit Care. 2019;23:98.

[15] Kozek-Langenecker SA, Ahmed AB, Afshari A, et al. Management of severe perioperative bleeding: guide-lines from the European Society of Anaesthesiology: First update 2016. Eur J Anaesthesiol. 2017;34:332 - 95.

[16] CRASH - 3 Trial Collaborators. Effects of tranexamic acid on death, disability, vascular occlusive events and other morbidities in patients with acute traumatic brain injury (CRASH - 3): a randomised, placebo-controlled trial. Lancet. 2019; 394:1713 - 23.

[17] Servadei F, Nanni A, Nasi MT, et al. Evolving brain lesions in the first 12 hours after head injury: analysis of 37 comatose patients. Neurosurgery. 1995;37:899 - 906.

[18] Cepeda S, Gómez PA, Castaño-leon AM, et al. Traumatic intracerebral hemorrhage: risk factors associated with progression. J Neurotrauma. 2015;32:1246 - 53.

[19] Can tranexamic acid (TXA) reduce death from traumatic brain injury? Available at: https://rebelem.com/wp-content/uploads/2019/10/CRASH-3-Infographic.png

[20] Rowell SE, Meier EN, McKnight B, et al. Effect of out-of-hospital tranexamic acid vs placebo on 6-month functional neurologic outcomes in patients with moderate or severe traumatic brain injury. JAMA. 2020;324(10):961 - 74.

颅脑创伤的亚低温治疗

Hypothermia in the Management of Traumatic Brain Injury

Stephen Honeybul

伏鹏飞　译

导　言

　　亚低温治疗的作用仍然是一个有争议的话题，但这绝不是一个新概念。关于它可能的治疗价值，最常被引用的例子是 1812 年法国入侵俄国时，拿破仑的首席外科医师 Baron Dominique Jean Larrey。de Larrey 观察到，被低温冻伤的士兵，如果被放置得更接近火源，则死亡速度比那些仍然处于低温状态的士兵更快。这可能是低温疗法在重伤患者群中显示出保护作用的早期例证之一，但也可能与伤势较重、不容易被移动的士兵被安置在离火堆较近的地方有关，即代表了最早的选择偏倚。本章的目的是探讨亚低温治疗的历史，并讨论为什么一些有前景的实验和基础科学研究最终并没有转化为临床获益。

亚低温治疗的历史

　　亚低温治疗的历史可以追溯到古埃及时期。希波克拉底（约公元前 450 年）建议把受伤的士兵裹在雪里，通过减缓生物学进程来避免死亡。在公元 4—5 世纪，全身冷却被用于治疗破伤风，而在几个世纪后的 1650 年，一位名叫 Anne Greene 的 22 岁女性在

执行绞刑后幸存，据说这是因为判决被选在一个非常寒冷的日子执行。在行刑半小时后，她被解救下来，仍然具有生命体征。她最终完全康复并被赦免，随后结婚并育有三个孩子，过上了正常人的生活。

　　尽管有这些历史上的例子，当代临床应用对亚低温治疗的兴趣却始于 20 世纪 30 年代。当时有少量案例报道提示，溺水者尽管在冰水中经历了长时间窒息，最终仍成功复苏。20 世纪 30 年代末，Temple Fay 将亚低温治疗引入现代医学，发表了第一篇有关亚低温治疗临床应用的科学论文。1938 年，他又给一位因转移性乳腺癌而产生顽固性疼痛的女性降温（他使用的术语是制冷），随后他继续将这种方法用于其他恶性肿瘤相关的疼痛患者，其研究显示这种方法有良好的疼痛控制能力。后来，他开发了第一款可适应头部降温的冷却毯。

　　不幸的是，这项早期的开创性工作被第二次世界大战所打断。尤其令人遗憾的是，纳粹劫获了他的部分工作，并将部分研究成果用于一些集中营中的不道德实验中。与纳粹暴行的关联导致亚低温治疗的研究被推迟了许多年，直到 20 世纪 50 年代末，人们对亚低温治疗的兴趣才开始恢复。许多研究人员探索了它在各种临床环境中的使用，最初是在动物研究中，证实了亚低温治疗在心脏手术中对大脑

S. Honeybul (✉)

Department of Neurosurgery, Sir Charles Gairdner and Royal Perth Hospitals, Perth, WA, Australia

e-mail: Stephen.honeybul@health.wa.gov.au

© Springer Nature Switzerland AG 2021

S. Honeybul, A.G. Kolias (eds.), *Traumatic Brain Injury*, https://doi.org/10.1007/978-3-030-78075-3_19

有保护作用。此外,在狗的颅脑创伤(TBI)实验研究中,首次证实低温可以通过降低脑血流量和耗氧量来控制颅内压(ICP)。这些显示出良好前景的研究结果推动了亚低温治疗被应用到临床医学的各个方面,包括动脉瘤手术、颅脑创伤和心搏骤停后的治疗。然而,尽管最初大家对亚低温治疗热情高涨,由于其管理存在困难,甚至可能出现意想不到的不良反应,如心律失常、凝血功能障碍、电解质紊乱,以及对感染易感性的增加,其使用兴趣都逐渐下降。

在 20 世纪 70 年代,亚低温治疗在很大程度上已经不受青睐;然而,在 20 世纪 80 年代末到 90 年代初,由于其在心搏骤停后显示出神经保护特性,人们对其重新产生了兴趣。随后,大量动物研究证实了低温的神经保护作用,一些小规模临床研究似乎也显示了临床益处。而真正确立亚低温治疗作为神经保护治疗方案地位的是 2002 年发表在《新英格兰医学杂志》的两项院外心搏骤停随机对照试验(RCT)。Bernard 等进行了一项具有里程碑意义的临床试验,在院外发生心搏骤停并接受亚低温治疗的患者中,有 49% 的患者存活,而对照组中这一比例仅为 26%。

在这些试验之后,人们对亚低温治疗的兴趣有了真正的复苏,并且几乎认为亚低温治疗在临床上是有益的。它的应用范围扩大到更多的临床适应证,包括:

- 急性缺血性卒中。
- 动脉瘤性蛛网膜下腔出血。
- 脊髓损伤。
- 颅内感染。
- 急性脑炎。
- 急性颅脑创伤。

尽管亚低温治疗的适应证得到扩展,仍有越来越多的证据表明,亚低温治疗与一些严重的并发症有关。直到最近,这些并发症对患者长期的影响尚不明确,尤其是在颅脑创伤的背景下。然而,最新的随机对照试验结果不仅为当前的实践提供了有力的证据,也促使人们重新审视亚低温治疗的病理生理学基础,这也是为了理解为什么必须更加谨慎地使用这种疗法。

颅脑创伤的病理生理学

在颅脑创伤治疗中采用亚低温治疗的基础是两个病理生理学相关但临床上却不同的现象。第一个现象是低温可降低颅内压力,而颅内压已被证实可以预测死亡率和不良的神经功能预后。第二个现象是低温的实验研究表明它可以缓解许多创伤后有害的细胞反应,因此可能提供一定程度的神经保护作用。

上述两个观察现象促使亚低温治疗在过去 30 年中得到广泛应用,然而,有效的临床证据仍未被发现。事实上,为了了解亚低温治疗在神经创伤治疗中可能的局限性,有两个概念需要考虑。首先,Monroe-Kellie 学说和亚低温治疗对脑血流的影响。其次是神经保护概念和异质性悖论的限制。

Monroe-Kellie 学说

尽管颅脑创伤在治疗方面取得了巨大的进展,我们仍然受到 200 多年前被首次描述的 Monroe-Kellie 学说的约束,这在本书第 8 个专题中有详细描述。对该学说的理解可以解释为什么某些曾被认为是重度 TBI 常规的治疗方法现在却被更谨慎地使用。多年来,人们观察到过度通气、巴比妥类药物和亚低温治疗能够持续降低颅内压(ICP),这些疗法被纳入若干 TBI 管理指南。基于颅内高压与不良预后之间的密切联系,其基本原理是:通过降低颅内压,可以改善脑灌注压,从而防止继发性脑损伤并改善预后。

尽管 ICP 控制具有直观可见的获益,但这些干预措施对脑血流的负面影响表明,这类疗法仍具有局限性。巴比妥类药物和亚低温治疗具有潜在的神经保护作用,而这三种治疗模式能够快速降低颅内压的主要机制是诱导脑血管收缩。过度通气可降低动脉血二氧化碳分压,进而使脑脊液碱化并引发反射性血管收缩。目前已阐明清楚,巴比妥类药物和亚低温治疗会抑制神经元活动并降低大脑代谢,通过血流-代谢耦合的自身调节而减少脑血流量和血容量[2-4]。鉴于众所周知的缺血对预后的有害影响,结局也许并不令人惊讶,即这些措施虽然可以降低颅内压,但并不一定能提供长期的临床获益。

神经保护与异质性悖论

众所周知,TBI 是一种具有极大异质性的疾病过程。在宏观层面上,存在与肿块病变、挫伤和脑脊液流体动力学紊乱共存的缺血区域,同时也存在相

对正常的脑实质区域。在微观层面,细胞对创伤的反应随着组织损伤程度的不同而不同,包括但不限于以下因素:

- 自由基的产生。
- 细胞去极化时间延长。
- 组织和细胞水肿。
- 大量神经兴奋毒性级联反应。
- 血脑屏障的破坏。
- 钙稳态失衡。
- 激活凝血和炎症通路。
- 线粒体功能障碍。

大量的时间和资金被投入亚低温治疗后可能减轻这些病理过程破坏性后果的机制研究中。许多在实验室中显示出治疗潜力的方法已经进行了Ⅰ期甚至Ⅱ期临床研究;然而,考虑到在基础研究上投入的巨大资源,已经达到Ⅲ期试验的治疗方法极少。没能开发出一种临床上有效的神经保护剂可能有许多原因,异质性悖论在一定程度上解释了所遇到的困难(表 19.1)。这个悖论反映了一项之前提到的现象,颅脑创伤是一个有较大异质性的病理过程。然而,开发神经保护剂的努力几乎完全是通过单一疗法进行的,这些疗法最初是在实验室环境中单独测试的,通常针对上述细胞反应的一个或两个孤立因素。鉴于无数的病理过程通常同时、独立地发生,或有时相互依赖地发生,针对细胞反应的一个特定方面(如兴奋毒性)进行治疗可能被另一个方面(如炎症)所拮抗也并不令人奇怪。因此,未来的神经保护策略需包括能同时影响病理过程多个方面的组合治疗。

表 19.1 异质性悖论与神经保护途径

颅脑创伤 一个非常异质性的问题		可能的治疗解决方式 所有药物均显示出潜在的神经保护作用
宏观表现	微观改变	替拉扎特(抗炎)
正常大脑	组织和细胞水肿	甲强龙
点状出血	神经兴奋级联反应	黄体酮
脑实质内/外出血(硬膜外出血、硬膜下出血、脑出血)	血脑屏障破坏	红细胞生成素
缺血	钙调节紊乱	金刚烷胺
脑脊液代谢异常	产生自由基	安非他命和其他神经递质促进剂
改变脑血管的自主调节能力	激活炎症通路	硫酸镁
	线粒体功能障碍	施普善(注射用脑蛋白水解物)
全面解决方案		环孢菌素 A
亚低温治疗		卡巴拉汀

正因如此,亚低温治疗作为一种综合的治疗方式,可以同时减弱许多对温度敏感的病理生理级联反应和有害的细胞反应[7],因此它被认为是挑战了异质性悖论,可能在神经保护中发挥作用。这些因素包括但不限于:

- 抑制自由基的产生。
- 抗氧化物质生成减少。
- 稳定细胞膜。
- 减轻神经兴奋毒性反应。
- 减轻炎症反应。

正是这些有前景的临床前研究发现,促使研究人员进行了几项有较好设计的大型随机对照试验,以提供证据证明亚低温治疗能转化为临床获益。

亚低温治疗:临床证据

在过去 10 年中,已经开展了许多高质量的临床试验来研究亚低温治疗的临床疗效,但这并没有展示出令人信服的临床获益(表 19.2)。早期的一些试验由于方法学上的缺陷而受到批评,这在某种程度上是合理的。在国家急性脑外伤研究中：亚低温治疗（NABISH：H1）在不同中心间的方案和专业知识存在一定的差异，治疗组低血压、低血容量和电解质紊乱的发生率较高[8]。Hutchison 儿科试验显示低温组的

死亡率更高[低温组 108 例患者中有 23 例（21%）死亡，而常温组有 14 例（12%）死亡]。此外，还存在一些随机化差异，例如，只进行了 24 小时的短暂降温及较快的复温，缺乏处理复温并发症的设施[9]。

表 19.2 颅脑创伤领域中的一些重要的亚低温治疗随机对照试验

试验	设计	结果	死亡率
Clifton 等（2001）NABISH Ⅰ试验（国家急性脑损伤研究：亚低温治疗Ⅰ）	在美国 11 个地区开展的多中心随机对照实验。16～65 岁，GCS 3～8 分，发生了严重颅脑创伤的成年患者，在受伤 6 小时内随机接受为期 48 小时的亚低温治疗（33℃）或标准治疗	199 名患者随机分配到低温组，193 名患者随机分配到标准治疗组。两组中均有 57% 的患者预后差（根据 GOS 定义为死亡、植物生存状态或严重功能障碍）。在低温组中有较高的并发症发生率	53（28%）低温组 48（27%）标准治疗
Hutchison 等（2008）	在 3 个国家共 17 个中心开展的多中心随机对照试验。1～17 岁，GCS≤8 分的儿童在受伤后 8 小时内被随机分配到低温组接受 24 小时亚低温治疗或标准治疗	108 名患者被随机分配到低温组，117 名患者被分配到标准治疗组。低温组中 32 名（31%）患者预后差（根据 GOS 定义为死亡、植物生存状态或严重功能障碍），标准治疗组中 23 名（22%）预后差。低温组患者在复温过程中会经历更多的低血压事件	23（21%）低温组 14（12%）标准治疗组
Clifton 等（2011）NABISH Ⅰ试验（国家急性脑损伤研究：亚低温治疗Ⅱ）	在美国 6 个中心开展的多中心随机对照实验，16～45 岁成年人，在受伤后 2.5 小时内对外界指示没有反应，随机被分配到亚低温治疗组接受 48 小时治疗（初始 35℃，如果满足第二阶段纳入标准则降为 33℃治疗），或标准治疗组治疗	119 名患者被随机分配到低温组（满足第二阶段纳入标准的降为 52 名），113 名患者（降为 45 名）被分配到标准治疗组。低温组中 31 名患者（60%）预后差（根据 GOS 定义为死亡、植物生存状态或严重功能障碍），标准治疗组中 25 名患者（56%）预后差。两组在不良事件方面没有差别，该试验因无效而被提前终止	12（23%）低温组 8（18%）标准治疗组
Adelson 等（2013）儿童冷却试验	在美国、新西兰、澳大利亚 15 个地区开展的多中心随机对照试验，年龄低于 18 岁，GCS 3～8 分（在复苏后运动功能低于 6 分）的儿童，在伤后 6 小时内，被随机分配到低温组接受 48～72 小时治疗，或被分配进入标准治疗组	39 名患者被随机分配进入低温组，38 名患者分配进入标准治疗组。低温组中 16 名患者（42%）预后差（根据 GOS 定义为死亡、植物生存状态或严重功能障碍），标准治疗组中 18 名患者（47%）预后差。两组在不良事件方面没有差别，该试验因无效而被提前终止	6（15%）低温组 2（5%）标准治疗组
Andrews 等（2015）Eurotherm3235	在 18 个国家的 47 个地区开展的多中心随机对照试验。ICP 高于 20 mmHg 的成年患者，不论第一阶段接受何种治疗，被随机分配进入亚低温治疗组（32～35℃）接受至少 48 小时治疗，或接受标准治疗	195 名患者被随机分配进入低温组，192 名患者分配进入标准治疗组。低温组中 49 名患者（25.7%）预后较好（根据 GOS-E 评为 5～8 分），标准治疗组中 69 名患者（36.5%）预后较好。低温组出现严重不良事件更为常见，考虑到安全原因，患者招募被终止	68（34.9%）低温组 51（26.6%）标准治疗组
Cooper 等（2018）POLAR 研究	在 6 个国家的 14 个地区开展了多中心随机对照试验。年龄在 18～60 岁，GCS＜9 分，进行了（或者即将进行）气管插管的患者，最多在受伤 3 小时内，由护理人员或急救人员决定随机进入亚低温治疗组（33℃治疗 3 天，如果担心出血风险则在 35℃治疗），或者进入标准治疗组	266 名患者被随机分配进入低温组，245 名患者分配进入标准治疗组。低温组中 117 名患者（48.8%）预后较好（根据 GOS-E 评为 5～8 分），标准治疗组中 111 名患者（49.1%）预后较好。低温组出现不良事件可能更常见	54（21.1%）低温组 44（18.4%）标准治疗组

注：GOSE，格拉斯哥预后评分扩展版。

后续的试验在方法学上更加严谨,但他们也未能证明亚低温治疗具有临床获益。NABISH Ⅱ 试验研究了损伤后 2 小时内进行早期亚低温治疗,尽管在统计学上差异并不显著,结果仍显示亚低温组治疗效果更差[10]。"儿童冷却"试验因结果无效而被终止,因为研究发现,伤后早期启动亚低温治疗,整体上治疗时间持续 48～72 小时,缓慢复温并没有降低 3 个月后的死亡率[11]。事实上,低温组死亡率再次出现非统计学差异的增加[低温组 39 例患者中有 6 例死亡(15%),常温组 2 例死亡(5%)]。

欧洲低温试验研究(Eurotherm)不仅未能证明亚低温治疗可以提供临床获益,还提示有造成额外损伤的趋势,因此试验也提前终止[12]。在试验中,对照组 192 例患者中有 69 例(36.5%)获得良好的预后,而低温组有 49 例(25.7%)预后较好。此外,低温组的死亡率增高[低温组死亡 68 例(34.9%),而常温组死亡 51 例(26.6%)]。这是一项执行的较好的研究,虽然方法学可能有一些值得探讨的地方,但这种实用主义方法旨在研究常规临床实践环境中的有效性。因此,需要认真考虑这些研究结果,正如作者在排除标准中指出的,如果患者已经接受亚低温治疗,则将其排除在外。这意味着许多中心已经将亚低温治疗纳入其常规临床实践。

最后,在澳大利亚进行的 POLAR 研究明确以神经保护为目标,患者为随机分组,治疗由现场或医院急诊室的医疗人员开始。试验结果同样显示亚低温治疗对患者没有获益,同时死亡率有较小的、统计学上不显著的增加[13]。

总的来说,鉴于本研究和之前研究的结果,应采用类似近年来重新评估过度通气和巴比妥类药物常规使用价值的模式,对亚低温治疗患者的获益进行重新评估。

未来方向

目前就放弃亚低温治疗可能为时尚早,但基于现有的临床证据,也许是时候重新考虑未来的研究方向了。

目前的困难包括以下几个关键问题。第一,关于治疗时机、目标温度、持续时间和复温的基本管理策略尚未完全确定。第二,是否有任何临床获益可能会被已知的药物不良反应所抵消。

管理策略

在需要考虑的各种策略中,受伤后开始亚低温治疗的时机似乎是重要的问题之一。动物实验证实在创伤后即刻或 2 小时内启动亚低温治疗而具有神经保护作用。此后,大多数有害级联反应将启动。毫无疑问,由于低温对脑血流的影响,亚低温治疗可以降低 ICP,但为了提供神经保护,必须尽快开始降温,以预防而不是治疗随后的继发性脑损伤。由于复苏、转运和初步临床和放射检查导致的延误,可能会限制亚低温治疗在许多创伤情况下的使用。POLAR 研究的结果强调了这一局限性,该研究本身专门针对这一问题而设计;然而,对于随机分配到低温试验组的患者,从受伤到降至初始目标温度(35 ℃)的中位时间为 2.5 小时(IQR,0.8～5.5),对于 186 例患者(71.5%),达到最终目标温度(33 ℃)的中位时间为 10.1 小时(IQR,6.8～15.9)。如果要考虑进一步的研究,则需要对管理策略进行一些修改,以实现更快的降温。最后需考虑的是评估亚低温治疗患者的预后。在 NABISH Ⅱ 研究中,正是这一亚组显示出更好预后的趋势,这为未来研究提供了有用的途径。

并发症

越来越明显的是,使用亚低温治疗会引发严重的并发症,需要更好的管理才能将实验研究的证据转化为临床实践。最显著的并发症包括电解质紊乱、心律失常、凝血功能障碍和感染,尤其是肺炎[14]。值得注意的是,近年来,大型试验中报道的不良事件数量显著减少,这表明在引入新的、有潜在强效的神经保护治疗时需要保持警惕。

其中一个日益受到关注的并发症是再灌注损伤,众所周知,再灌注损伤会在心肌梗死后造成相当大的组织损伤。事实上,心脏再灌注后产生的自由基物质,有时比最初缺血事件造成的损伤更大。在过去 20 年中,许多注意力都集中在缓慢控制复温的过程,以预防 TBI 中出现反跳性颅内高压;然而,未来的研究重点将放在能够减弱任何潜在再灌注损伤的神经保护剂上。考虑到重症监护环境中常规使用的许多药物(如吗啡、咪达唑仑-异丙酚、维库溴铵和苯妥英钠),这些药物本身都有显著的不良反应,可改变药物代谢、半衰期和产生相互间作用,这可能会对结果产生微妙的有害影响。

综上所述,虽然在实验模型中已经确定亚低温治疗是一种神经保护的方法,但对颅脑创伤患者的临床受益尚未得到证实。尽管有这些令人沮丧的结果,目前就考虑放弃这种治疗方式还为时尚早。毫无疑问,亚低温治疗在难治性颅内高压中有一定的作用,但是考虑到它的使用可能会对预后产生不良影响,在使用时必须谨慎。仍有待明确的问题是最有可能使患者获益的治疗时间范围和最佳管理策略,这是未来研究的重点。

利益冲突:无。

基金资助:无。

参考文献

[1] Bernard SA, Gray TW, Buist MD, et al. Treatment of comatose survivors of out-of-hospital cardiac arrest with induced hypothermia. N Engl J Med. 2002;346:557 - 63.

[2] Kassell NF, Hitchon PW, Gerk MK, Sokoll MD, Hill TR. Alterations in cerebral blood flow, oxygen metabolism, and electrical activity produced by high dose sodium thiopental. Neurosurgery. 1980;7:598 - 603.

[3] Rosomoff HL, Holaday DA. Cerebral blood flow and cerebral oxygen consumption during hypothermia. Am J Physiol. 1954;179:85 - 8.

[4] Sakoh M, Gjedde A. Neuroprotection in hypothermia linked to redistribution of oxygen in brain. Am J Physiol Heart Circ Physiol. 2003;285:H17 - 25.

[5] Ward JD, Becker DP, Miller JD, et al. Failure of prophylactic barbiturate coma in the treatment of severe head injury. J Neurosurg. 1985;62:383 - 8.

[6] Curley G, Kavanagh BP, Laffey JG. Hypocapnia and the injured brain: more harm than benefit. Crit Care Med. 2010;38:1348 - 59.

[7] Sahuquillo J, Vilalta A. Cooling the injured brain: how does moderate hypothermia influence the pathophysiology of traumatic brain injury. Curr Pharm Des. 2007;13:2310 - 22.

[8] Clifton GL, Miller ER, Choi SC, et al. Lack of effect of induction of hypothermia after acute brain injury. N Engl J Med. 2001;344:556 - 63.

[9] Hutchison JS, Ward RE, Lacroix J, et al. Hypothermia Pediatric Head Injury Trial Investigators and the Canadian Critical Care Trials Group. Hypothermia therapy after traumatic brain injury in children. N Engl J Med. 2008;5:2447 - 56.

[10] Clifton GL, Valadka A, Zygun D, et al. Very early hypothermia induction in patients with severe brain injury (the National Acute Brain Injury Study: Hypothermia II): a randomised trial. Lancet Neurol. 2011;10:131 - 9.

[11] Adelson PD, Wisniewski SR, Beca J, et al. Paediatric Traumatic Brain Injury Consortium. Comparison of hypothermia and normothermia after severe traumatic brain injury in children (Cool Kids): a phase 3, randomised controlled trial. Lancet Neurol. 2013;12:546 - 53.

[12] Andrews PJ, Sinclair HL, Rodriguez A, Harris BA, Battison CG, Rhodes JK, et al. Eurotherm3235 Trial Collaborators. Hypothermia for intracranial hypertension after traumatic brain injury. N Engl J Med. 2015;373:2403 - 12.

[13] Cooper DJ, Nichol AD, Bailey M, et al. Effect of early sustained prophylactic hypothermia on neurologic outcomes among patients with severe traumatic brain injury: the POLAR randomized clinical trial. JAMA. 2018;320:2211 - 20.

[14] Kabadi SV, Faden AI. Neuroprotective strategies for traumatic brain injury: improving clinical translation. Int J Mol Sci. 2014;15:1216 - 36.

颅脑创伤的去骨瓣减压

Decompressive Craniectomy in the Management of Traumatic Brain Injury

Sara Venturini，Peter Hutchinson，and Angelos G. Kolias

刘华 译

导 言

颅脑创伤（TBI）是人类面临的一个重要的健康问题，也是全球发病率和死亡率增加的主要原因，全世界每年约有 6 900 万人罹患颅脑创伤[1]。然而由于一些病例缺失，尤其是中低收入国家的病例统计不全，TBI 的真实发病率可能高于这一数字。

TBI 患者在外伤时会遭受原发性脑损伤，但也会因颅脑创伤而产生继发性脑损伤。这些继发性脑损伤与更差的临床预后和更高的死亡率相关，需要及时识别和治疗。现代神经重症监护方法侧重于通过客观参数，进而详细地监测 TBI 后受伤的大脑，包括颅内压（ICP）、脑灌注压、脑组织氧合等[2]。持续严重的颅内高压，如果不及时治疗，最终会导致脑疝和死亡。几项研究发现颅内高压与发病率和死亡率增加有关，这就是许多治疗方法背后的基本原理。

去骨瓣减压术（DC）是一种相对简单的外科手术，包括去除大部分颅骨，以便为受伤的大脑提供额外的空间。如果发现大脑过度肿胀而无法安全复位骨瓣，则可在清除占位性病变（如硬膜下血肿）后，行去骨瓣减压。抑或是当患者出现对药物治疗无反应

的颅内高压时，DC 可作为二线治疗方法使用。该手术的目的是通过在原本封闭且坚硬的颅内空间中开一个大骨窗来降低 ICP，从而降低脑疝和脑梗死的风险。在过去 30 年里，ICP 被公认为是 TBI 治疗的重要一步；然而，有关其临床适应证、手术时机和对长期预后的影响仍存在争议。例如，DC 已被用作规避颅内高压的预防措施[3]或用于治疗难治性颅高压[4]。近年来，DC 的原理、技术和作用都已经过了系统的研究，本专题总结了当前围绕这一主题的证据。

背景资料

历史

去骨瓣减压术并不是一个新的手术概念。有证据表明，从古埃及、古希腊和罗马时代就有切除部分头骨的手术，当时颅骨钻孔被描述为一种治疗颅脑创伤患者的方法[5]。后来法国在 19 世纪 00 年代后期记录了旨在降低 ICP 的偏侧颅骨切除术的科学描述，而 Kocher 在 20 世纪 00 年代初期更是系统地描述了开颅治疗颅内压增高的概念，还描述了许多不同的技术。

S. Venturini (✉) • P. Hutchinson • A. G. Kolias Division of Neurosurgery, Department of Clinical Neurosciences, Addenbrooke's Hospital and University of Cambridge, Cambridge, UK
e-mail：sv465@cam.ac.uk

© Springer Nature Switzerland AG 2021
S. Honeybul, A. G. Kolias (eds.), *Traumatic Brain Injury*, https://doi.org/10.1007/978-3-030-78075-3_20

病理生理学

DC 在闭合性颅脑创伤治疗中的作用以 Monroe-Kellie 学说为基础，该学说由 Monroe 博士和 Kellie 博士在 200 多年前首次提出。Monroe-Kellie 学说概述了颅内空间是由颅骨构成的刚性闭合空间，其中脑组织、动静脉血和脑脊液（CSF）在正常 ICP 下处于平衡状态。颅内占位（如脑血肿）的出现会导致平衡破坏。为了补偿其中一种成分的增加并保持恒定的 ICP，必须减少另一种成分的体积（如 CSF），但如果这还不够，则会造成 ICP 增高并最终导致脑疝。当 TBI 后的脑肿胀和（或）局灶性脑损伤导致颅内压增高时，通过实施 DC 来"打开盒子"创造更多空间进而控制 ICP。

实践方面：手术技术、适应证和患者选择

在当前的实践中，存在多种外科技术，且基于当地实践、资源可用性和专业知识。以下是用于 DC 的常见手术技术。

单侧去骨瓣减压术

当存在半球脑肿胀时，如颅脑创伤局限于一侧半球，单侧去骨瓣减压术或偏侧颅骨切除术是有用的。这些患者在放射学上通常有中线移位。术中患者头部稍向上倾斜并向切除颅骨的对侧旋转。避免过度旋转头部影响静脉回流很重要，如果担心颈椎损伤，应考虑侧卧/半侧卧位。最常见的皮肤切口是从耳屏前 1 cm 颞骨开始的"问号形"切口。它围绕耳郭向上弯曲，向后延伸，然后返回到额部区域，结束于发际线后的中线。皮瓣长度不应超过皮瓣基部的宽度，以保持足够的血供。当存在有可延伸的撕裂伤时，T 形切口是一个合理的选择。开颅手术通常从钻孔开始，可钻更多的孔以方便入颅，再用开颅器械完成手术。术中骨瓣也称创伤瓣，应足够大，推荐直径大小至少为 11～12 cm。应注意避免内侧切口带到中线，尽量减少矢状窦和（或）桥静脉损伤的风险。用曲线切口或多个径向切口打开硬膜，清除血肿后无须进行水密缝合硬膜成形术。可在硬脑膜上方留一层止血材料（如新型止血材料 Surgicel）或硬膜替代物。在颞肌深处留置引流管，但应避免抽吸。头皮要逐层缝合。

双额去骨瓣减压术

双额 DC 常用于颅脑创伤后出现弥漫性脑肿胀的情况。术中患者仰卧位，头处于中立略微抬高，避免颈部过度弯曲而致静脉受压。头部通常用马蹄形头枕支撑，当然用头架（Mayfield）固定也是个合理的选择，使用头架时应注意任何潜在的颅骨骨折。双额 DC 的皮肤切口从耳屏前 1 cm 处开始，在颧骨水平（髁点）向上延伸至冠状缝后方，终止于对侧髁点。应拉紧分离的皮瓣，因为当出现额窦破裂，需要把窦骨化时会使用该皮瓣。否则，头皮瓣会朝眶上嵴回缩。

双额 DC 首先进行双侧钻孔，通常每侧钻三个孔：一个在颧骨上方，一个在颞上线前端后面，一个在上矢状窦外侧的冠状缝处。应小心从骨瓣下分离硬膜，尤其是在中线附近，随后用开颅器械完成骨孔间的连接。打开硬膜时可使用弧形切口作为瓣（基部位于上矢状窦）或多个径向切口。随后在技术允许时尽量结扎前部矢状窦，此操作可将大脑镰向下分离到嵴，为脑组织提供了额外的扩张轴，但可能并非总是可行或必要的。将颞骨鳞部咬到中颅窝底也很重要，就像单侧去骨瓣减压术一样，可确保内侧颞叶和上脑干充分减压。其他程序与单侧去骨瓣减压相同。

适应证

近期的大规模研究正试图进一步探寻有关 DC 具体作用的有力证据。

如前所述，DC 可用作初级或次级治疗方案。占位性病变较大的患者，如有需要清除的急性硬膜下血肿时，可能会用到 DC，这称为初级 DC，此时骨瓣需要去除，因为有明显的脑肿胀无法在手术结束时安全复原骨瓣，或是因为预期脑肿胀会在接下来的几天内恶化[6]。存在弥漫性脑肿胀和（或）多灶性挫伤的患者有时也需要 DC；这可出现在颅高压治疗一段时间以后（称为次级 DC），也可在入院后早期患者出现颅高压临床或影像学表现时进行。后者在医疗条件一般的医院中更为普遍，因为监测设备及颅高压治疗能力往往受限。

次级 DC 通常是创伤后颅高压分层治疗方案的一部分。这时建议将 ICP 监测与其他临床参数（如患者实验室检查、影像学检查和其他监测方式）结合使用，以指导决策。让家庭成员参与有关手术减压的讨论很重要，因为有些涉及预后的重要问题要考

虑,这些问题会在本书伦理部分进行讨论[7]。

患者的选择

如今遭受严重颅脑创伤的患者通常在专业的神经重症监护病房接受治疗,但在资源受限的情况下,这类病房比较稀少。治疗策略通常包括以分层方式提供干预措施,旨在降低 ICP 并保持足够的脑灌注压。患者由多学科团队进行监护治疗,包括神经外科医师、重症监护医师及相关专业人员。如果 ICP 难以通过标准措施控制,且尚未进行初级 DC,则该团队将共同确定是否需要进行次级 DC。如患者需要次级 DC,则要协调把患者从重症监护室安全转移到手术室,请切记这些患者通常生命体征不稳定,需要特别注意其安全,其中涉及一些实验室参数,包括血小板、凝血、血型和其他可能需要在术前纠正的生理异常。术中重要的是维持降颅压治疗,避免二氧化碳分压升高和全身动脉血压突然变化,尽量减少术中恶性脑肿胀风险。

去骨瓣减压术后

DC 术后护理的具体内容

DC 术后患者需要由受过培训的专业人员进行护理,他们知道护理这类患者的方法。DC 术使脑组织失去刚性保护更易受害。患者最好不要把头靠向 DC 术侧,并注意不要对去骨瓣区域施压。随着患者功能恢复并重新融入社会,他们需要接受相关教育以保护开颅部位避免再次受伤,直至完成颅骨修补术。易跌倒的患者或复发性全身强直阵挛发作的患者可能需要头盔或防护设备以避免再次受伤。

并发症

DC 术后并发症可分为术中、早期和晚期并发症[6]。

术中并发症包括恶性脑肿胀、出血或术中上矢状窦损伤引起的空气栓塞。早期术后并发症是指在术后即刻发生的并发症。持续脑肿胀可致脑缺血,尤其是当骨窗太小而无法适应持续脑肿胀的情况下。此外,DC 后观察到大脑自动调节受损,这也可致持续脑肿胀。如果 ICP 最初得到控制却在数小时后又升高,则要当心皮瓣下或对侧脑半球血肿。

当然也有可能是术区血肿或挫伤的扩大。脑脊液(CSF)流体动力学受干扰的方式很多,其中包括积液的形成,积液可在同侧或对侧的硬膜下形成,偶尔也可在镰旁形成。这些积液通常问题不大;当然它们也可能是创伤后脑积水的早期表现。这些患者也可能出现感染和伤口愈合问题,尤其是那些有颅面部污染的多发伤患者。

晚期术后并发症是指术后数周或数月内发生的并发症。这些并发症通常与压力和 CSF 的动态变化有关,DC 术后尤其是存在大骨瓣缺损的情况下,颅内空间更容易受到外部压力变化的影响。这在临床上常表现为体位性症状,尤其在皮瓣凹陷的情况下,可导致神经功能恶化。同样也可见到一些迟发性积液,但通常会自发消退或在颅骨修补术后消退。少部分患者可能需要考虑行脑室-腹膜分流术。

颅骨重建

在最初恢复期过后,可为患者提供颅骨重建术,也称颅骨修补术。颅骨修补术能美容并保护脑组织,还有人报道可促进神经功能恢复[8]。根据当地资源的可用性、专业知识和技术的不同,存在不同的颅骨修补技术。

颅骨修补术的最佳时机也是一个争论话题,近年来一些作者提倡早期重建,以避免出现皮瓣下陷等问题,还能促进神经功能恢复。如果术中取出的骨瓣保存在患者的皮下组织(通常在腹部)或冷冻保存,则可以完成自体颅骨修补术。这是在医疗资源受限时常用的一个选项。自体颅骨修补术的优点是没有植入异物,但它会被吸收,因此返修的风险高于钛板[9]。

使用钛、羟基磷灰石和其他合成材料制造的颅骨修补植入物广泛用于医疗资源丰富的地区。这些骨板可使用高清 3D 成像进行定制,精确修复骨缺损。

当前证据基础

使用 DC 术的担忧之一是许多幸存者将面临重度残疾和依赖。为回答这些疑虑,进行了许多大规模研究,旨在明确 DC 在 TBI 患者治疗中的具体作用。有两项国际随机对照试验非常重要,即颅骨减压切除术(DECRA)和颅内压增高手术的随机评估(RESCUEicp)试验[4,10]。他们的研究结论总结在表 20.1 中。

表 20.1 改编自:DC 术在颅脑创伤中的价值[11]。已发表的关于 DC 术的 RCT 的试验摘要

作者	研究设计	人群	干预	比较	功能性结果
Taylor 等[3]	随机试验（单中心）	27 名患有 TBI 和颅内高压的儿童（中位年龄 10.1 岁）	双颞 DC（不打开硬脑膜）加常规医疗管理	常规医疗管理	DC 6 个月时不良结局的风险比为 0.54（95% CI 0.29～1.01）
Jiang 等[12]	随机试验（多中心）	486 名严重 TBI 和大半球挫伤患者（平均年龄 44.5 岁）	标准尺寸的外伤 DC（12 cm×15 cm 皮瓣）	有限 DC（6 cm×8 cm 皮瓣）	6 个月时,标准创伤 DC 的不良结局风险比为 0.84（95% CI 0.74～0.96）
Qiu 等[13]	随机试验（单中心）	74 名患有严重 TBI 且半球肿胀且中线偏移＞5 mm、挫伤＜25 mL 且 CT 扫描显示基底池受压的患者（平均年龄 40.1 岁）	标准单边 DC（最大直径约 15cm）	有限的单侧颞顶颅骨切除术（最大直径约 8cm）	标准单侧 DC 在 12 个月时不良结果的风险比为 0.64（95% CI 0.42～0.99）
Cooper 等[10]	随机试验（多中心）	155 名重度 TBI 和轻度/中度颅内高压患者在前 72 小时内未得到一线治疗控制（中位年龄 24.2 岁）	早期（神经保护性）双额 DC	持续的医疗	DC 在 6 个月时对不利结果的调整优势比为 1.90（95% CI 0.95～3.79）
Hutchinson 等[4]	随机试验（多中心）	408 名 TBI 和重度颅内高压患者对一线和二线治疗无效（平均年龄 33.5 岁）	最后一层 DC（双额或偏侧颅骨切除术）	标准化药物治疗（随机化后可选择巴比妥类药物）	DC 的死亡率优势比为 0.4（95% CI 0.27～0.62），12 个月时有利结果的优势比为 1.73（95% CI 1.14～2.64）

DECRA 试验

DECRA 试验探索了早期神经保护性双额去骨瓣减压术对无法通过一线医疗策略控制的颅高压 TBI 患者的作用[10]。它验证了早期双额 DC 可改善严重 TBI 患者的长期神经学预后的假设。DECRA 是一项国际随机试验,在 3 个国家（澳大利亚、新西兰和沙特阿拉伯）招募了 155 名患者。患者被随机分配到双额 DC 或 TBI 后 72 小时内因 ICP 升高进行药物治疗。如果他们的颅内压在 1 小时内持续高于 20 mmHg 且超过 15 分钟,则对一级药物治疗没有反应。该试验的主要结局指标是伤后 6 个月的 GOSE 评分（extended glasgow outcome scale）。

试验结果显示,两个试验组的死亡率相似（DC 组为 19%,药物治疗组为 18%）;然而,在初步分析显示 DC 组的患者更有可能在 6 个月时出现不良 GOSE 评分（70% *vs.* 51%;$P=0.02$）。然而,两组

在初始基线时的瞳孔反应并不平衡,这被认为是一个重要的预后因素。调整此基线特征的差异后,6 个月时 GOSE 评分间的差异不再有统计学差异。在颅高压方面,该研究表明,与药物治疗组相比,DC 组的 ICP 较低（$P<0.001$）,不良功能预后没有相应的变化。在 12 个月时,DC 组的不良功能预后要高 11%（59% *vs.* 48%）,但与标准治疗无显著差异（OR 1.58;95% CI:0.84～2.99;$P=0.16$）[14]。

DECRA 试验的样本量相对较小,这可能是造成两组患者（瞳孔反应）基线差异的原因。试验采用意向性治疗原则进行分析,包括所有患者,根据他们的最初治疗分配。这是一种统计上高度稳定的分析方法,可以在两个试验组的特征之间保持平衡;值得注意的是,最初在 DECRA 中随机分配到药物治疗组的患者中约有四分之一最终接受了基于临床决策的 DC。治疗组之间的这种交叉可能导致我们高估了早期 DC 的不良影响。

RESCUEicp 试验

RESCUEicp 试验研究了 DC 术针对药物治疗无效 TBI 患者的难治性颅高压的最后一层治疗策略的作用[4]。它验证了 DC 术用于改善 TBI 后难治性颅高压患者的神经学预后的假设。RESCUEicp 是一项国际试验,在 20 个不同国家招募了 408 名患者。如患者的 ICP 高于 25 mmHg 至少 1 小时且对一级或二级治疗策略没有反应,则患者被随机分配至 DC 术或标准药物治疗。患者可在 TBI 后的任何时间点入组。RESCUEicp 是一项实用的随机试验,手术技术由治疗团队自行决定;但在有弥漫性脑肿胀时推荐双额 DC,而对单侧脑肿胀,建议行单侧去骨瓣减压术。主要预后指标是伤后 6 个月 GOSE 评分。试验结果显示两试验组间的 GOSE 评分分布不同。DC 组的死亡率更低(26.9% *vs.* 48.9%);但与药物治疗组相比,手术组的植物人和重度残疾比例更高(分别为 8.5% *vs.* 2.1%,21.9% *vs.* 14.4%,以及 15.4% *vs.* 8%)。在 6 个月的时间点,两组中度残疾和预后良好的患者比例相似。继续随访更长时间,在伤后 12 个月时,DC 组患者继续改善,这些患者中有 45.4% 预后良好(GOSE 高于重度残疾或更好),而药物组是 32.4%;这种差异有统计学意义(P=0.01)。从 ICP 值来看,与药物组相比,DC 患者分组后的高颅压(ICP>25 mmHg)时间更短(P=0.03)。一个主要限制是组间交叉,药物组患者中有 37.2% 最终未能通过药物治疗控制颅高压,转而行 DC 术。

关于 DC 的其他临床试验

第一项研究 TBI 中 DC 术的随机试验是在儿科亚群中进行的。该研究发表于 20 年前,是一项针对 TBI 后持续颅高压儿童极早期 DC 的单中心随机试验[3]。符合条件的儿童,即伤后第一天因 TBI 入院且有颅高压的儿童,被随机分配到标准药物治疗或双颞 DC+标准药物治疗。研究人群很少(仅 27 名儿童)。结果显示,与药物组相比,DC 组患儿实现了更好的 ICP 控制,也存在有利于 DC 组的更好功能预后趋势。

2005 年,发表了一项多中心随机试验,该试验比较了标准 DC(12 cm×15 cm 皮瓣)或限制 DC(6 cm×8 cm 皮瓣)对重度 TBI 和药物难治性颅高压患者的临床预后[12]。该试验在中国的五个中心招募了 486 名患者,随机分配到标准 DC 或限制 DC,主要结果是 6 个月时的 GOSE 评分。研究显示标准 DC 组有较低的死亡率和较高的预后良好率(P<0.05)。

2009 年,发表了一项单中心随机试验,将单侧 DC 术与常规颞顶单侧开颅术对中线移位的重度 TBI(入院时 GCS 8 分或以下)患者进行比较[13]。来自中国单个中心的 74 名患者被纳入研究,随机接受单侧 DC 术(标准 DC,最大直径 15 cm)或常规颞顶开颅术(尺寸有限,最大直径 8 cm)。结果表明,与常规颞顶开颅术相比,单侧 DC 与较低 ICP 值、较低死亡率(P=0.01)和 12 个月时良好神经预后(GOS 4~5 分)改善率(P=0.035)有关。但 DC 组颅内血肿和硬膜下积液等迟发性并发症的发生率也有所增加(P<0.05)。

RESCUE - ASDH 试验开始于 2014 年,目前仍在随访中,研究的是早期 DC 术对患者的作用。这是一项多中心随机试验,入组患者随机接受早期 DC 术或开颅术。其主要临床结果是 12 个月时的 GOSE,旨在验证早期 DC 可改善患者神经预后的假设。患者招募已完成,预计明年会有结果。

总结当前证据及其局限性

近年来,有多篇评论文章汇编了有关该主题的证据。近期根据 DECRA 和 RESCUEicp 的出版物,脑外伤基金会重度颅脑创伤治疗指南回顾了已有的一些 DC 研究证据[15]。更新后的指南包括以下新的 IIA 级建议:

- 建议对晚期难治性 ICP 增高进行二次 DC 以提高生存率和良好预后。
- 不推荐对早期难治性 ICP 增高进行二次 DC 以提高死亡率和良好预后。
- 建议使用大骨瓣 DC(不小于 12 cm×15 cm 或直径 15 cm)而不是小额颞顶 DC,以降低严重 TBI 患者的死亡率,改善神经功能预后。
- DC 作为早期或晚期难治性颅高压治疗方法,可减少颅高压持续时间和重症监护时间,尽管这些与良好预后之间的关系尚不确定。

当前 DC 证据基础的另一个主要限制是,虽然绝大多数 TBI 发生在中低收入国家,但仅占上述研究试验招募患者的一小部分。因此,此类研究的结果可能不太适用于资源有限的医疗环境。

此外,有助于当前证据库的研究使用了神经预后的标准化测量,通常是 GOSE 评分。这一预后评分分为预后良好和不良。然而,患者及其家属对什么是预后良好的看法尚未得到充分探讨,且众所周知,一个患者可以接受的残疾程度可能不被另一个患者接受。因此研究数据需要结合个体化的患者护理及家属的讨论意见,并根据最可能的长期预后或接受程度应用于患者。

患者价值观和偏好

TBI 患者可在一系列残疾水平下生存,从GOSE 评分所述的预后良好到预后不良。这些预后分类方法带有医学专业赋予的价值观,这些价值观通常与西方社会保持一致[11]。重要的是要记住,每位 TBI 患者及其家人根据文化、社会和个人背景,对于残疾水平接受程度都有自己的价值观和信念。因此,在行 DC 的决策中,应尽早详细向家属说明情况,因为如果太晚手术,患者有可能会丧失行为能力。

结 论

总之,DC 是一种外科治疗方法,可用于治疗颅脑创伤患者的脑肿胀和颅高压。当前可用的证据表明,无论是单侧去骨瓣还是双额冠状去骨瓣减压术,都应使用大骨瓣减压以便肿胀的脑组织充分减压。DC 对伴颅高压的重度脑外伤患者来说,其早期神经保护作用并不优于药物治疗(DECRA 试验),不过,当用作药物治疗无效的顽固性颅高压最后一级治疗时,似乎可降低死亡率,但会增加残疾率(RESCUEicp)。DC 也是颅内病灶患者的主要治疗手段,RESCUE - ASDH 试验的结果将在这方面提供进一步的证据。

财政支持:这项研究未得到财政支持。
利益冲突:无。

参考文献

[1] Dewan MC, Rattani A, Gupta S, et al. Estimating the global incidence of traumatic brain injury. J Neurosurg. 2018;27: 1 - 18.

[2] Carney N, Totten AM, O'Reilly C, Ullman JS, Hawryluk GWJ, Bell MJ, et al. Brain trauma foundation — guidelines for the management of severe traumatic brain injury. Neurosurgery. 2017;80:6 - 15.

[3] Taylor A, Butt W, Rosenfeld J, et al. A randomized trial of very early decompressive craniectomy in children with traumatic brain injury and sustained intracranial hypertension. Childs Nerv Syst. 2001;17:154 - 62.

[4] Hutchinson PJ, Kolias AG, Timofeev IS, et al. Trial of decompressive craniectomy for traumatic intracranial hypertension. N Engl J Med. 2016;375:1119 - 30.

[5] Rossini Z, Nicolosi F, Kolias AG, et al. The history of decompressive craniectomy in traumatic brain injury. Front Neurol. 2019;10:458.

[6] Timofeev I, Santarius T, Kolias AG, et al. Decompressive craniectomy — operative technique and perioperative care. Adv Tech Stand Neurosurg. 2012;38:115 - 36.

[7] Hutchinson PJ, Kolias AG, Tajsic T, et al. Consensus statement from the international consensus meeting on the role of decompressive craniectomy in the management of traumatic brain injury: consensus statement. Acta Neurochir (Wien). 2019; 161:1261 - 74.

[8] Iaccarino C, Kolias A, Adelson PD, et al. Consensus statement from the international consensus meeting on post-traumatic cranioplasty. Acta Neurochir (Wien). 2020; https://doi.org/10.1007/s00701-020-04663-5.

[9] Honeybul S, Morrison DA, Ho KM, et al. A randomised controlled trial comparing autologous cranioplasty with custom-made titanium cranioplasty: long-term follow-up. Acta Neurochir (Wien). 2018;160:885 - 91.

[10] Cooper DJ, Rosenfeld JV, Murray L, et al. Decompressive craniectomy in diffuse traumatic brain injury. N Engl J Med. 2011;364:1493 - 502.

[11] Kolias AG, Paschalis A, Fountas KN, et al. The value of decompressive craniectomy in traumatic brain injury. In: Bartels RHMA, Rovers MM, Westert GP, editors. Evidence for neurosurgery. Cham: Springer International Publishing; 2019. p.5 - 18.

[12] Jiang J-Y, Xu W, Li W-P, et al. Efficacy of standard trauma craniectomy for refractory intracranial hypertension with severe

traumatic brain injury: a multicenter, prospective, randomized controlled study. J Neurotrauma. 2005;22:623 - 8.

[13] Qiu W, Guo C, Shen H, et al. Effects of unilateral decompressive craniectomy on patients with unilateral acute post-traumatic brain swelling after severe traumatic brain injury. Crit Care. 2009;13:R185.

[14] Cooper DJ, Rosenfeld JV, Murray L, et al. Patient outcomes at twelve months after early decompressive craniectomy for diffuse traumatic brain injury in the randomized DECRA clinical trial. J Neurotrauma. 2020;37:810 - 6.

[15] Hawryluk GWJ, Rubiano AM, Totten AM, et al. Guidelines for the management of severe traumatic brain injury: 2020 update of the decompressive craniectomy recommendations. Neurosurgery. 2020;87:427 - 34.

21

颅脑创伤后颅骨修补

Cranioplasty Following Traumatic Brain Injury

Stephen Honeybul

刘永　译

导　言

在过去 30 年中,去骨瓣减压治疗重度颅脑创伤(TBI)又重新引起了医师的注意。实验研究结果证实,去骨瓣减压虽然可以显著提高患者生存率,但与那些通过药物治疗生存下来的患者相比,其改善预后的证据很少[1,2]。

事实上,关于缺血性卒中和重度 TBI 减压治疗与规范化药物治疗的随机对照研究证实,任何死亡率的降低几乎都是通过增加严重神经功能障碍幸存者的数量来实现的。减压手术需要考虑的伦理问题和发病率将在本书的其他专题予以论述,本专题的重点是讨论减压术后的颅骨修补。

多年来,颅骨修补一直被认为是一种相对简单的手术,通常会让一个已参加了外科培训几年的年轻医师完成。随着减压手术的越来越普及,对其临床效果的研究表明,颅骨修补常伴有明显可能影响患者长期预后的短期或长期并发症。

如果需要继续应用去骨瓣减压术,则必须尽一切努力减少这些并发症的发生,并解决相关手术指征、技术、并发症和未来方向等关键性问题(表21.1)。

表 21.1　颅骨修补术:指征、技术、并发症及未来方向

策略	需要阐明及考虑的问题
手术指征	目标 ◆ 恢复容貌 ◆ 还原脑保护结构 ◆ 恢复大脑流体动力学
手术技术	需要考虑的问题 ◆ 手术时机 ◆ 医师年资 ◆ 颞肌的处理 ◆ 修补重建的材料 　● 自体骨 　● 金属钛 　● 聚丙烯酸树脂 　● 陶瓷制品 ◆ 引流管的使用
并发症	已报道的并发症 ◆ 修补术后突然死亡 ◆ 术后积液或积血 ◆ 癫痫 ◆ 植入失败 　● 感染 　● 骨瓣吸收
未来方向	3D 陶瓷打印和间充质基质细胞

S. Honeybul (✉)

Department of Neurosurgery, Sir Charles Gairdner and Royal Perth Hospitals, Perth, WA, Australia

e-mail: Stephen.honeybul@health.wa.gov.au

© Springer Nature Switzerland AG 2021

S. Honeybul, A.G. Kolias (eds.), *Traumatic Brain Injury*, https://doi.org/10.1007/978-3-030-78075-3_21

颅骨修补：临床指征

一旦患者从 TBI 中康复过来，就需要进行颅骨修补对缺损重建。重建的目的是恢复容貌、恢复对脑组织的保护和正常脑水流动力学。这些目标虽然已经达到了不同的程度解决，但仍有几个问题需要考虑。

恢复容貌

毫无疑问，一个大型颅骨凹陷性缺损的外观，从美容角度讲是很难接受的。总的来说，从美容角度，颅骨重建可以提供一个接受的结果。然而，有两个问题需要考虑。第一是由颞部凹陷导致的不对称外观；第二是由骨瓣和植入物吸收引起的凹陷性外观。虽然这些可能都是相对次要的问题，但对于许多患者尤其是康复顺利的年轻患者来说，良好的美容效果是非常重要的。这两个问题将在外科技术部分进行讨论。

恢复对脑组织的保护

虽然对减压后无保护状态下的大脑损伤罕见，但也有这方面的文献报道[3]。在等待手术修补的过程中，许多患者往往会佩戴某种形式的保护性头盔。这种头盔会刺激局部引起患者不适，同时显得并不端庄。因此，恢复颅骨的保护性功能是一个重要问题。大多数修复材料都能够提供充分的保护，防止头部受到轻微的冲击，但有两个问题需要特别关注。第一个问题是自体骨会随着时间的推移而吸收，吸收程度，从轻度的皮质变薄到几乎完全吸收。这个问题将在外科技术一节中进行讨论。但问题是，何时考虑必须对失败的自体骨修补术进行处理。第二个问题是关于恢复体育活动的一些建议。多数学者认为应该避免像拳击和美式足球这样高强度的运动，那么像英式足球这样低强度运动呢？在这种情况下，由于自体骨和一些陶瓷材料具有自身的脆性，也应禁止这样活动；但是最近研制的基质细胞重建材料可以解决这个问题，这将在第 21 个专题进行讨论。

恢复正常脑水流动力学

Grant 和 Norcross 首次使用"环钻综合征"这一术语来描述他们在一些较大颅骨缺损患者中观察到的症状，如头痛、眩晕、耳鸣、疲劳、失眠、记忆障碍、癫痫、情绪波动和行为障碍等[4]。随后一些其他术语，如创伤后综合征[5]、皮瓣凹陷综合征[6]、运动环钻综合征[7]等，被用来描述一些具有共同病理生理的不同临床表现。在经典的描述中，通常可以观察到患者在减压后出现早期的恢复，紧接着可能会出现一段时间的头皮凹陷和神经功能恶化，表现时好时坏。症状在手术重建后消失或改善，即可确诊。

虽然目前已提出一些理论，如空气对大脑的直接影响、脑脊液水流动力学改变，以及脑血流和代谢的改变等，来解释减压后出现的各种神经系统临床表现，但其病理生理学机制尚未明确。事实上，颅骨缺损对脑水流动力学的影响可能是多因素的，表现为临床症状和体征的多样性。临床表现可以从经典的可逆性神经功能缺陷到可量化的轻微神经认知功能改善或临床无改善。事实上，由于临床症状表现多样性，通常很难做出明确诊断。例如，患者可能会出现体位性头痛和越来越嗜睡，因此被认为患有"环钻综合征"；但他们也可能出现局灶性功能缺陷，因此被诊断为"运动环钻综合征"。鉴于这种差异，使用一个适用于所有因去骨瓣减压而引起临床症状的笼统术语如"颅骨缺损神经易感性（NSSD）"可能更简洁[8]。

有文献报道，去骨瓣后出现某种程度神经功能障碍的患者数量存在差异。Stiver 发现 55 例单侧去骨瓣减压的患者中有 10 例（26%）出现迟发性单侧偏瘫，颅骨修补后偏瘫得到了逆转[7]。最近，一项前瞻性队列研究对 25 例患者在颅骨修补前后几天分别进行评估，结果发现有 4 例（16%）患者在神经功能的某些方面有可量化的改善[9]。

总之，可以明确地说，某些患者特别容易受到大范围骨缺损的影响。因此需要进一步研究明确上述症状真正的发病率和容易导致这些症状的影响因素，将对影响康复的不利因素降低到最低限度。

颅骨修补：手术技术

如前所述，近年来学者越来越意识到颅骨修补并不是一个简单的手术操作，需要考虑到许多的问题，如手术时机、颞肌的处理和修补材料的选择等。手术医师的年资问题将在 21.5 节中讨论。

手术时机

多年来，人们为避免对潜在污染的伤口进行手术,往往将颅骨修补推迟数月。也有人认为,从最初减压到后期颅骨修补之间较长一段时间可以为患者提供较长的康复时间。然而,最近人们对延迟手术时间的必要性提出了质疑。目前许多大样本的观察研究表明,手术时机与感染风险之间并无相关性。鉴于这些研究结果,人们认为合理的做法是只要患者从最初损伤中充分恢复即可进行颅骨修补。这样可能会避免出现上述的"颅骨缺损神经易感性(NSSD)问题",同时最大限度增加康复的时间。尽早手术也会减少佩戴头盔的时间,同时由于缩短了广泛瘢痕形成的时间,使得手术剥离更容易。

颞肌的处理

单侧减压后双侧不对称是单侧颞部凹陷更加明显,在外观上令人很难接受。图 21.1 所示为颞肌与头皮、颞骨和硬膜的相对解剖位置关系及厚度。颞肌损伤导致颞部凹陷的原因有很多,其中一些是不可避免的。

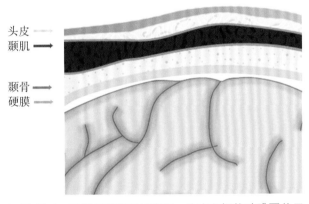

▲ 图 21.1　正常颅骨解剖示意图。头皮和帽状腱膜覆盖于颞肌表面,颞肌下面依次是颅骨、硬膜和大脑皮质[10]

- 在开颅时,在将颞肌与颞骨分离过程中颞肌常会受到损伤。为减少失血,通常使用单极电凝分离。这种分离方法可能不仅会损伤颞前、后深动脉的供血,还会损伤咬肌和颞中神经对肌肉的支配,引起肌肉萎缩和纤维收缩,最终导致肌肉体积缩小。
- 去骨瓣后,颞肌通常是直接覆盖于硬膜或硬膜替代物表面(图 21.2),这会导致加重瘢痕化和肌肉收缩。
- 在后期修补过程中,由于缺乏清晰的分离界面,尝试肌肉从硬膜上分离下来是比较困难

的;同时在分离时也会导致大量的新鲜肌肉暴露,这不仅有助于瘢痕进一步形成和肌肉损失(图 21.3)也会增加术后血肿形成的风险。

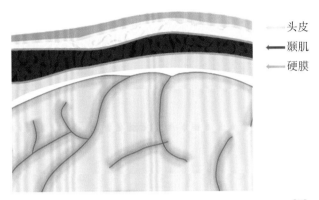

▲ 图 21.2　去骨瓣减压后,颞肌直接黏附于下方的硬膜[10]

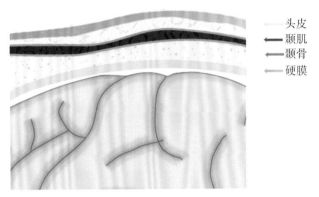

▲ 图 21.3　在颅骨修补过程中,对颞肌的进一步分离会导致肌肉萎缩和颞部凹陷[10]

为了解决这些问题,对在初次减压手术关颅时,在硬膜和颞肌之间放置一些合成物如硅、硅弹性体、牛心包膜、聚四氟乙烯等进行了研究(图 21.4)。然而,该种方法感觉上可能会增加感染风险,虽然这种

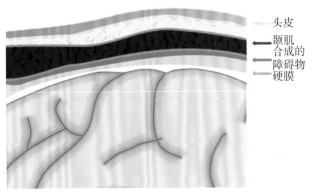

▲ 图 21.4　在初次减压手术关颅时,在颞肌和硬膜之间放置合成材料,防止颞肌和硬膜粘连[10]

风险没有在任何临床试验中得到明确的证实,但这种技术似乎没有得到广泛地接受。

最近描述的一种替代方法,虽然是按照常规方法打开头皮但不是试图将肌肉从硬膜上剥离,而是将硬膜打开向侧方翻转。一旦到达骨窗下面,打开下方的硬膜并向侧方翻转,使硬膜附着在颞肌的下表面[10]。将颞肌及附着的硬膜向外侧翻转离开颅腔。然后用硬膜替代物修补缺损的硬膜,颅骨修补材料固定在位后将附有硬膜的颞肌按正确解剖位置缝合固定(图 21.5)。作者已在许多情况下使用该技术,并未发现增加一些并发症。但是,这种改良技术并非总是可行。通常情况下,硬膜容易从皮质表面分离,但在某些病例中,硬膜与皮质粘连,这种情况下应将硬膜闭合,此时须将颞肌从硬膜上剥离或将颅骨修补材料置于两者之上。如果没有皮质粘连,将硬膜翻转可以获得较好的美容效果,也避免了颞肌损伤。

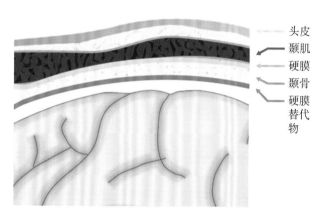

头皮
颞肌
硬膜
颞骨
硬膜替代物

▲ 图 21.5 打开硬膜,将其留在颞肌上。硬膜缺损可以用合适的硬膜替代物修补[10]

修补重建的材料

目前尚未明确用于颅骨修补的最佳材料,但理想的材料应该具备以下几点:

- 价格便宜。
- 良好的生物相容性。
- 坚硬结实。
- 可透射线。
- 可很好地塑形。

几年来,已有一些材料在临床实践中得到应用。

自体骨

在世界范围内,自体骨是最常用的材料,因为它满足上述所有特点,多年来一直是与其他材料进行比较的"金标准"。在高收入国家,通常将自体骨储存在指定的冰箱中,而在没有这种设备的低收入和一些中等收入国家,是将自体骨储存在腹部的皮下组织中。然而,这些做法并非没有困难。在某些国家,只允许在指定的骨生物库中心储存,而这些中心是收费的,这可能意味着储存骨头并不划算。同样,虽然储存在腹部是一个公认的办法,但文献报道骨质吸收和感染的发生率较高。在这些情况下,需要考虑替代材料,其可用性取决于材料本身,它们都有各自的相对优点。

金属钛

由于金属钛具有较好的强度和生物相容性,目前已使用多年,同时计算机辅助设计和制造(CAD/CAM)的进步,使得大量个体化定制钛板的生产成为可能。良好的长期功能预后和美容效果,它似乎代表了一种可行的自体骨替代产品。但其主要缺点是成本昂贵。如果这种额外的成本不能通过减少因修补失败再入院人数来抵消,那么可能会排除将其作为主要的修补材料。最近一项关于金属钛修补材料的随机对照研究,将在第 21 个专题中进行讨论[11,12]。

甲基丙烯酸甲酯

这是一种廉价、易成型、生物力学性能良好的丙烯酸材料。但其具有很高的发热反应,可以导致组织损伤,同时与邻近骨组织也不能融合,因此不能与金属钛和某些陶瓷材料相比。在修补大型复杂缺损时,需要消耗大量时间将黏合剂塑成合适的形状;但计算机辅助设计模型的引入已经解决了这个问题,用相对有限的额外成本取得令人满意的结果。

陶瓷及其他材料

有多种陶瓷材料可供使用。羟基磷灰石可能是最常用的材料,因为它是骨骼的主要成分,具有生物相容性和骨引导性的优点。最适用于修复相对小的缺损,但也可以联合微型钛板修复更广泛的缺损。尽管其具有良好的生物相容性,但有时会引起显著的炎症反应,这可能限制其在某些情况下的使用。最后一个需要考虑的问题是成本巨大,尤其是使用定制假体时。尽管有许多关于定制假体用于颅面重建的报道,但与丙烯酸和钛相比,定制假体的显著优势仍有待证明。最后,还有一些其他材料,包括碳纤维、PEEK、骨生长因子,以及陶瓷和间充质间质细胞的结合,这将在第 21 个专题中讨论。目前,许多这些材料要么处于研发阶段,要么还没有得到广泛应用,而且还必须证明其在临床使用中的价值。目前在临床实践中,已有许多合适的材料可用。

目前证据

有趣的是,近年来大量队列和大型多中心随机对照研究去骨瓣减压对多种神经病理性疾病疗效,然而令人好奇的是,在随机试验中,几乎没有证据支持使用何种特定材料而不是其他材料来作为修补材料。

一项小型随机对照研究比较了一组采用个体塑型的金属钛板与自体骨瓣修补因各种病理原因行去骨瓣减压的患者[11]。将 64 名患者随机分配到试验的任意一组,6 个月后,从以下几方面对患者进行评估:

- 美容效果。
- 功能(充分覆盖和骨吸收)。
- 根据感染或骨吸收来决定是否需要再次手术,以此判断成功或失败。
- 基于成本的成本效益分析。
  —金属钛板(3 500 美元/块)。
  —重新手术的手术费用。
  —住院期间的病房费用。

对随机接受自体骨修补患者 1 年的随访发现,7 例患者(22%)因骨瓣吸收而完全失败。其中 5 例患者采用定制金属钛板替换了自体骨瓣,另 2 例患者拒绝再次手术。接受金属钛板的患者随访均无手术失败,整体美容效果良好,成本效益倾向于使用金属钛板,但并无显著统计学意义[11]。

在接下来的 12 个月里,2 例最初拒绝手术的患者改变了主意并要求手术,1 例最初部分失败的患者在 12 个月后出现了进行性吸收(在作者的经验中很少见),并要求手术。当根据初始成本对这些结果进行重新分析发现,使用钛板代替自体骨进行初次颅骨修补可显著减少需要补救性颅骨修补的患者数量($0\ vs.\ 25\%$,95% CI 9.1%～42.1%;$P=0.001$)。此外,随机对照研究也发现,使用金属钛材料修补的患者住院总费用也显著降低(95% CI 2 231～

17 768;$P=0.015$)[12]。这个试验样本量小,而且是一个单中心研究;但是,它为改进当地的做法提供了一些有用的信息(将在第 21 个专题中讨论)。

然而,文献中的证据相对有限,为了更好地为手术提供最佳依据,需要进行类似的试验来评价已有材料和新兴材料的临床疗效。这不仅对明确如成本效益等这样的问题很重要,而且对明确不同的材料之间发生不良事件是否具有差异也很重要。因为对于颅骨修补这样一个技术上比较简单的手术,其并发症似乎非常高,这些问题将在下一节中讨论。

颅骨修补的并发症

突然死亡

在 2011 年,有一篇文章报道了 3 例因重度颅脑创伤行去骨瓣减压而幸存下来的年轻患者在颅骨修补术后出现了严重的不可控脑肿胀。虽然及时地再次手术去除骨瓣,但仍都死亡了[13]。在当时,这被认为是非常罕见的并发症;然而,从那时起,有越来越多关于这种并发症的报道。因此,现在这被公认为一个并发症,必须让患者及其家属知晓。最近有一篇分析去骨瓣减压术治疗缺血性卒中的文章,在颅骨修补术后出现的并发症中就列举了死亡这种并发症[14]。

大多数报道都是孤立的病例报道,但作为队列研究的一部分,其报道的发病率相对较高。上述的 3 例死亡病例来自 2004—2009 年接受手术的 138 例神经创伤患者,发生率为 2.2%[13]。2014 年,Broughton 报道,在 2004—2011 年手术的 87 例患者中,有 2 例死亡,发生率为 2.3%[15]。最后,Sviri 最近报道在 2005—2010 年接受手术的 57 例患者中,有 4 例死亡,发生率为 7%[16]。

目前对于术后这种急性反应并发症的病理生理机制尚不清楚。但是有人认为,这可能与脑外伤的严重程度和脑血管自主调节功能丧失有关。当颅骨修补后脑血管不能进行充分调节,出现快速血流动力学改变如激发高灌注压或癫痫发作。

许多研究表明,颅脑创伤患者的自主调节能力可能受损,但关于自主调节能力的长期恢复情况,目前数据有限。我们可以假设,在某些重度 TBI 后接受去骨瓣减压术存活下来的患者中,不仅其神经功能较差,而且大脑自动调节功能也存在障碍。支持这一假设的依据来自对大多数(尽管不是所有)发生这种快速不受控的脑肿胀患者的观察,这类患者要么受伤严重,要么是大面积卒中患者。

尽管是个假设,但问题是如何改变对这些患者的临床处理,需要考虑以下一些问题:

- 对这种并发症需要提高认识。
- 密切关注癫痫的预防。
  - 在某些情况下,可能需要考虑术前脑电图,便于发现亚临床癫痫活动。
- 避免术后急性高血压状态。
- 避免高吸力的伤口引流,防止明显的压差。

一项有潜在用途的研究是可以对某种类型的术前调节进行评估。如果确定自动调节功能受损,那么术后可能需要进行一段时间的镇静和辅助通气,密切监测颅内压和血压,就像管理大型动静脉畸形患者术后一样。

如果人们对去骨瓣减压术感兴趣,就需要密切关注和广泛报道这种类型的并发症,以确定哪些患者最容易发生这种破坏性并发症,并制订管理策略,避免或至少减轻这种并发症的发生。

术后积液和积血

一些研究报道了术后出现积液和积血具有相对较高的发生率,这些并发症因解剖位置的不同而不同:

- 帽状腱膜下。
- 硬膜外。
- 硬膜下。
- 脑实质内。

组成成分:

- 急性血肿。
- 亚急性血肿。
- 慢性血肿。
- 渗出液。

出现上述情况的多数患者可以采用保守治疗,并在观察一段时间后获得改善;然而也有相当多的患者需要进行手术处理,这样就会使患者进一步暴露于手术风险中。

对于发生率较高的术后积液和积血可能不是单因素原因,可能的原因有:

- 初期脑肿胀消退后,脑组织凹陷导致的"死腔"大小。
- 修补时组织瘢痕的严重程度。
- 当必须将颞肌从硬膜上剥离时。如前所述将硬膜打开,连同其蒂和颞肌向外侧翻转可能会降低术后积液的发生,但仍有待确定。

感染

多年来,颅骨修补术后感染发生率一直高于预期[17,18]。据统计,在西澳大利亚的神经外科中心,神经外科手术的总体感染率一直在 $1\%\sim2\%$。我们以前报道西澳大利亚重度 TBI 患者去骨瓣减压术后的感染率为 11%,这与文献报道的一致[19]。

尽管对这一现象没有明确的解释,但一般认为,颅骨修补手术时机可能是一个重要的因素。因此,建议推迟几个月再进行手术,然而,最近的研究表明手术时机与感染之间无相关性[20]。

另一种解释可能与上述随机对照研究中采用的手术技术有关[11]。为了减少混杂因素的影响,实验中 64 例患者的颅骨修补手术均由一位资深的神经外科医师,严格遵循无菌原则,按照标准化的手术操作完成,结果表明这些患者未发生原发性感染。随后西澳大利亚对颅骨修补的手术处理方案进行了修改,随后 3 年未发生颅骨修补术感染的情况。

鉴于上述研究发现,因大多数医疗机构中颅骨修补术均由年资相对较低的医师完成,因此在进行该类手术时有必要更加重视基本的外科技术。

尽管手术操作简单,但对于缺乏经验的医师,在打开原切口、分离瘢痕组织及填入植入物时都可能导致多种影响无菌效果的情形,这些也是被相关研究证实了的。

骨质吸收

据报道,自体骨修补术后骨质吸收的发生率,成人为 $3\%\sim31.6\%$,儿童高达 50%[21,22]。这种较大的差异既反映生物学上的差异,也反映其他方面的不同:

- "显著"骨吸收的精确定义。
- 骨吸收评估方法。
- 所需随访时间。

以前研究表明大多数骨吸收发生在修补术后的 12 个月内,因此上述试验中影像学评估也是选在术后标准的 12 个月进行。

如果自体骨内外骨板均被吸收,这种颅骨保护作用就会打折扣,这种情况就可判断为修补失败。判断骨瓣修补完全失败通常相对直接,这种评估方法总带有一定程度的主观性(图 21.6)。然而,正如 Stieglitz 等学者指出许多有明显骨吸收的患者没有自发地报道,也没有意识到这可能是一个潜在的问题[22]。这更加突出了进行长期临床和影像学随访的必要性,特别是对那些有希望回归正常工作和娱乐生活方式的年轻人来说非常重要。在这些情况下,需要认真考虑颅骨的保护作用,在某些情况下,可能需要使用更坚固的修补材料,如将钛作为主要修补材料。最后考虑的才是自体骨修补的成功率。在上文提到的试验中,有多例自体骨修补病例显示骨融合程度及美容效果均良好(图 21.7)。为什么有些患者效果良好,而其他患者效果不好呢?目前还不清楚,可能与以下某些因素有关:

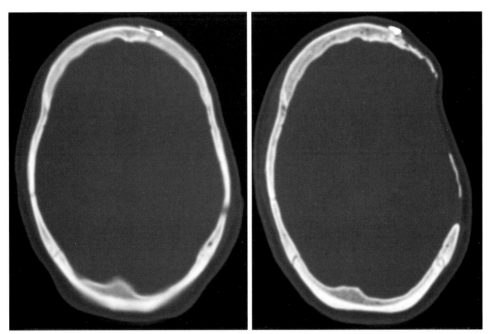

▲ 图 21.6　自体骨修补完全失败,尽管术后影像显示修补的骨瓣初始位置良好,但相当大部分已被吸收

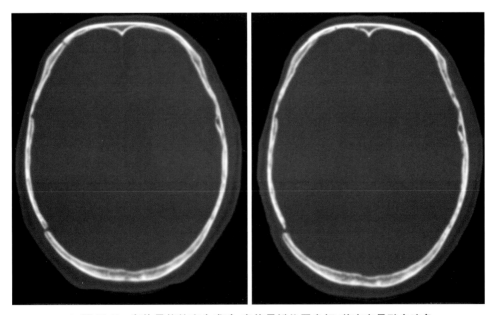

▲ 图 21.7　自体骨修补完全成功,自体骨瓣位置良好,前方有骨融合迹象

- 患者特征,如年龄、合并症、吸烟情况。
- 自体骨储存的方式。
- 外科方面的因素如:
  —将骨窗边缘的软组织完全剔除。
  —获得良好的骨对合。
  —获得充分的刚性固定。

在许多国家,自体骨仍然是最常用的修补材料。因此,解决这些问题非常重要,必须采取一切措施,以确保修补成功。

未来方向

虽然上述各种材料和技术都有相对的优缺点,但身体任何部位骨骼重建的理想目标是生长出具有矿物质和软组织成分的所有生物力学特征的新骨。在这方面,医学工程及细胞和组织治疗领域出现了有前景的技术。最初的研究是将来源自体脂肪的干细胞(ASC)种植在由金属钛或可吸收网织物支撑的β-磷酸三钙(β-TCP)颗粒上[23]。因为没有安全顾虑,这些早期研究的结果最初是充满希望的,但随着时间的推移,出现了陶制颗粒的吸收现象[24]。在西澳大利亚的珀斯也有类似发现,这可能与用于支撑颗粒的网织物不够坚硬有关[25]。目前正在进行的实验研究是将间充质基质细胞种植于更坚硬的3D打印陶制品上。

结 论

如果在重度颅脑创伤的救治中继续使用去骨瓣减压术,那么未来的研究需进一步改进颅骨修补技术,将该手术并发症降至最低,为患者提供良好的临床疗效。最近研究表明,早期手术是安全且对患者有益的,但必须严格遵循无菌操作技术。自体骨很可能还需要继续使用。虽然有可行的替代品使用,但仍需进一步来评估它们的临床疗效和成本效益。最后,目前正在研究科技的发展对修补材料的影响,如高分辨率陶瓷3D打印结合间充质基质细胞的应用,代表了未来的发展方向。

利益冲突:无。
基金资助:无。

参考文献

[1] Hutchinson PJ, Kolias AG, Timofeev IS, et al. Trial of decompressive craniectomy for traumatic intracranial hypertension. N Engl J Med. 2016;375:1119 - 30.

[2] Honeybul S. Decompressive craniectomy for severe traumatic brain injury reduces mortality but increases survival with severe disability. Evid Based Med. 2017;22:61.

[3] Honeybul S. Decompressive craniectomy: a new complication. J Clin Neurosci. 2009;16:727 - 9.

[4] Grant FC, Norcross NC. Repair of cranial defects by cranioplasty. Ann Surg. 1939;110:488 - 512.

[5] Granthan E, Landis H. Cranioplasty and the post traumatic syndrome. J Neurosurg. 1947;5:19 - 22.

[6] Yamaura A, Makino H. Neurological deficits in the presence of the sinking skin flap following decompressive craniectomy. Neurol Med Chir (Tokyo). 1977;17:43 - 53.

[7] Stiver SI, Wintermark M, Manley GT. Reversible monoparesis following decompressive hemicraniectomy for traumatic brain injury. J Neurosurg. 2008;109:245 - 54.

[8] Honeybul S. Neurological susceptibility to a skull defect. Surg Neurol Int. 2014;5:83.

[9] Honeybul S, Janzen C, Kruger K, et al. The incidence of neurologic susceptibility to a skull defect. World Neurosurg. 2016; 86:147 - 52.

[10] Honeybul S. Management of the temporal muscle during cranioplasty: technical note. J Neurosurg Pediatr. 2016;17:701 - 4.

[11] Honeybul S, Morrison DA, Ho KM, et al. A randomized controlled trial comparing autologous cranioplasty with custom-made titanium cranioplasty. J Neurosurg. 2017;126:81 - 90.

[12] Honeybul S, Morrison DA, Ho KM, et al. A randomised controlled trial comparing autologous cranioplasty with custom-made titanium cranioplasty: long-term follow-up. Acta Neurochir (Wien). 2018;160:885 - 91.

[13] Honeybul S. Sudden death following cranioplasty: a complication of decompressive craniectomy for head injury. Br J Neurosurg. 2011;25:343 - 5.

[14] Kelly AG, Holloway RG. Health state preferences and decision-making after malignant middle cerebral artery infarctions.

Neurology. 2010;75:682 - 7.

[15] Broughton E, Pobereskin L, Whitfield PC. Seven years of cranioplasty in a regional neurosurgical centre. Br J Neurosurg. 2014;28:34 - 9.

[16] Sviri GE. Massive cerebral swelling immediately after cranioplasty, a fatal and unpredictable complication: report of 4 cases. J Neurosurg. 2015;123:1188 - 93.

[17] Chang V, Hartzfeld P, Langlois M, et al. Outcomes of cranial repair after craniectomy. J Neurosurg. 2010;112:1120 - 4.

[18] Coulter IC, Pesic-Smith JD, Cato-Addison WB, et al. Routine but risky: a multicentre analysis of the outcomes of cranioplasty in the Northeast of England. Acta Neurochir (Wien). 2014;156:1361 - 8.

[19] Honeybul S, Ho KM. Long-term complications of decompressive craniectomy for head injury. J Neurotrauma. 2011;28:929 - 35.

[20] Honeybul S, Ho KM. Cranioplasty: morbidity and failure. Br J Neurosurg. 2016;30:523 - 8.

[21] Grant GA, Jolley M, Ellenbogen RG, et al. Failure of autologous bone-assisted cranioplasty following decompressive craniectomy in children and adolescents. J Neurosurg. 2004;100(2 Suppl Pediatrics):163 - 8.

[22] Stieglitz LH, Fung C, Murek M, et al. What happens to the bone flap? Long-term outcome after reimplantation of cryoconserved bone flaps in a consecutive series of 92 patients. Acta Neurochir (Wien). 2015;157:275 - 80.

[23] Thesleff T, Lehtimäki K, Niskakangas T, et al. Cranioplasty with adipose-derived stem cells and biomaterial: a novel method for cranial reconstruction. Neurosurgery. 2011;68:1535 - 40.

[24] Thesleff T, Lehtimäki K, Niskakangas T, et al. Cranioplasty with adipose-derived stem cells, beta-tricalcium phosphate granules and supporting mesh: six-year clinical follow-up results. Stem Cells Transl Med. 2017;6:1576 - 82.

[25] Morrison DA, Kop AM, Nilasaroya A, et al. Cranial reconstruction using allogeneic mesenchymal stromal cells: a phase 1 first-in-human trial. J Tissue Eng Regen Med. 2018;12:341 - 8.

[26] Honeybul S, Kop AM, Nilasaroya A, et al. Cranial reconstruction using mesenchymal stromal cells and resorbable biomaterials in adults with a cranial defect. Available at: http://www.anzctr.org.au/Trial/Registration/TrialReview.aspx?id=377023&isReview=true

颅脑创伤的血栓栓塞预防

Thromboembolic Prophylaxis in Traumatic Brain Injury

Kwok M. Ho and Stephen Honeybul

秦宣锋　译

导　言

重度颅脑创伤(TBI)后患者发生静脉血栓栓塞(VTE)比例约为 4%,在老龄、合并症多或需要神经外科干预(如脑室造口术、开颅手术、去骨瓣手术)的患者中尤为常见[1]。但致命的肺栓塞发生率仍较低(<1%),主要见于严重 TBI 患者,其中一些患者死亡原因可能是 VTE[2]。在所有 VTE 相关死亡中,高达 50% 患者死亡被认为是可以预防的[2-4]。如何有效减少 VTE 发生,同时又不增加脑挫伤加重或血肿扩大等医源性并发症发生风险,是临床医师面临的巨大挑战。

背景和病理生理改变

Virchow 三联征描述了血栓形成的三个基本病理生理机制,即血管壁损伤、静脉淤滞、血栓前状态,这三个现象在严重 TBI 患者中很常见。首先,下肢和骨盆损伤往往同时发生,会出现血管壁损伤,如使用股静脉开放血管通路时可能会进一步加重血管损伤,一些重症监护室常为了避免颈内静脉穿刺而使用股静脉置管[5]。其次,重度 TBI 患者通常深镇静,有时会肌松几天,这会导致明显的静脉淤滞。最后,凝血功能紊乱在 TBI 中非常常见,伤后 12 小时内即可发生。严重 TBI 后最常见的是凝血酶原时间(或国际标准化比率)延长[6,7]。尽管 TBI 诱发的凝血功能障碍的确切发病机制仍不清楚,但有证据表明凝血功能紊乱的严重程度和 TBI 严重程度、患者最终的神经功能预后呈正相关[6,7]。在重度 TBI 的动物模型中,创伤后脑组织会从线粒体释放大量带负电荷的磷脂,包括心磷脂,随后激活循环中的血小板[8],从而导致凝血酶生成、VTE 发生风险增加。

抗凝血酶是一种重要的天然抗凝剂。在手术和外伤患者中,抗凝血酶缺乏症似乎很常见,伤后几天内发生率高达 67%[9]。抗凝血酶缺乏理论上会增加 VTE 发生风险,同时也会使一些如抗凝剂(如普通肝素、低分子肝素等,该类药物依赖抗凝血酶来抑制 X 因子)抗凝效果减弱。

临床的难点在于何时启动抗凝治疗来预防严重

K. M. Ho (✉)
Department of Intensive Care Medicine, Medical School, University of Western Australia, Perth, Western Australia, Australia
Royal Perth Hospital, Perth, Western Australia, Australia
School of Veterinary & Life Sciences, Murdoch University, Perth, Western Australia, Australia
e-mail: Kwok.Ho@health.wa.gov.au
S. Honeybul
Department of Neurosurgery, Sir Charles Gairdner and Royal Perth Hospitals, Perth, WA, Australia
© Springer Nature Switzerland AG 2021
S. Honeybul, A. G. Kolias (eds.), *Traumatic Brain Injury*, https://doi.org/10.1007/978-3-030-78075-3_22

TBI 后 VTE 发生,同时权衡颅内出血或脑挫伤扩大的风险[10]。

因此出现了一个常见的问题即如何识别会发生这些严重并发症的高危人群。

经典案例

64 岁男性,因跌倒后头痛、嗜睡加重入院。最初的 GCS 评分为 14 分(E3,M6,V5)。既往有深静脉血栓形成和肺栓塞病史。入院第 1 天头颅 CT 提示双侧额叶脑挫伤(图 22.1),第 4 天病变稍有进展(图 22.2)。因第 4 天脑挫伤扩大范围较小,且考虑患者深静脉血栓复发及肺栓塞风险高,因此第二次头颅 CT 检查后开始皮下注射普通肝素来预防 VTE。在开始皮下注射普通低分子肝素 10 小时后患者出现意识评分下降伴左侧瞳孔扩大固定。复查 CT 提双侧额叶挫伤明显扩大(图 22.3)。急诊行额叶血肿清除术,最终患者因神经功能预后不佳而死亡。

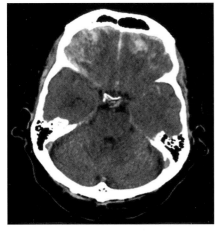 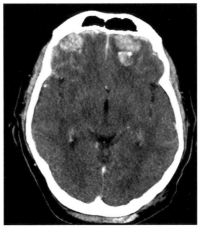 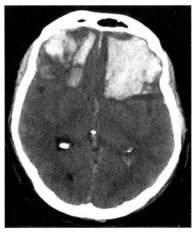

▲ 图 22.1　第一次头颅 CT 检查　　　▲ 图 22.2　TBI 后第 4 天,预防性抗凝药物用药前复查头颅 CT　　　▲ 图 22.3　普通肝素抗凝治疗后 12 小时复查头颅 CT

当前的研究证据和推荐

众所周知,VTE 预防措施使用得当可挽救生命。严重 TBI 后凝血功能异常和出血并发症常见[1,10],因此选择最佳且最安全的策略来减少 VTE 发生已成为研究的重点。

目前所有的研究表明,多方面交错方法可优化获益风险比,从而减少临床重度 TBI 患者 VTE 的发生。对于大多数需要神经外科干预(如脑室造瘘术、开颅术)或脑挫伤≥1 处的患者,预防性抗凝药物停用至少 24～72 小时似乎是明智的。虽然有 TBI 后早期发生致命肺栓塞的报道,但总体来说,大多数严重或致命的肺栓塞时间发生在创伤后 1～6 周[2,4]。重度 TBI 后 72 小时内最安全的 VTE 预防策略参见表 22.1:

• 使用下肢间歇气动加压装置。

表 22.1　重度 TBI 72 小时内最安全的 VTE 预防策略

策略	建议
下肢加压泵装置	如下肢没有明显损伤,则使用下肢间歇气动加压装置;虽然装置类型有许多种,但那种允许静脉再充盈、可灵活控时的气动加压装置不仅可更加有效的改善静脉血流量,而且在改善周围肢体肌肉组织氧合方面似乎也更有效[11]
股静脉置管	尽可能避免股静脉置管;股静脉置管会增加下肢深静脉血栓风险(RR 6.0,95% CI 1.5～23.5)且置管第 2 天就有可能形成血栓[5]
血液凝固	避免给没有临床出血证据的患者使用血液制品来矫正凝血参数异常;最新证据表明,凝血功能紊乱通常被误认为凝血功能的自我调节,其实这并不能反映血栓风险下降[12];而且也没有充分的证据表明没有临床出血的情况下纠正异常的凝血参数可以改善患者预后。有证据表明,氨甲环酸可能是安全的,并且对降低轻至中度 TBI 病死率有些许影响,且不增加 VTE 风险,未来需要更多研究来证实。TBI 后无症状性凝血功能障碍的患者如担心出血,最好使用氨甲环酸二不适同种异体血制品输血

- 避免股静脉置管。
- 避免在没有临床出血的情况下去纠正凝血参数异常。

重度 TBI 后 2～5 天内应谨慎考虑启用预防性抗凝治疗。抗凝治疗确切的时间和具体剂量应个体化,并考虑一系列因素(详见表 22.2),如下:

- 颅内出血的风险。
- 是否需要进一步神经外科手术干预。
- 患者目前的凝血功能状态。
- 抗凝药物的使用时机和使用剂量。

表 22.2 颅脑创伤后 2～5 天启用抗凝治疗的时机及剂量,基于以下考虑因素

因素	考 虑
颅内出血	一些小样本观察性研究表明,TBI 后 24～72 小时内预防性应用抗凝剂,复查 CT 颅内病灶稳定,提示该举措是安全的。虽然对大许多 TBI 患者是如此,但对于额部及颞部大范围脑挫伤的患者来说,这种策略并不安全的,有可能导致血肿进一步进展扩张,甚至致命(如本专题示例患者)[9]
神经外科干预	患者是否需要或可能需要进一步的神经外科干预,如脑室外引流置入或拔除、其他可能需要中断抗凝的外科手术
血栓状态	患者是否出于血栓前状态?这是一个值得深入研究的领域;最新的证据表明,血栓弹力图和一些促血栓形成的生物标志物(如 P-选择素)可能有助于对血栓形成风险高于出血风险的患者(包括凝血参数紊乱的患者)进行筛选[12]。这些新兴的生物标志物可协助临床医师鉴别血栓风险高于出血风险的患者,从而让这部分患者从早期血栓预防中获益
获益	普通肝素和低分子肝素仍是创伤(包括 TBI)患者最常见的 VE 预防用抗凝剂。尽管常规推荐标准剂量(如 40 mg 依诺肝素 qd 或普通肝素 5 000 U 每日 3 次)实现最大限度的 VTE 预防,但其实低于标准剂量的抗凝用药在降低 VTE 发生上比不用药要好。因此,对于那些脑出血风险较高的患者来说可从低于标准剂量开始,在没有出现出血并发症的情况下逐步增加剂量

一般情况下,大多数 TBI 患者在损伤后第 5 天启动预防性抗凝药物和下肢间歇气泵加压治疗。然而,仍有少数患者存在预防性抗凝治疗禁忌,包括脑挫伤不稳定、临床和影像学密切监测证实的颅内血肿扩大、可能需要进一步神经外科干预或颅外其他部位手术的情况。

在这些情况下,通常会考虑放置下腔静脉(inferior vena cava,IVC)滤器。近年来,IVC 滤器的应用持续增长,但该耗材价格昂贵,给医疗部门带来了巨大的财务压力,是否对患者有利的质疑也层出不穷。越来越多的研究证据表明,留置 IVC 也会出现一些严重并发症,如滤网内血栓形成、滤器和血管壁粘连、滤器穿透血管腔移位、滤器断裂后随血流向心脏迁移。这些并发症相关的法律诉讼也急剧增加,大大损害了该类非常有用的设备的声誉。究其原因,主要跟该类产品在某种程度上适应证监管不够有关,最初主要针对特殊人群(如足量抗凝后仍有肺栓塞复发风险的患者),但随后的临床适应证不断扩大,而这些适应证的临床证据有限。随着可回收滤器的发展,该类产品的使用量也进一步增加,这些"可回收"滤器患者失访而永远留在体内,因此并发症的数量也伴随着逐步增加[4,13]。

另一原因跟许多医院缺乏管理机构,以至于没有一个临床医师或部门来全面负责监管这些设备的放置及后续安全移除。对于神经创伤患者尤为重要,因为患者的诊疗设计的许多临床亚专科。患者通常有多发伤,最初由重症监护室的创伤小组管理。近年来的趋势是置入可回收 IVC 滤器来预防。这些患者的康复过程漫长而复杂,至患者出院转康复机构时,常常遗忘 IVC 滤器,只有在出现并发症时才发现 IVC 尚未移除。

虽然 IVC 已被广泛应用,但该预防措施的理论依据仍非常有限,最近发表的达芬奇试验(对可回收 IVC 滤器应用于复杂创伤患者的获益和风险进行了详细评估)在某种程度上解决了其中一些问题,尤其是在神经创伤时[4]。

上述研究的主要目的是入院 72 小时内早期放置可回收 IVC 滤器,相比不使用率死是否可降低肺栓塞的发生率,此外,其中一个次要终点是生存时间>7 天且在该时间段存在预防抗凝禁忌但发生症状性肺栓塞的比例。该研究纳入≥18 岁、损伤严重程度评分>15 分且在入院后 72 小时内存在预防抗凝禁忌的患者,研究时间从 2015 年 6 月到 2017 年 12 月。共筛查 1 714 例严重创伤患者,分别由 240 例随机分配到早期放置 ICV 滤器组或对照组。该研究结果表明两组患者主要结局包括 90 天死亡或出现症状性肺栓塞没有显著差异,次要结果中创伤 7 天内禁用预防性抗凝患者中,早期 IVC 滤器置入

组患者没有发生症状性肺栓塞,对照组有 5 例(其中 1 例患者死亡)。

虽然该研究结果不一定可以外推到 IVC 滤器置入的其他临床适应证,但在创伤,尤其是神经创伤患者中,似乎存在一些可靠的证据支持 IVC 滤器置入(表 22.3),包括但不限于以下因素:

- 预防性植入 IVC 滤器似乎没有什么理由。
- 对于伤后 7 天内不能进行血栓栓塞预防的患者,IVC 滤器置入有利。
- 滤器置入的最佳时机仍有待研究进一步探讨。
- 需要专门的管理部分来随访滤器移除。

表 22.3　达芬奇研究:对临床实践的影响

问题	考虑
预防性使用 IVC 滤器	该研究筛查 1 714 例患者,排除 1 006 例在创伤 72 小时内即开始预防性抗凝患者,其他排除因素包括患者拒绝或致死性脑损伤。该研究结果提示早期 IVC 滤器置入未能使患者获益,因此不推荐预防性应用,但许多创伤中心 IVC 滤器置入越来越普遍
IVC 滤器置入适应证	该研究明确证实了对于无法预防性抗凝治疗的患者,这类装置是有益的,尤其是神经外科患者。停止预防性抗凝药物最常见的原因是不稳定的颅内挫伤,这在重度 TBI 中相对常见。对照组中出现 5 例症状性肺栓塞而滤器组没有,过滤组中有 6 例在移除滤器时发现血栓,因为我们很容易假设滤器可达到预防 VTE 的效果,即预防下肢静脉血栓进入肺循环
滤器置入的时机	该研究表明,创伤后 7 天内不抗凝的患者使用滤器可获益,但是否应再缩短时间仍有待明确
机构部门管理	现在的研究改变了过去有关移除滤器的责任制,虽然并非所有的滤器都能在 90 天内被移除,但最后所有的滤器都会被取出,这可能是滤器相关并发症较少的原因

未来方向

预防 VTE 同时降低出血的风险是重大创伤诊治中的巨大挑战,最新的研究表明,和肝素相比,一种新型 XII 因子抑制性抗体已被证明可有效减少血栓形成,且不会使使用体外膜肺的实验动物发生任何形式的出血[14]。XII 因子被表面带负电荷的材料(包括体外膜肺管路)激活。如前所述,损伤后的脑组织向体循环释放携带负电荷的磷脂,从而到达之重型 TBI 患者发生血小板活化、凝血酶生成及 VTE 发生[8]。因此,新型 XII 因子抑制剂可能重度 TBI 伤后最初几天内最好的 VTE 预防剂。

目前市面上的可回收 IVC 滤器均采用钛镍合金制成,因此锚索可灵活地适应下腔静脉直径的变化,且韧性好不容易发生折断。最新的一项动物研究表明,可吸收聚二噁烷酮缝合线构建的下腔静脉滤器可成功捕获医源性血栓长达 4 周;滤器在植入后 32 周内可自行吸收[15]。这类可吸收滤器为 VTE 和出血风险均增高的重度 TBI 患者带来了曙光。

结　论

VTE 在重度 TBI 患者中并不少见,可明显增高可预防的患病率和病死率。不同患者在不同病程阶段对 VTE 预防策略中的获益和风险都是不同的。多方面、交错的方法可最大限度地降低 VTE 和 VTE 预防治疗相关并发症。下肢气动加压泵在 TBI 后最初几天尤为有用,但它不足以消除 VTE 风险,尤其是 VTE 高危的重度 TBI 患者,其可发生致死性肺栓塞。

当患者没有进一步的出血风险时,应立即启用抗凝药物进行预防。对于仍有出血风险且有抗凝禁忌或需神经外科手术干预而中断抗凝治疗的患者,可考虑使用可回收 IVC 滤器作为临时预防措施,一旦可以安全使用抗凝药物,需移除滤器,从而最大限度地减少滤器内血栓形成、支架移位或粘连在血管壁上。

利益冲突:无。
资金支持:无。

参考文献

[1] Hoffman H, Jalal MS, Chin LS. The risk factors, outcomes, and costs associated with venous thromboembolism after traumatic brain injury: a nationwide analysis. Brain Inj. 2019;33:1671 - 8.

[2] Ho KM, Burrell M, Rao S, et al. Incidence and risk factors for fatal pulmonary embolism after major trauma: a nested cohort study. Br J Anaesth. 2010;105:596-602.

[3] Ho KM, Chavan S, Pilcher D. Omission of early thromboprophylaxis and mortality in critically ill patients: a multicenter registry study. Chest. 2011;140:1436-46.

[4] Ho KM, Rao S, Honeybul S, et al. A multicenter trial of vena cava filters in severely injured patients. N Engl J Med. 2019; 381:328-37.

[5] Joynt GM, Kew J, Gomersall CD, et al. Deep venous thrombosis caused by femoral venous catheters in critically ill adult patients. Chest. 2000;117:178-83.

[6] Sun Y, Wang J, Wu X, et al. Validating the incidence of coagulopathy and disseminated intravascular coagulation in patients with traumatic brain injury — analysis of 242 cases. Br J Neurosurg. 2011;25:363-8.

[7] Corbett JM, Ho KM, Honeybul S. Prognostic significance of abnormal hematological parameters in severe traumatic brain injury requiring decompressive craniectomy. J Neurosurg. 2019;132:545-51.

[8] Zhao Z, Wang M, Tian Y, et al. Cardiolipin-mediated procoagulant activity of mitochondria contributes to traumatic brain injury-associated coagulopathy in mice. Blood. 2016;127:2763-72.

[9] Louis SG, Van PY, Riha GM, et al. Thromboelastogram-guided enoxaparin dosing does not confer protection from deep venous thrombosis: a randomized controlled pilot trial. J Trauma Acute Care Surg. 2014;76:937-42.

[10] Levy AS, Salottolo K, Bar-Or R, et al. Pharmacologic thromboprophylaxis is a risk factor for hemorrhage progression in a subset of patients with traumatic brain injury. J Trauma. 2010;68:886-94.

[11] Nandwana SK, Ho KM. A comparison of different modes of pneumatic compression on muscle tissue oxygenation: an intraparticipant, randomised, controlled volunteer study. Anaesth Intensive Care. 2019;47:23-31.

[12] Harahsheh Y, Duff OC, Ho KM. Thromboelastography predicts thromboembolism in critically ill coagulopathic patients. Crit Care Med. 2019;47:826-32.

[13] Ho KM, Tan JA, Burrell M, et al. Venous thrombotic, thromboembolic, and mechanical complications after retrievable inferior vena cava filters for major trauma. Br J Anaesth. 2015;114:63-9.

[14] Larsson M, Rayzman V, Nolte MW, et al. A factor XIIa inhibitory antibody provides thromboprotection in extracorporeal circulation without increasing bleeding risk. Sci Transl Med. 2014;6:222ra17.

[15] Huang SY, Eggers M, McArthur MJ, et al. Safety and efficacy of an absorbable filter in the inferior vena cava to prevent pulmonary embolism in swine. Radiology. 2017;285:820-9.

颅脑创伤的远期神经功能预后

Long-Term Neurological Consequences of Traumatic Brain Injury

Stephen Honeybul

方江 译

导　言

许多严重脑外伤患者伤后恢复良好,外部旁观者觉得他们和正常人一样。

但他们的家庭成员、朋友和同事证实,即使轻度头部外伤的后遗症对所有相关人员的神经和心理带来挑战,更不用说患者本身。其中许多问题会显著影响患者生活,包括与家人、朋友相处,重返工作和娱乐方面,并可能加重原发损伤。

TBI 方面繁多,包括严重程度(轻、中、重度)、频率(单次发作、频繁发作、多次发作),以及频率和严重程度组合(单次严重、频繁中度、多次轻度)。

总的来说,TBI 问题可分为行为性或退行性。行为性问题常发生于恢复阶段,可分为身体、情绪或认知问题,并可能随时间逐渐改善。早期识别这些问题很重要,以便为患者及其家属提供建议,并适时治疗。退行性问题通常在最初损伤后的数年后发生,通常是渐进性的,反映最初损伤的远期后果,但事实上很难将迟发的神经退行性反应从原发性损伤的影响中分离出来。

远期行为问题

总体而言,TBI 损伤越严重,长期行为性问题就越严重。但这也不是绝对的,两者的关系也绝非线性。相似的是,某些患者可能只有一两种症状,而另一些患者表现出多种症状。虽然每种症状都需单独考虑,但在制订治疗方案时,意识到它们之间的相互关联是很重要的。举个例子,某例 TBI 患者在恢复期常感到疲劳,这严重影响到他的正常工作,可能导致明显的沮丧情绪。在潜在原因未被识别的情况下,任何治疗焦虑、情绪波动或抑郁的方案都不可行[1]。

一般而言,行为性问题可大致分为身体、认知和情感方面。

颅脑创伤后远期身体症状

轻、中度孤立性脑外伤患者的生理功能往往恢复良好。令人沮丧的是,在伤后数年,许多患者虽然看起来"正常",却难以恢复到受伤前的状态。认识到这些问题并尽早解决很重要,因为许多躯体症状都可能加剧情绪和认知障碍(表 23.1)。头痛可能是 TBI 患者最常见的主诉,且形式多样[2]:可能是典型的紧张型头痛,表现为前额和颞部束带感;也可

S. Honeybul (✉)

Department of Neurosurgery, Sir Charles Gairdner and Royal Perth Hospitals, Perth, WA, Australia

e-mail: Stephen.honeybul@health.wa.gov.au

© Springer Nature Switzerland AG 2021

S. Honeybul, A. G. Kolias (eds.), *Traumatic Brain Injury*, https://doi.org/10.1007/978-3-030-78075-3_23

能是偏头痛。伤前头痛是 TBI 后头痛最有效的预测因素之一[3]。伤前症状是许多 TBI 后症状的重要预测因素，TBI 后症状可能仅表明创伤导致患者对原有症状的耐受性降低。

行动不便是另一种 TBI 常见的症状，原因众多：可能是局灶性功能障碍导致的局部无力伴肌张力升高、感觉障碍或本体感觉受损，如肢体位置感觉障碍；更广泛的共济失调导致的全面行走障碍、进食、言语和书写问题。尽早康复治疗对解决这些问题非常重要，不仅帮助患者重新融入社会和返回工作，而且有助于使他们意识到这些问题是长期存在的。对于那些恢复良好的患者，通常有必要让他们意识到仍存在轻微功能障碍，以确保他们在安全的情况下，重返某些相对危险的活动，如驾驶、攀岩或游泳。

疲乏是另一种特别主观的身体症状，很难定义和治疗，患者可能难以忍受[4]。治疗的难点之一在于难以定义这种症状，患者的主诉可能是体力或脑力劳动后疲乏，休息后得到缓解，也有可能是与劳动无关的病理性疲乏。当疲乏病因可能涉及神经解剖学、功能、心理、生化或内分泌问题的情况下，难以准

确定义疲乏[4]。除了潜在病因，疲乏会显著影响患者的社交、躯体或认知功能，使得一些受伤前轻而易举的日常活动也会变得十分费力，如穿衣、洗漱。

患者常伴随其他躯体症状，并描述生活进入“慢车道”。早期识别这些问题并针对可干预病因进行治疗很重要，如内分泌紊乱。

颅脑创伤后远期认知症状

当患者重返工作后，许多认知障碍会变得尤其明显。认知障碍的形式众多，且相互重叠[5]。有些患者症状轻微，只在从事多重任务时十分明显。尽管在受伤前，患者可以轻松应对这些对认知能力要求很高的任务。

记忆障碍可能是患者最常见的认知问题。记忆的各个方面都可能被影响，其中常被影响的是短期工作记忆。工作记忆是指以易于获取的形式保留少量信息，并被用于计划、理解、推理和解决问题。这类记忆与执行功能密切相关，但也可能与社会行为决策能力有关[6]。

记忆障碍可能以逆行性或顺行性健忘症的形式出现。大多数脑部受伤的患者会逆行性遗忘受伤前几分钟至几个月的记忆，而早已存储的记忆通常会被完好保留下来。顺行性遗忘是指无法或难以记住受伤后的新信息。对于大多数患者来说，此类记忆障碍可能是最棘手的，因为个人生活需要记忆日常事件。当受损时，尤其是严重受损时，会破坏个体的认同感和逻辑连接性。无法记忆事件和情绪导致患者在生活中无法感知时间流逝，这比难以规划和组织日常生活还要麻烦。

表 23.1　颅脑创伤后远期躯体症状

分类	症状
身体	头痛 疲劳症状 光和声音过度敏感 癫痫 视觉障碍 头晕 慢性疼痛 行动问题 肌强直 言语
情感	焦虑 侵略性 抑郁 冷漠和退缩 人格障碍 创伤后应激
认知	记忆障碍 注意力持续时间、细节关注能力下降 决策能力受损 冲动行为 注意力不集中 判断力差

解答记忆障碍这个难题并不容易，期望恢复丧失的功能也是不现实的。但是许多简单实用的步骤可以产生巨大变化。日记、提示卡、视频和照片不仅可以作为有用的备忘录，还有助于缓解患者社交孤立，这些效果在轻微记忆障碍患者中也可能存在。

记忆问题还会引起或加剧许多其他认知问题，如注意力不集中、处理信息能力下降和推理能力受损。早期发现这些问题并让患者意识到这些问题是“正常”现象很重要。采用系统的方法将以往轻而易举的多重任务分解为难度逐渐升高的可控任务，将有助于减少患者的挫折感，减少挫折感对病情的不利影响。在许多方面恢复接近正常的患者面临的最大挑战是，虽然他们能够有效地单独执行许多任务，

但在尝试执行高级综合功能时很困难。在康复早期识别并解决这些问题对于缓解一些可能发生的情绪问题很重要。

颅脑创伤后远期情感症状

TBI 患者在伤后几年出现的多种情绪问题是导致感情破裂、家庭不和睦和社交孤立的重要原因[3,6]。某些情绪问题只发生在那些看似恢复良好的患者身上。最值得注意的是,烦躁和情绪变化会在受伤 1 年后出现。如前所述,可能原因是疲劳或慢性头痛等身体问题。这些问题持续的时间越长,就越难控制,因此早期评估和治疗很重要。

尽管在颅脑创伤恢复阶段会出现多种情绪问题,但对朋友和家人来说,性格改变是棘手的问题之一[6]。即使患者本人可能完全没有意识到,但与患者关系紧密的人可能会注意到,患者的性格发生了重大改变。对于某些家庭来说,这可能堪比丧亲之痛般难以处理,伴随以下过程:悲伤、否认、愤怒、接受和随后的解决。但此过程的最后部分可能特别具有挑战性,因为患者实际存在,但所有问题是性格和行为模式发生了改变[6]。在没有意识到这些变化及其对朋友、家人产生影响的情况下,这一阶段可能会特别困难,并可能引起一定程度的社交孤立。

情绪不稳是另一种常见的症状,与伤前头痛一样,伤前情绪不稳会加剧伤后情绪不稳,它可能仅表现为情绪环境耐受性降低[3]。患者伤前有过痛苦经历可能会引发非同寻常的悲伤情绪爆发,这通常进一步加剧痛苦程度。以此类推,伤前受过刺激可能会引发失控的愤怒反应[6]。情绪失控伴随情绪不稳会导致患者康复后期焦虑和抑郁,尤其是在个体重返工作、娱乐和社会等存在永久性障碍的情况下。

创伤后应激障碍(PTSD)会进一步加重这些问题,尤其是保留创伤记忆的轻度 TBI 患者。这导致患者不断地反复回忆创伤的环境,并避免接触使其联想到创伤回忆的环境。早期意识到这些问题很重要,因为一旦这些问题根深蒂固地存在于患者的行为模式中,将变得更加难以治疗。

远期神经退行性问题

衰老的本质是神经元不可逆丧失导致的认知功能逐渐下降。随着预期寿命的延长,痴呆症的发病率不断增加。多年来,关于颅脑创伤(单次严重创伤、反复轻伤)对衰老进程的影响存在争议。

鉴于 TBI 后神经元加速损失,TBI 患者可能会加速衰老。然而认同这一猜想前,有几个问题需要考虑。首先是痴呆症的定义。许多神经科医师对痴呆症的定义是进行性认知功能下降,可由许多常见的神经退行性疾病造成,如阿尔茨海默病、帕金森病或额颞叶痴呆症。然而,许多诊断手册对广义的痴呆型认知缺陷的定义既是静态的,也是渐进的。当广义的创伤后痴呆包括创伤后立即发生的认知缺陷时,会出现更多问题。

考虑到 TBI 后认知能力下降轨迹众多,可能混淆,如单次严重 TBI,随后缓慢恢复,最终结局是严重功能缺陷和痴呆;或者是反复多次脑震荡,如拳击产生的脑震荡,随后一定程度的自发性恢复,数年后因明确的神经退行性疾病而导致远期神经认知功能下降。有人认为"创伤后痴呆"应归为后者,但在解释流行病学研究时存在明显局限性。在单次严重损伤情况下,可能会有一些关于损伤严重程度和损伤后恢复的证据,尤其住院患者。考虑到拳击和其他娱乐活动存在多次损伤效应,解读相关流行病学研究将存在混杂因素,如受伤时间、损伤程度、机制和恢复的回忆偏移。

在尝试明确损伤事件数年后出现的认知能力下降原因时,需综合考虑这些问题。第一,可能存在一个明显的中间期,在此期间,认知功能大致平稳;第二,许多重复、类似 TBI 病史的个体认知功能完整。

尽管存在困难,检验这些可用的证据很重要,因为个体损伤后的确开启了进展性神经退行性病变进程,并在多年后表现为进展性痴呆。

颅脑创伤后痴呆:历史证据和案例研究

多年来,人们已经意识到头部遭受重复重击的拳击手可能会出现远期神经认知功能障碍。定义这些疾病的术语有许多,包括拳击脑病综合征、创伤性脑病、拳击痴呆症、慢性创伤性脑病和慢性进展性创伤性脑病[7]。

Corsellis 等于 1973 年发表了一篇关于慢性脑病的开创性论文[8]。这项研究报道了 15 名拳击手尸检研究的特定神经病理模式,这成为当时慢性创伤性脑病(CTE)的典型特征,如下:

- 透明隔异常(腔隙、开窗)。

- 小脑侧叶底面瘢痕，伴浦肯野细胞丢失。
- 黑质变性伴着色丧失。
- 大脑皮质和脑干广泛神经原纤维缠结。

随后的研究证实了这些发现主要见于拳击手，但也发生在头部反复创伤的人群中。最近，类似的远期损伤在其他运动中也被报道，最明显的是美国国家橄榄球运动员（National Football players，NFL）。多年来，人们注意到许多退役的 NFL 球员出现了与年龄不符的认知功能和行为障碍。此外，由于脑震荡后遗症，许多球员提前退役。对这些问题的担忧促使 1994 年 NFL 轻度头部创伤损伤委员会成立。该委员会将"脑震荡后遗症"替换为"轻度颅脑创伤"（MTBI）（表 23.2），并于 1995 年建议 NFL 应资助针对 MTBI 病因的独立科学研究。

表 23.2　1994 年国家橄榄球联盟委员会定义的轻度颅脑创伤

外伤导致的大脑功能改变表现为：
- 觉醒或意识改变，包括但不限于意识丧失、眩晕或震惊感、癫痫发作或健忘

通常与脑震荡后遗症相关的体征和症状包括：
- 持续头痛
- 眩晕
- 头晕目眩，失去平衡，不稳定
- 晕厥或接近晕厥
- 认知功能障碍、记忆混乱
- 听觉丧失、视觉丧失
- 性格改变
- 嗜睡、昏睡、疲劳
- 无法进行日常生活活动

然而，随后几年的研究进展相对较小，直到匹兹堡大学的 Bennet Omalu 博士对一名退役 12 年的 NFL 球员进行了尸检。在这篇具有里程碑意义的论文中，Omalu 博士证明了高度磷酸化 tau 蛋白的特异免疫反应，这与之前对患有 CTE 的拳击手的研究结果一致[9]。考虑到承受创伤的性质和程度的没有预期那么严重，Omalu 博士将其定义为 CTE 的早期典型表现。当时提倡运动员在击打碰撞中瞄准头部，这些发现对 NFL 管理和法医学具有明显的潜在影响。这篇开创性文章发表在《神经外科学》（Neurosurgery）杂志，并在电影 "Concussion" 中进行了戏剧化表现，Will Smith 在其中饰演 Omalu 博士。这部电影描绘的研究结果引起了巨大争议，NFL 管理部门试图否认、诋毁调查结果。虽然可能

有艺术加工的因素，但只要查询一些神经外科文献就知道观点是两极分化的，这也许是由利益冲突所致。美国国家橄榄球联盟轻度颅脑创伤委员会的成员们写了一篇冗长而深刻的评论文章，在其中他们不仅质疑调查结果的有效性，还呼吁撤回这篇文章[10]（此观点类比烟草工业在 20 世纪 50 年代和 60 年代早期试图否认吸烟导致肺癌的证据）。但神经外科界对 Omalu 论文的反应总体是正面的，许多同事质疑 NFL 委员会评论文章的"语言风格"缺乏对学术的尊重及负面的呈现方式。

从那时起，这一领域进行了大量研究。现已经明确 CTE 本身就是一种神经退行性疾病。

慢性创伤性脑病

慢性创伤性脑病的特点是成对螺旋丝状 tau 蛋白聚集沉积在神经元、星形胶质细胞、脑沟深处小血管周围不规则细胞突。

Tau 是与一种微管（神经元运输系统）结合，并维持微管形成和稳定的神经元蛋白家族。在人脑中，tau 蛋白家族由 MAPT（微管相关蛋白 tau）单基因可变剪切产生的六种亚型组成。当发现这些蛋白质在阿尔茨海默病（AD）患者大脑中形成成对螺旋丝状结构时，对 tau 蛋白的研究开始增多。

最初在 CTE 患者额、颞和顶叶皮质中观察到这些 tau 蛋白聚合物，但随着疾病进展，在整个大脑皮质、间脑和脑干中也可以观察到。这种模式与阿尔茨海默病无关，后者是神经炎性淀粉样-β 斑块沉积。这种沉积模式仅在 CTE 的进展期病例中可见。

NFL 运动员的尸检研究发现 tau 蛋白沉积程度似乎与职业（即暴露于高暴力头部创伤）年数相关[11]。然而，目前尚不清楚 tau 蛋白沉积是否是认知障碍、情绪障碍和行为障碍等临床症状的病因，还是 tau 相关神经元变性或反复神经创伤的结果。

动物研究表明，β 淀粉样蛋白和 tau 蛋白具有神经毒性，损伤后在轴突和轴突膨体沉积似乎直接导致神经元损失。动物研究表明，tau 蛋白与微管解离可导致高致病性 tau 蛋白（顺式-磷酸化 tau）的产生。尽管这会导致细胞凋亡和线粒体损伤，但这些机制对远期神经退行性改变的影响程度有待确定。事实上，研究人员很难区分外伤即刻发生的神经元损伤与真正的进展性神经退行性改变。

近期一项动物研究结果发现，在诱导单侧脑外

伤后 6 个月,损伤对侧的大脑半球同样存在 p-tau。此外,有研究通过给健康动物接种挫伤脑组织匀浆,也会导致病理性 tau 自身增殖[12]。这种方法能否诱导人类神经退行性改变有待观察,但如果可行,那将代表一个真正的进展性神经退行性改变。

总体而言,这些动物和尸检研究似乎表明,颅脑创伤是晚年痴呆症的危险因素。职业拳击运动员显然符合这种特征。尽管如此,但将所有类型的 TBI 病史与随后的神经退行性疾病和痴呆症联系起来的流行病学证据并不具有很强的说服力[13,14]。

晚年认知障碍: 流行病学证据

虽然有明确证据表明,职业和精英运动员反复脑震荡会引起远期认知功能障碍,但影响程度尚不清楚。事实上,大样本研究结果虽已明确表明,TBI 是晚年认知功能受损的危险因素,但也有许多研究得到不确定或阴性结果[13]。为什么会出现这样的结果尚不清楚,可能与研究设计、对照组选择,以及脑震荡或轻度颅脑创伤的定义标准不一致有关[13,14]。大多数研究中的 TBI 诊断是回顾性的,这可能会受到显著的回忆偏倚影响。另一个重要影响因素是研究的特定运动,大多数研究只招募了职业和精英运动员,这些研究结果多大程度上可以推广至业余或专业前运动员尚未确定。尽管后者脑震荡风险可能较低,但往往管理和医疗也更有限,因此可能更容易受到影响。此外,依据创伤性质,不同种类的运动员面临不同的风险。

毋庸置疑,职业拳击使参与者晚年面临更高的神经认知能力下降风险[15]。尽管针对此方面开展了大量工作,但认知能力下降的发生率和严重程度仍不清楚。此外,将既往研究数据推广至如今的拳击运动员时须谨慎,因为这项运动在过去几十年中发生了很大变化。如今的拳击手职业生涯较短,回合数、参赛数较少,手套更厚,医疗监管也更合理。尽管存在这些变化,如今运动员的长期福利仍值得关注,职业拳击员脑健康研究是一项正在进行的纵向研究,将有助于探究长期预后和重要的预后风险因素(如影像学变化、生物标志物和基因型)。

在其他运动中,证据也正在逐渐积累,但尚不明确。目前毫无疑问的是,大量 NFL 运动员晚年面临更高的神经认知能力下降风险[16,17]。在这些情况下基本使用"CTE",但须意识到其与另外一些退行性疾病(如阿尔茨海默病)有相当大的重叠[18]。未来的研究,如 UNITE(了解神经损伤和创伤性脑病)研究和 DETECT(通过临床测试诊断和评估创伤性脑病)对于获得准确的纵向研究证据至关重要,以确定疾病的发病率和严重程度,并提供有关证据,如危险因素,减轻损伤,安全重返赛场,或在某些情况下限制或终止运动员参与。

其他运动(如橄榄球、足球或冰球)存在类似的管理问题,可能需要开展类似的研究;但在数据解读须谨慎,特别是在公共论坛上。

一个长期职业生涯运动员的轻度认知能力下降可以通过详尽的神经认知测试明确。但这是否意味着个人应该被终身剥夺参与一项运动的权利?这项运动不仅使他们乐在其中,也为之提供收入和潜在的无法估计的社会效应。考虑这些因素不应局限于临床检测的范畴,应包括临床相关性、生活质量问题、社会效益。因为许多人即使参与接触性运动数年,似乎遭受到明显的外伤,却没有明显的疾病反应。

鉴于体育运动在各个层面的社会经济效益,以平衡、客观的方式呈现调查结果十分重要,从而避免对许多接触性运动尚不明确的发病率和严重程度产生混淆。从这方面来说,实时检测可能的损伤可能是有益处的。

TBI 的认知能力下降: 未来发展

在临床特征上区分 TBI 的直接损伤与随后的神经退行性改变十分困难。这需要某种检测中枢神经系统进展性损伤反应的方法,神经影像学和生物标志物的发展可能会提供思路。

神经元丢失是急性脑外伤和神经退行性疾病进展的关键指标。多年来 T1 加权 MRI 体积测量法被用于监测进展性变化,如脑萎缩、脑室扩大和透明隔腔隙。这些变化与认知功能恶化程度之间存在较好的相关性。机器学习和人工智能的发展可能会进一步完善检测指标,因为它不仅可以检测"大脑年龄"与患者实际年龄之间的差异,还可以准确量化这种差异。尽管一些放射学特征是整体脑外伤的敏感标志物,但在神经退行性疾病方面是相当非特异的。虽然 MRI 弥散加权成像有一定局限性,但其增加了有关弥漫性轴突损伤导致的白质损伤信息。

另一种有价值的成像方式是正电子发射断层扫描(PET)。放射性配体[18]F-flortaucipir PET 成像已被用于检测阿尔茨海默病患者脑内成对螺旋 tau 蛋白沉积，但是否能够检测 CTE 患者 tau 蛋白沉积仍在研究中[19]。

进一步完善生物标志物（如神经丝轻链和 tau）可获得更多的信息，可能会改善神经退行性疾病的敏感性。神经丝轻多肽（NFLP）（也称为神经丝轻链）是一种神经丝蛋白，在髓鞘轴突中含量丰富，可以通过检测其在脑脊液和血浆的免疫反应强度，反映轴突损伤程度。该标志物已被用于监测许多神经退行性疾病，如肌萎缩性侧索硬化症、多发性硬化症、阿尔茨海默病及亨廷顿舞蹈症。

拳击比赛中即使轻微的损伤也会引起血液和脑脊液中 NFLP 水平升高。在某些个体中，FLP 水平长期维持高水平，并且临床前研究显示其与脑外伤的严重程度相关。迄今为止，大多数研究规模相对较小，需要大规模的纵向研究来明确这种生物标志物能否用于准确预测远期认知障碍和神经退行性疾病的进展。

结 论

毫无疑问，无论是单次严重损伤还是多次轻微损伤，都会对 TBI 患者的远期神经功能造成重大影响。尽管在潜在可预防事件（如跌倒、车祸或袭击）发生后全力降低严重创伤对患者的影响很重要，但体育运动中重复性损伤对个体的长期效应也需特别考虑。

尽管上述监管措施发生改变，但明确证据显示职业拳击运动员晚年认知功能下降和行为改变的风险增加。越来越多的证据表明，在 NFL 等高撞击力运动中，运动员同样面临着类似或程度稍低点的风险。

然而，是否需要立法阻止或限制这些活动呢？

就像职业拳击那样，需要一个合适的监管和调控尺度，既不应过于繁重，也不阻碍运动员认识并接受这些风险。必须注意到的是，个人和社会作为一个整体能从这些体育运动中获得巨大的社会效用，任何潜在的长期损伤都必须与个人健康、社会和经济效益相平衡。正是由于这些原因，该领域的持续研究至关重要，以保护参与者和那些最有可能承受远期损伤的群体。

财政支持：这项研究未得到财政支持。

利益冲突：无。

参考文献

[1] van der Naalt J, Timmerman ME, de Koning ME, et al. Early predictors of outcome after mild traumatic brain injury (UPFRONT): an observational cohort study. Lancet Neurol. 2017;16:532 - 40.

[2] Lucas S, Smith BM, Temkin N, et al. Comorbidity of headache and depression after mild traumatic brain injury. Headache. 2016;56:323 - 30.

[3] Jaeger M, Deiana G, Nash S, et al. Prognostic factors of long-term outcome in cases of severe traumatic brain injury. Ann Phys Rehabil Med. 2014;57:436 - 51.

[4] Mollayeva T, Kendzerska T, Mollayeva S, et al. A systematic review of fatigue in patients with traumatic brain injury: the course, predictors and consequences. Neurosci Biobehav Rev. 2014;47:684 - 716.

[5] Wood RL. Accelerated cognitive aging following severe traumatic brain injury: a review. Brain Inj. 2017;31:1270 - 8.

[6] Hicks AJ, Gould KR, Hopwood M, et al. Behaviours of concern following moderate to severe traumatic brain injury in individuals living in the community. Brain Inj. 2017;31:1312 - 9.

[7] Martland HS. Puch drunk. J Am Med Assoc. 1928;91:1103 - 7.

[8] Corsellis JA, Bruton CJ, Freeman-Browne D. The aftermath of boxing. Psychol Med. 1973;3:270 - 303.

[9] Omalu BI, DeKosky ST, Minster RL, et al. Chronic traumatic encephalopathy in a National Football League player. Neurosurgery. 2005;57:128 - 34.

[10] Casson IR, Pellman EJ, Viano DC. Chronic traumatic encephalopathy in a National Football League player. Neurosurgery. 2006;58:E1003.

[11] Mez J, Daneshvar DH, Kiernan PT, et al. Clinicopathological evaluation of chronic traumatic encephalopathy in players of American football. Version 2. JAMA. 2017;318:360 - 70.

[12] Edwards G, Zhao J, Dash PK, et al. Traumatic brain injury induces tau aggregation and spreading. J Neurotrauma. 2020;37:

80 – 92.

[13] Huang CH, Lin CW, Lee YC, et al. Is traumatic brain injury a risk factor for neurodegeneration? A meta-analysis of population-based studies. BMC Neurol. 2018;18:184.

[14] Manley G, Gardner AJ, Schneider KJ, et al. A systematic review of potential long-term effects of sport-related concussion. Br J Sports Med. 2017;51:969 – 77.

[15] Bernick C, Banks S. What boxing tells us about repetitive head trauma and the brain. Alzheimers Res Ther. 2013;5:23.

[16] Gallo V, Motley K, Kemp SPT, et al. Concussion and long-term cognitive impairment among professional or elite sport-persons: a systematic review. J Neurol Neurosurg Psychiatry. 2020;91:455 – 68.

[17] Guskiewicz KM, Marshall SW, Bailes J, et al. Association between recurrent concussion and late-life cognitive impairment in retired professional football players. Neurosurgery. 2005;57:719 – 26.

[18] Washington PM, Villapol S, Burns MP. Polypathology and dementia after brain trauma: does brain injury trigger distinct neurodegenerative diseases, or should they be classified together as traumatic encephalopathy? Exp Neurol. 2016; 275: 381 – 8.

[19] Stern RA, Adler CH, Chen K, et al. Tau positron-emission tomography in former national football league players. N Engl J Med. 2019;380:1716 – 25.

24

创伤后癫痫

Post-Traumatic Epilepsy

L.G. Viswanathan，Harsh Deora，Ajay Asranna，and Andrés M. Rubiano

刘振洋　译

导　言

癫痫发作是由脑内异常过度或同步的神经元电活动所产生的短暂性的症状和体征。癫痫发作需要同癫痫相鉴别。2014 年国际抗癫痫联盟（The International League Against Epilepsy，ILAE）发布的癫痫定义为符合以下任一条件的发作：①至少两次非诱发（或反射性）发作，两次发作相隔 24 小时以上；②在未来的 10 年，一次非诱发（或反射性）发作和未来发作的可能性与两次非诱发发作后再发的风险相当（至少 60%）；③诊断为癫痫综合征[1]。

癫痫患者痊愈的标准为：超龄的患有年龄依赖性癫痫综合征的患者，近 5 年未服用抗癫痫药物且 10 年内没有癫痫发作的患者。

尽管创伤后癫痫发作（post-traumatic seizures，PTS）和创伤后癫痫（post-traumatic epilepsy，PTE）在文献中所代表的人群有所重叠，两者的差异已在上文叙述。颅脑创伤（TBI）后的癫痫发作可分为三类：

- 即刻癫痫发作——在颅脑创伤后 24 小时内发生。
- 早发型癫痫发作——在颅脑创伤后的第 1 周内发生。
- 晚发型癫痫发作——在颅脑创伤后超过 1 周发作。

即刻和早发型癫痫发作是由颅脑创伤诱发的发作，因此不符合国际抗癫痫协会制定的癫痫诊断标准。既往研究发现，普通人群中创伤后癫痫的患病率为获得性癫痫的 20%，是获得性癫痫的主要发病原因，容易被忽视[2]。创伤后癫痫的潜伏期通常为创伤后 6 个月至 20 年，因此为治疗和预防提供了潜在的时间窗。然而，只有在明确了解创伤后癫痫相关的风险因素，疾病的自然病程和临床异质性的情况下才能实现癫痫预防的目标。

流行病学

癫痫的所有发作形式均可以在 PTE 患者中出现。全面性发作在早期 PTE 患者中更为常见，而局灶性癫痫发作、局灶性发作继发全面强直阵挛发作

L.G. Viswanathan · A. Asranna
Department of Neurology, National Institute of Mental Health and Neurosciences (NIMHANS), Bangalore, India
H. Deora (✉)
Department of Neurosurgery, National Institute of Mental Health and Neurosciences (NIMHANS), Bangalore, India
A.M. Rubiano
Meditech Foundation, Cali, Colombia
Neurosciences Institute, Universidad El Bosque, Bogotá, Colombia
© Springer Nature Switzerland AG 2021
S. Honeybul, A.G. Kolias (eds.), *Traumatic Brain Injury*, https://doi.org/10.1007/978-3-030-78075-3_24

在晚期 PTE 患者中更常见。非惊厥性 PTE 严重影响患者的生活质量并增加患者的死亡风险。创伤性癫痫在普通人群症状性癫痫中的占比为 20%，PTE 在所有转诊至癫痫专科门诊的癫痫患者中占比为 5%[3]。创伤后癫痫的发生率因损伤类型而异。

即刻癫痫发作的发生率为 1%～4%，早期癫痫发作的发生率为 4%～25%，平民颅脑创伤晚期 PTE 的发生率为 9%～42%。由于存在更多的穿通伤，军事相关损伤中 PTE 的发生率升高（高达 50%）[4]。晚发型癫痫的发病时间存在个体差异，80% 的创伤后癫痫患者首次发作发生于颅脑创伤后的首年，超过 90% 的患者在颅脑创伤后第二年年底前首次发作。

癫痫发作的危险因素包括[4]：

（1）个体因素：年幼或年龄大于 15 岁以上、存在家族史、抑郁病史或酗酒史。

（2）颅脑创伤相关因素：是否存在穿通伤（代表损伤严重）、凹陷性颅骨骨折和颅脑创伤后出现早发型癫痫发作[5]。

轻度、中度和重度 TBI 后癫痫发作的相对风险分别为 1.5、4 和 29。癫痫发作的高峰位于颅脑创伤后 2 年，大约 40% 的癫痫发作发生在颅脑创伤后 6 个月内。PTE 的发病风险在颅脑创伤后 10 年均维持在较高水平，而轻度 TBI 后的癫痫发病风险在 5 年后逐渐接近于正常。持续时间和发作频率也同 TBI 的严重程度相关。头部穿通伤 PTE 的发病率高达 50%，相比而言非穿透性颅脑创伤的发病率为 24%。子弹或铁棒等武器的金属碎片比骨碎片具有更大的致病可能。凹陷性骨折、急性硬膜下血肿、脑实质血肿、多发性脑挫伤、中线移位、蛛网膜下腔出血、TBI 去骨瓣手术史，意识丧失时间较长（>30 分钟）或遗忘，以及局灶性神经功能缺损会增加 PTE 发病的风险。

（3）并发症：出院时存在抑郁症或癫痫发作、患有三种或更多种慢性病的患者发生 PTE 的风险更高。15%～20% 的 TBI 患者受伤前曾饮酒[6]。

（4）遗传易感性和年龄：遗传易感性表现在谷氨酸脱羧酶（glutamic acid decarboxylase，GAD）1 基因和亚甲基四氢叶酸还原酶（methylenetetra-hydrofolate reductase，MTHFR）中的 C677T 变异上。雷帕霉素靶蛋白复合物 1（mechanistic target of rapamycin complex 1，mTORC1）是一种与结节性硬化有关的蛋白质，可诱发 TBI 患者的癫痫发作。近期研究发现炎症细胞因子 IL-1b 基因的变异同癫痫的发病风险相关[7]。多项研究显示不同年龄组患者发生 PTE 的风险有所不同，有些研究显示年龄小于 10 岁而其他研究则认为年龄＞65 岁是 PTE 的危险因素。男性患者 PTE 的风险较高。与青春期患者长达 3 年的 PTE 潜伏期相比，年幼患者 PTE 的潜伏期更长（长达 13 年）。

总体而言，某些类型的颅脑创伤更容易发生早期 PTE，包括急性硬膜下出血、急性脑实质出血，需要手术干预的颅脑创伤。其他重要风险因素包括婴幼儿、遗忘持续时间 30 分钟以上，有慢性酗酒史[3]。

晚期 PTE 的危险因素包括急性硬膜下血肿、多发性颅脑挫伤、年龄大于 35 岁、遗忘超过 24 小时、性别为男性。一些研究显示，成人患者早发型癫痫发作是晚期 PTE 的危险因素，但这一结论仍存在争议。对于婴幼儿患者的研究证据相对缺乏，有研究显示早期癫痫首次发作并非晚期癫痫发作的独立危险因素。晚发型癫痫发作后的患者是癫痫反复复发的高危人群：47% PTE 发生在 TBI 后 1 个月内，86% PTE 发生在 TBI 后 2 年。PTE 发病通常（约 90%）在创伤后 2 年内，创伤后前 18 个月是晚发型癫痫的高发时期。一旦确诊 PTE，癫痫发作缓解的比例在 25%～40%。PTE 首年出现频繁发作复发缓解的可能性较低[3]。

病理生理学

对 PTE 病理生理学机制的理解仍在不断深入。发病机制同受伤类型相关。对于不同的损伤类型，大脑都会发生不同的结构、生理和生化改变[6]，病理生理改变也因此有所不同。动物研究显示，当氯化铁被注射到大鼠的皮质后，惊厥性癫痫临床发作后脑电图可记录到癫痫样放电。使用血红蛋白皮质注射或大鼠皮质的侧方液压冲击后，显示大鼠在受伤 30 天时出现癫痫的易感性增加[9,10]。在评估微皮质机械损伤后变化的试验中，研究者使用海马切片用于体外研究，研究结果显示出大量钾和神经递质的释放[11]。

即刻和早期癫痫发作被认为是脑外伤后的诱发性癫痫，同下列因素相关：

- 局部血流的自动调节改变。
- 血脑屏障的破坏。

- 颅内压增高伴有局灶性或弥漫性缺血性、出血性、炎症性、或坏死性脑外伤[12]。

相应地,晚期癫痫发作的致病因素导致的神经元过度兴奋与下列因素相关:

- 氧化应激。
- 兴奋毒性机制。

氧化应激

氧化应激通常是由创伤后红细胞的渗漏导致的,继而出现血红蛋白中的铁离子介导的自由基形成。自由基作用于神经元双脂质细胞膜中的亚甲基,造成神经元细胞膜和线粒体的脂质过氧化以及钠钾泵的功能和 ATP 酶活性的改变。最终导致神经元癫痫发作阈值的下降。

兴奋毒性机制

兴奋性毒性机制导致的晚发型癫痫如下:受伤后细胞外的兴奋性氨基酸如谷氨酸和天冬氨酸水平升高。受伤后的细胞相比对照组会更快地聚集兴奋性氨基酸,同时出现钠偶联中性氨基酸转运蛋白亚型 1(sodium-coupled neutral amino acid transporter subtype 1,SNAT1)和亚型 2(SNAT2)表达增加[13]。创伤后的体外细胞出现形成轴突萌芽的倾向,对生长相关蛋白 43(growth-associated protein 43,GAP43)具有更高的免疫反应性。细胞的兴奋性出现改变,具体表现为突触电位的存在与突触后电位成分的延长。如果在出生后不久就发生颅脑创伤,此时神经元的迁移过程尚未完全完成,受损大脑区域中神经元可塑性改变可能导致局灶性颅脑发育不良。目前尚未发现明确的生物学标志物可预测创伤后癫痫的发展和预后[12]。对创伤后癫痫病理生理研究的深入将有助于确定更好的治疗靶点和临床适用的生物标志物。

--- 经典案例 ---

创伤后癫痫的严重程度各不相同。倾向于良性病程的脑外伤患者,癫痫发作容易控制,并且对生活质量的影响较小。然而,一部分患者会进展为药物难治性癫痫,可能需要进行外科治疗的准备。

病史和辅助检查

患者约 20 岁,驾驶摩托车时发生中重度颅脑创伤,格拉斯哥昏迷评分(GCS)为 E2M5V1。受伤后 3 小时的头颅 CT 显示左侧额颞顶叶硬膜下血肿及右侧额叶的对冲伤。急诊行左侧额颞叶的开颅血肿清除术(图 24.1)。手术后 36 小时和 48 小时出现急性症状性癫痫,使用两种抗癫痫药物(左乙拉西坦和拉考沙胺)进行控制。发病 1 年内无癫痫发作,自行停用抗癫痫药物。停药后患者出现全面性癫痫发作,诊断为癫痫复发,并被再次收治入院。

辅助检查

CT 复查显示右侧颞叶、眶额叶和左侧额叶存在神经胶质改变。脑电图示右额中央区的缺口节律,但未发现痫样放电(图 24.2)。受伤后一年出现癫痫发作,结合影像学显示潜在的致痫作用的胶质改变,因此建议患者继续服用抗癫痫药物。随后患者又发生了 3 次痫性事件,追问病史均存在抗癫痫药物服药依从性不佳或存在睡眠剥夺的诱发发作。

创伤后癫痫的复发的可能性较高,即使在控制良好的癫痫患者中,服药依从性也需要着重强调。谨慎考虑停药或减少药物剂量。许多创伤后癫痫患者需要长期服用抗癫痫药物。自行停药复发的风险很高。

磁共振检查

磁共振成像(MRI)可准确显示颅脑结构的改变,是创伤后癫痫患者可供选择的影像学检查方式之一。磁共振成像在临床研究中也可用于评估治疗疗效和 PTE 患者的预后。T2 加权的 MRI 可显示含铁血黄素沉积,可作为癫痫发作的重要预测指标。含铁血黄素周围胶质瘢痕的形成是 PTE 发生率降低的预测指标。

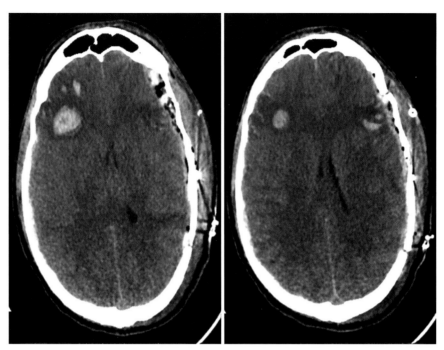

▲ 图 24.1　急性左侧硬膜下血肿清除术后的 CT 扫描,显示双额脑挫伤

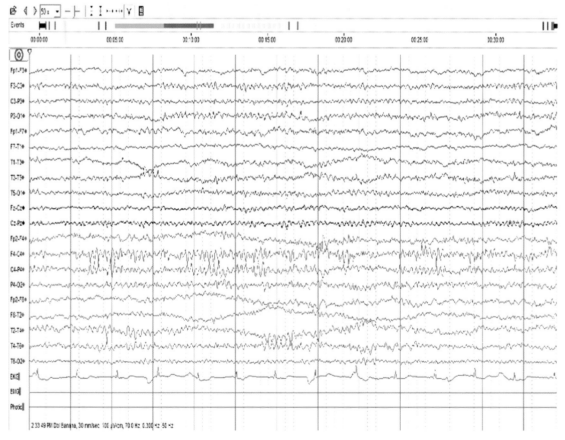

▲ 图 24.2　发作间期脑电图显示右额中央区存在缺口节律但无癫痫样放电

循证医学进展

本书参考的指南由美国神经病学学会发布，用于指导成人和儿童患者癫痫的管理。只有一份指南纳入了 TBI 预防性抗癫痫用药的建议[14]。

对于患有严重创伤的成年患者〔意识丧失或遗忘时间较长，CT 显示颅内血肿或脑挫裂伤和（或）存在凹陷性颅骨骨折〕：

（1）创伤后 7 天内使用苯妥英预防性抗癫痫治疗，静脉负荷剂量起始。应在受伤后尽快启动以降低创伤后癫痫发作的风险（A 级证据）。

（2）不建议在创伤事件 1 周后常规使用苯妥英钠、卡马西平或丙戊酸钠进行预防性抗癫痫治疗（B 级证据）。

指南中其他关于成人 PTE 管理的相关建议如下[15]：

（1）成年患者首次非诱发性癫痫发作后，需要告知患者癫痫复发的风险在首次发作后 2 年内（21%～45%）最高（A 级证据）。

（2）临床医师也应告知患者，癫痫复发的风险增加的因素包括既往存在中枢神经系统病变如卒中或外伤（A 级证据），脑电图上显示癫痫样放电（A 级证据），影像学存在显著异常改变（B 级证据），或夜间癫痫发作（B 级证据）。

（3）临床医师应告知患者，尽管与等待第二次癫痫发作的延迟治疗相比，癫痫发作后立即启动抗癫痫药物治疗可能会降低 2 年内癫痫复发的风险（B 级），但患者的生存质量不会得到改善（C 级证据）。

（4）临床医师应告知患者如果患者创伤病程已达到 3 年以上，第一次癫痫发作立即启动抗癫痫药物治疗不太可能改善癫痫复发的预后（B 级）。

（5）应告知患者抗癫痫药物不良反应的发生率在 7%～31%（B 级证据），但这些药物不良反应大多是轻微和可逆的。

抗癫痫药物的选择

随机对照试验的结果显示，某一种药物优于其他药物的证据相对有限[16,17]。其中某几项随机临床试验显示，预防性抗癫痫药物对早发型 PTE 有中等疗效，但对于晚发型 PTE 无效[18]（表 24.1）。

表 24.1　创伤后癫痫预防和治疗的 meta 分析或综述的研究结论

文献作者和受试者人群	纳入文献	使用的干预药物	研究结论和证据级别
Zafar 等，2012（成年受试者）[18]	8（2 项 RCT，6 项非 RCT）	苯妥英钠（8） 左乙拉西坦（8）	颅脑创伤后左乙拉西坦和苯妥英预防性抗癫痫作用同等有效。然而，预防性抗癫痫治疗的随机对照试验（RCT）仍然较少。高质量的 RCT 研究仍然缺乏
Teasell 等，2013（成年受试者）[19]	17（12 项 RCT，5 项非 RCT）	苯妥英钠（7） 卡马西平（3） 丙戊酸钠（2） 左乙拉西坦（1） 糖皮质激素（1） 哌甲酯（1） 咪达唑仑（1） 苯妥英钠或苯巴比妥或卡马西平或三者联合治疗（1）	急性脑外伤后预防性抗癫痫治疗仅对早发型癫痫有效（Level 1a 级）。 急性脑外伤后使用抗癫痫药物不会降低长期死亡率，发病率或晚发型癫痫发作（1a 级）。 抗癫痫药物对运动任务会产生负面作用（1b 级）。 早期使用糖皮质激素可能会增加癫痫发作风险（2 级）。 使用哌甲酯可能不会增加癫痫发作的风险（4 级）。 肌内注射咪达唑仑用于中止急性癫痫发作可能有效（5 级）
Teasell 等，2013（儿科受试者）[19]	2 项 RCT	苯妥英钠	儿童急性脑外伤后预防性使用苯妥英钠不会减少早发型或晚发型癫痫发作的风险（1b 级）

自 1940 年以来，苯妥英是研究最充分的创伤后抗癫痫药物，早期苯妥英预防性抗癫痫治疗可以降低早发型癫痫的发病率。使用苯妥英钠预防性治疗 1 年，用药首年及后续病程的晚发型癫痫发病率未见显著减少。在早发型 PTE 患者中使用左乙拉西坦和苯妥英的疗效对比研究中，两组患者早发型癫痫

发病率无统计学差异;然而,接受左乙拉西坦治疗的患者不良反应较少[18]。在另一项比较苯妥英和左乙拉西坦疗效的随机对照研究中,3 个月和 6 个月的随访显示左乙拉西坦治疗组患者残疾评定量表(disability rating scale, DRS)的得分更优(P＝0.042),格拉斯哥预后评分(GOS)的得分也更优(P＝0.039)[18]。

对于晚发型创伤后癫痫的治疗,五项随机对照试验中只有一项研究显示与安慰剂对照相比,苯妥英钠治疗 1 年可降低晚发型癫痫的发病率(分别为 6％和 42％,P＜0.001)[19-23]。然而,该研究仅纳入了 91 例受试者,统计效能不足。其他研究将苯妥英钠用药至创伤后 2 年,创伤后癫痫的发病率相较于安慰剂组无统计学差异。在苯妥英钠用药治疗的患者中,1 年后的神经心理评估同安慰剂对照组之间无统计学差异;然而,从 1 年的随访过渡到 2 年随访,苯妥英钠组患者的认知功能产生负面影响。在左乙拉西坦用于预防性抗癫痫治疗的研究中,2 年的随访研究显示创伤后癫痫在成年患者(15.1％及 10.9％)和儿童患者(20％及 2.5％)存在发病率降低的趋势,然而,这些研究结果在统计上无显著差异,可能是因为这些研究的统计效能不足[24]。受试者可能会因为药物不良反应如疲劳和头痛而终止试验。需要注意的是,患有中度和重度颅脑创伤患者的创伤后癫痫的发病风险更高,预防性抗癫痫的有效性和成本效益测算还需要更进一步的研究来阐述。

其他抗癫痫药物治疗方案包括从 1979 年启动的苯妥英钠联合苯巴比妥治疗,然而至今尚未有研究结论发表。关于卡马西平的治疗文献相对缺乏;只有一项随机临床试验进行报道[25],研究结果显示对于预防早发型癫痫有效,但对于晚发型癫痫无效。类似的研究结论也在使用丙戊酸钠的研究中有所报道,但丙戊酸钠预防早发型癫痫的作用相比苯妥英钠弱。新一代抗癫痫药物的预防效果的数据还很匮乏,有必要进行进一步的前瞻性研究。唑尼沙胺是一种新型抗癫痫药物,具有一定的抗氧化作用。唑尼沙胺作用于一氧化氮(NO)和氢氧根(OH⁻),通过氧化还原清除 NO 和 OH⁻的离子,从而稳定神经元细胞膜并可能在颅脑创伤人群中产生潜在治疗作用[26,27]。

在儿科 TBI 患者中,两项预防性抗癫痫治疗的

随机对照临床试验(RCT)[28,29]提示 PTE 发生率无显著统计学差异。体外研究显示硫酸镁有神经保护作用,目前硫酸镁的疗效已在颅脑创伤的急性期进行临床研究,结果显示早发型癫痫发作减少,而晚发型癫痫发病率无改变。然而,统计结论存在非常大置信区间,使得研究结论关于减少早发型癫痫的统计学相关性减弱。腺苷作用于 A1 受体,在多项癫痫动物模型中显示出抗惊厥作用。在创伤后癫痫的动物模型中,可出现氯化亚铁(FeCl₂)释放介导的自由基形成,腺苷显示出清除自由基的能力从而达到减轻氧化应激损伤的作用。褪黑素也有抗惊厥作用;在实验动物中松果体切除可诱发惊厥发作。体外研究及动物模型的研究结论显示褪黑素具有抑制脂质过氧化的作用。PTE 兴奋性毒性的致病假说也有助于药物靶点的选择,可以通过限制细胞内钙的流入和拮抗 N-甲基-D-天门冬氨酸受体(N-methyl-D-aspartic acid receptor, NMDA)产生治疗作用。钙离子拮抗剂如尼莫地平已被广泛用于改善蛛网膜下腔出血患者迟发性血管痉挛的预后,无论是创伤性蛛网膜下腔出血还是非创伤性出血,尼莫地平也呈现一种潜在的抗癫痫作用。在多个临床试验中,谷氨酸拮抗剂已被用于缺血性卒中和颅脑创伤患者,但没有显示出明确抗癫痫疗效。

总而言之,与左乙拉西坦相比,使用苯妥英钠治疗的患者会因发热等不良反应而增加住院天数。虽然看起来苯妥英比左乙拉西坦经济负担更轻一些,未来还需要进一步的研究进行最优选药物的推荐。存在高水平的研究显示左乙拉西坦的在 2 年后的随访中有效降低儿童的创伤后癫痫发病率;然而,仍需要更大样本量的进一步研究来证实这些发现。7 天的丙戊酸钠预防性用药对创伤后癫痫的预防未显示显著治疗效果(低级别证据)。

非药物治疗手段

一些研究表明,精心筛选的符合指征的手术病例中癫痫发作频率减少(表 24.2)。多模态的术前评估数据结论一致并且确定了潜在的致病病灶,可通过手术切除的方式使患者达到无癫痫发作或减少抗癫痫药物的使用次数和剂量。可识别的局灶性癫痫致病病灶是术后癫痫痊愈的良好预测指标。PTE 患者颞叶切除术有 60％～80％可能达到癫痫痊愈,这与任何其他病因导致的颞叶癫痫的手术患者预后

表 24.2 PTE 外科治疗的文献回顾

文献作者及发表时间（病例数）	研究方法	研究结论
Won 等,2017(n=139)[28]	研究对象:硬膜下血肿,平均年龄:72.7 岁。 性别:男性＝94 例,女性＝45 例。GCS≤8 分患者 73 例,>8 分患者 66 例。 干预:患者接受开颅手术或去骨瓣手术。 终点指标:癫痫发作的危险因素、癫痫发作频率和 3 个月的功能预后	(1) GCS≤8 分是创伤后癫痫的强预测指标(P＝0.03)。此外,术后 24 小时 GCS 分数≤8 分也是创伤后癫痫的强预测指标(P＝0.008)。 (2) 接受开颅手术和去骨瓣手术的癫痫发作频率无显著差异(P＝0.06)。 (3) 功能预后评分在各治疗组无显著性差异
Hakiman 等,2012(n=21)[29]	研究对象:颅脑创伤患者。平均年龄＝34.7 岁。 性别:男性:12 例,女性:9 例。 受伤后病程＝12.9 年。 治疗:探讨难治性癫痫患者颞叶外病灶手术切除术(伴或不伴颞叶切除术)的病例的回顾性资料。 终点指标:癫痫发作的发病率(平均随访时间为 7 年)	(1) 大部分患者发作频繁,发作形式包括复杂部分发作和全面性强直-阵挛发作,平均使用 4.15 个抗癫痫药物治疗,治疗效果仍然不理想。 (2) 6 例无癫痫发作,6 例癫痫发作(≤2/年)次数罕见,5 例患者发作频率减少,4 例患者没有从手术中获益。 (3) 2 例患者出现明显手术并发症(硬膜下血肿)。
Marks 等,1995(n=25)[30]	研究对象:颅脑创伤。 性别:男性:17 例,女性:8 例。 治疗:若存在可定位的致痫病灶,受试者接受了病灶的手术切除。 终点指标:癫痫发作的发病率	(1) 手术前,癫痫发作局限于近中颞区(第 1 组,n＝17)和海马外新皮质区(第 2 组,n＝8)。 (2) 9 例成功确定致痫病灶并接受了外科手术。手术后无癫痫发作。 (3) 16 例患者无法准确进行癫痫病灶定位

一致[28-30]。额叶病灶的创伤后癫痫预后稍差,术后无癫痫发作的比例在 40%～50% 不等,痊愈比例也同非创伤人群相当。近期一项纳入 23 例创伤后癫痫并行外科手术治疗的研究显示,14 例患者接受了颞叶切除术,2 例接受了颞叶外的病灶切除术。平均随访时间为 73±45.8 个月,11 例患者(68.8%)恩格尔(Engel)手术疗效分级评分是 Engel Ⅰ级,3(18.8%)(无癫痫发作导致的残疾)例患者随访评分是 Engel Ⅱ级(几乎没有癫痫发作),2 例(12.5%)患者随访评分是 Engel Ⅲ级(存在手术获益)。致痫病灶同既往创伤病灶常位于相同解剖部位,二次手术受到既往创伤切口和组织粘连的影响,手术入路的选择相对更为复杂。

其他姑息治疗手段还包括迷走神经刺激(vagal nerve stimulation，VNS),深部脑电刺激(deep brain stimulation，DBS)和反应性神经刺激(responsive neurostimulation，RNS)可供选择。VNS 和 DBS 治疗减少癫痫发作的比例在 PTE 患者中同非创伤患者预后相似。一项 VNS 治疗的研究发现,78% 的创伤后癫痫患者经治疗后癫痫发作减少≥50%,非创伤后癫痫患者发作减少比例为 61%[31]。另一项研究纳入了接受 VNS 治疗的 7 例

PTE 患者,患者平均发作频率降低为 30.6%±25.6%。3 例患者癫痫发作控制不佳,并进一步接受了 RNS 治疗,但癫痫发作频率仅减少了 9.6%±13.6%。神经调控在 PTE 中的治疗效果尚需要进一步研究证实。

未来方向

目前的研究主要集中在两个领域。第一个是寻找 PTE 早期诊断和预后判断的生物学标志物。一些有前途的指标包括使用定量 MRI 标记,如来自弥散张量成像的各向异性。血清和脑脊液的生物标志物包括白细胞介素-1β(IL-1β)。目前,尚未发现临床可靠的生物标志物。

第二个值得探究的领域是使用神经保护剂来阻止 PTE 的发生发展。PTE 潜伏期是有机会阻止 PTE 向临床发作进展的窗口。各种抗炎性药物正在进行临床尝试。硫酸镁输注可在 NMDA 受体处阻断谷氨酸。维生素 E 和腺苷等自由基清除剂均被尝试,但未显示明确获益。激素的使用与癫痫发作增加有关,不适合在 TBI 患者中使用。哺乳动物中雷帕霉素靶蛋白(mTOR)抑制剂如雷帕霉素在动

物模型中显示有效。大麻素受体是另外存在潜在获益的作用靶点。新型抗癫痫药物吡仑帕奈,已被证实可通过抑制神经元凋亡和脂质过氧化而发挥抗炎和神经保护作用。它已被证实可以降低肿瘤坏死因子- α(TNF - α)和 IL - 1β 等炎性因子的水平,并增加 IL - 10 和转化生长因子- β1(TGF - β1)等抗炎因子的水平。

Hutchinson 等[32]研究学者正在进行一项重大临床试验,研究内容是创伤后癫痫发作的药物管理(pharmacological management of seizures in post-traumatic brain injury,MAST)。它由两个实用性、开放标签、多中心、独立、平行、随机试验组成。该临床研究将包括两个部分。第一部分旨在确定 TBI 后癫痫发作后需要更短或更长疗程抗癫痫药物二级预防(MAST——抗癫痫药物使用时间部分)。第二部分旨在确定是否需要苯妥英或左乙拉西坦 7 天疗程来对严重 TBI 进行抗癫痫一级预防(MAST——预防性抗癫痫治疗)。研究预计在 2021 年 3 月启动,研究结论或许有希望能阐明上面讨论的许多争议。

结 论

需要明确区分创伤后癫痫发作和创伤后癫痫。前者被认为是 1 周内的诱发性癫痫发作,而后者发生在受伤 1 周后。在考虑使用抗癫痫药物(anti-epileptic drugs,AED)时应当权衡癫痫发作风险并咨询患者以了解他们个体化的癫痫高危因素。

值得注意的是,创伤后癫痫发作前可以有较长的潜伏期,因此随访时应当考虑这一临床现象。应排除代谢紊乱的病因,并进行 CT/MRI 等影像学检查。建议使用苯妥英/左乙拉西坦等 AED 来预防早发型创伤后癫痫发作(疗程最多 7 天),然而,它们在预防晚发型 PTE 方面的作用存疑。

如果药物难治性癫痫患者存在可识别的致痫病灶,则需要进行手术治疗,预后已被证明同非创伤患者类似。神经调控的作用和预防癫痫的作用需要进一步的研究证实。

财政支持:这项研究未得到财政支持。

利益冲突:无。

参考文献

[1] Fisher RS, Acevedo C, Arzimanoglou A, et al. ILAE official report: a practical clinical definition of epilepsy. Epilepsia. 2014;55:475 - 82.

[2] Agrawal A, Timothy J, Pandit L, et al. Post-traumatic epilepsy: an overview. Clin Neurol Neurosurg. 2006;108:433 - 9.

[3] Frey LC. Epidemiology of posttraumatic epilepsy: a critical review. Epilepsia. 2003;44(Suppl. 10):11 - 7.

[4] Piccenna L, Shears G, O'Brien TJ. Management of post-traumatic epilepsy: an evidence review over the last 5 years and future directions. Epilepsia Open. 2017;2:123 - 44.

[5] Rosen AD, Frumin NV. Focal epileptogenesis after intracortical hemoglobin injection. Exp Neurol. 1979;66:277 - 84.

[6] Gururaj G. Epidemiology of traumatic brain injuries: Indian scenario. Neurol Res. 2002;24:24 - 8.

[7] Meyer CU, Kurlemann G, Sauter M, et al. Inflammatory characteristics of monocytes from pediatric patients with tuberous sclerosis. Neuropediatrics. 2015;46:335 - 43.

[8] Willmore LJ, Sypert GW, Munson JB. Recurrent seizures induced by cortical iron injection: a model of posttraumatic epilepsy. Ann Neurol. 1978;4:329 - 36.

[9] Mukherjee S, Zeitouni S, Cavarsan CF, et al. Increased seizure susceptibility in mice 30 days after fluid percussion injury. Front Neurol. 2013;4:28.

[10] Gennarelli TA, Thibault LE, Adams JH, et al. Diffuse axonal injury and traumatic coma in the primate. Ann Neurol. 1982;12:564 - 74.

[11] Katayama Y, Becker DP, Tamura T, et al. Massive increases in extracellular potassium and the indiscriminate release of glutamate following concussive brain injury. J Neurosurg. 1990;73:889 - 900.

[12] Tani H, Bandrowski AE, Parada I, et al. Modulation of epileptiform activity by glutamine and system. A transport in a model of post-traumatic epilepsy. Neurobiol Dis. 2007;25:230 - 8.

[13] McKinney RA, Debanne D, Gähwiler BH, et al. Lesion-induced axonal sprouting and hyperexcitability in the hippocampus in vitro: implications for the genesis of posttraumatic epilepsy. Nat Med. 1997;3:990 - 6.

[14] Chang BS, Lowenstein DH, Quality Standards Subcommittee of the American Academy of Neurology. Practice parameter: antiepileptic drug prophylaxis in severe traumatic brain injury. Neurology. 2003;60:10-6.

[15] Krumholz A, Wiebe S, Gronseth GS, et al. Evidence-based guideline: management of an unprovoked first seizure in adults. Neurology. 2015;84:1705-13.

[16] Carney N, Totten AM, O'Reilly C, et al. Guidelines for the management of severe traumatic brain injury, Fourth Edition. Neurosurgery. 2017;80:6-15.

[17] Calnan DR, D'Agostino E, Reynolds MR, et al. Efficacy, duration and timing of withdrawal of prophylactic treatment with antiepileptic drugs in neurosurgical conditions. Curr Pharm Des. 2017;23:6399-410.

[18] Zafar SN, Khan AA, Ghauri AA, et al. Phenytoin versus levetiracetam for seizure prophylaxis after brain injury — a meta-analysis. BMC Neurol. 2012;12:30.

[19] Teasell R, Aubut J, Lippert C, et al. Post-traumatic seizure disorder. London, ON, Canada: Parkwood Hospital; 2013. p.1-32.

[20] Young B, Rapp RP, Norton JA, et al. Failure of prophylactically administered phenytoin to prevent early posttraumatic seizures. J Neurosurg. 1983;58:231-5.

[21] Temkin NR, Dikmen SS, Wilensky AJ, et al. A randomized, double-blind study of phenytoin for the prevention of post-traumatic seizures. N Engl J Med. 1990;323:497-502.

[22] Dikmen SS, Temkin NR, Miller B, et al. Neurobehavioral effects of phenytoin prophylaxis of posttraumatic seizures. JAMA. 1991;265:1271-7.

[23] McQueen JK, Blackwood DH, Harris P, et al. Low risk of late posttraumatic seizures following severe head injury implications for clinical trials of prophylaxis. J Neurol Neurosurg Psychiatry. 1983;46:899-904.

[24] Pechadre JC, Lauxerois M, Colnet G, et al. Prevention of late posttraumatic epilepsy by phenytoin in severe brain injuries. 2 years' follow-up. Presse Med. 1991;20:841-5.

[25] Glotzner FL, Haubitz I, Miltner F, et al. Seizure prevention using carbamazepine following severe brain injuries. Neurochirurgia. 1983;26:66-79.

[26] Dikmen SS, Machamer JE, Winn HR, et al. Neuropsychological effects of valproate in traumatic brain injury: a randomized trial. Neurology. 2000;54:895-902.

[27] Temkin NR, Dikmen SS, Anderson GD, et al. Valproate therapy for prevention of posttraumatic seizures: a randomized trial. J Neurosurg. 1999;91:593-600.

[28] Won SY, Konczalla J, Dubinski D, et al. A systematic review of epileptic seizures in adults with subdural hematomas. Seizure. 2017;45:28-35.

[29] Hakimian S, Kershenovich A, Miller JW, et al. Long-term outcome of extratemporal resection in posttraumatic epilepsy. Neurosurg Focus. 2012;32:E10.

[30] Marks DA, Kim J, Spencer DD, et al. Seizure localization and pathology following head injury in patients with uncontrolled epilepsy. Neurology. 1995;45:2051-7.

[31] Englot DJ, Rolston JD, Wang DD, et al. Efficacy of vagus nerve stimulation in posttraumatic versus non-traumatic epilepsy. J Neurosurg. 2012;117:970-7.

[32] Pharmacological Management of Seizures Post-Traumatic Brain Injury. Available at: https://clinicaltrials.gov/ct2/show/NCT04573803

脑死亡：当前的证据和指南

Brain Death：Current Evidence and Guidelines

Anna Teresa Mazzeo and Deepak Gupta

朱侗明　译

导　言

重度颅脑创伤(TBI)患者的管理是重症医师面临的艰巨的挑战之一。这些患者的初始治疗通常以神经保护为导向，目标是恢复神经认知功能。

当这种治疗不成功，患者的病情发展为脑死亡(brain death，BD)时，重症医师有责任及时进行脑死亡诊断。当灾难性脑外伤患者发生脑死亡时，及时诊断脑死亡并及时识别潜在的器官捐献可能是重症医师的临床、法律和伦理义务。

死亡的定义

多年来，唯一被接受的临床死亡定义是心肺的死亡，即心脏活动突然不可逆停止和随后的循环停止被认为是导致个体死亡的事件。然而，即使是死亡的历史定义也需要澄清。古埃及人和古希腊人把没有心跳作为死亡的主要标准。他们对心脏生理学的理解是，心脏创造了生命的灵魂，所以没有心脏搏动就不可能有生命。然而，这并不是一个普遍接受的定义。传统的犹太人对死亡的定义集中在以没有

呼吸作为主要标准。

尽管有这些相互有所补充的信仰体系，但在20世纪60年代早期之前，关于实际生物死亡的争议仍然相对较少。然而当时两个关键的发展显著地改变了死亡诊断的临床和伦理方法。

第一个是现代重症监护病房的发展，这是由20世纪50年代中期的小儿麻痹症暴发引起的。这些病例中有许多是所谓的"麻痹性"脊髓灰质炎，正是"铁肺"和负压通气的发展使患者在之前可能致命的情况下得以存活。后来对铁肺的改良促使了气管内插管和正压通气的发展，这意味着生命可以在没有自发呼吸的情况下维持，甚至是无限期的。第二个发展是心脏除颤和心肺复苏，这意味着没有心跳成为一种医疗紧急情况，而不是死亡的迹象。

毫无疑问，这些发展代表了临床医学的巨大进步；然而，当时显然需要考虑以前未遇到的问题，大脑在决定死亡方面的中心作用日益得到认识，特别是在遭受不可逆转的灾难性损伤的情况下。这一点之所以重要，主要有两个原因。第一个原因是要确定没有康复的可能性，这样就可以停止积极的治疗。这不仅是出于临床原因，还有重要的伦理要求，以确保宝贵的资源得到公平和公正的分配。使用呼吸机

A. T. Mazzeo (✉)
Department of Adult and Pediatric Pathology, Anesthesia and Intensive Care, University of Messina, Messina, Italy
e-mail: annateresamazzeo@unime.it

D. Gupta
Department of Neurosurgery, All India Institute of Medical Sciences and Associated JPN Apex Trauma Centre, New Delhi, India
© Springer Nature Switzerland AG 2021
S. Honeybul, A. G. Kolias (eds.), *Traumatic Brain Injury*, https://doi.org/10.1007/978-3-030-78075-3_25

支持脑死亡患者不仅是临床禁忌,而且也会使其他可能从中获益的患者无法使用。第二个原因是考虑器官捐献的可能性,移植手术领域在同一时期迅速发展。

上述问题引发了相当多的争论,第一次试图定义这些接受了新的"生命支持"技术患者何时本质死亡的尝试是由两位法国神经学家做出的。他们描述了一种极端的无意识状态,用了"coma dépassé"(超

过昏迷)这个词。20 世纪 60 年代,重症监护的使用扩大,停止生命支持疗法的问题日益严重,于是哈佛医学院成立了一个特别委员会。该委员会的目的是对脑死亡进行定义,在 1968 年发布了首个临床定义,将"无接受性和无反应性、无运动或呼吸、无反射"定义为诊断[1]的基本要素(表 25.1)。1976 年,英国联合皇家学院发表了一项进一步的声明支持该立场,即脑死亡的诊断标准应被视为等同于个人的死亡。

表 25.1　1968 年至今脑死亡的定义

立法机构	年份	定　义
哈佛医学院(美国)	1968 年	将不可逆昏迷定义为一种新的死亡标准。永久性脑功能丧失的特征是无接受性和无反应性、无运动或呼吸、无反射和平直的脑电图
皇家医学院(英国)	1976 年	脑干死亡:确认"意识能力的不可逆丧失和呼吸能力的不可逆丧失"
《死亡统一裁定法》(美国)	1981 年	如果一个人持续循环和呼吸功能不可逆转地停止或包括脑干在内的整个大脑所有功能不可逆转地停止,则该个体已死亡。死亡的确定必须按照公认的医学标准
美国神经病学学会(美国)	1995 年	脑死亡被定义为大脑包括脑干在内的所有功能的不可逆丧失
世界脑死亡项目	2020 年	建议脑死亡/神经学标准的死亡定义为脑功能的完全和永久丧失,如丧失意识能力、脑干反射和独立呼吸能力的无反应昏迷。这可能是由于毁灭性的脑外伤、永久性的脑循环停止,或两者皆有

1981 年,《死亡统一裁定法》(*Uniform Determination of Death Act*,UDDA)指出,有下列情况之一的人判定为死亡:

- 循环和呼吸功能不可逆转地停止。
- 整个大脑的所有功能不可逆转地停止,包括脑干。

该法还规定,必须以公认的医疗标准"[3]"确定死亡。

1995 年,美国神经学会(American Academy of Neurology,AAN)制定了判定脑死亡的医学标准。要确认包括脑干在内的整个大脑的所有功能停止为不可逆,有三个临床表现是必要的:

- 昏迷(已知原因)。
- 脑干反射缺失。
- 无呼吸。

2010 年,Wijidicks 等发布了这些指南的更新。

关于脑死亡,已有非常详细的出版资料,尽管对这个概念有普遍的共识,但在世界范围内确定脑死亡的工作仍有相当大的差异。一项评估世界范围内脑死亡判定实践工作的调查中,有器官移植组

织网络的国家比没有该网络的国家更有可能有脑死亡相关规定条款(83% *vs.* 24%)[6]。此外,在最近一项审查世界各地脑死亡议定书的研究中,136 个国家中只有 83 个国家有脑死亡议定书。临床实践中的一些其他重要差异也被强调,这些差异包括但不限于:

- 需要进行临床检查的数量。
- 辅助检查的使用和有效性。
- 进行检查所需的医师人数。
- 进行诊断所需的医师资格。
- 测试执行的时间周期。
- 需要记录的数量细节。

世界各地实际工作的差异性促使一些国际科学学会呼吁采取更统一的方法来确定死亡这个概念,而不会因地理位置不同而有差异[8-10]。这些呼吁促使前沿专家发起了一项全球倡议,并在 2020 年出版了《世界脑死亡项目》。这项工作代表着实现全球脑死亡/神经学标准死亡(brain death/death by neurological criteria,BD/DNC)[11]确认方法统一的重要里程碑。文中的建议和相应的补充内容旨在为

临床医师提供指南，以便对现有的协议进行修订，并使 BD/DNC 的确诊变得更加统一。根据《世界脑死亡项目》[11]，建议将 BD/DNC 定义为完全和永久的脑功能丧失，即丧失意识能力、脑干反射能力和独立呼吸能力的无反应昏迷。

这可能是由于大脑循环的永久停止，也可能是由于毁灭性的脑外伤，或两者皆有。作者还建议放弃全脑死亡和脑干死亡的术语，代之以 BD/DNC[11]。

脑死亡的病理生理及机制

包括脑干在内的大脑所有功能的不可逆丧失，直接或间接脑损伤的影响必须知晓和记录，神经成像的严重程度也需与临床表现一致。可能演变为 BD 的灾难性脑损伤的主要原因是 TBI、缺血性或出血性卒中、缺氧后脑病、脑膜脑炎，以及少数情况下的脑肿瘤。不可逆性脑功能丧失的潜在机制与初始原因无关，是颅内压（ICP）的灾难性增高，导致脑血流量及供氧减少，最终导致脑循环停止。在幕上病变的情况下，颅内压突然而严重的增加首先会影响大脑，导致颈动脉内血流完全停止，并随后出现天幕裂孔疝。这将导致小脑疝、幕下压力升高和椎基底动脉血流停止。这种常见的序贯血流停止的演进可能解释了在非常早期的脑血流研究中出现的一些暂时性残余血流。如果足够的脑血流量是维持脑功能的生理需要，循环停止（前后循环）是脑死亡不可逆性的本质。

BD/DNC 诊断的基本前提

在开始诊断 BD/DNC 之前，患者必须有一个确定的神经学诊断，由此可能导致完全和不可逆的所有脑功能丧失。此外，任何可能影响临床神经学检查的疾病，仿似 BD，必须小心地排除[11]。认识到这一点尤其重要，因为脑死亡的诊断本质上是一种临床诊断。

神经学临床检查对 BD 的诊断应系统、严格、完整。有一些重要的先决条件：
- 病因学的确定性（通过与灾难性脑损伤相一致的神经成像确定昏迷的不可逆和直接原因）。
- 没有混杂因素，可能是：
  —体温。

—心血管。
—代谢。
—药理，镇痛镇静药物必须停用，并根据剂量、半衰期消除或可能干扰药物药代动力学的器官功能障碍的存在，给予足够的时间间隔。如果这些改变不能纠正，可能需要辅助检测来确认诊断。

在开始脑死亡的临床检查之前，应确认有无任何此类混杂因素的存在，并对所有可逆的情况进行治疗。如果发生缺氧后脑病，建议至少在心搏骤停复苏后 24 小时再开始临床检查以确定 BD。

BD/DNC：临床诊断

为了对 BD/DNC 进行临床诊断，建议同时记录以下内容：
- 昏迷。
  —在最大的外部刺激（包括有害的视觉、听觉和触觉刺激）下没有证据提示觉醒或意识。
- 脑干反射缺失。
  —瞳孔反射。
  —头眼反射和前庭反射。
  —角膜反射。
  —有害头颅刺激下的面部运动。
  —呕吐和咳嗽反射。
  —对肢体有害刺激下脑介导的运动反应。
- 呼吸暂停测试。
  —这个测试的目的是证明二氧化碳考验下没有发生呼吸驱动。建议呼吸暂停试验的目标是 pH 小于 7.30，$PaCO_2$ 至少 60 mmHg（8.0 kPa）。除非患者已有高碳酸血症，在这种情况下，应该比基线 $PaCO_2$ 至少高 20 mmHg（2.7 kPa）。开始呼吸暂停试验的先决条件是：正常血压、正常体温、容量平衡、血碳酸正常、不存在缺氧，以及没有证据表明先前存在二氧化碳潴留[12]。如果出现低血压、明显的去氧饱和或心律失常，应中断试验。由于呼吸暂停试验对器官稳态的潜在影响，建议在所有其他临床评估完成后，最后进行呼吸暂停试验。一项关于呼吸暂停试验用于判定 BD 的系统综述最近已经发表[12]。

如果不能进行呼吸暂停试验或临床诊断的任何组成部分不能被记录,则需要进行无 CBF 的辅助试验来确认诊断。

辅助测试

只有在以下情况下才应进行辅助测试:

- 由于患者因素,临床检查不能充分进行。
- 呼吸暂停试验无法完成。
- 存在影响神经系统检查的混杂因素。

辅助/验证试验仅用于那些无法通过临床检查获得诊断所需的所有成分的情况。如严重的颌面部创伤,影响脑干反射的检查或某种情况下呼吸暂停试验不得不中止。

执行这些试验的理由是,如果充足的 CBF 是维持大脑功能的生理必要条件,那么 CBF 的缺乏是 BD 不可逆性的本质。验证试验永远不能取代临床诊断。在临床诊断时,证实试验只进行一次。

临床实践中,通常采用脑血管造影、灌注显像、经颅多普勒超声和 CT 血管造影。

在一些国家,记录到脑电静默的脑电图被用来支持成人和儿童脑死亡的诊断。在这些情况下,脑电图必须按照脑电图学会建立的特定标准进行。推荐基于 CBF 的技术因其不受镇静药物的影响,而脑电图可能受到原发性代谢紊乱、药理紊乱或低温的影响。

儿童注意事项

考虑到儿童与成人患者中枢神经系统的解剖和生理差异,评估儿童患者 BD 时需要考虑一些具体的因素,即使没有理由认为它比成人的诊断更复杂。

确定婴儿和儿童 BD 的指南已经由 Nakagawa 等修订和发布[13]。小于 37 周的早产儿不能诊断 BD。对于小于 1 岁的儿童,建议进行与年龄相关的观察期和特定的神经诊断检查。对于大于 1 岁的儿童,BD 的诊断可以仅仅基于临床,其他检查为可选择项。通常建议在观察期之间进行两次独立的检查。观察间隔,新生儿(37 周胎龄,最长 30 天)推荐为 24 小时,婴儿和儿童(30 天至 18 岁)为 12 小时。

医患沟通和教育培训的作用

在 ICU 住院的任何阶段,沟通和沟通能力都是至关重要的。ICU 住院期间,与家属保持开诚布公的对话是至关重要的。患者家属在面对患者死亡时需要支持。与家属就脑死亡及其影响进行沟通是一项需要学习和不断改进的技能。ICU 医师在患者去世前是最接近家属的,在这种情况下对家属和患者表现出尊重和同情是很重要的。

沟通障碍通常是大多数冲突的原因,临床医师可能不得不竭尽全力避免诉讼。永远不会有"一刀切"的方法来缓和冲突;然而,对一些问题的早期认识和清晰透明的解释可能是有益的。这些问题包括但不限于:

- 早期确认患者病情恶化,对所有临床努力无反应。
- 早期解释尽管患者接受了"生命维持系统",但他们很可能会进展到脑死亡。
- 从临床、法律和适当的文化角度明确解释脑死亡的影响。
- 临床医师证明脑死亡的法律义务。
- 需要在合理的时间范围内提供适当的支持,在此期间通知家属,一旦死亡,不再可以继续进行医疗或呼吸机治疗。
- 脑死亡诊断临床检查的每一步都需要明确记录,以保持透明度。如果这一过程受到质疑,要确保公众的信任。

结 论

伴随 BD 的诊断而来的这些情况和问题对所有涉及人员都是具有挑战性的。在确定脑死亡方面的教育和培训[14,15]至关重要,有必要确保规划和实施健全的教育项目。确定脑死亡应成为医务人员和护理人员核心课程的一部分,最近的建议是即将为这些课程提供一个有用的框架。必须始终尊重文化、宗教和个人观点,并在可能的情况下采取行动;然而,越来越明显的是,临床医师需要对更广泛的社会负有道德责任,对患者的死亡采取统一和透明的应对。新的建议就这些问题提供了明确的指导,并对关于这一困难主题的文献做出了宝贵的贡献。

参考文献

[1] Ad Hoc Committee. A definition of irreversible coma. Report of the ad hoc Committee of the Harvard Medical School to examine the definition of brain death. JAMA. 1968;5:337 - 40.

[2] Diagnosis of brain death. Statement issued by the honorary secretary of the Conference of Medical Royal Colleges and their Faculties in the United Kingdom on 11 October 1976. BMJ. 1976;2:1187 - 8.

[3] National Conference of Commissioners on Uniform State Laws: Uniform Determination of death Act (UDDA). Annual Conference Meeting on its eighty-ninth year on Kauai, Hawaii July 26 - August 1, 1980. Available at: http://www. lchc. ucsd. edu/cogn_150/Readings/death_act. pdf

[4] The Quality Standards Subcommittee of the American Academy of Neurology. Practice parameters for determining brain death in adults (summary statement). Neurology. 1995;45:1012 - 4.

[5] Wijdicks EFM, Varelas PN, Gronseth GS, et al. Evidence-based guideline update: determining brain death in adults Report of the Quality Standards Subcommittee of the American Academy of Neurology. Neurology. 2010;74:1911 - 8.

[6] Wahlster S, Wijdicks EFM, Patel PV, et al. Brain death declaration. Practices and perceptions worldwide. Neurology. 2015; 84:1870 - 9.

[7] Lewis A, Bakkar A, Kreiger-Benson E, et al. Determination of death by neurological criteria around the world. Neurology. 2020;95:1 - 11.

[8] Wijdicks EFM. Brain death worldwide: accepted fact but no global consensus in diagnostic criteria. Neurology. 2002;58: 20 - 5.

[9] Shappell CN, Frank JI, Husari K, et al. Practice variability in brain death determination: a call to action. Neurology. 2013; 81:2009 - 14.

[10] Citerio G, Cripp IA, Bronco A, et al. Variability in brain death determination in Europe: looking for a solution. Neurocrit Care. 2014;21:376 - 82.

[11] Greer DM, Shemie SD, Lewis A, et al. Determination of brain death/death by neurologic criteria. The world brain death project. JAMA. 2020;324:1078 - 97.

[12] Busl KM, Lewis A, Varelas PN. Apnea testing for the determination of brain death: a systematic scoping review. Neurocrit Care. 2020; Available at: https://www. ncbi. nlm. nih. gov/pmc/articles/PMC7286635/pdf/12028_2020_Article_1015. pdf

[13] Nakagawa TA, Ashwal S, Mathur M, et al. Guidelines for the determination of brain death in infants and children: an update of the 1987 task force recommendations. Crit Care Med. 2011;39:2139 - 55.

[14] Manyalich M, Paredes D, Ballesté C, et al. The PIERDUB Project: international project on education and research in donation at University of Barcelona: training university students about donation and transplantation. Transplant Proc. 2010; 42:117 - 20.

[15] Douglas P, Goldschmidt C, McCoyd M, et al. Simulation-based training in brain death determination incorporating family discussion. J Grad Med Educ. 2018;10:553 - 8.

第4部分

伦理问题
Ethical Considerations

生物伦理学简介

Introduction to Bioethics

Ahmed Ammar and Stephen Honeybul

邓新雨 译

导 言

在过去 50 年里,临床医学的进步见证了各种各样的诊断和治疗技术被引入和使用在医疗实践中。这些技术显著提高了医师解决复杂医疗问题的能力,并在许多情况下大大延长了患者的寿命。然而,矛盾的是,各个临床问题被解决的同时,治疗范式并没有变得更容易,而是随着越来越复杂的临床情况而变得更加困难。重度颅脑创伤(TBI)患者不断发展的管理方案为临床医学的治疗提供了一个很好的范例。

在重症监护和现代放射技术如计算机断层扫描(CT)发展之前,神经外科医师在处理神经创伤患者时的选择相对有限。他们只能使用颅骨钻孔或开颅手术清除颅内血肿,通过临床体征(如瞳孔不等大)或放射学技术(如颅骨平片、脑血管造影或气脑造影)对病变进行定位。

然而,在 20 世纪 60 年代和 70 年代初期,出现了许多关键进展。随着 1952 年脊髓灰质炎暴发带来的铁肺和负压通气的发展,重症监护开始成为一个专业。此后,带套囊的气管插管和正压通气的出现和广泛应用使重症监护扩展到越来越多的亚专业。首先,为患者提供循环和呼吸功能支持成为可能,可争取时间来治疗或改善他们的病情。之后,颅内压(ICP)监测于 60 年代后期出现,随后被广泛纳入临床实践。ICP 增高的预后意义很快被人们认识到,许多可以减轻 ICP 顽固性增高的内科和外科干预措施出现,这带来了更多亚专业的产生和当今神经创伤重症监护病房的进一步发展。

最后,可以说是最重要的发展是 CT 的出现。事实上,很少有单一的医学进步对全世界的医疗实践产生如此大的影响。20 世纪 60 年代后期,EMI 实验室的英国工程师 Godfrey Newbold Hounsfield 和马萨诸塞州塔夫茨大学的南非裔工程师 Allan Cormack 建造了基于伽马射线的原始机器。最初,获取数据需要 9 天,从原始数据重建单个图像需要 2 天。他们后来因对医学和科学的贡献而获得诺贝尔和平奖。此后该技术迅速发展,直至现在高收入国家的大多数医院都拥有这种可获得现代创伤单元所需的快速全身扫描设施。在这段被历史上认为是相对较短的时光里,却都对 TBI 患者的管理产生了

A. Ammar (✉)
Department of Neurosurgery, King Fahd University Hospital, Imam Abdulrahman Bin Faisal University, Al Khobar, Saudi Arabia
e-mail: ahmed@ahmedammar.com
S. Honeybul
Department of Neurosurgery, Sir Charles Gairdner and Royal Perth Hospitals, Perth, WA, Australia
e-mail: Stephen.honeybul@health.wa.gov.au

© Springer Nature Switzerland AG 2021
S. Honeybul, A. G. Kolias (eds.), *Traumatic Brain Injury*, https://doi.org/10.1007/978-3-030-78075-3_26

相当大的影响。

在现代神经重症监护中,患者的插管和通气、优化脑灌注和持续 ICP 监测是神经重症监护的常规标准。进行 CT 扫描使神经外科医师能够准确定位并在必要时清除颅内肿块,而在 ICP 变得难以控制的情况下,更积极的干预措施也必须相应具备,如去骨瓣减压术。

然而,解决气道保护、机械通气和维持脑灌注等临床问题如今面临着大量曾经不需要考虑的更具挑战性的临床决策,包括但不限于:

- 进行积极治疗的患者的合适选择。
- 失能者的同意。
- 合适的代理决策者的选定。
- 严重神经认知障碍的生存和生活质量。
- 治疗的持续和停止。
- 脑死亡和器官捐献。
- 医疗资源的公平公正分配。

医学的各个领域都遇到了类似的问题,而生物伦理学正是在这种环境中发展起来的。正如 Tom Beauchamp 和 James Childress 所描述的那样,原则主义是最广为人知的生物伦理模型,它列出了尊重、有利、不伤害和公正四个核心原则。这些原则为构建有意义的伦理话语提供了实用的基石,然而,重要的是要承认现代生物伦理学并不是在真空中发展起来的,弄清它的起源很重要,这不仅可以理解它的起源和演变,还可以理解该领域未来可能发展的方向。

生物伦理学史

德性伦理学: 希腊

毫无疑问,甚至在书面语言发展之前,早期文明就已经有了某种形式的为各种人提供的医疗保健,无论是来自萨满、巫师、草药师还是牧师。然而,现代伦理学的起源确实是从古希腊哲学家那里开始发展起来的。事实上,英语中"伦理"(ethics)一词源自希腊语"ethos",意思是"性格"或"特质",是希腊语"品格技能"(ethikearetai)的一部分。

从 Socrates(苏格拉底)到他的学生 Plato(柏拉图),再到柏拉图的学生 Aristotle(亚里士多德),他们一直在试图确定什么特征能代表一个好人。在他们看来,成为一个好人的品格是勇敢、节制、智慧和正

义。他们确定这些技能是社会良好运作所必需的,即使在今天,这些性格特征也被称为"基本美德"。

希腊伦理是目的论(也称为结果主义伦理学或结果论),因为道德的基本标准正是行动所带来的价值。也就是说,如果最终结果是好的,那么行为在道德上就是合理的。例如,偷一条面包的行为如果意味着养活一个饥饿的家庭,在道德上就是合理的。他们的理论强调道德美德的重要性,以及需要根据行为人的潜在动机来判断该动作或行为是否适当。他们提倡培养履行特定角色所需的美德。就医学而言,这可能是同情心、专业知识和人际交流技能。

德性伦理学: 基督教

公元 4 世纪,基督教会在基本美德的基础上增加了信仰、希望和仁爱的神学美德,并增加了七宗罪(懒惰、色欲、贪婪、暴食、嫉妒、愤怒和傲慢)。基督教伦理非常重视同情心,尤其是在医师已经达到了技术上可能的极限的情况下。鉴于所有患者最终都会死亡,同情心始终被视为医师的美德。

这种立场与希腊伦理略有不同,后者被视为有点精英主义(希腊人认为自己比被征服的民族优越,对其他文化没有容忍度)。基督教伦理非常重视照顾贫民和弱势群体。

当时,毫无疑问,无论是宗教的还是非宗教的美德伦理对医师和患者都有很大的帮助。然而,在考虑临床决策时,它们提供的益处有限。此外,美德理论通常用于维持现状而不适用于变革之中,并且往往有些家长式的意味。

自然法

自然法的概念最初起源于希腊文化,后来又流传于罗马文化。罗马的斯多葛学派哲学家认为,在世界的结构中存在某些规则,它们是如此紧密地嵌入其中,以至于它们本身就构成了一条法律。自然法坚持认为,人类拥有支配我们推理和行为的内在价值,这些是非规则是人与生俱来的,不是由社会或法官创造的。自然法理论承认,法律和道德即使不能一概而论,也应该是紧密相关的。道德关乎对与错,好与坏。自然法理论家认为,人类法律是由道德定义的,而不是由权威人物(如国王或政府)定义的。因此,人类应该以人性为指导,找出规律,并按照这些规律行事。

"自然法"一词源于这样一种信念,即人类道德来自自然,自然界中的一切事物,包括人类,都有其目的。根据自然法理论家的说法,我们的目的是过上美好幸福的生活。因此,违背该目的的行为,即阻止人类同胞过上美好幸福生活的行为,被认为是"不自然的"或"不道德的"。如果认为法律的目的是提供正义,从自然法的角度来看,不提供正义的法律(不公正的法律)被认为"根本不是法律"。因此,一项有缺陷的法律是任何人都不应遵守的法律。总之,任何好的法律都是道德的,任何道德的法律都是好的。

法律实证主义是一种与自然法理论相反的法律理论,它将法律定义为那些被赋予制定法律权力的个人或机构所创造的规范。这种理论将这些规范(而不是道德原则或宗教规则等)定义为法律,纯粹是因为该规范是由具有立法权的人创建或设定的。法律实证主义认为,法律与道德之间没有必然联系。

自然法假定人类拥有自然权利,而政府必须以其法律的形式尊重这些权利。如果他们不这样做,那么他们的命令就没有法律效力。有时,这些论点基于社会契约论,如 John Locke 提出的理论。其他人,如 John Finnis,则认为政府只有在采取行动促进改善人民生活时才是合法的。

在实践中,大多数法律都来自现代民族国家,而且每一条都可能有多个来源。有些是通过法典或议会机构立法而制定的法律体系;有些可能源于习惯;法官也可能有制定法律的权力(如在一些普通法体系中)。

从纯粹实践的角度来看,自然法赋予医学伦理学著名的双重效应原则,即如果一个行为有两个效果,一善一恶,则恶果在道德上是允许的。一个很好的例子是向处于极度痛苦中的绝症患者提供过量的吗啡,即使最终结果是呼吸停止和死亡。以下前提必须满足:

- 是否行动本身是好的(是的——行动提供了疼痛缓解)。
- 是否善果和恶果都直接来源于因(是的——来源于即刻的镇痛)。
- 是否只有善果是意图中的(是的——减轻痛苦的意图是好的;恶可被预见,但并非意图中的)。

- 是否实施此行为的理由足够重要,以至于允许恶果发生(是的——忽视一个垂死之人的顽固痛苦是不友好的)。

道义论和康德伦理学

Immanuel Kant(伊曼努尔·康德)生活在所谓的启蒙时期,即 17 世纪末和 18 世纪初的知识分子运动,强调理性、个人主义、怀疑主义和科学的重要性。在被按照具有宗教价值观的基督徒培养时,他试图根据纯粹的理性而非对上帝的信仰来证明这些价值观的合理性。他非常强调出于责任感而采取行动的必要性,而不是考虑该行为的后果。道义伦理学是一种规范的伦理学理论,认为一个行为的道德性应该基于该行为本身在一系列规则下是对还是错,而不是基于该行为的后果。

道义论认为,在医疗实践中,行为是出于责任感,而不是出于同情或赞美的理由。医师不应该根据他们的感觉来对待他们的患者,而是根据这些做法本身正确与否。

康德伦理学的基本原则是两个道德原则:

- 正确的行为是可以成为普遍规律的。

  康德伦理学总是提倡讲真话。即使说谎的后果看起来更好,但说谎本身就是错误的。例如,在一年前的颅脑磁共振扫描中没有注意到小病灶的存在可能会导致转移性疾病的诊断延迟。结果论者可能会争辩说,外科医师不应该告诉患者,而应将此当作一个新发病灶继续处理,以避免潜在的冲突和信任危机。然而,康德伦理学会拒绝这一立场,因为唯一普遍适用的规则是"永远告诉患者真相"。

- 正确的行为将人视为"目的本身",而不是"纯粹的工具"。

  必须为患者提供绝对的道德价值,并且不能用于例如推进医学知识的实验。这并不意味着他们不能参与医学研究,而是必须采取一切措施保护他们的权利并防止遭受不必要的伤害。

  康德式思想的基础是自主。这决定了只有当一个人理解某些规则本身是正确的,并且他的行为反映了这些规则时,才有可能采取道德的行动。康德相信,理解自主的概念是理解和证明道德要求对我们的权威的关键。他还认为,自由不在于不受法律约束,而是受某种意义上自身制定的法则约束。

总的来说,从康德式的道德理论和解决人类问题的理性力量中可以学到很多东西。然而,David Hume(大卫·休谟)和后来的 Sigmund Freud(西格蒙·弗洛伊德)等批评家经常指出,理性只是道德的冰山一角,伦理生活的大部分内容都是情绪化的。康德伦理学也提出了医学中的实际问题,尤其是在面对相互冲突的理念或对待每个个体时,好像具有无限的价值,因为分诊制度是日常实践的一部分。

尽管存在这些问题,但毫无疑问,康德伦理学的一个重要遗产是强调自由、理性的个体的自主意志作为道德价值的基础,这在许多方面为现代医学伦理学奠定了基础。

功利主义和结果论

功利主义是由 Jeremy Bentham(杰里米·边沁)和 Stuart Mill(斯图尔特·密尔)在 18 世纪末和 19 世纪初发展起来的,作为基督教伦理的世俗替代品,旨在使当时陈旧和剥削性的制度人性化。该运动的前提是,正确的行为应该为最多的人产生最多的善或效用。当时,功利主义者提供了可观的社会福利,并反对不人道的做法,如奴隶制、恶劣的工厂条件、童工和对轻罪的死刑。他们寻求改革刑罚制度,通过了《谷物法》,结束了对债务人的监禁,并主张赋予妇女投票权。

概括来说,功利主义有四个基本原则:

- 结果论:重要的是结果,而不是意图或动机。
- 最大化:受影响的人越多,结果就越重要。
- 价值理论:好的后果由快乐(享乐功利主义)或人们喜欢的东西(偏好功利主义)或某种善的衡量标准来定义。
- 道德前提:每一个人的善或幸福都各记为一而不是更多。

这与德性伦理学和康德伦理学形成鲜明对比,后两者根据人的动机来判断一个人的性格。事实上,功利主义者并不忽视动机,而是认为只有在良好的动机通常会产生良好的结果的前提下动机才是重要的。密尔指出,溺水的人并不关心救生员的动机,而只关心他们是否会游泳去教他。然而,另一种解释是,救生员正在游泳救人这件事就是一个好的动机,如果溺水的人幸存下来,则这个好的动机产生了好的结果。

在医学中,功利主义在公共卫生和分诊领域的影响最大。这很容易理解,公共卫生的改善对人口的影响比任何临床医学的进步都要大得多。提供清洁饮用水就是这样一种进步,卫生条件和废物处理的改善也是如此。在现代医学中,公共卫生举措,如疫苗接种计划,证明了以相对较低的成本实现相对较高的人口效用是可行的。

功利主义者承认分诊医疗的必要性,因为医疗资源可能稀缺,尤其是在紧急情况下。在这种情况下,医师不应平等对待每个患者,而应关注那些更可能受益的人。在大规模伤亡的情况下,严格应用这一原则可能显得相当无情,因为预期死亡的患者和预期存活的患者都被搁置了。治疗的重点应该是那些处于死亡边缘的患者,因为目的是挽救最多的生命。这种观点与康德伦理学互斥,后者强调每个人的绝对价值,并要求医师至少应该对那些无法帮助的人提供安慰。然而,对康德理论的仔细研究表明,它并不一定与功利主义相悖,因为必须承认照顾最需要帮助的人具有相当大的社会价值,尤其是在同时考虑成本因素的情况下。

虽然不惜一切代价保护生命的尝试可能与功利主义的资源分配不相容,但传达"生命宝贵而值得付出大量努力来保护"的信息,可以成为社会效用的来源。人们相信他们生活在一个充满爱心和人道的社会中,这可以为人们提供一种安全感,因为他们知道他们生活在一个关心每个成员的需求、不会仅仅基于功利的资源配置而被忽视的社会。

女性主义伦理学

当代女性主义哲学家挑战了"传统"西方道德哲学固有的男性化方法,以及贬低女性经历和生活的历史趋势。Rosemarie Tong 指出,"所有女性主义的伦理方法都是通过性别的镜头过滤的"[1]。这可以描述伦理学中关于性别的各种概念,包括可以被视为"女性化"特征的"护理伦理",以及伦理困境中的人际关系和医疗机构中的性别角色。女性主义伦理学家采用的方法论存在巨大的异质性;然而,该理论可以被概念化为"一系列旨在改善道德视野的矫正镜片",而不是一种独立的伦理理论[2]。

该理论的普遍特性包括但不限于：

- 强调女性价值观，如同理心、相互依赖和关怀，以及社区和工会的重要性。
- 不太重视自主权和个人权利。
- 承认女性在历史上的从属地位，例如，头脑-肉体、理性-情感、客观-主观、公众-私人等。
- 否认道德应该是价值中立的观点。
- 强调背景的重要性，以及政治和权力的相关性，以理解伦理和医疗保健。

当代伦理框架

现代生物伦理学受到道德哲学领域（该领域非常广阔，不仅限于上述理论）的启发。如前所述，在当代医学中，比彻姆和邱卓思所描述的原则主义是最广为人知的生物伦理模型，其起源于 20 世纪 70 年代后期美国的两篇有影响力的出版物。

其一是美国国家保护生物医学和行为研究人类受试者委员会产出的一份具有里程碑意义的文件，名为《贝尔蒙报告》(Belmont Report)。该委员会成立于 1974 年，于 1976 年 2 月在史密森尼学会贝尔蒙会议中心举行了为期 4 天的会议，最终形成了一项关于三项基本伦理原则的声明，即尊重、有利和公正，用于作为生物医学和行为研究的伦理框架[3]。

第二个具有里程碑意义的出版物是比彻姆和邱卓思于 1979 年出版的题为《生物医学伦理原则》(*Principles of Biomedical Ethics*)的书[4]。在这本书中，他们介绍了第四个生物伦理原则——不伤害。最近，真实性（真实和诚实）和尊严的原则被添加到最初的四项原则中，尽管对它们的解释方式有所不同[5]。这些原则中的每一个都具有同等价值，并且

在任何临床环境中都需要被考虑、权衡和阐明[5]。

毫无疑问，原则主义模型已成为医学生物伦理学最广泛认可和教授的模型。作者承认，这些原则本身并没有包含足够的内容来解决临床实践中遇到的所有细微的道德问题。然而，这些原则被认为是普适和客观的，通过各种规则、规范和美德的应用随着临床实践中的案例研究而不断发展。这种对原则进行反思的过程（而不是简单地不加思考地将它们"应用"到临床情况）非常重要，因为即使我们认可这些原则，也并不一定意味着我们会同意它们的重要性。当原则之间发生冲突时，可能会出现进一步的问题，这在 TBI 的情况下尤为重要，在这种情况下，外科手术（如挽救生命的去骨瓣减压术）可能会使患者面临他们可能不可接受的结果（严重的神经认知障碍）。在这些情况下，有利原则（生存）可能与不伤害原则（生活自理）不一致，进一步可能与公正原则（重症监护中公平的资源分配）不一致。在损伤特别严重的情况下考虑手术干预时，在考虑真实性和诚实性时可能会出现进一步的问题。尽管预后无法确定，幸存者也有适应严重残疾的能力，但在某些情况下，最佳的临床行动方案可能是仔细考虑不做干预。

从这个角度来看，必须承认，在尝试严格遵守原则时存在局限性，针对这些局限性，已经有各种替代方法被提出。Jonson（琼森）提出的"四个主题"(Four Topics)法包含医疗适应证、患者偏好、生活质量和环境背景问题（表 26.1）[6]。该方法旨在以务实和实用的方式清楚地确定应考虑的相关信息。该方法和原则主义理论有相似之处，而与其的主要区别之一是更强调医疗适应证，以及需要考虑所提议的干预措施的临床疗效。这种理论在严重 TBI

表 26.1 临床伦理学的"四个主题"[改编自《临床伦理学》(*Clinical Ethics*)[6]，经许可]

医疗适应证	患者偏好	生活质量	环境背景
患者的病史	患者目前的意愿、偏好和许可	恢复到从前功能状态的可能性	家庭与社会问题
有或无治疗的预后	事先的指示	患者对自身生活质量的接受程度	文化与宗教问题
目标疗法的临床疗效	对患者决策能力的评估	对放弃治疗或姑息治疗的考虑	经济因素
既往治疗的成功与否	家庭或代理人的参与		法律问题
手术或药物干预后最可能的结果			潜在的利益冲突
			公平的资源分配

的情况下特别有吸引力,有必要检查从随机对照试验中获得的证据,以证明使用低温和去骨瓣减压术等疗法的合理性[7,8]。该模型还关注生活质量问题,这在 TBI 的背景下也很重要,不良结局和没有疗效的问题需要被考虑[9]。

CASES 法基于"四个主题"法,但旨在制定完整的伦理咨询流程,该流程首先强调澄清相关的伦理问题。此后,协商过程旨在系统地解决问题,以便解决冲突[10](表 26.2)。

表 26.2　伦理咨询的 CASE 法(改编自《临床伦理学》[6],经许可)

C	理清(clarify)需要考虑的伦理问题
A	收集(assemble)需要考虑的问题的相关信息
S	通过伦理分析来综合(synthesize)这些信息
E	解释(explain)通过分析和综合得出的结果
S	通过后续随访和评估来支持(support)咨询过程

最后,基于价值观的医学承认个人价值观因文化、宗教、家庭和一系列个人价值观等问题而异。这种理论强调需要将患者置于医疗的中心,并使用从循证医学中获得的信息,结合医学专业精神,产生反映这些价值观的结果[11]。

结　论

现代生物伦理学永远不会有一种万能的理论。毫无疑问,原则主义理论是一个经得起时间考验的稳健模型。然而,该方法有时可能无法解决一些更复杂的问题,在这些情况下,可能有必要考虑替代的理论。当然,当代生物伦理情形在 50 年前是无法想象的,也没有理由认为未来 50 年的医学进展会停滞不前。生物伦理学的领域不可能是静止的,它会不断发展,才能为我们目前还无法解决的问题提供答案。

利益冲突:无。
基金资助:无。

参考文献

[1] Tong R. Feminist approaches to bioethics: theoretical reflections and practical applications. Boulder: Westview Press; 1997.

[2] Tong R. Feminist approaches to bioethics. Medical Ethics Newsletter 1999;1 - 8.

[3] https://www.hhs.gov/ohrp/regulations-and-policy/belmont-report/read-the-belmont-report/index.html

[4] Beauchamp TL, Childress JF. Principles of biomedical ethics. New York: Oxford University Press; 1979.

[5] Beauchamp TL, Childress JF. Principles of biomedical ethics. 7th ed. Oxford: Oxford University Press; 2012.

[6] Jonsen AR, Siegler M, Winslade WJ. Clinical ethics: a practical approach to ethical decisions in clinical medicine. New York: MacMillan Publishing; 1982.

[7] Honeybul. Reconsidering the role of hypothermia in management of severe traumatic brain injury. J Clin Neurosci. 2016;28: 12 - 5.

[8] Honeybul S, Ho KM, Gillett GR. Long-term outcome following decompressive craniectomy: an inconvenient truth? Curr Opin Crit Care. 2018;24:97 - 104.

[9] Honeybul S, Gillett GR, Ho K. Futility in neurosurgery: a patient-centered approach. Neurosurgery. 2013;73:917 - 22.

[10] Toh HJ, Low JA, Lim ZU, et al. Jonsen's four topics approach as a framework for clinical ethics consultation. Asian Bioethics Rev. 2018;10:37 - 51.

[11] Ammar A, Bernstein M, editors. Neurosurgical Ethics in Practice: Value-Based Medicine. Berlin, Germany/New York: Springer; 2014.

颅脑创伤的外科干预知情同意

Consent for Neurosurgery in Cases of Traumatic Brain Injury

Camilla Louise Scanlan，Cameron Stewart，and Ian Kerridge

袁聪 译

导 言

颅脑创伤(TBI)患者常见的手术干预包括颅内压监测仪置入、脑室外引流清除急性硬膜下血肿、开颅减压术以缓解顽固性颅高压。在大多数病例中，做手术相对简单直接，而取得手术的知情同意却可能很复杂。其原因主要有以下三点：首先，手术可能不能完全消除创伤的影响，甚至患者可能会遗留比较严重的神经功能缺损。其次，虽然有大量研究表明手术能降低患者的死亡率，但相应地丧失生活自理能力的患者增多。最后，患者本人可能因外伤暂时丧失交流能力，而且也基本不可能提前做出是否接受手术的决定并告知其他人。这时，做决定的责任就不可避免地落在家人、爱人和其他重要的人身上。

取得知情同意不仅意味着取得手术许可，还包括告知患者及其家属治疗的获益与风险和形成良好的医患关系。因此，知情同意非常重要。

本专题中，我们将概述知情同意的要素和限制，并对一个案例做讨论。

知情同意

所有人类社会中人与人相互接触都遵循一套规则。而在所有受西方法治传统影响的国家，这套规则以"同意"为首。

知情同意是医疗领域的核心道德和法律原则之一，它规定了寻求医疗干预许可的方式、原因，以及在什么情况下需要取得知情同意。在需要外科手术的情况下，知情同意尤其重要。因为就算是为患者考虑或是在对患者有益的情况下，作为侵入性的操作，手术在没有取得知情同意的情况下进行也是违法的。

大法官 Cardozo J 在 Schloendorff 诉《纽约医院协会》(*Society of New York Hospital*) 一案(1914)中的一句话经常被引用，它很好地代表知情同意的观点：

C.L. Scanlan (✉)
Sydney Health Ethics, Faculty of Medicine and Health, University of Sydney, Sydney, Australia
e-mail: camilla.scanlan@sydney.edu.au

C. Stewart
Sydney Health Ethics, Faculty of Medicine and Health, University of Sydney, Sydney, Australia
Sydney Law School, University of Sydney, Sydney, Australia

I. Kerridge
Sydney Health Ethics, Faculty of Medicine and Health, University of Sydney, Sydney, Australia
Royal North Shore Hospital, St Leonards, Sydney, Australia

© Springer Nature Switzerland AG 2021

S. Honeybul, A.G. Kolias (eds.), *Traumatic Brain Injury*, https://doi.org/10.1007/978-3-030-78075-3_27

每一个心智健全的成年人,均有决定如何处置其身体的权利;外科医师如果没有患者的同意便实施手术,则为暴行(assault)。

因此,知情同意的首要功能是作为一种患者同意接受治疗的形式。它在某种程度上代表了医者对患者自主权的尊重。

知情同意的第二个功能是要求医疗专业人士提供重要的相关信息。虽然大多数对知情同意的阐述主要集中在这两个功能上,但我们认为还存在第三种功能,关系功能。知情同意提供了一个患者、家属及医疗专业人士建立良好关系的机会[1]。理想情况下,患者、家属和医疗专业人士应该相互倾听,相互理解每个人的价值观、所关心和害怕的事情,并在充分的相互理解上,共同协商出一个解决问题的办法。这种协商不仅仅是取得许可,或告知风险,而是建立起信任和信心。

在普通法系地区,达成知情同意必须满足三个要素:

- 心智上,患者必须有知情同意的能力。
- 知情同意必须是自愿的,没有受到任何不适当的影响。
- 患者必须被充分告知了医疗干预的重要信息,以使他能够做出合理的决定。

每一个要素对认知受损的个体中都具有特殊的意义。而认知受损是颅脑创伤患者的常见情况。

同意治疗的行为能力

"行为能力"指个人具有足够判断能力做决定并为此负责的能力,包括决定是否接受治疗。在普通法系中,所有成年人被认定具有行为能力,而儿童被认定不具有完全行为能力[Re T(adult:refusal of medical treatment)[1992] 4 All ER 649]。这种认定并非一成不变,在有证据表明的情况下,也可以认定某位成年人不具备完全行为能力或某位儿童具有完全行为能力[Gillick v West Norfolk and Wisbech Area Health Authority [1986] AC 112]。

虽然各地司法体系不一致,对行为能力的认定至少包括[Re C(Adult:Refusal of Treatment)[1994] 1 WLR 290]:

- 理解治疗相关信息。
- 能记住信息。
- 能在决策过程中衡量信息。

- 与他人交流决定。

治疗团队有评估患者行为能力的义务[2]。目前有许多用于评估患者知情同意行为能力程度的工具,如麦克阿瑟知情同意能力评估工具(MacArthur competence assessment tool-treatment,MacCAT - T)[3]。但目前尚无一种工具得到普遍认可,而且所有工具都基于主观的衡量标准,对个人的价值观、种族、合理性、逻辑和能动性进行认定。

在患者被认定无行为能力的情况下,可以通过事先决定或委托某人代为决策来实现知情同意。但这两种方式在司法领域上存在差别。通常来说,事先决定多为事先做出了拒绝接受治疗的决定。普通法支持事先决定的合法性,但需认定事先决定是在患者心智健全时做出的,而且能应用于发生的情况。事先决定可以进一步为事先同意,但也需要医疗团队做好了相应治疗的准备。换句话说,事先决定并不意味着就能接受预先指定的治疗,因为治疗团队可能认为预先决定的治疗是无效甚至有害的[R(Burke) v General Medical Council [2005] EWCA Civ 1003]。

如果没有事先决定,可能需要有替患者做决定的人。大致有两种替代决定者:一种是患者丧失行为能力前指定的委托人(如有医疗委托书的人),另一种是由司法权威机构指定的人(如监护人)。对于无完全行为能力的儿童,其父母代为拥有知情同意的权利,直至成年。

普通法国家中,替代决定者常常遵循利益最大化原则(替代者基于客观条件和主观评估,做出对患者最有益的决定)或替代原则(在患者的角度,做出与其往常行事思维最相符、患者最有可能做出的决定)。在许多地区这两种原则并用,因此应提前熟悉当地的司法规则[4]。

2008 年,联合国通过《残疾人权利公约》(Convention on the Rights of Persons with Disabilities)。这份公约得到了多数国家地区的认同(包括澳大利亚、加拿大、新西兰、爱尔兰、新加坡和英国)。该公约与替代决定者的某些传统观念存在不一致之处。例如,第 12 条第 2 款规定,所有人都应被视为享有平等的法律行为能力。一些评论人士,包括负责执行公约的委员会,认为这意味着应该废除行为能力检测,而给予所有患者自己做决定的权利。然而该条款如何应用于昏迷患者或严重脑外伤患者还有待解决。因此,也许签署《公约》的国家地区都不会废除行为能力评估[5]。

在某些情况下,当患者丧失行为能力且没有替代决策者时,医疗小组可以依据"紧急避险"原则进行治疗。"紧急避险"是一种普通法上的辩护(有时称为"危急情况"),指为了避免更大的损失(如重症或死亡),可以合法地采取对权益损害较小的行为(如在未获得同意的情况下治疗)。在这样的情况下,应针对所要避免的损害采取相应的治疗。

知情同意必须自愿,不受不当影响

知情同意反映了自己决定的重要性和个人自主的尊重。"自愿"不太注重决定的结果,而注重决定是否是患者真正的想法。

举一个关于不当影响的例子[adult：refusal of medical treatment(1992)4 All ER 649],一位英国女性(非耶和华见证会成员)在其母(耶和华见证会成员)的压力下拒绝接受血液制品。上诉法院认为,受母亲不当影响的事实和患者病情的恶化共同否决了患者的意愿,使她的拒绝在法律上无效。

同意应基于知情

治疗团队有向患者告知接受和不接受治疗相关重大风险信息的法律义务[Reibl v Hughes [1980] 2 SCR 880；Rogers v Whitaker (1992) 175 CLR 479；Montgomery v Lanarkshire Health Board [2015] UKSC 11；Shand v Accident Compensation Corporation (Treatment Injury) [2018] NZACC 152]。从伦理上说,告知是患者充分行使自主权的基础。

当风险满足下面两个条件之一时,应向患者告知:

- 理性人身处患者的境遇,如果被提醒该风险,可能会重视它(客观)。
- 医疗工作者意识到或应该意识到如果提醒该风险,患者可能会重视它(主观)。

目前对告知义务的法律规定也考虑到某些患者可能不愿知道一些特定的风险而希望完全由医疗团队做出决定。伦理上讲,有人认为选择不被告知也是患者自主权的体现,但也有人认为医疗专业人员有让患者理解医疗风险的义务,这也有助于分担责任。

知情同意的伦理和法律限制

知情同意远不足以解决 TBI 中诸多伦理和法律问题。

第一,知情同意要求治疗方案是适当的。在向患者及其家属取得同意前,治疗团队应仔细地衡量治疗方案,并选出最合适且符合伦理的治疗方案。这方面,在普通法中,英国上议院 Lord Mustill 的发言是一个里程碑,他说手术不因"同意"而合法,而是因为它是一种"恰当的医疗手段"[R v Brown [1994] 1 AC 212 at 266F]。虽然 Lord Mustill 并没有详细解释这个概念,但这似乎表达了一种观点,即治疗团队需要在展开沟通前,先仔细考虑治疗方案的成本和收益并以专业判断来选择最佳方案。换句话说,患者的选择必须反映出外科医师的深思熟虑,而不能简单地让其自行选择。

第二,本章对同意的讨论假定患者是作为理性的个体做出决定。在患者无法做出决定的情况下,假定患者可能有一份事先起草、合乎逻辑、表达清楚的指示,且可用于当前的情况。如果没有这样的指示,我们假定存在一个替代决策者,来代替患者做出理性的决定。

然而,在临床诊治颅脑创伤的实践中,这些假定很可能全都不成立。有意识的患者可能会感到困惑、愤怒或害怕、痛苦,尤其是当他们面对死亡或残疾的可能时。他们的决策可能是混乱和矛盾的。失去意识的患者可能濒临死亡,而治疗团队将不可避免地陷入两难的抉择:死亡还是严重残疾?此时患者家属将面临极大的压力,并不得不做出可能是他们一生中最糟糕的决定。无疑一部分患者或替代决定者能清楚地了解利弊并果断地做出决定。但对其他很多人来说,他们依赖于医疗团队和亲朋好友的指导和意见,也就是说,他们的决定是建立在相互之间的依赖和信任,而非对风险的理性评估之上的。

这些现实情况要求在解释自主权时,要细致地结合患者的社会人际关系。"关系自主"让我们更加深入地理解知情同意,它并非只是允许治疗和告知风险那么简单[6]。除这两项功能外,知情同意还旨在创造一个良好的环境。在这个环境中,患者、家属和治疗团队能够建立信任,让患者和家属能面对恐惧,接受现实,拥抱希望。这就是前文所述的关系功能[1]。

医疗纠纷

治疗团队和患者、家属间可能产生纠纷。大多数医疗卫生机构都设立了调解和解决解决的机制。有时调整或更改治疗方案可以缓解冲突。如果最终需要诉诸法律，医疗团队在整个医疗过程中是否遵循相关政策、医疗程序，以及是否检测患者行为能力或遵循患者利益最大化原则是非常重要的。

对于治疗是否有效的争议时有发生，下列是几种对治疗无效的定义：

- 生理学方法，当一种治疗治疗中不能达到（或已知不能达到）某些生理目标时，判定其无效。
- 概率方法，治疗成功的概率非常低。
- 垂死或致命重伤情况下使用的方法，治疗可能不能延缓死亡到来。
- 生活质量方法，不局限于生理学指标，还包括生活质量因素，如舒适、健康、认知等。
- 程序性方法，通过治疗过程是否遵循相应程序判断，常涉及医疗纠纷[7]。

Wilkinson 和 Savelscu（2011）提出"无效"应改为"医学上不合适"。因为它体现出治疗有效与否应由医疗专业人士判断，也强调了对治疗目标清楚了解的重要性[8]。

重要的是，这些判断无效（或医疗合适性）的具体测试无须依照任何特定的法律法规。相反，法律程序必须确保利益最大化原则和替代原则。在医疗纠纷中，治疗有效与否的意见非常重要，普通法法庭基本不会推翻医疗权威机构对疗效的判断。一些地区，如得克萨斯州和加利福尼亚州，明确立法规定了医疗纠纷的解决程序，决策和上诉都遵循非常严格的时间表。

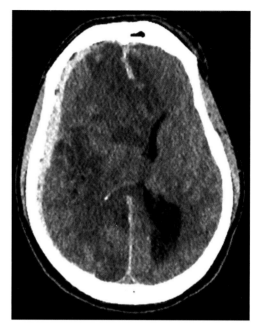

▲ 图 27.1　头部 CT 显示广泛的右侧硬脑膜下血肿伴有中线移位。除此以外，还显示大量低密度灶，提示存在缺血性损伤

一个临床实例

下面以一个真实的例子来展现取得颅脑创伤患者手术知情同意过程中可能会出现的复杂情况。方框 27.1 列出了处理相关问题的基本流程。我们也会在例子中着重指出其中各个步骤。

经典案例

Adam 是一名 40 岁男性，妻子是 Bethany。他们有 2 个孩子，一个才 2 个月大，另一个 2 岁。尽管妻子一直反对，但 Adam 老是喜欢骑摩托车。他自称为一个彻头彻尾的狂热摩托车爱好者，热爱骑行带来的刺激和快乐。一天夜晚，Bethany 最担心的事情还是发生了。警察到家里来通知她，她的丈夫在骑车的时候发生了严重的交通事故，并已被送往一家大型教学医院急诊科抢救。

警方收集到的证据表明，Adam 事发前骑摩托车以 70 km/h 的速度行驶在一条空旷的街道上，然后撞到了路上的一个反光物体。由于之前的一场大雨，当时路面比较湿滑。摩托车失控滑倒，而 Adam 腾空撞到了树上。据现场急救人员的说法，Adam 头部直接撞到了树上。当医护人员到达现场时，Adam 已经失去意识，而且一直没有恢复。

急诊 CT 示右侧大型急性硬膜下血肿伴明显中线移位（图 27.1）。除此以外，CT 还显示脑部一些区域存在明显的缺血性损伤。神经外科小组评估后认为 Adam 能否存活取决于能否成功清除血肿。但即便手术成功，Adam 很可能会遗留严重残疾。

Adam 之前曾告知家人和朋友，与其带着残疾生活，他宁愿选择死亡。

虽然 Bethany 希望 Adam 接受所有必要而适当的治疗,但她也肯定地告诉我们,如果 Adam 严重残疾,她一个人无力照顾家庭。夫妇二人都没有能够帮忙照顾孩子或 Adam 的家属。

方框 27.1 对颅脑创伤患者手术达成知情同意的简要流程

第 1 步:与治疗团队讨论诊断、预后与可行的治疗方案,并决定接下来应采取的治疗措施。治疗方案应有多种选择,包括积极的方案和保守的方案。

第 2 步:确认患者是否具备行为能力? 如果不具备,到第 3 步,反之则到第 4 步。

第 3 步:告知患者。解释不同治疗方案的风险与获益,并倾听患者个人意愿,有时需据此对治疗方案进行调整。如果患者和治疗团队在治疗方案上达成一致,则照此治疗。反之,转到第 6 步。

第 4 步:患者是否对该处境有预先指示? (根据预先指示,可以同意或不同意治疗,但不能要求必须治疗)如果有,按预先指示处理,反之,转到第 5 步。

第 5 步:与合适的替代决定者讨论,告知风险。如果能达成一致,则照此治疗,反之,转到第 6 步。

第 6 步:如果存在纠纷,先进行调解。一般需第三方权威机构对治疗过程进行评估。如果调解成功,则按调解结果处理,反之可能需诉诸法律。

讨 论

在该病例中,治疗团队认为清除血肿是一种比较合适的治疗方法,但考虑到 Adam 术后很可能遗留严重残疾,保守治疗不失为一种可以让人接受的选择。该病例中,Adam 丧失意识,无法交流,可视为丧失行为能力。此外,他能否活下来取决于是否紧急接受神经外科手术。因此,留给其考虑的时间非常有限。从医学专业角度来讲,等其自行恢复意识基本是不可能的。

从伦理上讲,最重要的是尊重 Adam 的自主性。他曾表示不能接受残疾,但也说过希望看到自己的孩子长大成人。虽然个人自决的原则要求尊重患者的意愿,哪怕这种意愿会导致患者走向死亡,但我们也要谨慎地考虑患者表达愿望时的情景。因为 Adam 其实事先没有肯定地做出拒绝治疗的指示,所以也不能据此选择是否进行手术治疗。

如前文所述,法律规定对无行为能力人须委任一名代表其利益的替代决策者。Adam 没有正式的医疗授权委托人,所以治疗团队应选择一人作为其替代决策者。因为大多数国家地区会优先考虑配偶,所以我们认为 Bethany 可以作为其替代决策者。

Bethany 告诉我们,如果 Adam 活下来但严重残疾,她无法支撑整个家庭,而且他们还有两个年幼的孩子,也没有近亲可以依靠。可以想象,当听闻爱人遭遇车祸,看到他躺在病床上,浑身插满管子和机器,Bethany 已处于崩溃边缘。但无论如何,在做出决定时,Bethany 需要保持理性,从丈夫的最大利益出发,或是站在丈夫的角度去认真考虑。她可以从家庭成员、治疗小组成员、社会工作者和医院宗教顾问获得帮助。一些医院有专门的临床生物伦理学家来辅助处理这些复杂困难的问题。

假设治疗团队认为血肿清除没有效果而选择不进行手术治疗,但 Bethany 坚持要手术清除血肿。在这种情况下,如果治疗团队的决定是从生理学或概率角度出发,那么 Bethany 很难要求实施手术;但如果仅从生活质量角度考虑,在强烈要求的情况下,治疗团队有可能同意实施手术[9]。对于判断治疗是否有效这一问题,治疗团队最好有相应的较为明确的流程,包括与相关领域的其他专家讨论、参照相关指南和文件等。这样既能减少医院因不尊重自主性被投诉或被提起诉讼的概率,也有利于获得 Bethany 的同意。

如果调解失败,Bethany 反对治疗团队的决定,那么最终,可能需要通过法律解决这些争议。因此,确保治疗团队遵循合适的临床和管理指南,以及医院所在地区相关法律法规至关重要。

结 论

知情同意是一个多维的概念。它包含了允许治疗的形式,告知重要风险的义务和建立良好医患关系的过程。在本专题中,我们讨论了知情同意的三个功能(允许、风险、关系)并尝试为颅脑创伤外科手术治疗提供一种易于应用的辅助决策的流程。

利益冲突:无。

基金资助:无。

参考文献

[1] Dunn M, Clare I, Holland A, et al. Constructing and reconstructing 'best interests': an interpretative examination of substitute decision-making under the Mental Capacity Act 2005. J Social Welfare Family Law. 2007;29:117 - 33.

[2] Grisso T, Appelbaum PS. Assessing competence to consent to treatment: a guide for physicians and other health professionals. New York: Oxford University Press; 2008.

[3] Mackenzie C, Stoljar N. Relational autonomy: feminist perspectives on autonomy, agency, and the social self. New York: Oxford University Press; 2000. p.213 - 35.

[4] Shulman K, Cohen C, Kirsh F, et al. Assessment of testamentary capacity and vulnerability to undue influence. Am J Psychiatry. 2007;164:722 - 7.

[5] Stewart C. Cracks in the lintel of consent. In: Freckelton I, Petersen K, editors. Tensions and traumas in health law. Leichhardt: Federation Press; 2017. p.214 - 33.

[6] Stewart C, Kerridge I. The three functions of consent in neurosurgery. In: Honeybul S, editor. Ethics in neurosurgical practice. Cambridge, UK: Cambridge University Press; 2020. p.29 - 38.

[7] Stewart C. Futility determination as a process: problems with medical sovereignty, legal issues and the strengths and weakness of the procedural approach. J Bioethical Inquiry. 2011;8:155 - 63.

[8] Wilkinson DJC, Savulescu J. Knowing when to stop: futility in the ICU. Curr Opin Anaesthesiol. 2011;24(2):160 - 5. https://doi.org/10.1097/ACO.0b013e328343c5af.

[9] Willmott L, White B, Smith, et al. Withholding and withdrawing life-sustaining treatment in a patient's best interests: Australian judicial deliberations. Med J Aust. 2014;201:545 - 7.

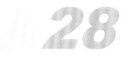

颅脑创伤的共同决策

Team-Based Decision-Making in Traumatic Brain Injury

Timothy R. Smith，Brittany M. Stopa，Caroline M.W. Goedmakers，and Aakanksha Rana

张俊 译

导 言

经典案例

—第1部分—

男，34岁，因高速机动车事故，入住神经重症监护室。入院后被确诊为多发性长骨骨折及重度颅脑创伤。急诊格拉斯哥昏迷评分（GCS）5分（E1M3V1），双侧瞳孔对光反射均迟钝。头颅CT示：双侧额叶脑挫伤、严重脑肿胀伴脑水肿及颞叶沟回疝。颅内压监测显示，颅压30 mmHg，常规脱水降颅压药控制无效。因此，提出科内讨论，神经重症医师与手术医师对此展开讨论。手术医师认为去骨瓣减压术可降低患者死亡率，但显著增加其不良神经功能预后可能。

在谈话过程中，手术医师详细告知家属（患者妻子）患者目前病情的严重性，且告知积极医疗干预的必要性，但未提及手术治疗（去骨瓣减压）。给予患者采取最强脱水降颅压干预方案，但疗效甚微。故而，患者

T. R. Smith (✉)
Department of Neurological Surgery, Brigham & Women's Hospital, Harvard Medical School, Boston, MA, USA
Computational Neuroscience Outcomes Center（CNOC）, Brigham & Women's Hospital, Harvard Medical School, Boston, MA, USA
Dana Farber Cancer Institute, Boston, MA, USA
e-mail: trsmith@bwh. harvard. edu
B. M. Stopa
Computational Neuroscience Outcomes Center（CNOC）, Brigham & Women's Hospital, Harvard Medical School, Boston, MA, USA
Virginia Tech Carilion School of Medicine and Research Institute, Roanoke, VA, USA
C. M. W. Goedmakers
Computational Neurosciences Outcomes Center, Department of Neurosurgery, Brigham and Women's Hospital, Harvard Medical School, Boston, MA, USA
Department of Neurosurgery, Leiden University Medical Center, Leiden, The Netherlands
A. Rana
Computational Neurosciences Outcomes Center, Department of Neurosurgery, Brigham and Women's Hospital, Harvard Medical School, Boston, MA, USA

© Springer Nature Switzerland AG 2021
S. Honeybul, A. G. Kolias (eds.), *Traumatic Brain Injury*, https://doi. org/10. 1007/978-3-030-78075-3_28

入院 36 小时后,因颅内压进一步增高-脑干功能衰竭死亡。

共同决策的历史

共同决策(shared decision-making,SDM)被引入为模式前,医患关系的主流模式是家长制。在这种模式中,医师做出最佳的治疗决策,而不考虑患者及其家属的意愿或选择。这种模式一直盛行至 20 世纪 60 年代,即医师被视为权威,患者及其家属则被动接受医师的决定[1]。患者及其家属对预后全然不知,因为医师担心这会影响患者的恢复。为此,患者需被动地接受医师的决策,否则就被判别为不服从。20 世纪 60 年代末,随着民权运动的兴起,患者开始呼吁改变现有医患关系模式。

20 世纪 70 年代,引入了第一批医患沟通课程(尽管它们仍以医师为中心),并建立了患者权利和倡议协会,如波士顿妇女健康协会[1]。为此,在第一届国际患者咨询会上成立了名为《患者咨询与健康教育》(*Patient Counseling and Health Education*)的科学期刊[现名《患者教育与咨询》(*Patient Education and Counseling*)][1]。两份具有里程碑意义的出版物强化了生物医学伦理的四项原则和共同决策概念提出的进程。Beauchamp 和 Childress 提出了医学伦理学的四原则,即自主、有益、无害与公正,这是当今医学伦理学的普遍信仰[2]。Veatch 提出了一种医患契约模式,即了解患者的价值观与诉求,以实现共同决策的模式。

20 世纪 80 年代是患者自主权和患者教育被日益重视的时期。1982 年的医学伦理研究委员会及生物医学和行为研究报告中心将"共同决策"的概念提上日程[3]。这一时期是人权运动、健康生活方式、保健组织的合并,以及知情同意要求从以医师为基础到以患者为核心的转变阶段[1]。在 20 世纪 90 年代,患者更多地开始关注自身的生活方式,并被科普养身及居家诊疗[1]。为此,他们被视为自己健康的管理者,标志着理念的转变。随着互联网的发展,患者更容易通过搜索获取健康相关资料,他们开始把这些信息带进他们与医师的对话中,这从根本上改变了医患关系。这导致了 SDM 框架的进一步发展,也借此提出了几种医患关系模式,每种模式都包含了对患者自主权的尊重,但各自的概念有所不同。SDM 也因政策制定者的推动而声名显赫,其被视为降低医疗成本的有效机制。

在 21 世纪初,美国医学研究所发表了一份具有里程碑意义的报告《跨越质量鸿沟》(*Crossing the Quality Chasm*),呼吁建立一个以患者为中心的医疗体系,以缩小医疗质量差距[3]。在这份具有里程碑意义的报告之后,又相继取得了系列进展,其核心重点是改善医患沟通。医学伦理的基本原则源于 Beauchamp 与 Childress 的理念,并获得继续发展与关注。医学教育的人文部分现包括了多元化、感悟力及敏感力等方面的培训,以更好地理解和服务患者[1]。随着技术、患者决策工具和循证医学的发展,医患之间达成共识的机会变得越来越多。

经典案例

— 第 2 部分 — (续第 1 部分)

原来患者的嫂子是澳大利亚的一名急诊科医师。当她了解到救治的细节后,她向医院提起投诉。因为无论是否存在不良神经功能预后的可能性,主管医师都未曾提及去骨瓣减压治疗方案。这个案例展示了团队在提供治疗方案方面的一些不足。这些失败表现在家长式作风、共同决策、共同风险及以患者为中心的护理和医疗伦理的欠缺。导致上述失败的主要原因是缺乏对 SDM 的考虑。神经外科医师的动机完全是基于他对严重残疾患者的可接受性等其他方面的个人看法。关于这种结果的可能性,医师并没有对此进行反馈,也没有给出任何可选方案。在 SDM 模式中,医师与患者(或家属)都应该积极参与治疗方案的讨论和决策,双方都应相互分享信息,通过表达观点参与决策。SDM 可以让临床医师更好地理解患方意向,这是以患者为中心的最佳模式。

医疗保健研究与质量局倡导的 SDM 模式流程

医疗保健研究与质量局（Agency for Healthcare Research and Quality，AHRQ）为医疗人员制订了一种模式，以将 SDM 有效地实施到他们的实践中，称为 AHRQ 共同决策方案。在这种方案中，医疗工作人员应该：

- 寻求患者及其家属的参与。
- 帮助患者分析和对比治疗方案。
- 评估患者的价值观与偏好。
- 与患者达成协议。
- 评估患者的决定。

这五个步骤将鼓励临床医师与患者探讨治疗方案，并更多地考虑患者的价值观，这有助于进行有意义的对话，从而做出最适合患者的治疗方案[4]。患者的偏好和价值观差异往往较大，通常与他的主治医师不同，所以这种模式是允许患者的观点成为决策过程的核心的有效方法。这一模式在拥有多种合理治疗方案的临床场景中颇具价值，如颅脑创伤的治疗。使用 AHRQ 共同决策方案是医师将患者的偏好和价值观整合到治疗选择中的有效方式。重要的是，最后一步是评估患者的决定，这意味着一个周期性和迭代的过程。在这个过程中，患者的偏好可能会随着疾病的发展而改变，从而允许治疗策略相应地做出调整。

SDM 模式已常规化，它已经集成到质量评估和保险报销的框架中。《平价医疗法案》的通过及 AHRQ 建立的患者体验和医师表现指标的报告，进一步完善了 SDM 模式。患者满意度调查，可用于核实患者是否获得了良好的 SDM 共同决策模式。这一政策的落实确保倾听患者的意见及重视他们的观点，这将有力推动临床医师将 SDM 纳入他们的实践。

SDM 模式的基础

SDM 的基础是建立在医学伦理学的四个基本原则之上的，即自主、有益、无害和公正[2]。这些原则最初是为了弥补伦理与医学实际之间的差距，随着后续版本的更新，医学伦理学的四个基本原则也做出了改进，以迎合不断变化的医疗环境。从广义上讲，这些哲学原则为临床医师提供了一个道德框架，以便他们在处理临床管理、道德困境和日常实践时使用。总之，这些原则可以为医学和医疗保健中遇到的几乎所有问题提供指导。第一项原则，自主，涉及尊重患者的自主决策权，并承认患者有权接受或拒绝有关医疗的建议，只要他们拥有适当的决策能力。有人认为，这一原则是四项原则中最重要的部分，因为它是其他三项原则的基础。这是将患者视为能够参与 SDM 的基础，而不像以前的家长模式那样接受医师决定的被动载体。

有益是对患者做最好的治疗，这源自医师的判断和（或）由患者愿望所决定。在 SDM 中，这一原则被扩展到只有在医师和患者有机会讨论及分享他们的观点后，才能清晰知道什么对患者最优。无论是单一的医师判断还是患者的意愿都不会对患者产生最好的结果。只有这些观点结合在一起才有助于做出有益决策。

无害是医学实践的核心，首要条件是不造成伤害。这一原则承认了，医师也会犯错，他们在帮助患者的同时也会伤害患者。事实上，把有益和无害原则放在一起考虑是重要的。无害行为在 SDM 中的作用更为微妙，因为对每位患者，医师都有自己的度量。因此，只有通过医师和患者之间的共同讨论，才能做出适当的治疗决定，从而在可接受的利、弊之间取得平衡。

公正可以从三方面来考虑：

- 以权利为基础的公正。
- 法律公正。
- 分配公正。

基于权利的公正指的是尊重人民的权利，它遵循以前的原则，并在我们审议 SDM 框架时承认患者是一个权力人。法律公正指的是对道德上可接受的法律的尊重，是所有执业医师的一种伦理期望。第三，分配公正，是指稀缺资源的公平分配，这更具挑战性。这是一个社会层面的原则，它在个体患者层面的应用对医师来说是一个挑战。关于稀缺资源的分配决定应该只根据医学需要的标准来决定[5]。临床医师应牢记他们对患者的义务，即在床边坚持自主、有益和无害的原则，而在制度和政策背景下，分配公正可能会得到较好的解决。

SDM 模式的挑战

SDM 模式已经被较好地建立,但是这种医患关系模式面临着一系列挑战。其中一个挑战是,随着互联网和社交媒体迅速而广泛地扩大了公众获取信息的渠道,它也扩大了患者获取医疗信息的渠道。随着患者直接获得医疗信息、产品和服务,他们变得越来越自主,不再依赖医师的专业知识或把关。考虑到医疗保健中患者和专业自主权的范围,这已经导致了一个重大转变,从过时的家长式模式到现在的患者主导的模式。在当代背景下,患者可能有太多的自主权,这对 SDM 模式提出了挑战。此外,部分专家认为,这种挑战医师的自主权对患者和社会是有害的,因为对医师专业知识的干扰会降低信任。SDM 如要成功,则必须保留医师的自主角色,因为过度依赖患者的自主模式,极有可能边缘化医师的专业知识。

SDM 是 TBI 特有的一个挑战,它不是一个单一的实体,而是一个包含多种表现形式、严重程度及复杂性的诊断术语。因此,治疗方案将是高度特异性的,因为有众多选择可以考虑。SDM 作为一种沟通模式,其适合在多种治疗方案的背景下做出决定。然而,临床医师仍必须牢记以下特定于这种环境的挑战,如疾病复杂性、患者能力和价值的评估,以及多学科团队的协作作用。

在设置高度复杂的 SDM 时,SDM 也可能具有挑战性,实现 SDM 也需要考虑重症监护室的特殊情况。美国重症监护医学会发布了一份声明,其概述了 SDM 应该如何在重症监护室中使用,以确定治疗的总体目标,并做出重大的治疗决策[6]。SDM 在神经危重症监护环境中的应用尤其重要,因为患者的价值观是治疗决策的主要驱动因素,比其他非急性医学领域更为重要。

对于需要执行复杂管理计划的疾病,如 TBI,在保持准确性和完整性的同时,很难用对患者和家属有意义的专业术语有效地传达益处和风险。在神经重症监护病房,通常患者家属必须做出关于治疗方案的决定,而医师与家属之间的沟通与理解往往存在偏差[7]。此外,颅脑创伤领域通常包涵放弃治疗这一决策,其往往存在医师决策的豁免权,因为家属可能因心理上太痛苦而不能恰当地参

与知情同意流程[8]。虽然在医学领域中,决策辅助已经得到了越来越多的发展和实施,但它们在神经重症监护病房中的应用仍十分有限。没有决策辅助来指导家属,因为他们需要进行复杂的决策,对于颅脑创伤患者来说,他们面临着一项极具挑战性的决定。

除了评估患者及家属的决策能力,理解患者的价值观也至关重要,这可能需要在重症监护环境中被重建。然而,这是一个挑战,因为家属准确表达患者意愿的能力有限[9]。在重症监护室中,SDM 最常被忽略的因素之一是家庭在这一过程中所起的作用[3,9]。在大多数的重症监护患者中,由于临床医师往往低估家属理解患者价值观的能力,临床医师在理解患者偏好方面可能会产生冲突[9]。因此,考虑到与患者以外的其他人协商治疗决定的额外障碍,在颅脑创伤管理决策中,有效实施 SDM 是具有挑战的。

大型多学科团队的参与也对 SDM 模式在医患沟通中的有效采用提出了挑战。在多学科团队中,许多高度专业化的临床医师参与到患者的治疗中,则存在着一个风险,即没有一个临床医师承担患者的所有权。如果出现这种情况,来自不同临床医师的信息可能是矛盾和非同步的,这可能导致不良的临床结局。医疗团队越大,责任分散的风险则越大。因此,有效的临床治疗团队必须包括肩负患者职责的医生,以便克服这些挑战[10]。很明显,把沟通的责任留给偶然是不负责任的,并且为患者指派一位特定的督查人员可能会产生更好的临床结局与满意度。

SDM 模式的矛盾

SDM 已成为医疗保健领域主流的沟通模式,但它并非没有冲突,不仅对医师,还是对患者及家属均可能有冲突存在。

医师的矛盾

医师是技术与爱心的提供者,而 SDM 在一定程度上可被视为不尊重这些价值观而助长消费主义的一种催化剂。如果衡量医师的标准是他们是否完全遵从患者的意愿,而不是医师对最佳方案的专业意见,那就根本没有理由让医师参与决策。如果实

施不当,SDM 可能会给医师带来道德束缚。此外,患者可能会对医师施加压力,要求其进行不合常规的检查或治疗。这种冲突存在于医疗保健的各个领域,鉴于目前优先考患者满意度的大环境,这种矛盾往往令人担忧。不必要的检查和治疗是增加风险、造成伤害、增加成本和医疗资源浪费的来源。在神经重症监护病房,这种冲突多出现在临终决策时,即家属要求进行病理生理上的无效干预时。由于很难对不适当的临终干预措施进行明确的分类,这使得医师和患者在重症患者的治疗决策中面临着相当大的灰色地带。在重症监护病房,家属更倾向于倾听医师的判断,这与 SDM 的初衷背道而驰。由于我们过于关注 SDM 对患者的影响,因此我们忽略了 SDM 对临床医师的系统性影响。

家属的矛盾

患者对信息的理解程度影响着决策过程和 SDM 模式的采用情况。当多个家庭成员参与 SDM 时,家庭内部对于期望参与决策的程度也存在分歧,从而使得决策变得复杂。在要求进行生理上无效干预时,患者家属经常性忽略患者能否接受长期治疗的结果[8]。在这种过度伤害的情况下,家属并没有做好相应心理准备,以至于影响他们参与 SDM 的决策能力。为此若继续期望他们参与治疗的决策,可能会给家属带来道德上的痛苦和心理上的创伤。

SDM 模式的使动因素

尽管 SDM 模式的成功实施存在固有的挑战和冲突,但该模型有几个强大的使动因素,包括基于价值的医疗、法律、文化、互联网、共识和引导模式等。

研究表明,SDM 可以节省医疗成本。作为支持基于价值的医疗的一种手段,它引起了人们的兴趣[11]。基于价值的医疗是以患者为中心的价值理念,即通过关注患者的偏好来降低医疗成本,但这种模式的附带后果是患者往往被视为消费者,医师则被视为供应商,医疗保健则成为一种商品。这极大地重构了医疗保健领域,并引入了一些基本的考虑因素,如患者是否理解医疗质量。考虑到医学科学的复杂性及理解成本,在这些方面,他们天生就不受保险结构的医疗保健成本的影响。这种转变的困难

在于,患者反对以成本为基础的医疗保健,而宁愿选择不考虑成本的最佳治疗,而且患者满意度并不是衡量治疗质量或有效性的有效方法。对于复杂的、病程长的疾病,如颅脑创伤,产生标准化的衡量结果,以价值为基础的医疗保健的成功是困难的。此外,基于价值医疗模式的一些属性,如具有成本效益的医疗、遵循指南和标准化的医疗与 SDM 模式的核心——以患者为中心的医疗模式背道而驰。尽管如此,基于价值的医疗仍然是 SDM 模式的强大推动力,因为对基于价值医疗模式的支持是一种节省成本的手段。

法律是 SDM 模式的另一个驱动因素,因为患者经常被视为一个潜在的诉讼,这提出了一个问题,这是否真的代表了共同的决策或共同的风险,特别是对于颅脑创伤领域而言。在美国,75% 的神经外科医师将患者视为潜在的诉讼对象,亚专业的高诉讼率及在神经外科职业生涯中至少发生一场诉讼的观念强化了这一观点[12]。考虑到这一事实,临床医师可能有动机地将决策责任移驾到患者或家属身上。对于颅脑创伤患者来说,能否合理地做到这一点取决于这个患者是否具有决策能力[13]。若患者本身无决策能力,则家属将参与决策,这是一个受法律约束的过程,但将不直接受决策影响的第三方引入了法律负担。在这种情况下,SDM 模式为制订必要的治疗决策提供了一个经过审查的框架,并为家属及临床医师提供了风险屏障。虽然目前没有足够的证据来确定 SDM 模式是否减少了医疗诉讼,但这意味着法律考虑仍然是 SDM 模式的驱动因素[14]。

随着自主文化的发展,我们现在认为患者是独立的。鉴于患者教育的进步和 SDM 模式,患者现在被理解为独立于医师,而不是依赖于医师。患者希望知情,但他们想知道的和能够理解的程度是有限的,特别是随着医疗复杂程度的增加。患者想要知情,他们希望成为谈话和讨论的一员,但最终他们仍希望他们的医师帮助决策。在诊所里,患者最常见的问题是"你会怎么做?"这反映出在医学背景下做出决定的困难性,以及最终患者对医师专业知识的依赖。随着决策从医师自主转向患者自主,它则成为 SDM 模式的一个重要驱动力。

随着互联网的发展和普及,患者逐渐成为接受科普的行家。有了互联网,患者可以自由支配医疗

信息、检查和治疗,而不完全受医师的影响。互联网是 SDM 模式的又一个驱动因素,因为消息灵通的患者更有可能寻求参与决策过程。然而,虽然患者可能更了解情况,但他们不一定受过更多的教育,而且在压力下他们仍然受到情感驱动决策的制约[15]。患者依赖互联网获取医学知识可能会导致一种错觉,因为在网上可以找到很多虚假和不完整的信息。除医学事实检索之外,互联网将在线评论带入了人们的视野,这就将患者满意度调查提上了日程。在线评论与医疗质量之间尚未建立必然关联,尽管它们会影响患者对择医的选择。由于 SDM 模式的执行被证明可以提高患者的满意度评分,临床医师更有可能采取这一积极的模式,以保护他们在这些公共论坛上的线上声誉[16]。就这样,医师评级网站泛滥,互联网正促使医师将 SDM 模式纳入决策,以提高患者的满意度。

考虑到患者的自主性,医师和患者之间必须达成共识,以便治疗方案的执行,SDM 模式是一种评估可用信息并达成共识的有效手段。诸如循证医学、人工智能算法和患者决策辅助工具等措施可用于促进 SDM 模式的有效开展。循证医学是 SDM 的重要组成部分,因为它将其纳入决策对话,使患者能够基于科学的信息做出有十足依据的决策。人工智能算法可以进一步增强我们在 SDM 讨论期间向患者呈现相关信息的能力,使用风险计算器提供个人风险概要或交互式教程来提高对风险的理解。随着对 SDM 模式的越来越多的关注,临床中已经出现了大量的辅助患者决策的工具[17]。然而,考虑到颅脑创伤者的替代决策所固有的巨大挑战,重症监护病房目前还没有这样的决策辅助设备。最近,一项符合国际决策标准的目标医疗辅助决策模型在重症监护病房成功地与颅脑创伤患者家属进行了可行性测试[18]。正如这些循证医学、人工智能算法和患者决策辅助工具支持 SDM 模式一样,SDM 模式反过来也支持着这些工具。例如,意想的人工智能算法对患者的效用有限,只有将其应用在 SDM 模式的对话中,该工具才能有效增加患者或其家属的理解力及有意义的决策力。

在引导模式下,医师将患者视为完整的人并进行心理暗示。这涉及思考决策过程的快慢及情绪对风险感知的影响等现象。在潜意识层面,它驱动了人的思维过程。临床医师也可以在 SDM 对话中处理这些驱动因素。在快速和缓慢决策过程的思维现象中,患者不存在单一的决策或偏好,而是两种决策过程并行:一种产生快速、直觉反应(感性决策),另一种产生缓慢、深思熟虑(理性决策)。临床医师构建和呈现信息的方式也将触发这些过程中的一个或另一个。负面情感的作用会对感性产生负面影响,因此在开始任何重要的 SDM 对话前,临床医师应该谨慎地帮助患者或其家属感到平静和舒适[19]。此外,在不公然侵犯个人自主权的情况下,微妙地引导个人做出决定的做法,可能会在医师专业知识和患者自主权之间取得恰当的平衡。微妙地引导作为一种技巧仍然存在争议,因为部分人声称它违反了医师尊重患者个人偏好的基本义务。作为临床医师,下意识地实施诱导是人之本性,因此我们的动力是提高我们对诱导的使用的意识,以便我们可以限制它,而不允许它盖过患者的偏好。一旦认识到这些引导现象在患者决策过程中所产生的影响,那么我们对 SDM 有效执行的需求将会更强烈。

SDM 模式的类型

在确立了 SDM 模式的驱动力、框架和本质后,现在我们则可以继续探讨 SDM 模式的类型。SDM 模式的框架可以几种不同的方式来表现及实现。SDM 模式包括共同理性商议患者决策、共同理性商议家长式、共同理性商议联合决策和专业驱动的最佳利益妥协[20]。在这两种共同理性商议的患者选择和家长模式,这些模式始于对相关偏好、事实及原因的理性商讨。然后,最后的决定将分别留给患者或医师。通过这种模式,SDM 模式的原则得到了维护,也可以在患者自主或医师自主之间取得相对平衡。在保持 SDM 模式多样性的同时,也避免了缺乏吸引力的极端家长模式或消费主义的抬头。在共同理性商议的联合决策中,强调理性思考,也强调达成共识。这种模式毫无疑问是最公平的,双方都可以自由发言,双方都对另一方的偏好持开放态度。考虑到有关各方内在的权力差异,实际执行可能性较小。最后,在专业驱动的最佳利益妥协中,既定目标是一个可行的决定,尽管它在理性上并非最佳,但它是患者会始终坚持的。通过对这些 SDM 模型的调整,以实现对不同临床环境和人群的需求满足。

结 论

考虑到 SDM 模式在颅脑创伤患者治疗决策中的贡献，有充分理由维持以患者为中心的治疗方案的选择。此种做法重视专业知识，限制消费倾向也支持循证医学。回到典型案例，我们有必要对其探讨一下。其在沟通、共识、协商、文化、自主等方面都存在不足。SDM 模式的结构化应用，以考虑手术干预有效性的证据、患者先前表达或记录的愿望以及最可能的远期预后，可能会促进以患者为基础的医师与家属的对话，并有望避免带来负面的声誉影响及投诉。

利益冲突：无。
基金资助：无。

参考文献

[1] Hoving C, Visser A, Mullen PD, van den Borne B. A history of patient education by health professionals in Europe and North America: from authority to shared decision making education. Patient Educ Couns. 2010;78:275 - 81.

[2] Beauchamp TL, Childress JF. Principles of biomedical ethics. Oxford: Oxford University Press; 1979.

[3] Khan MW, Muehlschlegel S. Shared decision making in neurocritical care. Neurosurg Clin N Am. 2018;29:315 - 21.

[4] Agency for Healthcare Research and Quality. The SHARE approach: a model for shared decision making. https://www.ahrq.gov/health-literacy/professional-training/shared-decision/index.html

[5] AMA code of medical ethics' opinions on allocating medical resources. Virtual Mentor 2011;13:228 - 9.

[6] Kon AA, Davidson JE, Morrison W, et al. Shared decision making in ICUs: an American College of Critical Care Medicine and American Thoracic Society policy statement. Crit Care Med. 2016;44:188 - 201.

[7] Quinn T, Moskowitz J, Khan MW, et al. What families need and physicians deliver: contrasting communication preferences between surrogate decision-makers and physicians during outcome prognostication in critically ill TBI patients. Neurocrit Care. 2017;27:154 - 62.

[8] Aggarwal NK, Ford E. The neuroethics and neurolaw of brain injury. Behav Sci Law. 2013;31:789 - 802.

[9] Grignoli N, Di Bernardo V, Malacrida R. New perspectives on substituted relational autonomy for shared decision-making in critical care. Crit Care. 2018;22:260.

[10] Mesley MS, Edelman K, Sharpless J, et al. Impact of multi-disciplinary care and clinical coach coordinators on participant satisfaction and retention in TBI clinical trials: a TEAM-TBI study. Mil Med. 2019;184(Suppl 1):155 - 9.

[11] Veroff D, Marr A, Wennberg DE. Enhanced support for shared decision making reduced costs of care for patients with preference-sensitive conditions. Health Aff (Millwood). 2013;32:285 - 93.

[12] Smith TR, Habib A, Rosenow JM, et al. Defensive medicine in neurosurgery: does state-level liability risk matter? Neurosurgery. 2015;76:105 - 13.

[13] Cave E. Selecting treatment options and choosing between them: delineating patient and professional autonomy in shared decision-making. Health Care Anal. 2020;28:4 - 24.

[14] Durand MA, Moulton B, Cockle E, et al. Can shared decision-making reduce medical malpractice litigation? A systematic review. BMC Health Serv Res. 2015;15:167.

[15] Rosenbaum L. The paternalism preference: choosing unshared decision making. N Engl J Med. 2015;373:589 - 92.

[16] Bot AGJ, Bossen JKJ, Herndon JH, et al. Informed shared decision-making and patient satisfaction. Psychosomatics. 2014;55:586 - 94.

[17] Austin CA, Mohottige D, Sudore RL, et al. Tools to promote shared decision making in serious illness: a systematic review. JAMA Intern Med. 2015;175:1213 - 21.

[18] Muehlschlegel S, Hwang DY, Flahive J, et al. Goals-of-care decision aid for critically ill patients with TBI: development and feasibility testing. Neurology. 2020;95:e179 - 93.

[19] Papaioannou M, Skapinakis P, Damigos D, et al. The role of catastrophizing in the prediction of postoperative pain. Pain Med. 2009;10:1452 - 9.

[20] Sandman L, Munthe C. Shared decision making, paternalism and patient choice. Health Care Anal. 2010;18:60 - 84.

颅脑创伤与资源配置

Traumatic Brain Injury and Resource Allocation

Allan Taylor，Solomon Benatar，and Bettina Taylor

汪美华　译

导　言

我们生活在一个在国与国之间，甚至国家内部都存在医疗保健不平等的世界里。尽管大家都在努力促进实现全民医疗保健，但产生这一切的政治和经济原因暂时还无法得到有效解决。现实情况是，世界上 70% 的人口每天的生活费不到 10 美元，大多数甚至处于大约 5 美元的较低水平[1]。虽然少数富裕国家和民众享受无限的私人医疗保健，但对大多数人来说，可以获得和享有的医疗保健仍然是很有限的。在少数高收入公共医疗系统（加拿大、英国、北欧国家）国家，有限的配给可能导致治疗延迟或限制新型昂贵治疗开展。

资源限制的背景因素

然而，对于全球大多数人来说，现有的医疗保健资源仍极其匮乏，因为公共提供的医疗保健并没有扩展到为所有人提供昂贵的急重症监护，而这部分是私人医疗保健是负担不起的。因此，中低收入国家的低配给甚至被认为是理所当然的。在低收入国家，2017 年人均卫生支出仅为 41 美元/年，而高收入国家为 2 937 美元/年，相差超过 70 倍[2]。不同国家医疗保健资金参差不齐，因此除了最基本的初级保健，无法保证普遍的保健标准及配给办法。当然，应该努力缩小贫富差距，因为医疗差距严重影响人类安全。2019 年新冠流行表明，所有的生命都是脆弱的，疾病蔓延也会迅速威胁到最富裕的国家。

如何将有限的资源用于颅脑创伤（TBI）

TBI 的高发病率和流行率使其成为全球重要的公共卫生问题之一。2016 年，有 2 708 万例[95% 不确定区间（UI）2 430 万～3 030 万]新的 TBI 病例。TBI 的流行病例数为 5 550 万（5 340 万～5 762 万）[3]。TBI 不仅发生率高，同时其遗留功能残疾会带来高昂的社会和经济成本。据估计，2016 年，TBI 导致 810 万/[95% 不确定区间（UI）600 万～1 040

A. Taylor (✉)
Division of Neurosurgery, University of Cape Town, Cape Town, South Africa
e-mail: allan.taylor@uct.ac.za

S. Benatar
University of Cape Town, Cape Town, South Africa
Dalla Lana School of Public Health, University of Toronto, Toronto, ON, Canada

B. Taylor
Cape Town, South Africa

© Springer Nature Switzerland AG 2021
S. Honeybul, A. G. Kolias (eds.), *Traumatic Brain Injury*, https://doi.org/10.1007/978-3-030-78075-3_29

万〕年的残疾（YLD）[3]。TBI 对全球经济产生的直接和间接成本估计为每年 4 000 亿美元[4]。良好的预防策略、有效的急诊监护和康复会适当减轻负担，但同时也会付出代价。医疗保健的进步意味着我们可以挽救更多的 TBI 患者，改善预后，但这种昂贵的治疗方法并非在所有情况下都可用。成本效益研究表明，TBI 治疗所需可能低于治疗不当所造成的长期残疾的成本，但这些研究在预测结果和成本时需要许多前提条件[5]。此外，使用的数据往往来自高收入国家，可能不适用于在资源不足的国家和地区的患者。假设治疗颅脑创伤最终可以节省成本，那么将其转化为增加资金仍然很困难。在成本效益研究中，直接成本是指急性治疗的住院费用，对于更高级别的监护而言，这些费用还是较高的。间接成本是由于残疾幸存者无法返回工作而造成的收入损失，以及照顾残疾幸存者的家庭及社会成本。直接成本来自医疗支出，但间接成本则不然，而这些成本是 TBI 幸存者一生中累积的成本。间接费用不是可以转入卫生预算的资金。即使政治家或管理者决定增加 TBI 的资金以降低间接成本，也有其他的障碍需要考虑。适当的基础设施可能无法利用资金，其他疾病需要治疗。在不同的医疗保健系统中，政治和社会优先事项存在相当大的差异。不仅疾病之间存在资源竞争，甚至在考虑 TBI 时，也存在相互竞争的医学利益。应该为预防、急重症监护、康复、长期慢性护理、教育和研究分配多少资金？

临床治疗优先设置框架

任何社会中个人的利益和负担都取决于每个社会的特定政治、经济和社会框架。这些框架反过来决定了适用于个人的制度、法律和政策。分配正义的伦理原则涉及为决定社会利益和负担的结构提供道德指导。因此，在考虑与分配卫生资源有关的利益和负担时，应该考虑道德上相关的标准，如需求、利益、成本、成本效益、公平、平等和救援规则（从灾难情况中救援的义务）。尽管这些标准是适当的，但它们往往是冲突的。花大量的钱在少数患者身上取得好的结果是可以接受的，还是我们应该在大量患者身上花更少的钱并接受适当的改善程度？应该在临终关怀上花多少钱？病情最严重的患者应该得到更多的资助吗？社会上谁有权做出这些选择？

为了追求公平和正义，哲学家构建了功利主义、平等主义、社区主义和能力理论等正义理论，但这些理论强调不同的价值观，并导致不同的结果[6]。功利主义寻求为最多的人实现最大的利益。结果通常以质量调整生命年（QUALY）来衡量，并确定每个 QUALY 的成本以分配资源。平等主义强调所有人的平等道德地位，因此在资源分配中享有平等权利。通过彩票分配不充分的资源将给所有人平等的机会，但这种对运气的依赖将消除实现资源最佳利用、改善总体健康结果所需的判断。社群主义强调个人的需要和权利在社会内部和与社会的共同利益相平衡。在寻求群体内健康和幸福最大化的过程中，它似乎是功利主义的，但它进一步考虑了社会的优先事项。这可能导致许多人选择更广泛的免疫接种，而不是延长少数人的临终关怀。能力是个人改善生活的真正机会，关注这一框架可以增强不同社会中不同重要性的能力。

医疗保健被许多人视为一种权利，而配给则是一个政治侵入性问题[7]。政客们批准的宏观层面上的明确配给很可能受到攻击，因此通常是避免的。这种蒙混过关和逃避个人责任的做法是因为在最佳决策框架上缺乏共识。在一个公众意识增强、医疗融资要求透明的时代，这种隐性配给的做法是不可持续的。针对这些缺陷，Daniels 和 Sabin 在审查美国管理式医疗领域的限额设定决策时，提出了资源分配过程中的程序公平性标准——合理性问责制（A4R）[8]。这是一个实用工具，列出了配给决策透明和公平所需满足的四个标准。

（1）公开条件：关于医疗保健限额设置的决定必须公开。

（2）相关性条件：这些理由必须建立在所有公平各方（管理者、临床医师、患者和一般消费者）都能同意的证据、理由和原则之上，这些证据、理由和原则与决定如何满足要求有关受保人口的不同需求必要的资源限制。

（3）上诉条件：有一个关于限额设定决定的质疑和争议解决机制，包括根据进一步证据或论据修改决定的机会。

（4）执行条件：自愿或公开监管流程，以确保满足前三个条件。

虽然 A4R 包括道德、经济、法律和政策方面的考量，但需要改进。例如，如何选择利益相关者，如何构建/开展辩论,以及如何向公众提供信息。

在实践中,即使在寻求问责制的过程中,也很难启动任何卫生筹资改革。涉及多方:医疗资助者、护理提供者和患者。当出资人发起任何形式的限制时,医疗保健提供者和患者可能会认为这是为了增加利润或保护储备,而牺牲患者的健康和提供者的收入。在决定应该治疗什么时,患者也可能存在相互冲突。强大的游说团体存在,可以不公平地为某些疾病吸引资金,而牺牲其他疾病。公共医疗体系中的医疗服务提供者冲突较少,但在私人医疗体系中,个人收入可能会影响优先级设置。

资源分配如何影响 TBI

TBI 的教育、医疗和研究不太可能在一个单一的项目下获得资助,这使得制订优先顺序和分配任务变得困难。重要的我们得充分认识到,对 TBI 流行病学、病理学、治疗和研究结果了解得越多,我们就越有能力为治疗分配资源。医师和医疗机构通过教育获得的信息越多,政策和实践就越有可能符合现有证据,改善结果,降低成本。虽然医师的主要责任是治疗每一位患者,但医疗保健提供者也应该是教育、研究和社会共同利益的倡导者。

对 TBI 患者和治疗他们的医师实行定量配给的主要影响体现在临床护理环境中,表现为有限的调查、手术时间、重症监护床位和康复服务。很少有明确的政策规定谁可以获得各级护理。资源配给往往是临时的或隐含的。在许多情况下,配给(或设置优先级)只在资源不可用时才会发生。例如,严重颅脑创伤者被送入 ICU,直至"满房",而那些晚到的患者即使可能预后较好,也无法进入 ICU 治疗。许多医师会争辩说,他们的角色不是扮演上帝,决定谁生谁死,他们不愿意为了治疗另一个患者而放弃对一个患者的治疗。这体现了"先到先得"的配给。尽管它消除了医疗保健提供者和出资者的决策压力,但它并不是对患者最公平的解决方案。

当患者运输延迟或 TBI 患者无法进行 CT 扫描时,也会实行定量配给。这些缺陷源于基础设施缺陷,这些缺陷通常不在医务人员的控制之下,并被视为"不是我的责任"。这种隐性定量配给不符合患者的利益,但是,由于理解医疗配给是复杂的,需要深入了解医疗服务是如何提供的,因此大部分患者都能接受。医疗保健提供者和出资者容忍隐性配给,因为改变会造成破坏。需要根据疾病重要性、当前结果证据、成本效益和许多其他变量对资源的历史分配进行审查。由于责任模糊,隐性配给也被容忍。当治疗未实施时,治疗者可以解释缺乏护理是另一方做出决定的结果。

那么,为什么要对医疗资源进行明确的配给呢?可以说,这是确保需要护理的人能够平等获得循证护理的更好方法。它要求有一个证据基础来制定最新的指南,并且这些证据是透明的应用。在没有证据的情况下,这一过程至少说明了避免家长式决策的要求,并将责任分配给那些提供资金和分配资源的人。这也有助于告知患者资源有限,并且并非所有必需的护理都能始终得到实施。

20 世纪 90 年代,由于开普敦 Groote Schuur 医院的资金削减和创伤增加,神经外科服务面临着资源不足,无法继续治疗创伤以外的任何疾病。在生物伦理学家、律师和管理者的帮助下,制定了一项政策,限制对最严重 TBI 患者的护理[9]。这使得 ICU 病床得以腾出,动脉瘤、胶质瘤、脑膜瘤和所有其他值得护理的神经外科病理患者的手术时间得以延长。

该政策是根据 A4R 原则在一年内制定的。已开放供公众讨论,并得到管理员的支持。该政策要求所有 TBI 患者进行全面复苏,包括清除压迫性轴外血肿。一旦复苏并稳定,运动评分为 3 分或以下的患者不接受持续的重症监护。家属被敏感地告知,该州的 TBI 患者独立转归的可能性很低,护理将继续,但不在重症监护室。家庭有时间讨论这个问题,几乎总是接受这个决定。在少数不被接受的情况下,家属可以选择将患者转移到私人机构进行进一步护理,或就预后和外部调解发表第二意见。

这项政策仍然是有效的,允许该机构的神经外科为许多值得治疗的患者提供监护,也就是说如果所有创伤患者都得到治疗,这部分患者可能无法得到治疗。这不是一项容易实施的政策。医生和家属难以接受的是,没有为年轻患者提供康复的机会,而且毫无疑问,一些接受重症监护治疗的患者可能表现得相当不错。这需要与获得治疗的患者可以更多获益的可能性相平衡。

总而言之,定量配给或确定优先次序目前没有简单的解决办法。在应该如何做及什么是资源的公正分配方面,始终存在不同的意见。我们需要成为我们负责的患者的守护者,前提是不能以牺牲他人为代价。

利益冲突:无。

基金资助:无。

参考文献

[1] Kochhar R. A global middle class is more promise than reality: from 2001 to 2011, nearly 700 million step out of poverty, but most only barely. Washington, DC: Pew Research Center; 2015. https://www. pewresearch. org/global/2015/07/08/a-global-middle-class-is-more-promise-than-reality/

[2] Global spending on health: a world in transition. Geneva: World Health Organization; 2019. https://www. who. int/health_financing/documents/health-expenditure-report-2019. pdf?ua＝1

[3] James SL, Theadom A, the GBD Traumatic Brain Injury and Spinal Cord Injury Collaborators. Global, regional, and national burden of traumatic brain injury and spinal cord injury, 1990－2016: a systematic analysis for the Global Burden of Disease Study 2016. Lancet Neurol. 2019;18:56－87.

[4] Mass AIR, Menon DK, Adelson PD, et al. Traumatic brain injury: integrated approaches to improve prevention, clinical care, and research. Lancet Neurol. 2017;16:987－1048.

[5] Whitmore RG, Thawni JP, Grady MS. Is aggressive treatment of traumatic brain injury cost-effective? J Neurosurg. 2012; 116:1106－13.

[6] Benatar S. Daily Maverick 2020. https://www. dailymaverick. co. za/article/2020-06-09-the-complex-juggling-act-of-healthcare-resource-allocation-during-the-covid-19-pandemic/

[7] Constitution of the World Health Organisation. Bull World Health Organ. 2002;80:983－4.

[8] Daniels N, Sabin J. The ethics of accountability in managed care reform. Health Aff. 1998;17:500－64.

[9] Benatar SR, Fleischer TE, Peter JC, et al. Treatment of head injuries in the public sector in South Africa. S Afr Med J. 2000;90:790－3.

临床试验的研究伦理

Research Ethics in Clinical Trials

Stephen Honeybul，Kwok M. Ho

周睿　译

导　言

医学研究之所以重要，是因为：它可以用于确认治疗干预措施的临床疗效、安全性和成本效益，确保稀缺医疗资源的公平分配，以实现社会的最大利益。正是在对这种需求的认识下，产生了 30 多年前引入和发展的循证医学（evidence-based medicine，EBM）概念。多年来，在高影响力期刊上发表的、精心设计的随机对照试验（RCT）被认为是推进临床实践的最佳方式；这种方法无疑显著推进了临床实践。

然而，越来越明显的是，为了确保为正在进行的研究提供资金、提高声誉或提升机构地位，研究人员正面临着产出阳性结果的巨大压力。这导致了明显的发表偏倚，许多阴性实验要么未发表，要么以有利的方式呈现，却没有对基础数据进行仔细检查、获得完全支持。事实证明，某些报道阳性结果的高引用临床试验可能存在方法学缺陷，以至于他们的结论要么被夸大了，要么不是严格正确[1]。这些问题引发了关于 EBM 运动的有效性及其当前发展方向的

大量争论。一方面，许多政府机构已经完全接受了这一概念并发展了国家和国际基础架构，这些基础架构利用临床试验的证据制定了广泛的指南，并（通常在经济上）鼓励临床医师遵守。另一方面，斯坦福大学的 John Ioannidis 等杰出的临床医师声称这场运动只不过是在为制药行业打广告而已。

与所有此类高度两极分化的辩论一样，争论双方各有长短；然而，越来越明显的是，EBM 框架在方法上需要改变。传统上，证据根据其强度进行分层，并以具有充分效力（且设计良好）的随机对照试验的 meta 分析为顶点、临床经验和背景信息为基础构建金字塔。另一种方法是完全去除证据层级，而是将证据作为一个整体考虑，基于四个独立的领域，即背景科学信息（如病理生理学等）、临床试验、临床经验和患者偏好（表 30.1）。每个领域应当同为首要；然而，这可能会因为临床材料的质量和一致性、实验设计和对临床实践的影响而有所不同。

神经创伤的临床试验

在过去 20 年里，有许多临床试验研究旨在降低

S. Honeybul (✉)

Department of Neurosurgery, Sir Charles Gairdner and Royal Perth Hospitals, Perth, WA, Australia

e-mail: Stephen.honeybul@health.wa.gov.au

K.M. Ho

Department of Intensive Care Medicine and School of Global Health, University of Western Australia, Crawley, WA, Australia

e-mail: Kwok.Ho@health.wa.gov.au

© Springer Nature Switzerland AG 2021

S. Honeybul, A.G. Kolias (eds.)，*Traumatic Brain Injury*, https://doi.org/10.1007/978-3-030-78075-3_30

TBI 后死亡率和改善结果的管理策略。就对临床实践的影响而言，其中最重要的是研究了皮质类固醇、低温疗法、去骨瓣减压术、颅内压（ICP）监测，最近则是氨甲环酸的疗效（表 30.2）。

表 30.1　研究领域

领域	获益	限制	TBI 实验中的相对重要性
背景科学信息	需要清楚地了解所研究疾病的基础科学和病理生理学，以评估治疗效果并适当地设计临床试验	病理生理学并不总是转化为临床结局，动物模型可能与临床背景不相似	皮质类固醇 低体温疗法 ICP 监测
临床试验	精心设计的临床试验是评估治疗和指导治疗的最科学方法，大型多中心试验可以评估具有统计学意义和临床意义的较小治疗效果。 临床试验可以在同行评审中或在发表后接受严格的审查。可以最大限度地减少个人偏见，并轻松地将结果传播给广大受众。 具有阴性结果的试验在临床上与阳性试验同样重要	研究人员面临着产出阳性结果的巨大压力。 半数实验从未发表，阳性试验发表的可能性是阴性试验的两倍。此外，结果的呈现方式可能会过度夸大对临床实践的影响。 此外，行业资金的参与可能会扭曲试验设计以及结果的呈现或强调方式	皮质类固醇 低体温疗法 去骨瓣减压术 ICP 监测 氨甲环酸
临床经验	接受临床个体差异，理解并非千人一面。 既往临床病例的经验可以指导在正确的时间为患者选择正确的治疗方法。 需要临床经验以均衡的方式批判性地评估证据	仅凭临床经验将使临床医师接触相对较少的患者（与大型临床试验相比）。 临床医师会受到许多有意无意中认知偏见的影响。 仅凭经验会导致实践模式停滞不前	去骨瓣减压术 ICP 监测 氨甲环酸
患者偏好	考虑结局很重要，因为在某些情况下，神经外科干预可能会使患者面临本人及其家属认为不可接受的结果，即便研究人员认为这或许是可以接受的	生存质量是主观的，难以评估。此外，患者或许会适应他们之前认为不可接受的状况	去骨瓣减压术

表 30.2　颅脑创伤(TBI)领域的一些重要随机对照试验

方法	试验	设计	结论	评论
皮质类固醇	严重头部损伤后皮质类固醇随机化(Corticosteroid Randomization After Significant Head Injury, MRC CRASH)试验	将来自 49 个国家的 239 家医院的 10 008 名头部受伤且格拉斯哥昏迷评分为 14 分或以下的患者在受伤后 8 小时内随机分配至 48 小时甲泼尼龙或安慰剂输注两组	皮质类固醇组的死亡风险（21%）高于安慰剂组（18%）	在该试验得出结论之前，类固醇被广泛用于 TBI 患者。该试验显著改变了临床实践。一个重要的阴性试验
低体温疗法	国家急性脑外伤研究：低温疗法 I（National Acute Brain Injury Study: Hypothermia I, NABISH I）试验	在受伤后 6 小时内将 387 名 TBI 患者随机分为常温与低温（33 ℃）两组并维持 48 小时	两组在残疾、植物人状态或死亡方面的结果相同	这是许多非常重要的试验中的两项，这些试验研究了低温疗法治疗 TBI 的功效。没有显示出保护性获益，并且在所有试验中，低温组死亡率略高。这些研究的结果对临床实践产生了显著影响
	国家急性脑外伤研究：低体温疗法 II（National Acute Brain Injury Study: Hypothermia II, NABISH II）试验	对重度 TBI 患者在极早期行低温疗法。在受伤后 2.5 小时内入组并随机分配至常温与低温（33 ℃）48 小时	低温疗法不能起到神经保护作用	

方法	试验	设计	结论	评论
去骨瓣减压术	去骨瓣减压术（DECompressive CRAniectomy，DECRA）试验	将155例重度弥漫性TBI患者（1小时内ICP大于20 mmHg且持续15分钟，一线治疗无效的）随机分配至双额颞顶颅骨切除术或标准治疗两组	手术组患者的ICP较低，重症监护天数较少。死亡率无差异，但手术组功能结局较差	这项研究的结果表明，手术减压并非没有风险，并突出了与手术相关的发病率。是一项重要的阴性试验，抑制了对早期预防性减压的热衷
	颅内压增高手术的随机评估（Randomised Evaluation of Surgery with Elevation of Intracranial Pressure，RESCUEicp）试验	对409名重度TBI患者（尽管接受了除巴比妥类药物外最大限度的药物治疗，ICP仍大于25 mmHg，持续1~12小时）进行随机分组。由临床医师酌情决定手术方式	手术组的生存获益明显，但代价是植物人状态或严重残疾的幸存者数量增加	一项阳性试验，其中有利结果类别已更改（类似于卒中试验）以包括最重度残疾。从药物治疗到手术选择的高度交叉可能会混淆结果
ICP监测	南美基准证据试验：颅内压治疗（Benchmark Evidence from South America Trial：Treatment of Intracranial Pressure，BEST：TRIP）试验	将324名重度TBI患者随机分配至脑实质ICP监测或实行序贯临床和影像学评估的标准护理两组	两组之间的结局没有差异。结论不支持ICP监测指导管理存在优势的假设	提出了外部效度和安慰剂使用的问题。此外，重点是要注意：监护本身不会改善结局。以监测结果为指导的疗法可能是有益的
氨甲环酸	严重头部损伤后皮质类固醇随机化（Corticosteroid Randomization After Significant Head Injury，CRASH Ⅲ）试验	12 737例（9 202例为伤后3小时内）患者随机分为接受氨甲环酸（10分钟内静脉注射1 g，8小时内继续输注1 g）与安慰剂两组	头部损伤相关死亡的主要结局无统计学差异。接受氨甲环酸治疗的轻度和中度TBI患者的死亡率降低（12.5% vs.14%）	本质上是一个阴性试验，呈现出阳性的转变。亚组分析通常不是指导治疗的非常可靠的数据来源，而是作为假设生成的来源，以指导未来的研究。结果应当指导进一步的研究而不是改变实践

皮质类固醇在TBI管理中的作用

关键点：
- 背景科学信息——基于合理的病理生理学原理，即皮质类固醇的强效抗炎作用可能减少脑水肿。
- 临床试验——强调皮质类固醇在TBI中的有害作用和发表阴性试验的重要性，并展示如何使用大规模的、有充分效力的随机对照试验来确定较小的治疗效果（或在本案例中缺乏）。

医学研究委员会严重头部损伤后皮质类固醇随机化（MRC CRASH）试验调查了类固醇在颅脑创伤中的作用[2]。在该研究之前，大剂量皮质类固醇的使用对于颅脑创伤患者来说是司空见惯的，一些研究表明，在美国多达60%的神经创伤中心常规使用高剂量皮质类固醇。考虑到皮质类固醇的强效抗炎作用和一些对神经创伤的分子反应的炎症性质，它们的使用是基于合理的病理生理学原理。此外，类固醇对脑和脊髓肿瘤血管源性水肿的疗效已经明确。然而，类固醇在细胞毒性水肿（脑肿胀的主要原因）中的作用在很大程度上是未知的。此外，皮质类固醇有许多众所周知的不良反应，其中一些在急性神经创伤的背景下尤其相关，如葡萄糖耐受不良和高血糖、高凝血病、免疫抑制、液体潴留和伤口愈合受损。

该试验是一项组织良好的前瞻性随机对照试验，在49个国家的239家医院进行。临床医师、患者和数据分析者都采用盲法。格拉斯哥昏迷评分低于15分的16岁以上成年人在受伤后8小时内随机接受负荷剂量的2 g甲泼尼龙，随后以0.4 g/h维持

48 小时,或是安慰剂。该试验在 10 008 例患者后揭盲,因为死亡率明显不同,且有利于安慰剂组(皮质类固醇组死亡率为 21%,安慰剂组死亡率为 18%)。尽管对高血糖和两组可能的不平衡管理进行了一些小讨论,但试验明确确定的是,类固醇没有提供任何获益,甚至在某些情况下可能会造成一些伤害。事实上,当考虑 6 个月时的死亡率时,害-需治数(NNH)为 29,与急性心肌梗死后阿司匹林获益(挽救生命)的益-需治数(NNT = 42)相比,这是令人震惊的。总体而言,这是一项具有里程碑意义的试验,对临床实践产生了重大影响。它清楚地展示了如何使用大型运行良好的研究来检测小的治疗效果,这些效果不仅具有统计意义,而且更重要的是临床相关。它还证明了发表阴性试验结果的重要性。

低体温疗法在外伤性脑损伤管理中的作用

关键点:

* 背景科学信息——强调了解基本病理生理学的重要性,即低温对缺氧脑损伤后具有神经保护作用。
* 临床试验——证明低温疗法在 TBI 后无益(其病理生理学与心搏骤停不同),并证明发表可能无统计学意义但具有临床相关性的阴性试验的重要性,尤其是在干预可能有害的情况下。

多年来,在顽固性高颅内压的情况下,低温疗法被用来控制增高的颅内压(ICP)。其基本原理是通过降低 ICP 改善脑灌注,这将减少继发性脑损伤并改善临床结局。除了一些临床研究,还有大量实验室研究证明了低温的神经保护作用,尤其是在缺氧脑损伤的情况下。然而,尽管有这些发现,但越来越明显的是,低温疗法的使用与多种并发症相关,如肺炎、电解质紊乱、凝血功能紊乱、心血管抑制、胃肠动力受损和免疫抑制等。临床医师担心控制 ICP 或神经保护获得的任何益处都会被这些并发症抵消,这促使研究人员进行了几项大型 RCT。

低体温疗法:临床研究

全国急性脑损伤研究:低体温疗法(NABISH I)是首批大型多中心试验之一[3]。392 例 TBI 患者在受伤后 6 小时内随机接受常温与低温(33 ℃)治疗,

并维持 48 小时。试验表明,治疗组没有临床获益,低血压、低血容量和电解质失衡的发生率很高。Hutchison 儿科试验显示,低温组的死亡率和神经功能预后不良的发生率较高[低温组 108 例患者中有 23 例(21%)死亡,而常温组为 14 例(12%)]。然而,该试验存在一些随机化差异,只有 24 小时的短暂冷却期和相当快速的复温,且几乎没有治疗复温并发症的设施[4]。

NABISH II 试验调查了受伤后 2 小时内的早期降温,显示低温组的结局更差,尽管这没有统计学意义[5]。"Cool Kids"试验以无效为由终止,该试验降温开始较早,全程持续 48~72 小时,并缓慢复温,结果显示并没有改善 3 个月时的死亡率。同时,低温组的死亡率出现无统计学意义的增加[低温组 39 例患者中有 6 例(15%),而常温组中有 2 例(5%)][6]。Eurotherm 研究再次显示出造成伤害的趋势,因此试验也不得不提前停止[7]。试验对照组的 192 例患者中有 69 例(36.5%),而低温组中仅有 49 例患者(25.7%)取得了良好结局。此外,低温组的死亡率再次增加[低温组 68 例患者(34.9%)死亡,而常温组中有 51 例(26.6%)]。这项研究的一个有趣发现是,如果患者已经接受治疗性低温治疗,则被排除在外。这意味着尽管缺乏可用的证据,但一些中心已经将低温疗法纳入其常规临床实践。最后,在澳大利亚进行的 POLAR 研究显然设计为以神经保护为目标,因为患者是随机的,治疗是从现场或医院急诊的医疗人员开始的。该试验的结果再次表明,该试验的低温组没有获益,死亡率略有增加,但在统计学上无显著差异[8]。

总的来说,这些试验的结果清楚地表明,虽然低温疗法可以降低 ICP,但它并没有提供临床获益,并且在某些情况下可能会造成伤害。这些发现似乎有悖常理,要理解为什么会这样,有必要仔细检查背景科学信息。首先是近年来重度 TBI 的 ICP 控制和管理策略的演变。在 20 世纪 80 年代中,患者通常过度通气,处于巴比妥类镇静状态,后来接受低温疗法,因为这些措施反复被证明可以降低顽固性高颅压患者的 ICP。然而,尽管巴比妥类药物和低体温有潜在的神经保护作用,这三种治疗方法降低 ICP 的主要机制是收缩脑血管。过度通气会减少动脉中的二氧化碳,从而使脑脊液碱化并引起反射性血管收缩。巴比妥类药物和低温会抑制神经元活动并减

少脑代谢。由于血流-代谢的自动调节作用,这导致脑血流量和血容量减少,这被后续多项研究明确显示。鉴于缺血对结局的有害影响,通过低温实现的 ICP 降低未必转化为长期的神经系统获益并不令人惊讶。在神经保护方面,尽管有实验室研究,但如果没有立即或在初始损伤后 2 小时内启动低温疗法,所有神经保护的动物模型研究都未能证明获益。

总体而言,低温疗法研究表明需要了解正在调查的疾病过程的背景科学信息,还证明了发表阴性试验的必要性。最后,可能也是最重要的,这些试验的结果显示出一种在统计上不显著但在临床上较为突出的有害趋势。

去骨瓣减压术在严重颅脑创伤中的作用

关键点:
- 临床试验——强调发布阴性试验的重要性,并展示试验的主要终点如何根据其定义方式而显得有利。
- 临床经验——强调如何需要临床经验来解释结果。
- 患者偏好——证明需要考虑干预的长期结果。

颅骨去骨瓣减压术通过提供额外的空间让受伤的大脑可以扩张,跳出了 Monro-Kellie 学说的限制。该措施最初在 TBI 和缺血性卒中的背景下使用多年,最近也在其他神经系统急症下使用。然而,手术不能逆转导致神经系统危象的病理学影响,人们一直担心死亡率的任何降低都将以生活严重不能自理的幸存者数量的增加为代价。这些担忧促使研究人员最初在缺血性卒中、最近则是在 TBI 后的背景下进行了数项随机对照试验。

在针对 60 岁以下患者的卒中试验中,只有将有利结果类别更改为包括改良 Rankin 评分(mRS)4 分[9],才可能证明"有利"结果。对于 60 岁以上的患者,尽管研究人员得出"一侧去骨瓣减压术可提高无残疾生存率"的结论,但大多数手术幸存者完全不能自理并伴有严重的神经认知障碍[10]。

在重度 TBI 的背景下,现有两个大型多中心随机对照试验需要考虑类似的伦理问题。

去骨瓣减压术(DECRA)试验

本研究检验了以下假设:在弥漫性脑肿胀的背景下,早期双额去骨瓣减压术可以通过减少继发性脑损伤来优化脑灌注并改善临床结局[11]。在一线药物治疗后的 1 小时内,患者在相对较低的 ICP 阈值(大于 20 mmHg,持续超过 15 分钟)下随机分配。该试验的结果是,随机分配到手术组的患者后续 ICP 较低,并且在重症监护室中花费的时间较少。然而,不仅没有生存获益,而且在 6 个月时,手术组患者的结局更差。

考虑到入组 ICP 阈值(比临床实践中通常使用的阈值低),生存获益的缺乏可能不足为奇;然而,该试验表明,在该特定 ICP 阈值下,并没有太多持续的继发性脑损伤,因此从改善脑灌注中获得的任何潜在获益都被手术发病率抵消了。在这些发现之前,人们几乎已经断定降低 ICP 会提供临床获益,并且在许多方面,试验结果强调需要通过仔细权衡风险和手术益处来进行更深思熟虑的判断。

这项研究的结果引起了相当大的争论。一些评论者认为,"本试验不应得出 TBI 患者使用减压开颅术管理的相关结论,不应在这些结果的基础上改变临床实践"。然而,采取这一立场并没有认识到报告和解释阴性试验的重要性,以及它们对临床实践的潜在影响。另一个批评是,随机分配患者的 ICP 阈值不能代表当前的临床实践(即在更高的 ICP 阈值下进行干预)。事后看来,这可能是一个有效的观察结果;然而,如果试验显示出获益,试验中的患者将代表未来的临床实践的话,这将对全球神经外科实践产生重大影响。

颅内压增高手术的随机评估(RESCUEicp)试验

在这项研究中,具有更高的 ICP 阈值患者被纳入并随机分配,这更能反映大多数神经创伤中心的当代临床实践[12]。该试验在 2004—2014 年的 10 年期间进行,分布在 20 个国家、52 个中心的 2008 例符合条件的患者中,409 例患者被随机分配。入组阈值为尽管 1～12 小时内接受了最大限度的药物治疗(巴比妥类药物治疗除外),ICP 仍大于 25 mmHg 者。然后将患者随机分配到持续的药物治疗中,伴随巴比妥类药物或手术减压,实际术式由治疗外科医师自行决定。

该研究的结果与卒中实验一致,因为这些随机接受手术减压的患者显示出明显的生存获益。进一步的相似之处在于,死亡率的降低几乎是植物人或重度残疾幸存者数量增加的直接结果。在 12 个月的随访中,具有良好结局的患者数量在统计学上略有增加[试验的医疗组为 34.6%,手术组为 42%

（$P=0.12$）]。然而，只有当重度残疾程度较高的患者被纳入有利类别时，才会看到这种轻微的增加（与将 mRS 为 4 视为有利的卒中试验类似）。如果没有这种对有利因素的重新分类，以较低的中度残疾以下（传统上被认为是有利的结果）幸存下来的患者数量非常相似（试验的手术组 32% 有利，药物组 28.5%有利）。

在手术组中，处于植物人状态的幸存者数量也有所增加。在 6 个月时，药物组 188 例患者中有 4 例（2.1%）、手术组的 201 例患者中有 17 例（8.5%）植物人幸存者。在 12 个月时，其中 6 例患者死亡：5 例患者在手术组，1 例患者在药物组。

最后一个问题是试验的药物和外科手术两组患者之间存在高度交叉。在随机接受药物治疗的 196 例患者中，73 例后续进行了减压手术。这似乎表明，对于交叉的患者，临床医生不再对手术减压的疗效保持平等对待，因为患者发展为了真正的顽固性高颅压。事实上，可以争论的是，对于随机分配到药物组的那些患者，要么 ICP 不够顽固，无法证明手术是合理的；要么所有那些真正患有顽固性高 ICP 的患者，无论分组如何，都进行了减压手术。

很难弄清楚从试验的药物组到手术组的这种大量患者交叉如何影响结果的解释，但正如作者所言，观察到的治疗效果可能会有所稀释。事实上，可以说，评估那些随机分配到药物组但后来接受手术减压的患者的结果有很强的伦理必要性。如果这些患者中的许多人后续取得良好的长期康复，就会有充分的理由支持继续使用去骨瓣减压术。然而，如果有相当数量的幸存者处于严重残疾或植物人状态（并作为药物组进行了分析），那么对持续使用该操作的支持将受到严重质疑。

总的来说，去骨瓣减压研究再次表明，在解释结果和对临床实践的影响时，需要发表阴性试验并结合临床经验。研究还表明需要考虑患者的偏好，因为手术减压是一种激进的手术干预，不会逆转主要病理的影响。毫无疑问，手术干预可以降低死亡率。然而，这会增加严重残疾的生存风险，必须仔细考虑这一结果对接受手术者的伦理影响。

ICP 监测在 TBI 管理中的作用

关键点：

- 背景科学信息——高 ICP 与较差的结局相关，直觉表明监测和降低 ICP 可能会改善结果。
- 临床试验——在所研究的人群中，监测 ICP 没有获益；强调发表阴性试验的重要性。
- 临床经验——强调如何需要结合临床经验来解释结果。

颅内压监测技术是在 50 多年前开发的，后来被广泛采用，作为神经创伤管理的基础之一。ICP 指导管理的目的是改善脑灌注并最大限度地减少继发性脑损伤。它还可以揭示那些出现进行性脑肿胀的患者，这会阻止过早停止镇静，并且可以针对这些患者进行药物治疗。然而，尽管增高的 ICP 具有预后意义，但神经创伤的基本挑战之一是无法证明许多药物治疗和最近的手术治疗所实现的 ICP 下降可以转化为临床结果的改善。也只有有限的证据表明 ICP 指导治疗可改善临床结果，这促使研究人员进行了南美基准证据试验：颅内压治疗（BEST：TRIP）试验[13]。

该试验是一项多中心随机对照试验，在 4 家玻利维亚和 2 家厄瓜多尔医院进行，其中一组重症医师在无 ICP 监测的情况下常规治疗神经创伤患者。该实验的主要假设是，基于 ICP 监测的管理方案会降低死亡率并改善 6 个月时的神经心理和功能恢复。2008—2011 年，324 例 13 岁或以上、GCS 3～8 分的患者被随机分组。分配到压力监测组的患者放置了一个脑实质监测装置，按流程进行治疗，以保持 ICP 小于 20 mmHg。随机分配到无监测组的患者根据试验前指定的护理标准接受护理，通过序贯的临床和放射学评估。该研究的结果是，两组在 6 个月时的结局没有差异；研究人员得出的结论是，结果不支持 ICP 监测指导管理优于神经系统检查和序贯脑 CT 成像指导管理的假设。

文献中的结论引起了一些争论，并提出了几个问题，其中两个引起了相当多的讨论。第一个是外部有效性，因为该试验是在低收入国家进行的，在那里获得相对昂贵的监测系统的机会有限。第二个围绕安慰剂问题展开，因为该试验涉及随机分配患者，使其不接受在主要研究人员来自的临床环境中被视为标准护理的管理策略。事实上，试验设计与 20 世纪 90 年代在非洲进行的齐多夫定试验相似，当时感染 HIV 的孕妇被随机分配接受齐多夫定或安慰剂治疗。当时，人们知道齐多夫定可以减少 HIV 的母婴传播。任何高收入国家都会拒绝使用安慰剂；然而，由于该试验将帮助那些随机接受齐多夫定治疗的患者（未经试验他们将不会接受治疗），因此在伦理上被认为是可以接受的。进一步与 Tuskegee 试验相似，在该试验中，患有梅毒的非裔美国男性没有接受青霉素（已经上市）治疗，以继续研究该病的自然病程。

尽管试验调查人员在为他们的研究辩护方面表现出色，但仍有一些讨论要点。他们断言，这项研究本身不是 ICP 监测的研究，也没有安慰剂，因为两组都接受了相当主动、按流程进行的神经病学管理，并且两组之间预设的临床神经功能恶化标准的发生率没有差异。

然而，采取这一立场并未正视监测本身并不能改善结局，除非证明降低 ICP 的干预措施可以带来获益。改变结局的是临床医师对监测结果的解释以及所获得信息指导治疗的程度。试验中一组的治疗由 ICP 监测获得的结果指导（这是主要研究人员通常使用的管理策略）；另一组的治疗则不是（这是主要研究人员不会使用的管理策略）。虽然将 BEST：TRIP 试验与齐多夫定试验或 Tuskegee 研究进行比较可能是不公平和不明智的，但至少从伦理的角度来看，患者得到某些研究人员（在高收入国家）会视为非最优的治疗方案是费解的。特别是鉴于当中的许多人参与了支持和提倡常规使用 ICP 监测的指南的编制，主要研究者的立场被进一步削弱[14]。正是基于这些指南，人们认为在一个将 ICP 监测视为标准护理的高收入国家进行这样的研究在伦理上是不可接受的。

第二组在技术上是否算是"安慰剂"组可以成为伦理争论的焦点；然而，更透明和道德上可接受的立场是承认在该试验和该患者群体中，ICP 指导的治疗尚未被证明提供益处，这和在循环衰竭时使用肺动脉导管的例子类似。鉴于当前的脑外伤基金会指南也承认监测 ICP 可改善结局的证据极其有限，并且大量创伤中心并不常规使用 ICP 监测，因此该试验的结果可能会支持在高收入国家进行类似的研究。事实上，从一些辩论的基调来看，有相当多的评论者认为权衡之下足以支持进行这样的研究。

总的来说，应该祝贺 BEST：TRIP 试验的研究人员在困难的患者分组中进行了出色的合作研究。当然没有必要质疑他们的道德标准和他们进行此类试验的动机。他们强调了发布阴性试验结果的必要性，也许更重要的是强调了高收入国家的研究人员在低收入国家进行研究时需要考虑的问题，以及保护临床研究中弱势群体的道德义务。

氨甲环酸在 TBI 中的作用

关键点：
- 临床试验——强调发表的重要性。
- 临床经验——强调如何需要结合临床经验来解释结果及其临床意义。

在过去的 10 年中，人们对使用氨甲环酸（tranexamic acid，TXA）治疗严重出血产生了浓厚的兴趣。前面的章节已经对数据进行了详细的分析，这里不再赘述；然而，研究药物临床疗效的试验结果的展示是研究人员面临产生阳性和有影响的结果的压力的一个很好的例子。

世界产妇抗纤溶（World Maternal Antifibrinolytic，WOMAN）试验调查了 TXA 在产后出血情况下的使用[15]。试验结果为阴性，主要结局（死亡率和子宫切除术手术率的复合）TXA 组为 5.3%，安慰剂组为 5.5%（$P=0.65$）。此外，全因死亡率没有变化（2.3% $vs.$ 2.6%，$P=0.16$）。然而，在试验结果公布后不久，大众媒体就出现了报道，标题声称"被忽视的药物可以挽救成千上万分娩后的母亲"或"廉价的救命药将死亡人数减少三分之一"。这些看起来肯定与主要结果的结果不一致；对数据的进一步检查证实，其中一项次要结果略有减少。因出血导致的死亡减少了 0.4%，具有统计学意义（1.5% $vs.$ 1.9%；$P=0.045$；$RR=0.81$，95% $CI=0.65\sim1.00$）。这里的差异很小，对临床实践的影响很难弄清楚，所以很难看出这如何证明标题是合理的。

最近，研究 TXA 在 TBI 背景下疗效的 CRASH Ⅲ 试验也发表了类似的宣传[16]。有信息图表声称 TXA 可以挽救五分之一的 TBI 患者，并附有一些官方视频。在一段视频中，首席调查员声称 TXA 可以挽救全世界数以万计的生命。在另一个案例中，一名患者似乎将她从 TBI 中的幸运康复归功于药物的疗效（尽管我们不知道她参加了试验的哪个部分）。然而，试验结果是阴性的，因为 TXA 组和安慰剂组的头部损伤相关死亡（主要结局）没有统计学差异（TXA 组 18.5%，安慰剂组 19.8%；$RR=$

0.94;95% CI＝0.86～1.02）。28 天时的残疾也没有差异。

尽管结果为阴性，但仍有一部分轻度和中度损伤的患者显示 TXA 似乎提供了少量但显著的获益。如果从分析中排除重度头部损伤（GCS 3～8 分）的患者，在其余患者中，轻至中度头部损伤（GCS 9～15 分）患者的死亡率显著降低（166 起，占 TXA 组 5.8%；207 起，占安慰剂组 7.5%；RR＝0.78；95% CI＝0.64～0.95）。这是一个潜在的重要发现，可能对这一亚组患者具有巨大的潜力。或者它可能不会。亚组分析（即使在像这样的大亚组中）通常不是指导临床治疗的非常可靠的数据来源，而是产生可用于指导未来研究的假设。

毫无疑问，该试验是基于翔实的病理生理学，因为它针对的是单发 TBI 的患者，并特别排除了严重颅外出血的患者。在这些情况下，患者很少死于血容量减少，更多是死于颅内挫伤的演变和扩大，这是神经外科实践中公认的现象。如果患者在多次颅内挫伤的"主要"损伤中幸存下来，从直觉上看，使用 TXA 来稳定这些病变并防止其扩大似乎是合理的。

然而，由于数据的呈现方式，临床医师很容易被误导，认为 TXA 已被证明对所有 TBI 患者都有益，但显然并非如此。在临床特征尚未明确确定的特定患者亚组中，该药物的给药具有高度时效性。死亡率的绝对下降幅度很小[1.7%（5.8% *vs*.7.5%）]，益-需治数为 59。然而，它不应让临床医师将药物置于其他完善的复苏和转运程序之上。无论多么诱人，研究人员和编辑都必须抵制将阳性的次要结果一般化来增加试验影响的倾向。

此外，还有一个突出的安全问题。所有具有生理作用的药物都有不良反应，尤其是一种可能降低 TBI 这种异常复杂疾病死亡率的药物。如果 TXA 总体上没有提供任何获益，但对一个亚组的分析显示存活率增加，那么一定有另一个亚组受到损害（以平衡数据，即使它可能没有达到统计学显著）。事实上，虽然 CRASH Ⅱ（研究 TXA 在重大创伤中的作

用）和 WOMAN 研究确定在 3 小时内给予 TXA 有很小的获益，但来自相同研究的数据表明，如果 TXA 的给药时间晚于 3 小时，死亡率会增加[15,17]。CRASH Ⅲ 中的结果相似（RR＝1.31）。这是一个不容忽视的重要发现，它强调在将 TXA 纳入所有 TBI 患者的常规临床实践之前必须谨慎行事，无论其严重程度如何。

然而，抛开这些限制，似乎有一个非常特殊的患者亚群可能需要 TXA，这必须是未来研究的重点。

总体而言，这是在一组难于研究的患者中进行的出色试验，并且有大量数据可用于指导进一步的研究。CRASH Ⅲ 合作者的努力应当得到赞扬；然而，研究结果的呈现方式可能会导致更多的混乱而不是清晰。它诚然是进一步研究的重要信息来源；但对功效的看法存在两极分化的危险。当然，需要进一步的工作来定义可能受益的患者子集，以及评估长期结局，以确定是否有某些患者可能受到伤害。

结 论

毫无疑问，从临床试验中获得的证据将继续为实践提供证据。然而，越来越明显的是，这种方法存在局限性。需要从基本病理学知识中获得的背景科学信息，结合临床经验，不仅要解释数据，还要考虑对个体患者的临床应用。此外，人们越来越认识到，考虑患者偏好在伦理上是必要的，尤其是在 TBI 的情况下，结果不能简单地分为生或死。

EBM 运动可能需要发展，使其每个组成部分及其整体一致性都包含在决策范式中，而不是根据固定的层次结构对证据进行分层。临床试验的整体方法是否需要改变仍有待观察，但鉴于现代医学日益复杂的性质，可能是时候采用更统一的报告方法，需要承认（如本文所示）阴性试验的重要性并予以发表。

利益冲突：无。
基金资助：无。

参考文献

［1］ Ioannidis JP. Why most published research findings are false. PLoS Med. 2005;2:e124.

［2］ Roberts I, Yates D, Sandercock P, et al. Effect of intravenous corticosteroids on death within 14 days in 10008 adults with clinically significant head injury (MRC CRASH trial): randomised placebo-controlled trial. Lancet. 2004;364:1321－8.

[3] Clifton GL, Miller ER, Choi SC, et al. Lack of effect of induction of hypothermia after acute brain injury. N Engl J Med. 2001;344:556－63.

[4] Hutchison JS, Ward RE, Lacroix J, et al. Hypothermia therapy after traumatic brain injury in children. N Engl J Med. 2008; 358:2447－56.

[5] Clifton GL, Valadka A, Zygun D, et al. Very early hypothermia induction in patients with severe brain injury (the National Acute Brain Injury Study: Hypothermia II): a randomised trial. Lancet Neurol. 2011;10:131－9.

[6] Adelson PD, Wisniewski SR, Beca J, et al. Comparison of hypothermia and normothermia after severe traumatic brain injury in children (Cool Kids): a phase 3, randomised controlled trial. Lancet Neurol. 2013;12:546－53.

[7] Andrews PJ, Sinclair HL, Rodriguez A, et al. Hypothermia for intracranial hypertension after traumatic brain injury. N Engl J Med. 2015;373:2403－12.

[8] Cooper DJ, Nichol AD, Bailey M, et al. Effect of early sustained prophylactic hypothermia on neurologic outcomes among patients with severe traumatic brain injury: the POLAR randomized clinical trial. JAMA. 2018;320:2211－22.

[9] Vahedi K, Hofmeijer J, Juettler E, et al. Early decompressive surgery in malignant infarction of the middle cerebral artery: a pooled analysis of three randomised controlled trials. Lancet Neurol. 2007;6:215－22.

[10] Jüttler E, Unterberg A, Woitzik J, et al. Hemicraniectomy in older patients with extensive middle-cerebral-artery stroke. N Engl J Med. 2014;370:1091－100.

[11] Cooper DJ, Rosenfeld JV, Murray L, et al. Decompressive craniectomy in diffuse traumatic brain injury. The DECRA Trial Investigators and the Australian and New Zealand Intensive Care Society Clinical Trials Group. N Engl J Med. 2011;364: 1493－502.

[12] Hutchinson PJ, Kolias AG, Timofeev IS, et al. Trial of decompressive craniectomy for traumatic intracranial hypertension. N Engl J Med. 2016;375:1119－30.

[13] Chesnut RM, Temkin N, Carney N, et al. A trial of intracranial-pressure monitoring in traumatic brain injury. N Engl J Med. 2012;367:2471－81.

[14] Bratton SL, Chestnut RM, Ghajar J, et al. Guidelines for the management of severe traumatic brain injury. J Neurotrauma. 2007;24(Suppl 1):S14－20.

[15] WOMAN Trial Collaborators. Effect of early tranexamic acid administration on mortality, hysterectomy, and other morbidities in women with post-partum haemorrhage (WOMAN): an international, randomised, double-blind, placebo-controlled trial. Lancet. 2017;389:2105－16.

[16] CRASH－3 Trial Collaborators. Effects of tranexamic acid on death, disability, vascular occlusive events and other morbidities in patients with acute traumatic brain injury (CRASH－3): a randomised, placebo-controlled trial. Lancet. 2019; 394:1713－23.

[17] CRASH－2 Trial Contributors. Effects of tranexamic acid on death, vascular occlusive events, and blood transfusion in trauma patients with significant haemorrhage (CRASH－2): a randomised, placebo-controlled trial. Lancet. 2010;376:23－ 32.

31

人工智能与卫生伦理

Artificial Intelligence and Healthcare Ethics

Aakanksha Rana，Caroline M.W. Goedmakers，and Timothy R. Smith

吕科 译

导 言

21 世纪的两大技术创新，大数据和人工智能（AI），为医疗保健带来了巨大的潜力。在机器学习算法的支持下，人工智能开启了从大数据生成知识的众多机会。机器学习是当前一代人工智能的基本驱动力，它依靠大数据来提高性能，并识别底层模式以实现预定义的目标。

随着医疗数据的爆炸式增长，从基础科学、临床、数字、基于语言的和成像数据到大量的行政和经济数据，人工智能计算机程序能够很好地收集、管理、分析和解释这些数据，以优化医疗服务。事实上在一些任务中，人工智能可能比临床医师表现更好。现在有人认为人工智能比得到委员会认证的皮肤科医师能更准确地诊断皮肤癌，以及能比放射科医师更好地预测乳腺癌[1]。随着数据的空前增长和相关数据技术（即机器学习、人工智能和机器人技术）的出现，人们越来越依赖计算机算法来解释和分析这些数据。事实上，历史统计方法无法管理如此庞大和多样的数据，这使得我们越来越依赖人工智能来帮助从一个原本不可能嘈杂和不断膨胀的数据世界

中发现有意义的信号。机器学习和人工智能的利用率不断提高，引发了一系列伦理医疗问题。随着人类对数据利用的直接参与和监督的逐渐减少，以及历史上由自然智能策划的流程、路径和算法的自动化，出现了几个问题。

本专题将试图在 Beauchamp 和 Childress 提出的自主、公正、无害和有益的框架内构建人工智能伦理。

背 景

从个人电脑和互联网本身到智能手机等智能设备，物联网（IoT）以惊人的速度发展。从印刷机到电话，技术的发展用了将近 450 年。90% 以上的美国家庭用了 70 年的时间才有了电视。今天，据估计有超过 50 亿人拥有移动设备。智能手机于 2007 年首次推出，是有史以来发展最快、应用最广泛的技术。到 2020 年，全球 6 岁以上人口中估计有 90% 拥有智能手机。从人类文明的黎明到世纪之交，人类创造了大约 5 EB 的数据。而我们现在每天产生 5 EB 的数据。

记录数字化观测以获得最佳结果已成为人类生

A. Rana・T. R. Smith (✉)

Department of Neurosurgery, Brigham and Women's Hospital, Harvard Medical School, Boston, MA, USA

e-mail: trsmith@bwh.harvard.edu

C. M. W. Goedmakers

Department of Neurosurgery, Leiden University Medical Center, Leiden, Netherlands

© Springer Nature Switzerland AG 2021

S. Honeybul, A. G. Kolias (eds.), *Traumatic Brain Injury*, https://doi.org/10.1007/978-3-030-78075-3_31

活各个领域的规范,无论是法律、医学、商业、政治还是学术领域。在过去几十年中,物联网数据的空前增长帮助创建了一个全新的"数据科学"领域,并结合了统计学、流行病学、应用数学、工程学和计算机科学等领域,试图从这个新兴而复杂的数据世界中获得意义。随着全球数十亿台设备通过互联网连接,到2025年年底,仅全球数字数据就大约超过90 ZB(ZB:等于1万亿GB)。数据增长的迅速规模也可以从谷歌130亿美元的巨额投资中看出,该投资旨在扩大其在美国和欧洲的云计算能力。

数据商业化与数据创建的快速扩展密切相关。1969年,世界上最大的四家公司是通用汽车、埃克森美孚、福特和通用电气,它们都代表着运输和能源行业。2020年,世界上最大的四家公司是数据和技术公司:苹果、微软、亚马逊和Alphabet。这些公司的总价值约为4 T美元,高于除前三名(美国21.5 T、中国14.1 T、日本5.1 T)以外的所有国家的GDP。从数据中创造财富的能力,以及由此产生的激励,使得审查数据利用道德的需要更加紧迫。

医疗数据也呈指数级增长。电子健康记录(EHR)的出现促成了这一点,随着全球越来越多的人加入EHR,健康数据的数量和速度也相应增加。医疗数据的对数增长不仅是EHR形式的积极临床数据收集的结果,还包括来自不同来源的数据,包括管理数据、医院数据、付款人记录、可穿戴和其他移动医疗设备、地理定位系统和社交媒体账户。这突出了健康数据的巨大多样性,这给测量健康数据带来了不确定性。医疗从业者一直特别关注数据、数据收集、建立适当标准和验证协议的不确定性。大多数医学期刊对不确定性进行量化,并在涉及患者群体的研究项目中给出置信区间。这属于医疗数据真实性的广义定义。总之,容量、速度、多样性和准确性是大数据支柱,有意义的健康数据科学可以在此基础上进行。

为了改善患者的预后,理解和分析此类广泛的纵向数据需要临床和技术知识。这些知识需要付出的代价包括建设基础设施、获取技术诀窍,以及开发新的分析。这种复杂的数据设备对于典型的医师来说是难以操作的,并导致了大数据分析工具的开发和部署的大幅增加,以分析和解释粒度数据集。除了数据分析基础设施,人工智能/机器学习(AI/ML)工具也取得了惊人的进步,可以更好地实时帮助临床医师就患者的健康做出明智的决定。人工智能是指科学的一个分支,旨在开发和研究机器所展示的智能,而不是人类或动物所展示的智能。

长期以来,研究人员一直在研究复杂机器智能的发展,以了解其环境并优化决策。机器学习(ML)是人工智能的一个子集,它使用训练数据建立数学模型,可以有效地预测或做出决策,而无须明确编程。在计算机视觉和机器人技术领域取得突破后,人工智能在制造、国防、航空航天、制药和时尚等多个领域得到了积极的研究和部署。在过去几年中,医疗领域的数据科学家也一直在探索其改善患者预后的潜力。

例如,在神经外科护理中,已经投入使用了几种AI或ML工具,用于各种各样的任务,从脑磁共振成像上预测肿瘤边缘,CT扫描上检测颅内出血,甚至检测不同器官的病变。最近,在2019冠状病毒疾病中AI工具在分割巩固程度、肺结节、评估范围方面展示了有效性。同时在胸腔积液、在肺CTS或自动评估COVID-19患者的肺部疾病严重程度中有效的预测这些患者是否需要重症监护。

道德观

人工智能有可能彻底改变医疗保健模式,但人们越来越担心其固有的道德陷阱。目前正在讨论若干建议和准则,涉及从透明度、可靠性、责任到尊重人权等诸多紧迫问题。所有这些医疗AI指南都必须在考虑医学伦理的基本原则时进行讨论,即自主、有益、无害和公正。

医学伦理学相信患者(或其代理人)有权在做出有关其医疗保健的决策时拥有思想、意图和行动的自主权。然而,充分了解医疗信息对于患者或其代理人做出真正自主的决定至关重要。临床医师和医疗保健提供者有责任通过与患者及其代理人建立牢固的信任和护理关系来传递这些信息。由于新医学研究文章的发表率目前估计为每年100万篇,基于人工智能的"快速阅读器"可以为医疗保健提供者提供计算帮助,使他们能够跟上自己学科的进步。这可以通过商业人工智能(AI)搜索引擎(即IRIS)实现。人工智能或其他免费人工智能工具,如微软学术、语义学者或非商业开发的深度学习算法。在人工智能系统帮助指导临床决策的情况下,维护患者的自主性仍然是治疗团队的责任。医师将越来越多地承担的角色之一是算法治疗路径的解释者。更具革命性的是所谓的自治算法的想法,该算法建议使用机器学习技术整合从 EHR 和社交媒体中挖掘的数据,以估计患者同意某一治疗的预测的可信度。然而,患者的结果很少是二元的,更高维度的数据引入了计算复杂性,使现有的治疗复杂性成倍增加,特别是在神经外科护理的情况下。随着治疗决定变得越来越复杂,越来越不透明,这些知情同意的决定对患者及其家属来说变得更为繁重。

在医学技术进步的应用背景下,善行和无害可以被视为密切相关。虽然慈善意味着平衡利益与风险和成本,但非恶意意味着避免造成损害的原因。为了严格遵守这些原则,技术首先需要准确可靠。一般来说,人工智能算法是从患者数据的大型数据库中训练出来的,用于预测个体患者诊断和预后的概率。数据算法的依赖性使得有必要质疑数据的以下属性:①来源;②目的;③一致性(即频率和格式);④与测试环境的关系。在不合适的数据集上进行培训可能会导致较高的误报率和漏报率以及较高的不确定性。当 EHR 中的国际疾病分类(ICD)代码直接用作培训的标签(或基本事实)时,就可以观察到这样一个例子。这可能会导致较差的诊断预测,因为它们的主要用途是计费。一些与数据相关的偏差可以在模型的训练阶段纠正。然而,一般来说,需要意识到深入研究数据管理程序,以识别对可靠性的任何潜在威胁。此外,利用纵向数据(即通过开发个性化预测模型)对个体患者情况进行建模算法感知,是在长期患者护理背景下进行风险/收益评估的一种潜在解决方案[2]。在择期脊柱手术中,这种个性化预测模型已用于预测择期脊柱手术后的非常规出院[3]。

正义的道德原则主张在社会所有群体中平等地分担任何技术进步的负担和利益。然而,事实上,医学上的不平等是系统性的,与社会不平等密切相关。从大多数医疗系统收集的数据也反映了由于种族、性别和其他社会经济差异而存在的许多这样的不平等。种族和性别偏见已经成为部署在非医疗领域的几个人工智能系统中的一个紧迫问题。在面部识别算法中,这表现为对深色女性的分类错误率较高,而对浅色男性的分类准确率较高。此外,对 CEO 等高薪职位的形象搜索产生的女性形象较少,这些职位的求职广告也不太可能呈现给女性[4]。在这些数据集上训练的人工智能医疗预测系统可能会给由于系统性社会经济差异而代表性不足的个人带来无意的不公正。例如,算法可能会预测一个人应该接受手术,仅仅是因为模型是在一个数据集上模拟训练的,该数据集偏向于有良好保险的群体。在相反的情况下,模型甚至可以预测经济边缘化患者的低生存率。为了防止由数据表示不足或过度导致的算法偏差,需要内置检查点,以确保使用更具代表性的数据库来训练 AI 系统。

道德医疗途径

透明度、责任感和再现性

透明性、再现性和责任感是当代人工智能话语中最常被讨论的三个因素。

透明度与可再现性和责任性密切相关,是心理学和治理等各个领域的多方面概念。在人工智能的背景下,透明度通常被认为是算法解释能力(参考可解释性)和对模型决策能力的信任。它是评估决策过程中涉及的风险和收益的基础,同时保持涉及数据收集、策展和使用的程序的披露。

使用人工智能的最大挑战之一是它的不可解释性。通常被称为"黑箱",具有逻辑推理的预测机制不仅对不了解底层复杂计算的用户隐藏,而且对系统开发人员也隐藏。在医疗保健领域,系统的可解释性至关重要。决策过程的透明度不仅有助于建立患者与医护人员之间的信任关系,还可以提高整个系统的质量、安全性和效率。相反,潜在算法决策过程的莫名其妙性质可能会破坏医师和患者之间的信心和信任。

可以说,理解预测建模背后的复杂数学并不重要;然而,对这种模式所做决定的解释和理由是至关重要的。让我们反思一下临床和机器学习环境中的决策标准。迄今为止,临床医师和护理提供者结合他们的知识、批判性思维和经验为他们的患者提供建议。存在一种基于因果推理原则的逻辑和可解释的推理,即"假设如何?"。例如,临床医师会通过批判性和逻辑性地分析多种可能的途径,为患者推荐某种治疗或途径,比如为什么 X 治疗优于 Y 治疗。相反,当前的学习范式,基于经典机器学习算法,设计用于学习疾病 D 和输出 X 之间的独特关系。在探索多个决策路径时，无法探索因果推理学习，这些算法可能无法回答为什么 Y 治疗是一个不利选项。可能是通过结合因果推理在医疗保健领域构建可解释的解决方案，有助于为意外预测提供更有力的解释。

责任是人工智能开发的另一个具有挑战性的方面，它与人工智能的可解释性密切相关。责任可以从个人到机构的多个角度来看待。一般来说，这是从"追究责任"的角度理解的，并要求为所采取的行动提供理由，以便根据一套评估规则或标准证明这些行动的合理性。当某些行动的实施有能力造成伤害时，责任就变得特别重要。认识到人工智能系统在现实世界中的社会技术事务中所能发挥的潜在力量和行动规模，只会有助于强调问责制的必要性。然而，鉴于法律系统认为人类是唯一负责任的代理人，那么，如果 AI 系统造成伤害，谁应该受到惩罚呢？

2018 年，一名妇女被一辆自动驾驶汽车撞死后，AI 社区内出现了对 AI"算法责任"的严重担忧。在临床环境中想象类似的情况同样危险。在对人工智能模型的功能和规格没有了解或了解有限的情况下，如果一个模型不能提供正确的分析，医学专业人员将承担多少责任？此外，寻求个人、机构、服务器、机器、软件开发人员和最终用户/机构的多重贡献使得算法计算能力成为一个难题。

毕竟，算法的可问责性取决于他们模型的可解释性。FDA 关于使用机器学习算法的软件系统的临床决策支持的新指南草案，在为模型可靠性奠定基础的同时，可以看到一些开发更好保护的积极行动。这些指南详细介绍了一些成熟的风险管理和最佳实践指南，同时考虑了人工智能建模中的挑战和机遇，例如，在培训和验证反馈回路中纳入真实世界的证据。或者，国家边界内的现行法律框架包括数据保护法、消费者保护法和保护人权的宪法。这些法律还应通过检查高级人工智能算法解决方案的含义，在起草算法责任准则方面发挥重要作用。

再现性通常指再现先前研究结果的能力。尽管该术语通常与"复制"和"重复"等概念互换使用，但再现性旨在仅再现计算结果，其中提供了足够数量的注释数据和代码共享。最近，科学论文撤稿率的增加突出了包括科学和生物医学在内的多个科学子领域结果的惊人再现性危机[5]。人工智能的领域并非没有被触及。由于人工智能在实际应用环境中具有更大的作用范围和规模，人工智能系统的再现性变得至关重要，许多基于机器学习的模型已经被开发出来，用于创建诊断和预后的临床工具。

在神经外科学中，机器学习也得到了发展，通过自动化图表审查和病理报告的系统化分析，更容易、更有效地进行研究[6]。然而，临床模型显示出再现性的挑战；事实上，在临床环境中一个常见的现象是，当使用相同的 AI 模型时，不同医院的医师可能会观察到完全不同的结果集[7]。医疗保健中的这种再现性错误源于缺乏临床或生物医学数据。医疗保健数据集主要是由于隐私问题而受到保护的，而隐私问题在计算机视觉或自然语言处理等非医疗保健领域不受关注。在计算性临床研究中，代码发布、预处理规范和队列描述的趋势也较少，从而使得结果的复制更加困难。

在这种情况下，共享数据存储库（如英国和日本的生物银行）是一种独特的解决方案。这些国家生物库对个人数据进行去识别，并根据严格的指导原则为一些严重和威胁生命的疾病研究提供数据集，包括癌症、心脏病、眼疾和其他形式的痴呆症。前瞻性数据收集，如 NIH 的"我们所有人"研究计划、Evidation 的发现项目，以及机构层面的努力，如 MIMIC，都是受保护数据共享方向上有希望的步骤。此类国家和国际级数据库也可用于确保培训模式中的社会包容性，包括性别、种族、肤色、民族和社会地位的多样性。

此外，为确保数据集和模型之间的公平比较而进行的一些高级和定期统计程序的研究可以为更好的再现性铺平道路。解决数据共享问题的另一种解决方案是开发新技术，如联合学习、分布式学习和拆分学习，从而消除了数据共享的需要。

同行评审会议和期刊中关于代码和数据发布的规定将有助于提高结果再现性的障碍，促进公平的研究实践，创造一个有利于验证的环境。需要制定出版指南，以解决专门设计用于重新产生或复制指数模型结果的模型验证问题。最后，管理数据科学机构的建立有助于形成监督数据采集、管理和建模的通用标准。

在医疗保健领域，透明度、责任感和再现性不仅是模型技术集成的基石，也是在这些系统及其用户

（无论是患者还是提供者）之间建立信任关系的关键。

人工智能自主性（人工干预范围）

自主性是指一个人在考虑自我控制、自由意志、治理和责任的概念时，对个人思想和行为的独立性。在医学上，这是患者和他们的治疗团队的共同原则，他们有责任充分告知患者和代理人。对于人工智能和机器人等相关领域，自主性在模型的功能层面上一直存在争议。它通常意味着算法的自主性，而这种自主性只能在一定程度上通过人类控制来实现。

随着人工智能技术的运行速度比人脑快一百万倍，高效的解决方案正在以越来越少的人工干预为代价出现，从而提高了算法的自主性。人工智能带来了亚马逊购物体验、谷歌和特斯拉的自动驾驶汽车，以及 Siri 和谷歌 Home 等语音操作个人助理。在临床领域，FDA 于 2018 年批准了第一个完全自主的诊断 AI 工具，这是一种诊断糖尿病视网膜病变的工具。该工具称为 IDx DR，它提供了一个筛查决策，而不需要临床医师解释图像或结果。另一个例子是 iRhythm，它是一种用于心律失常检测的辅助设备。

然而，尽管人工智能的表现令人印象深刻，但人们还是提出了一些关于自主决策能力的问题。

- 自治需要多少控制？
- 我们如何定义中断技术（控制或关闭）的能力？
- 我们繁荣的目的是什么，辅助人工智能还是自主人工智能？

为了理解人工智能主导的数字时代中人类干预的范围，需要回答这些基本问题。不可中断性、隐私的丧失、算法设计的责任和法律方面的缺失，以及失业的可能性，都是 AI 自主足迹带来的一些更大挑战。使用辅助方法的好处在于，它让一个人负责最终决策，而完全自主的人工智能系统（如诊断人工智能）取代了人的因素，这引起了以下几个层面的关注：

- 可解释性缺陷。
- 易受技术恶意软件攻击。
- 责任。

人工智能自主性的另一个主要问题是确定技术可以被中断的程度，从而保持一定程度的控制。例如，如果机器人用于儿童治疗，是否应该对其进行监督？如果是，监管的阶段是什么，如何实施？所有这些都需要大量的规划。人工智能系统中驾驶自主性的另一个重要问题是量化性能。例如，对内在脑肿瘤的诊断卷积神经网络（CNN）已被证明能为世界卫生组织所有四大组织病理学脑肿瘤类别提供近实时、术中脑肿瘤诊断。然而，尽管这些网络前景好，但目前还没有 CNN 准确度的管理标准。

毫无疑问，人工智能将在不久的将来成为医疗服务提供者与患者关系中的第三个贡献者；然而，未经检查的人工智能自主性（仍然是一个"黑匣子"）可能对患者-提供者关系构成潜在威胁。

医疗领域的人工智能仍被认为处于早期阶段，其潜力正在从辅助到完全自主的环境中进行探索。因此，通过适当的控制设置（辅助/自主）确定目标成为首要步骤。一个理想的人工智能模型应该能够证明高灵敏度和高特异性，以确保安全性和效率之间的平衡。为了达到这种平衡，需要伦理学家、临床医师和 ML 科学家对指南进行检查，以确定可接受和安全的自主程度。为了验证人工智能系统在临床实践中的应用，在随机对照临床试验中将人工智能系统与深度学习人工智能系统进行比较可能是有用的。

隐私和安全

世界的数字化引发了关于隐私和安全权利的讨论，旨在保护和控制个人信息的使用。隐私问题涉及数据如何在其所有者同意的情况下存储、处理或传输。安全性是指确保敏感数据免受破坏、泄露或任何类型的安全威胁的保护。

随着机器学习算法在各种任务中比以往任何时候都更多地利用大数据，隐私和安全监管研究也获得了发展势头。与使用人工智能模型侵犯人类隐私相关的现实世界争议的出现进一步验证了这项技术可能带来的潜在挑战。中国政府用于管理的面部识别、基于面部成像的人工智能模型，甚至在不需要个人同意的情况下也可以确定性取向，以及亚马逊歧视女性申请者的失败招聘算法，都只是几个例子。

在医疗保健领域，数字化患者数据的隐私和安全是公正和自主的道德原则的核心。它确保保护个人免受与任何人、组织或技术共享信息可能造成的任何伤害，从而援引非恶意原则。然而，隐私和安全

的保证已成为挑战,因为目前的标准可能不考虑所有的挑战,如:

- 数据匿名性、可访问性和安全性。
- 防止数据共享后出现任何形式的偏见。

为了保证一定程度的数据匿名性、可访问性和安全性,欧洲国家制定了一项适用于整个欧盟的通用隐私法——《新的通用数据保护条例》(GDPR)。

在美国,《健康保险可携带性和责任法案》(HIPAA)中的隐私规则保护个人医疗记录和其他个人健康信息的存储。在处理和存储医疗数据方面,HIPAA 规定了控制者(医院)与处理器或子处理器(云提供商)之间符合 HIPAA 的业务伙伴合同或协议(BAA)的要求。然而,最近的研究结果表明,人工智能模型可以通过观察从活动跟踪器、智能手机和其他手持设备收集的日常数据中获得的基本模式,并将这些模式与人口统计数据相关联,从而重新识别个体[8]。还观察到了几种形式的特定攻击,这些攻击使用神秘、有影响力和算法设计技术来破坏此类数据的安全代码,这证实了当前立法没有充分确保数据匿名性、可访问性和安全性。

世界各地的隐私和安全法律旨在保护数据提供商免受恶意活动的侵害;然而,对于通过使用强大的人工智能工具共享所谓的"安全和隐私保护"数据库而间接产生的潜在威胁知之甚少。之前提到的亚马逊招聘算法是一个经典的例子,展示了该算法如何从其安全数据库中隐式利用性别属性来拒绝女性候选人。想象一下,在一个临床环境中,将导致不能为一种疾病提供治疗或额外的医疗帮助。

由于患者的某些属性(如性别、种族或其他信息)不符合模型的选择标准,因此通过算法向患者发送。这种未经检查的数据共享可能导致算法偏见,最终导致种族歧视、加剧社会差距等问题。因此,安全数据共享指南还需要了解什么应该和不应该与这些先进技术共享。

为了克服这些失败,需要强有力的隐私和安全审计政策来评估潜在的风险,并分析算法的追溯结果,以减少不公平结果的风险。需要更多的工作来维护人工智能系统的隐私和安全,以及主观(人的层面)分析,以确保公正和无害。作为缓解共享数据风险的替代方案,可以设计模型,通过生成性对抗性网络(GAN)使用记录模拟,提供可能的解决方案[9]。例如,使用 GAN 生成的数据可以避免 EHR 数据的

恶意,并通过允许患者选择退出 EHR 数据共享来保持患者的自主性。这种基于人工智能驱动的生成模型的隐私保护模型可用于修改现行立法。

社会影响

人工智能有可能从特定的医疗工作者群体中接管任务,因此可能会减少工作岗位。在大萧条期间也观察到了类似的现象,当时农业创新导致食品生产工人的需求减少。人工智能使自动化成为可能,这经常被讨论,因为人工智能能够取代工人;然而,它可以通过帮助求职者寻找工作来创造就业机会或解决失业问题。世界经济论坛(World Economic Forum)2018 年的一份报告预测,人工智能将创造 1.33 亿个新工作岗位,同时到 2022 年将减少 7500 万个工作岗位,从而总共增加 5800 万个新工作岗位。然而,由于填补这些新职位所需的相关技能,人工智能可能会导致失去工作的工人比例与人工智能创造工作的理想候选人之间出现不匹配。

在国家经济研究局(National Bureau of Economic Research)的一份报告中,经济学家安东·科里内克(Anton Korinek)和约瑟夫·斯蒂格利茨(Joseph E. Stiglitz)指出,失业是人工智能增加经济不平等性的途径之一[10]。在过去 10 年中,穷人和富人的预期寿命出现了显著差异,这在一定程度上归因于在获得医疗保健和昂贵的技术创新方面的差异。Korinek 和 Stiglitz 推测人工智能如何通过利用人工智能作为经济优势来增加富人的财富。正如我们现在所看到的,拥有一台电脑、一辆汽车或一部智能手机在较小程度上创造了更多的经济可能性。如果人工智能被用来增强人的能力,那么最富有的人很可能会变得最富有。这将大大提高他们的生产率,进一步扩大贫富差距。

人工智能可以放大现有的医疗不平等。差异反映在医疗数据中,未经培训的人工智能可以将这些差异传播到有偏见的预测中。2019 年一篇关于算法中种族偏见的文章阐述了这一现象,作者试图调查一种广泛使用的算法在不同种族类别中的性能。他们证明,在每个风险评分中,黑种人患者被认为比相应的白种人患者病情更严重,这一点通过血液生物标志物的增加得到了证实,表明黑种人患者患有未控制的慢性病。出现这种形式的种族偏见是因为该算法预测的是医疗费用,而不是疾病。与白种人

患者相比,获得医疗保健的机会不平等导致黑种人患者的医疗费用减少[11]。避免初始输入数据中的这种偏差,以及基于这些数据的算法,对于维护社会公正至关重要。

偏颇的算法并不是医学上唯一遇到的问题。在刑事司法决策中使用的算法中也发现了种族和性别偏见。在刑事司法案件中,自动化风险评估的一个流行工具是 COMPAS(针对替代制裁的罪犯管理分析)。其再犯罪风险量表评估年龄、犯罪史、就业史、毒品问题,以及职业和教育问题,如成绩和停学。COMPA 被发现高估了女性再次犯罪的风险,因此导致对女性罪犯的不公平判决。此外,COMPAS 高估了黑种人罪犯再次犯罪的高风险,黑种人罪犯的假阳性率远远高于白种人罪犯[12]。

可以通过使用补贴找到解决这些挑战的可能办法。为了防止基于技能的就业错配,对相关领域的再教育进行补贴可以帮助因技术创新而失业的工人重新融入就业市场。尽管代码通常在 GitHub 等网站上免费在线共享,但为使用该代码开发的人工智能工具提供补贴以使其公开,可能有助于解决人工智能工具使用方面的经济差异。完全消除算法中的偏见可能是不可能的,但分析数据源和提高认识可以帮助减轻大数据收集中固有的一些偏见。

道德机器

伦理和道德是两个密切相关的术语,其中伦理通常用于指道德决策的心理过程,而道德则侧重于决策的规范方面或内容。讨论伦理道德涉及决策和行动。在判断一项决定或行动是对是错时,对其规范性方面的判断至关重要。好与坏不仅来自行动和决定,也来自自然现象。自然和人类的区别在于选择的概念。出现的问题是,在没有明确编程的情况下,基于学习经验做出决策的算法是否具有这种选择能力。算法可以选择不做决定吗?如果仍然不清楚决策基于什么,那么黑盒深度学习算法的决策有多合理?这些问题围绕着决策的过程而不是内容。确切地说,这个过程似乎是算法面临的最大挑战。因此,我们似乎有可能创造出道德机器,但道德教育可能过于复杂。

关于人类是否天生就有道德感的争论仍在继续。然而,无论是天生的还是后天习得的行为,道德感都会通过与环境和经验的互动而进一步发展。因此,道德不是一成不变的,而是严重依赖于这些互动。

未经训练的人工智能算法没有内在的道德性,为了训练这种算法,需要从灌输了文化习俗的大型研究中提取和整理数据。然而,在卫生保健领域,为了让提供者从模型中得出伦理结论,需要对规范价值的可量化定义有所了解(来自伦理学家、临床医师和人工智能开发人员)。定义道德是一项艰巨的任务,规划道德可能会有更大的问题,特别是考虑到文化规范和道德价值观的广泛差异。

人工智能算法本质上是"数据饥渴型"的,这一限制可以被用来嵌入道德价值观。管理合乎道德规范的数据是一项具有挑战性的任务。为了实现这一目标,麻省理工学院的研究人员创建了一个在线平台,探索自动驾驶汽车所面临的道德困境。他们的"道德机器"使用众包数据训练人工智能模型,以便为自动驾驶汽车做出道德决策[13]。社会是否愿意使用这种"道德机器"值得怀疑,因为研究表明,人们目前仍然反对自主机器做出道德决策的想法[14]。像麻省理工学院的"道德机器"这样的项目,其重点是医疗决策,目前还没有开发出来。

最终,为人工智能开发人员制定政策,规定如何将量化的道德价值观纳入模型设计,是创造具有道德的机器的必要步骤。

部署和人工智能安全

人工智能安全辩论最近得到了足够的关注,以评估其短期和长期风险。向未来生命研究所(Future of Life Institute)拨款 1 000 万美元,用于关注先进人工智能的风险,同时以不伤害人类的方式进行部署,这是全世界朝着这一方向采取的若干步骤之一。在真实环境中部署人工智能技术比在精心策划的实验环境中开发人工智能要困难得多,因为存在一些技术方面的问题,如数据集不正确或不平衡。此外,安全人工智能模型的有效部署必须从道德、法律和道德责任的角度进行。

安全技术稳健模型的常规部署需要几个阶段的测试,以确保表 31.1 所示的三个重要阶段,即:

- 规范性。
- 稳健性。
- 可靠性。

检查应用程序的功能并理解目标和用户兼容性

(规范)需要一种分步方法。此后,研究响应时间、流量和安全性方面的性能(稳健性)。最后确定其可用性(保证)。虽然这是一种理想的部署方法,但医疗环境中的此类技术安全措施可能并不简单。

表31.1　AI部署的三个阶段

阶段	定 义
规范性	技术的目标及其具体目标
稳健性	模型承受可能由内部或外部因素引起的任何扰动的能力
可靠性	确保系统或技术在运行期间能够被理解和控制

对于规范,第一阶段可以是功能检查,模型输出将由临床医师简单观察,但不会用于临床决策。在此阶段,在强化学习框架中,模型将因正确的决策而受到奖励,因错误的决策而受到惩罚。此外,兼容性检查应旨在根据决策模型的目标和设计对其进行校准。了解模型与应用环境设置的兼容性是必要的,以便解决非常基本的问题,例如:

- 将设计模型与医疗保健提供商的工作流程集成的最佳方式是什么?
- 谁是应用程序端的真正用户,护士、专职健康专家、医师或外科医师?

为了解决与设计相关的挑战,应制定易于插入的模型再优化策略,同时解决可能存在的环境和数据偏差。数据和技术在医疗领域大多是非集中化的,即在一个领域的图像上训练的模型(在机构或医院中也可能不同的成像设备)随后部署在不同的领域图像上,这可能会引入"分布转移"[15]。对抗性攻击是机器学习安全威胁的另一种特殊形式,它可以通过在实际输入样本中添加精心设计的(不可察觉的)小扰动来削弱模型的训练(中毒)和推理(逃避)[16]。由不安全勘探而导致的另一种形式的波动可能来自一个系统,该系统在没有安全保证的情况下寻求最大化其性能并实现目标。为了应对这些不可预见的事件和各种形式的恶意对抗性攻击,应确定AI模型在所有此类条件下的稳健性,这是AI安全领域的一个活跃研究领域。医疗保健领导者应通过投资基础设施,为医学中的人工智能模型开发健壮的评估系统,刺激研究驱动的解决方案。

尽管使用规范和稳健性检查可以减轻一些风险,但持续监控和强制控制仍然与AI系统的可靠性相关。监控通常使用主观(人类判断)和客观(统计决策指标)来检查模型的功能。控制实施是通过设计工具来执行的,这些工具在观察系统行为的同时限制系统的动作。解释人工智能系统功能的能力很重要;然而,确保公平的监督和控制可能具有挑战性。例如,如果模型能够提供预测诊断的附加解释,医生只能在批准其决定之前检查模型的推理或行为。为了构建这样的系统,一种增强的方法可以是使用机器思维理论设计一个自动化的行为分析模型。

结 论

毫无疑问,人工智能将在未来几年对医疗保健的提供方式产生可考虑的影响,也毫无疑问将面临重大挑战。随着时间的推移,机器学习算法可以继续从数据中学习以提高系统性能。因此,安全措施应与不断检查的这些进展保持一致,直到达到令人满意的定量水平。美国食品药品管理局(FDA)最近朝着这个方向采取了一些措施,以调查AI系统的监管实践指南,确保AI系统的安全部署,这些措施是朝着正确方向迈出的有希望的一步,应该在全世界范围内采用。

利益冲突:无。

财政支持:这项研究未得到财政支持。

参考文献

[1] Esteva A, Kuprel B, Novoa R, et al. Dermatologist-level classification of skin cancer with deep neural networks. Nature. 2017;542:115-8.

[2] Senders JT, Staples PC, Karhade AV, et al. Machine learning and neurosurgical outcome prediction: a systematic review. World Neurosurg. 2018;109:476-86.

[3] Stopa BM, Robertson FC, Karhade AV, et al. Predicting nonroutine discharge after elective spine surgery: external

validation of machine learning algorithms. J Neurosurg Spine. 2019;31:619－773.

[4] Datta A, Tschantz M, Datta A. Automated experiments on ad privacy settings. Proc Priv Enh Technol. 2015;1:92－112.

[5] Baker M. 1,500 scientists lift the lid on reproducibility. Nature. 2016;533:452－4.

[6] Senders JT, Arnaout O, Karhade AV, et al. Natural and artificial intelligence in neurosurgery: a systematic review. Neurosurgery. 2018;83:181－92.

[7] Beam AL, Manrai AK, Ghassemi M. Challenges to the reproducibility of machine learning models in health care. JAMA. 2020;323:305－6.

[8] Na L, Yang C, Lo CC, et al. Feasibility of reidentifying individuals in large national physical activity data sets from which protected health information has been removed with use of machine learning. JAMA Netw Open. 2018;1:e186040.

[9] Zhang Z, Yan C, Mesa DA, et al. Ensuring electronic medical record simulation through better training, modeling, and evaluation. J Am Med Inform Assoc. 2020;27:99－108.

[10] Korinek A, Stiglitz JE. Artificial intelligence and its implications for income distribution and unemployment. The economics of artificial intelligence: an Agenda, Agrawal, Gans, and Goldfarb. University of Chicago Press; 2019. p.349－90.

[11] Obermeyer Z, Powers B, Vogeli C, et al. Dissecting racial bias in an algorithm used to manage the health of populations. Science. 2019;366:447－53.

[12] Hamilton H. Justice served? Discrimination in algorithmic risk assessment. Research Outreach; 2019. https://researchoutreach.org/articles/justice-served-discrimination-in-algorithmic-risk-assessment/

[13] Awad E, Dsouza S, Kim R, et al. The Moral Machine experiment. Nature. 2018;563:59－64.

[14] Bigman YE, Gray K. People are averse to machines making moral decisions. Cognition. 2018;181:21－34.

[15] Papernot N, McDaniel P, Sinha A, et al. Towards the science of security and privacy in machine learning. arXiv:1611.03814 2016.

[16] Finlayson SG, Bowers JD, Ito J, et al. Adversarial attacks on medical machine learning. Science. 2019;363:1287－9.

小儿颅脑创伤的伦理问题

Ethical Issues in Paediatric Traumatic Brain Injury

Ahmed Ammar and Stephen Honeybul

亚生江　译

导　言

在复杂的急性小儿神经创伤领域,了解临床伦理至关重要。小儿神经创伤也会遇到与成年患者类似的问题。但是,儿童和成人之间存在着内在差异,因为随着儿童身体和智力的发展,需要考虑这些问题的环境也在不断变化。

在儿童发展的早期阶段,父母是唯一的决策者,通常会被要求做出他们认为最符合儿童利益的决定。然而,孩子从婴儿期发展到青春期早期,关于他们的医保状态和随之而来的伦理问题的讨论需要反映孩子的身体和智力成熟程度。随着儿童接近成年并开始形成自己主见和利益意识,"儿童"必须在自身健康决策方面发挥更重要的作用,临床管理必须更加以患者为中心,并反映和尊重儿童或早期成人的正在成长的价值观和身份认同。

近几十年来,儿外科领域发生了巨大的变化。其原因有很多,不仅有外科技术的进步,还包括社会对生活质量问题和残疾生存的态度发生了变化。回顾儿科医学的一些历史有助于了解以上问题是如何发生的,以及这些变化与当代神经创伤管理的相关性。

背景知识

1954 年,一本名为《婴儿和儿童神经外科》的书概述了可用于神经管缺陷的管理策略[1]。当时,可用的手术治疗极为有限,许多儿童要么因感染过早死亡,要么因严重残疾而幸存下来,任何接近正常生活的前景都可以忽略不计。因此,作者建议终止治疗。当时,这种观点被广泛接受,并且在伦理上是合理的。然而,在随后的几年里,随着手术技术的改进,许多婴儿可以从手术治疗中受益,并继续获得良好的康复,尽管其有一定程度的残疾。随着手术治疗的不断进步和社会对残疾的态度发生变化,临床医师开始意识到基于不可接受的残疾和默认为生活质量差的家长式观念终止干预存在严重的伦理问题[2]。这些态度的变化反映在政府立法中,1973年美国联邦政府通过了禁止歧视残疾人的《康复法案》。

几年后,另一个反映社会态度进一步变化的案例

A. Ammar (✉)

Department of Neurosurgery, King Fahd University Hospital, Imam Abdulrahman Bin Faisal University, Al Khobar, Saudi Arabia
e-mail: ahmed@ahmedammar.com

S. Honeybul

Department of Neurosurgery, Sir Charles Gairdner and Royal Perth Hospitals, Perth, WA, Australia
e-mail: Stephen. honeybul@health. wa. gov. au

© Springer Nature Switzerland AG 2021

S. Honeybul, A.G. Kolias (eds.), *Traumatic Brain Injury*, https://doi.org/10.1007/978-3-030-78075-3_32

是婴儿小 Doe(Baby Doe)。1982 年 4 月 9 日,他出生于印第安纳州布卢明顿(Bloomington,Indiana),患有唐氏综合征和气管食管瘘。当时认为这个缺陷是可以矫正的,手术后完全有可能正常进食。已安排在附近的医院进行手术;然而,负责婴儿小 Doe 的产科医师建议孩子父母不做手术,而选择无所作为,即会导致婴儿在几天后因脱水或饥饿而死亡。医师的建议是基于当时他认为唐氏综合征的婴儿是难以生存的理念。父母同意;然而,其家庭医师和当地的儿科医师强烈反对这个方案。他们的反对是基于他们相信异常食管手术修复后,良好医疗结果的预后比家人认为的要好得多。这些医师招募了几名律师,并将案件提交给当地法院,根据印第安纳州的"需要服务的儿童"(Child in Need of Services)法规要求宣布忽视。法院选择遵循当代先例,尊重父母的决定。印第安纳州上诉法院拒绝立即举行听证会以审查该决定,并且印第安纳州最高法院也拒绝了要求以命令医学治疗紧急救济的申请。婴儿小 Doe 于 4 月 15 日因脱水和肺炎死亡。伦理辩论的中心是唐氏综合征儿童的生命是否应该比其他生命低价值。在这起事件发生时,美国卫生总署 C. Everett Koop 博士辩称,这名男孩被拒绝接受治疗(以及食物和水)并不是因为治疗风险不合理,而是因为他有智力障碍(无法判断婴儿的年龄,因为一些患有唐氏综合征的人可以发展接近正常甚至正常范围的智力)。Koop 公开声称,他不同意这种拒绝治疗的做法,随后在 1984 年通过了《虐待儿童法》,即《婴儿小 Doe 法》(Baby Doe Law)。它规定了治疗重病和(或)残疾新生儿的具体标准和指导方针,无论父母的意愿如何。它要求接受联邦资金用于虐待儿童计划的州制定程序来报告医疗疏忽事件,法律将其定义为终止治疗,除非婴儿不可逆转地昏迷或新生儿

的生存治疗"几乎无效"。对儿童生活质量的评估不是拒绝医疗的正当理由。

在随后的几年里,对这项立法进行了一些修正;然而,本案和一些类似引发了这样的争议的案件,在某些方面确实有助于突显儿科生物伦理学领域在相对较短的时间内取得的进展。

当前证据

在儿科神经创伤领域,也有类似的伦理问题需要考虑;然而,为决策提供信息的证据有限,这也是小儿外科许多方面的常见问题。针对儿童进行的临床研究比针对有能力的成年人进行的研究需要更严格的标准。此外,儿童处于需要保护的潜在弱势地位。许多经常针对儿童进行的手术技术试验要么将儿童排除在参与之外,要么纳入的儿童数量不足,无法得出强有力的结论。最后,那些已经进行的试验通常难以招募,因此它们的效力不足以提供实质性结论。这些局限性在为数不多的神经创伤儿科试验中更为显著。

Taylor 等将头颅外伤后颅内压增高的儿童随机分配到早期接受去骨瓣减压组或单独药物治疗组[3]。该研究表明,接受手术的患者颅内压始终(但不显著)较低,并且得出接受手术的儿童的功能预后更好。必须承认,该试验的患者人数非常少,随后的成人研究结果证实,手术干预降低了死亡率,但其代价是几乎直接增加了生活不能自理的幸存者人数[4]。

然而,这引发了另一个问题,即从成人试验中将证据推断到儿科实践的实用性或其他方面,因为需要考虑伦理问题的背景在儿科人群中大不相同。

以下说解释性案例清楚地说明了这些问题:

------ 经典案例 1 ------

一个 4 岁的男孩和他的三个年长的兄弟玩耍时,从 3 米阳台上跌落。他遭受了严重的外伤性脑损伤,最初的大脑 CT 扫描显示严重的脑肿胀,基底池消失,左侧大脑半球局部缺血。他住进儿科重症监护室进行颅内压(ICP)监测,尽管采取了积极的医疗管理,但初始压力始终高于 30 mmHg。入院 4 小时后,他的瞳孔变得固定和散大,复查 CT 扫描显示左侧大脑半球缺血区域。

基于患儿接受手术后可能的长期功能预后,主诊神经外科医师犹豫是否进行手术。她与在场的所有家属进行了讨论,并要求从重症监护室同事和一位神经外科同事那里获取建议。由于讨论进行得很有敬意,尽管时间有限,但没有任何敌意,气氛相对平静。征求了所有家庭成员的意见,并且非常注意不要将事故原因归咎于责任。医疗团队明确表示,并未要求家属做出有关手术干预的最终决定,而是询问他们基于

严重神经认知障碍的可能性很大,他们认为什么对孩子最有利。家人接受了神经外科医师的意见,但要求采取一切措施保住男孩的生命。男孩被带到手术室进行去骨瓣减压术。

10年后,神经外科医师收到了学校的演出邀请,有14岁的男孩正在表演。这是一个相对次要的角色,但他表现得很好,而且他的父母和兄弟显然很钦佩他。他有明显的右侧偏瘫和中度语言障碍,但他正在接受主流教育并取得了良好的进步。演出结束后,神经外科医师与家人见面,看到男孩与兄弟姐妹之间的亲密关系,他们似乎没有注意到他的残疾,他们似乎像其他青少年一样争论和争吵。

这个案例说明了将成人研究中获得的证据推断到儿科人群所遇到的困难。它还证明了对可接受结果进行过度家长式评估的局限性。这位主诊医师只知道小孩和家属是谁,当问到他是否因为为了救小孩命选择手术,但遗留了部分残疾时,医生回答道:“为什么后悔? 难道就该等他失去生命吗?”此外,根据能力判断生活质量可能存在固有问题,尤其是在儿科人群中,这反映在“残疾悖论”(disability paradox)的伦理概念中。这是许多患有严重和持续残疾的患者在大多数观察者看来似乎生活在非常令人不快的状态下,报道良好或卓越的生活质量的观察结果[5,6]。

当然,情况并非总是如此,也不意味着每个头部严重受伤的孩子都应该积极治疗。需要进一步研究以建立适当的临床适应证,虽然不太可能有更多关于去骨瓣减压术的随机对照试验,但可能像脑室-腹腔分流术一样,建立注册和临床结果数据库能形成比较有效性研究(comparative effectiveness research,CER)的基础。这是一个快速发展的领域,它意识到并非所有类型的神经外科干预措施都可以通过临床试验进行最佳验证。它旨在直接比较现有的医疗干预措施,以确定哪些对患者的益处最大。同样,哪些可能带来的益处最小。经典案例2是后面一个问题最好的案例。

经典案例2

— 第1部分 —

15岁女孩遭遇头颅顶部孤立的钝器冲击。她的初始GCS为11分(E2、M5、V2),瞳孔等大、反应灵敏,伴有极度激动。检查发现,在矢状窦后1/3的前部区域有一个开放性伤口,颅骨中线凹陷明显。她给予气管插管并呼吸机辅助呼吸,进行CT扫描证实严重粉碎骨折,直接在中线凹陷约2cm,潜在的硬膜外血肿导致显著的占位效应。当完成CT后,发现她的瞳孔固定并散大。决定直接前往手术室进行紧急手术。主诊神经外科医师知晓女孩父亲到达急诊室,赶紧去见他。神经外科医师解释了病情的严重性、紧急手术的必要性及矢状窦受伤的可能性。就在这一刻,女孩父亲告知医师他们家是耶和华见证会教徒(Jehovah's Witnesses),直接拒绝同意手术。

耶和华见证会教徒认为《圣经》禁止摄入血液,基督徒不应接受输血、献血或储存自己的血液以供自体输血。该信仰基于对圣经的解释,与其他基督教教派的解释不同,并教导他们拒绝输血全血或其四种主要成分(红细胞、白细胞、血小板和血浆)是一种不可谈判的宗教立场。

在成年人口中,必须承认,在法律上,精神健全的人有绝对的道德和法律权利,拒绝输血。许多耶和华见证会教徒持有预先指示或已执行详细的医疗保健预先指示(生前遗嘱)。其副本通常提交给他们的全科医师、家人和朋友,判例法明确规定此类指令具有法律约束力。对于儿童来说,道德和法律问题需要仔细考量。根据儿童被视为未成年人的年龄(例如,在英国为16岁,在美国为18岁),父母基于他们维护孩子的最大利益的角度出发有权提供或拒绝代理同意。

在目前的情况下,外科医师必须解释,将尽一切努力将失血量降至最低。但还必须强调的是,外科医师不会让孩子因输血不足而死亡。

如果有时间,重要的是要认识到大多数司法管辖区都强烈建议获得儿童的同意或赞成。这与获得正式同意的方式相对微妙,后者(取决于家庭格局)可能会导致孩子与父母发生冲突。在目前的情况下,重要的是要认识到,这个女孩/年轻人在15岁时可能已经足够成熟,能对输血的同意形成自己的意见。

在英国,所谓的Gillick权限规定,如果孩子达到足够的理解能力和智力以完全理解所提议的内容,那么父母决定其 16 岁以下孩子是否接受治疗的权利即告终止。这是由上议院在 Gillick v West Norfolk 和 Wisbech AHA［1986］案中决定的，一名 16 岁以下女孩的母亲反对卫生部的建议，该建议允许医师在未经父母同意的情况下向儿童提供避孕建议和治疗。

不幸的是，总会有这样的情况：所有讨论渠道都已用尽，父母或有能力的孩子拒绝同意输血。如果情况不是那么紧迫，并且被认为在没有输血自由的情况下进行手术是不合理的，则可以向适当的法院提出"特定问题命令"的请求。这允许在不取消父母所有权力的情况下进行输血，这有助于强调医师的最终法律和道德义务取决于孩子而不是父母的意愿。世界各地的法院普遍承认父母的权利，但也承认这些权利不是绝对的，存在只是为了促进儿童的福利。

在目前的情况下，时间不允许向法院申请，如果需要，应该献血。在这些情况下未能提供挽救生命的治疗可能会使医师容易遭遇刑事诉讼。

经典案例 2

— 第 2 部分 —　（续第 1 部分）

女孩被转到手术室，接受双额开颅手术（切口在矢状窦中 1/3 处）。清除硬膜外血肿，主要使用小肌肉贴片修复窦道撕裂。植入了颅内压监测仪，随后转入重症监护室。最初患儿病情稳定，但尽管给予最大限度的治疗，在接下来的 24 小时内，她的 ICP 仍逐渐增高。双侧瞳孔都固定并散大，复查头颅 CT 扫描显示病情恶化为双侧静脉栓塞。医师召开家庭会议讨论情况，结果发现患者的父母最近分居，并且没有关于监护权的相关文件。交流会气氛极度紧张，医师刚提到可能出现的最坏结果，女孩父亲气冲冲地走出了房间。母亲陷入沉默状态。经过进一步讨论，决定使患儿苏醒，以评估她的神经功能。计划在 48 小时内再次跟家属讨论病情。在这段时间里，女孩没有表现出任何神经系统进展的迹象，呼吸功能也没恢复。第二次与家属交流气氛也不好，一提到脑死亡可能性，父亲又冲了出去。计划进行第三次讨论，在这次会议之前，神经外科医师与父亲私下交流。在交流中，礼貌但坚定地强调讨论必须进行。神经外科医师特意询问父亲是否有其他人跟他一起提供支持？当女孩父亲告诉医师"这不可能"时，医师感到惊讶。他问女孩父亲能不能带弟弟或带一位对女儿特别细心的重症监护护士？

接下来的会议有所不同。哥哥和他分居的妻子与女孩父亲共度了一个晚上。夫妻和哥哥此前保持着良好的关系。哥哥主导了大部分的交流，而父亲则安静地坐着。事实证明，直到那时，父亲都没有将女儿的事故告诉家人，因为他认为自己对她的伤害负责。当时，女儿一直和他住在一起，和朋友出去玩时，没有告诉他。因为他在喝醉时睡着了，他也承认自从分居后，他一直酗酒。很明显，父亲不明白他的女儿可能已经脑死亡，因为他相信心脏在跳动时总是有希望的。事实上，是他的兽医兄弟在前一天晚上解释了这个问题及其含义。

会议结束时，父亲向大家表示感谢，并为之前的行为道歉。神经外科医师接受了道歉，但明确表示女孩父亲不必因此而道歉。女儿随后接受了脑死亡测试，并随后进行器官捐赠。

这些说明性案例有助于阐明在儿童神经创伤管理中经常遇到的有关沟通、同意和脑死亡的几个关键问题。

小儿神经创伤中的沟通和知情同意

考虑到在情绪波动的氛围中与家人打交道时可能会遇到困难，尤其是当他们被要求作为代理决策者参与复杂的管理问题时，小儿神经创伤领域可能会出现独特的伦理困境。当与家庭成员意见不一致、文化价值观或宗教信仰与临床医师的管理策略相冲突时，这些困难可能会更加复杂。

第一个说明性案例展示了涉及所有利益相关者并意识到神经创伤结果固有的不确定性的协作方法的至关重要性。第二个案例说明了缓解冲突的必要性,尤其是当存在在创伤背景下并不少见的内疚问题时。不管是对是错,当孩子受伤时,父母往往会感到一种责任感,这可以表现为任何数量的负面情绪,这些情绪可以指向医务人员,并使原本有效和富有成效的沟通成为问题。在这些情况下,及早识别潜在的冲突对于防止这些行为模式变得根深蒂固并导致沟通中断至关重要。护理人员的参与是极其宝贵的,因为他们经常与患者及其家属相处很长时间,而且他们很容易注意到家庭成员之间或家属与医务人员之间的潜在冲突领域。当冲突确实发生在第二个说明性案例中时,探索文化和宗教背景很重要,以便找到正确的方法并解决这些问题。

这导致了在急性小儿神经创伤背景下的知情同意问题。人们经常注意到,儿童是需要保护的潜在弱势群体;然而,同样值得注意的是,父母可能也是脆弱的,尤其是在他们的能力可能因情绪困扰而受损的情况下被要求提供知情同意时。第一个说明性案例用于说明没有要求家人做出有关手术干预的决定。事实上,在这种情况下这样做会被视为放弃他们做出他们以后可能会后悔或他们不一定有资格做出的决定。该案例表明,更好的方法是涉及医疗团队与家人之间的协作沟通和信息交流,这有望形成以家庭为中心的共同决策,这是儿科医疗领域越来越受欢迎的方法[7]。

第二个案例表明,在大多数司法管辖区,儿科医疗保健提供者有法律和道德义务提供满足儿童需求的护理标准,而不必满足父母的愿望或要求。父母的决策并不意味着父母有权做出自己的自主选择;相反,应该首先理解父母的责任是支持他们孩子的最大利益[8]。这适用于所有决定,而不仅仅是基于宗教信仰的决定,如耶和华见证会教徒的案例[9]。通常,儿童的医疗决策以儿童的最大利益标准为中心,而不是照顾者的利益。应告知父母或代理人,临床护理的目的是最大限度地提高对未成年人的利益,最大限度地减少对未成年人的伤害,并防止对孩子的忽视,如孩子因未能献血而死亡的情况[10]。

在这种情况下,最后要考虑的是需要考虑儿童的发育成熟度,因为这允许在医疗决策中增加纵向纳入儿童的意见。在 15 岁时,根据司法管辖区的不同,她正在接近一个年龄,即她可能至少部分地就输血的可接受性或其他方面的同意形成了自己的意见。在急性颅脑创伤的情况下,时间比较紧迫,按照

前文概述的方式进行并根据需要输血是合理的。然而,在时间限制较少的情况下,特别是如果有文件证实成年儿童拒绝接受血液制品,道德和法律问题将需要更加仔细处理,并可能需要及早求助于法律顾问。

脑死亡

正式确定儿童脑死亡的主要指标是该患儿作为潜在的器官捐献者。然而,如第二个案例所示,在某些司法管辖区内,脑死亡的诊断可能需要说明。父亲未能接受女儿已死的事实,因为在他看来,她似乎还活着,更具体地说,她的心跳仍在。事实上,古埃及人和希腊人也认同这种信念,他们也将心脏停搏看作死亡的主要标准。他们相信心脏创造了生命灵魂,所以没有心脏跳动,生命是不可能继续的。相比之下,传统的犹太资料将呼吸作为生命的主要标准。然而,在 20 世纪 60 年代初期,现代重症监护医学的发展和正压通气的可行性,再加上心脏除颤和心肺复苏术的发明,意味着在没有自主呼吸的情况下,生命可以无限期地维持下去,而心搏骤停成为一种医疗紧急情况,而不是死亡的明确迹象。

这导致了终止生命支持的难题,1968 年,哈佛医学院成立了一个专门委员会,旨在定义脑死亡[10]。他们提出,出于医疗和法律目的,不可逆转的昏迷可能成为死亡的新含义,并且该定义可用于证明终止生命支持的合理性。1976 年英国皇家学院联合发表声明,进一步阐述支持立场,即应认识到脑死亡诊断标准等同于个体死亡[11]。

虽然这些概念现在已被广泛接受,但应该承认,仍然存在与这一立场相反的观点的管辖区域。例如,罗马尼亚和巴基斯坦仍然不承认脑死亡是个人死亡的有效标准。这些现象提醒人们,死亡不仅是一种医学现象,也是一种哲学和社会文化现象,提示需要进一步讨论和辩论死亡的意义,以及死亡是如何被政治命令塑造,并被科学和技术所改变。

结 论

小儿外科领域在相对较短的时间内取得了长足的进步。随着手术技术的改进和社会态度的改变,需要考虑的伦理问题也发生了变化。越来越明显的是,小儿外科领域临床决策的最佳方式是通过医疗

团队与患儿家属之间的协作沟通和信息交流。促使
以家庭为中心的共同决策,将儿童的最大利益置于
讨论的核心。

利益冲突:无。
财政支持:这项研究未得到财政支持。

参考文献

[1] Ingraham FD, Matson DD. Neurosurgery of infancy and childhood. Springfield, IL: Charles C Thomas; 1954.

[2] McLone DG. The diagnosis, prognosis, and outcome for the handicapped newborn: a neonatal view. Issues Law Med. 1986; 2:15 - 24.

[3] Taylor A, Butt W, Rosenfeld J, et al. A randomized trial of very early decompressive craniectomy in children with traumatic brain injury and sustained intracranial hypertension. Childs Nerv Syst. 2001;17:154 - 62.

[4] Honeybul S, Ho KM, Gillett GR. Long-term outcome following decompressive craniectomy: an inconvenient truth? Curr Opin Crit Care. 2018;24:97 - 104.

[5] Ubel PA, Loewenstein G, Schwarz N, et al. Misimagining the unimaginable: the disability paradox and health care decision making. Health Psychol. 2005;24:S57 - 6.

[6] Albrecht GL, Devlieger PJ. The disability paradox: high quality of life against all odds. Soc Sci Med. 1999;48:977 - 88.

[7] McDonald P, Gupta N, Peacock W. Ethical issues in pediatric neurosurgery. In: Albright AL, Adelson PD, Pollack IF, editors. Principles and practice of pediatric neurosurgery. 2nd ed. New York: Thieme; 2008.

[8] Katz AL, Webb SA. Committee on bioethics. Informed consent in decision-making in pediatric practice. Pediatrics 2016; 138(2).

[9] Conti A, Capasso E, Casella C, et al. Blood transfusion in children: the refusal of Jehovah's Witness Parents'. Open Med (Wars). 2018;13:101 - 4.

[10] A definition of irreversible coma. Report of the Ad Hoc Committee of the Harvard Medical School to Examine the Definition of Brain Death. JAMA 1968;205:337 - 40.

[11] Diagnosis of brain death. Statement issued by the honorary secretary of the Conference of Medical Royal Colleges and their Faculties in the United Kingdom on October 1976. BMJ 1976;2:1187 - 8.

33

颅脑创伤的治疗放弃与终止

Withholding and Withdrawing Treatment

Tarma-Lee McCleary and Stephen Honeybul

蔡圣咏　译

导　言

在过去 50 年中,现代医学的各个方面都取得了可观的进步。越来越复杂的诊疗和外科干预措施已被引入并迅速融入日常临床实践。这其中,许多先进技术显著提高了医师延长患者寿命的能力;然而,总有一天,疾病发展到一定的程度,或者损伤到一定的严重程度,以至于必须考虑到要么停止治疗(可能被认为过度负担),要么终止治疗(可能无法提供临床益处)。在这种情况下,政策制定者和医疗指南清楚地表明,医师没有义务提供他们认为没有任何益处的治疗。同时,他们还明确指出,一旦开始治疗,保持治疗和停止治疗之间没有道德区别[1]。事实上,引入退出或停止维持生命治疗的概念,而不是在无法提供任何临床益处的情况下鼓动或继续治疗,具有强烈的道德必要性。从表面上看,做出这些决定的必要性显而易见;然而,社会的复杂性使得许多伦理问题需要考虑。

在 TBI 的患者身上,需要考虑的问题从相对简单的任务(如确定合适的替代决策者)到更复杂的任务(如确定影响意识障碍患者的生活质量参考因素)不等。当负责做出这些决定的医师对维持生命的治疗感到不舒服时,就会出现进一步的困难,因为他们觉得对患者的最终死亡负有某种程度的责任。当来自家庭成员的压力"希望所有措施都尝试"并且可能将放弃治疗视为对爱人的"放弃"时,这些困难就会迎刃而解。

在这种情况下,医师可能并不总是觉得有权利做道德上正确的事情,部分原因可能是美国和英国的法医学案件广为宣传。这些案例有助于说明道德分析是难以解决的问题,而法院也被要求在充分的宣传中考虑这些问题。

医疗治疗放弃:历史问题

在美国,第一个最广为人知的关于停止维持生命治疗的法律案例是 Karen Quinlan 的案例,该案例涉及在现代重症监护相对早期停止通气支持的问题(Quinlan 429 US 922,1976)。随后,Nancy

T.-L. McCleary (✉)
Department of Critical Care and Respiratory Care, Integrated Ethics in Cancer Care, The University of Texas MD Anderson Cancer Center, Houston, TX, USA
e-mail: tamralee. mccleary@upr. edu
S. Honeybul
Department of Neurosurgery, Sir Charles Gairdner and Royal Perth Hospitals, Perth, WA, Australia
e-mail: Stephen. honeybul@health. wa. gov. au
© Springer Nature Switzerland AG 2021
S. Honeybul, A. G. Kolias (eds.), *Traumatic Brain Injury*, https://doi.org/10.1007/978-3-030-78075-3_33

Cruzan 案处理了在严重神经疾病患者的护理中,为婴儿患者移除喂养管的问题[Cruzan v Missouri 497 US 261(1990)]。在这两种情况下,尽管替代决策者要求退出治疗,但退出或继续治疗的合法性和道德性仍存在不确定性。这两位年轻女性都被医疗和法律机构维持了生命,她们的近亲认为患者自己将无法接受。在 Terri Schiavo 遭受缺氧性脑损伤的案例中,她的父母和丈夫之间对于终止治疗存在分歧。这导致了一场旷日持久的法律斗争,持续了15 年,直到最后她的经皮胃造口管最终被取出并死亡(Schiavo rel Schindler 诉 Schiavo 403 F3d 1289,2005)。本案的最终判决是基于其丈夫迈克尔的评判,即 Terri 曾说过(因此这代表了她的愿望),她永远不想生活在植物人状态。

在英国,最典型的案例是 Anthony Bland,他在希尔斯堡足球场事故中被压伤后处于无反应昏迷状态[Airedale NHS Trust v Bland(1993)AC 789]。法律地位的不确定性意味着医院当局不准备在没有法院支持性声明的情况下撤回人工营养。英国上议院认为,如果停止治疗符合患者的最佳利益,并且明显符合患者以前的态度和生活方式,则可以撤销或停止治疗。

这一案例突出表明,与美国相比,英国的决策方法略有不同。最佳利益测试要求决策者考虑与拟定治疗相关的医疗和社会数据,并做出最符合患者利益的决定。替代判断要求决策者根据患者的意愿、愿望和价值观,做出他们认为患者会做出的决定。这两项测试都基于普通法,但从历史上看,最佳利益测试在英国(以及爱尔兰、新西兰、澳大利亚和加拿大)具有优先权,而替代性判决在美国大部分地区是主要方式。最近,许多司法管辖区已经开始将测试结合起来,这样决策者就应该从基于患者已知意愿和兴趣的主观因素开始,然后转向关于拟议治疗的更客观因素[Re G(1997)NZFLR 362]。

颅脑创伤的治疗放弃与终止

这些案例说明,过去存在(有些案例现在仍然存在)一些无法解决的关键问题。在第一种情况下,为丧失能力的患者签署同意书。其次,关于持续支持性治疗的益处,或者更重要的是,其负担存在不确定性。最后,就终止维持生命治疗的伦理和合法性进行了辩论。

尽管近年来在伦理讨论方面取得了重大进展,但这些问题并没有完全解决,TBI 患者经常会遇到这些问题。这个虚幻的案例就是一个很好的例子。

经典案例

一名 46 岁的女性在一次高速机动车事故后因严重颅脑创伤入院。她最初的格拉斯哥昏迷评分为 3 分,瞳孔固定并散大。CT 扫描证实一个巨大右侧急性硬膜下血肿,伴有明显的中线移位和基底池消失。神经外科医师与患者的丈夫沟通病情,解释情况的严重性。考虑到可能出现不良的预后,家属对手术干预犹豫不决,并花了一些时间解释他的担忧。他试图确定患者是否曾表达过严重神经认知障碍患者的生存观点;然而,她的丈夫坚持要求采取一切措施防止她死亡。外科医师有点不情愿地继续手术,血肿被清除了。当大脑肿胀时,还进行了去骨瓣减压术。患者被转移回重症监护室,但神经功能恢复很差。受伤后 3 周,她仍保持插管和通气,唯一的运动功能是伸肌。她的瞳孔对光反射迟钝。她没有呼吸驱动力,重症监护小组正在考虑退出治疗的可能性。他们安排与患者丈夫会面,讨论这些选择。当听到有可能停止治疗并导致脑死亡时,他大发雷霆,指责该团队试图实施安乐死和无能。患者丈夫显然认为她一定还活着,因为她的心脏还在跳动。

残疾患者的治疗决定权

在上述解释性案例中遇到的问题在颅脑创伤中很常见,需要仔细研究一些相互关联的伦理问题。

同意权

在这一特定案例中,与上述历史案例类似,患者从受伤时就失去了意识,进而失去了决策能力。因此,无法确定她是否愿意接受她的临床状况。也无法确定她是否会同意继续或退出该疗法。

虽然诸如生前遗嘱等文件已被推广为在个人丧失能力时明确确立个人价值观的解决方案,但在慢性病和年龄增长的情况下最常见。考虑到急性 TBI 发生环境的不可预测性及难以预测的长期预后结果,这些方法不太可能应用于急性颅脑创伤。此外,根据经验,众所周知,患者在面对生存挑战时可能会改变他们的价值观和人生观,从心理学的角度来看,人们可能会争辩说,高级指令是由不同的不相关的人发出的,而不是受该决定影响的人发出的,特别是在一个患有严重神经认知残疾的年轻人幸存的情况下。

问题仍然是需要一个可行的框架来考虑是否同意。在第一种情况下,患者(或某种形式的代理人)必须提供同意。其次,医疗干预必须提供某种形式的获益。

在解释性案例中,同意权取决于丈夫要求采取一切措施以保全她的生命。尽管神经外科医师有所保留,但手术干预的目的是通过挽救该妇女的生命来提供获益,希望她能很好地康复。因此,干预的两个普遍指标似乎已得到满足。然而,3 周后,情况有所不同。现在已经不清楚正在进行的有氧呼吸支持是否能带来好处。在这些情况下,故意提供患者未同意且毫无益处的治疗,不仅违反了非恶意的道德原则,而且在某些情况下可能会提出法律质疑。正是在这种情况下,可以考虑接受终止治疗。

无效医疗

当医疗团队认定治疗干预无效时,维持生命的治疗可能被撤销的可能性更大。不幸的是,现代医学多年来一直在与这个概念作斗争,不仅在定义上,而且在应用上。以前的定义包括定量或生理无效性,本质上是临床评估。其他定义基于更复杂的背景情况或定性问题。最后,程序无效,旨在引入第三方以减轻冲突(表 33.1)。在严重颅脑创伤的情况下,每种方法都有其自身的优势和潜在应用,特别是在考虑积极的外科干预,如行去骨瓣减压颅骨切除术时。然而,尽管存在这些问题,但考虑无效性概念的最大问题是,这似乎意味着一定程度的确定性,即临床实践不仅不现实,而且好像没有多少讨论空间[2]。

表 33.1　无效医疗的定义及其在去骨瓣减压术中的应用

无效医疗的种类	定义	去骨瓣减压术中的应用	评　价
生理学无效	这是指建议的干预在生理上无法达到预期效果。这是最重要的无效判断的客观类型	对一名瞳孔固定且扩张数小时、脑干无反射的患者进行手术减压	外科减压无法逆转导致神经系统危象的病理学效应
定性无效	当拟议的干预措施如果成功,可能会产生如此糟糕的结果,以至于人们认为最好不要尝试	老年重度颅脑创伤患者的手术减压	存活下来的患者将留下严重的神经认知障碍,并完全依赖他人
定量无效	当提议的干预极不可能达到预期效果时	一些患者在去骨瓣减压后存活下来,并取得了良好的长期康复。有可用的结果预测模型可以根据损伤严重程度对患者进行分层,并且这些模型在手术减压后的结果方面具有预测价值	CRASH 和 IMPACT 模型提供了不利后果的百分比预测。然而,将基于人群的数据应用于个案时存在局限性
背景无效	当治疗可能有效,但提供治疗的病例背景不合适时	因广泛恶性肿瘤导致寿命有限的患者的手术减压	同样可以说,如果最有可能的结果是严重残疾,并且患者之前表示他们会觉得这是不可接受的,那么提供减压手术是徒劳的
过程无效	当治疗团队和家庭成员确定治疗是否无效的流程设计完成后,仍可能需要第三方介入帮助解决分歧	手术减压后,如果神经功能恢复不良,可考虑停止治疗	使用多学科团队(医生、护士、社会工作者)与家庭成员合作,确定患者的最佳行动方案。在发生争议的情况下,使用争议解决机制解决分歧(例如,使用临床伦理委员会提供建议,让独立专家参与确认预后后,或到法律法庭寻求解决)

另一种方法是将各种观点结合起来,确定一项行动或临床干预如果不能实现该行动的目标,则应视为无效。这种方法的问题在于,要么必须对目标的实现情况进行回顾性评估,这对实际决策没有帮助,要么必须对未实现治疗目标的干预措施进行概率评估,在这种情况下,论点分解为定量定义和相关限制。当目标没有明确界定,或者患者可能认为临床预后无法接受的状态时,就会出现进一步的困难。在这种情况下,将患者暴露于相关结果的风险中是不道德的[2]。例如,如临床病例所示,神经外科医师非常清楚减压术降低死亡率的证据。然而,医师也意识到手术减压不会逆转创伤的影响,许多幸存者都有严重的神经认知障碍。在干预之前,医师确实试图确定这一结果是可以接受的,但与患者丈夫的讨论结果突出表明,在急性外伤的背景下,要获得代理人的同意存在困难。尽管神经外科医师尽一切努力引入严重残疾的概念,但患者丈夫(在这种情况下是可以理解的)只能将其分为生与死。

无效医疗:另一种方案

最近,引入了"相称"和"不成比例"的概念,以承认在任何一种特定的临床情况下,特定的治疗可能不一定是徒劳的,但可能会导致效益逐渐下降,从而增加负担。在解释性案例中,可以认为最初的手术干预是相称的,因为尽管存在依赖性风险,但获得良好结果的可能性很小,人们可以学会适应以前认为不可接受的依赖程度。然而,随着时间的推移,越来越明显的是,不仅从结果的角度,而且从分配正义的角度来看,继续治疗的获益与医疗投入是不成比例的。应患者家属的要求,维持神经系统预后差的患者长期接受心肺支持可能会减轻患者的紧张情绪;然而,资源总是有限的,需要公平分配。正是在这方面,需要考虑个人生活的社会价值。

无效医疗:生命有内在价值吗

在这种情况下,考虑到技术可以延长那些永远无法恢复清醒的患者的寿命,徒劳的争论建立在生命本身没有内在价值的假设上。如果生命被认为不仅具有工具性的价值,并且是体验或执行其他提供价值的活动的必要条件,则该假设是正确的。

在之前提到的与 Tony Bland 有关的英国法院案件中,Goff 勋爵写道:我看不出仅仅为了延长患者的生命而进行的治疗是适当的或必要的,因为这种治疗没有任何治疗目的,而这种治疗是徒劳的,因为患者是无意识的,他的病情没有任何改善的希望。

许多人会同意 Goff 勋爵的观点;然而,最近的一个案例说明了当这一观点受到质疑时可能出现的困难。2013 年 12 月 9 日,13 岁的加利福尼亚女孩 Jahi McMath 被送进奥克兰儿童医院进行了相当复杂的喉部手术。手术后她最初醒得很好,但随后出现了大出血和随后的心搏骤停。她苏醒了,但遭受了严重的缺氧性脑损伤。三天后,她的医师诊断她为脑死亡。然而,她的家人拒绝接受医疗声明,并提起法律诉讼,要求医院继续治疗。他们争辩说,根据他们的宗教观点,她仍然活着,因为她的心脏还在跳动。加利福尼亚州的一家法院支持对死亡的医学诊断,但其家人继续反对停止生命支持。在一场漫长而激烈的法庭斗争中,该医院表示,要求医院及其医生为尸体提供进一步的医疗护理是不道德和"荒唐的"。Jahi 已被反复检查,发现在脑电图没有活动,没有脑血流,呼吸机脱管时没有自主呼吸。尽管如此,这家人还是征求了新生婴儿学家保罗·伯恩博士的意见。保罗·伯恩博士反对广泛接受的关于脑死亡的医学共识。他在法庭文件中说,他目睹了 Jahi 的移动(拉撒路反射),因此他认为她还活着。

最终,家人找到了一家医疗机构,接管 Jahi 的护理,她于 2014 年 1 月被转移到新泽西州的一个秘密地点。由机械呼吸机支撑生命,直到 2018 年 6 月她因继发于肾和肝衰竭导致的内出血第二次死亡。

毫无疑问,这个不幸的病例似乎与现代医学实践背道而驰。然而,一些文化和宗教传统认为生命具有内在价值,即无论每个个体如何与外界互动或有怎样的意识体验,都有价值[3]。基于这些价值观,有些人认为,即使在慢性植物人状态下,也应通过充分治疗来保护生命,这将对健康护理资源产生重大影响。然而,尽管这些观点在有犹太、罗马天主教、伊斯兰教或美国宗教信仰的一些神教文化中广泛存在,但它们似乎并没有多少影响力。大多数医学专业人士似乎都暗中同意,在任何情况下,生命都不能被视为具有内在价值,即使是最支持生命的文化似乎也存在一个灰色地带,没有提供最大限度的护理,甚至在开始时就中断了护理[4]。这让讨论回到了停止治疗和已经开始的治疗之间的道德差异。

保留和终止生命支持治疗,有区别吗

在最近一期生物伦理学杂志上的一篇论文中,人们观察到了下面的评论:认为维持和终止生命支持治疗之间的区别没有道德分别的观念是如此普遍,以至于今天很少有人讨论[5]。

然而,从临床角度来看,鉴于研究表明高达50%的医师认为一开始放弃治疗和开始后再停止治疗之间存在道德差异,因此,很难抉择采取这种立场。这些观点被归因于伪造的道德推理、心理因素和社会结构。此外,医师的决策可能会受到上述法律风险、预后不确定性、临床表现的复杂性或模糊性,以及他们个人持有的价值观和伦理观点等问题的影响。在许多临床情况下,放弃没有临床益处的治疗应该相对简单;然而,当终止治疗最有可能导致患者死亡时,道德紧张情绪会显著上升。

在这个例子中,神经外科医师被指控实施安乐死;然而,这是一项正当的指控吗? 在这种情况下,可以从对作为和不作为的思考,以及已故詹姆斯·雷切尔(James Rachels)提出的著名思想实验中得出一个有用的类比。

作为和不作为

Smith 和 Jones 两兄弟在他们年轻的侄子死后都将继承一大笔钱,所以他们都希望侄子死。一天晚上,当他的侄子正在洗澡时,Smith 偷偷溜进浴室,淹死了他,然后安排一些事情,使它看起来像一场事故。在另一种情况下,一天晚上,当他的侄子正在洗澡时,Jones 潜入浴室,准备淹死他,但男孩滑倒了,撞到了他的头,自己淹死了。Jones 准备把男孩的头推回水下,但他不必这样做。

基于这些情况及两位叔叔的共同责任或意图,Rachels 推断,这两起案件的唯一区别在于一起涉及杀人,另一起涉及放任他人死亡。Jones 所做的(救他的侄子)在道德上和 Smith 所做的(淹死男孩)一样糟糕。基于这一推理,作为与不作为之间似乎存在道德差异,因此杀人与放任死亡之间没有道德差异。将这一推理应用于安乐死行为,如果主动安乐死和被动安乐死之间唯一相关的区别是杀人/放任死亡的区别,那么可以认为主动安乐死和被动安乐死之间没有道德上的区别。

毫无疑问,这是一个普遍存在的争论;但遭到美国最高法院的拒绝。法院在就医师协助自杀问题作出裁决时。法院以 9-0 裁定,纽约禁止医师协助自杀符合宪法规定,并指出"协助自杀和停止维持生命治疗之间的区别既重要又合乎逻辑;这当然是合理的"[6]。

考虑到 Rachels 提出的思想实验中的法律地位,Smith 犯了谋杀罪,而 Jones 没有涉嫌犯任何罪!

等价性检验

当代医疗实践的拒绝治疗和不治疗是重要的伦理问题。医师根据医疗实践的目的和边界以及从业者的职业和道德观念判断医疗干预的适当性。在神经外科领域,医师需要熟悉终止维持生命治疗和故意结束患者生命之间的伦理区别。人们通常认为,道德上更可接受的行动是继续提供治疗,即使它的经济代价被认为过于繁重;然而,同样可以说,从伦理角度来看,默认的立场是不治疗[7]。

等效性理论是一种有效的方法,可以解决这些具有挑战性的情况,它基于这样一种假设:"在其他条件相同的情况下,如果允许患者停止的治疗(尚未提供),则可以撤回患者正在接受的相同的医疗治疗,反之亦然(表 33.2)。"

对于那些负责做出这些决定的人来说,必须认识到,往往存在着强烈的心理和社会证据支持不等效性(因此需要继续治疗)。然而,同样重要的是,避免将这些差异视为不对等的道德或法律原因、争论,因为这可能会导致医师做出违背患者最佳利益的判断。换句话说,参与患者护理的医务人员的心理反应可以被认为是真实的,但同样必须承认,这些反应并不相关,事实上,可能会妨碍临床判断。

在所描述的临床病例中,如果神经外科医师担心有一天必须停止治疗,她可能会考虑不首先开始治疗(外科减压)。显然,基于这种推理的判断(即神经外科医师自己的感受)不符合患者的最佳利益(患者可能有机会受益)。同样,继续进行临床医师认为不能为患者带来临床益处的治疗(尽管丈夫有意愿),显然不符合患者的最佳利益。

当考虑撤回呼吸机支持时,同样会遇到伦理问题(表 33.2)。

表 33.2　重度颅脑创伤的等效性检验及治疗终止

开始治疗时的具体临床表现	考虑终止治疗时的临床表现	评价
患者遭受严重TBI(预后不确定)	患者遭受了严重的TBI(预后更为确定)	预测的不确定性要小得多,倾向于不治疗
患者需要插管和通气以获得气道支持	患者需要插管和通气以获得气道支持	临床适应证无变化
患者需要静脉补液以维持心输出量和重要器官功能	患者需要静脉补液以维持心输出量和重要器官功能	临床适应证无变化
患者无法自行进食,需要肠内或肠外补充	患者无法自行进食,需要肠内或肠外补充	临床适应证无变化

事实上,对这一病例的仔细研究揭示了为什么撤销治疗在道德上比拒绝治疗更值得辩护(尽管它可能不会这么认为)。可以说,尽管神经外科医师最初有所保留,但至少有人试图挽救患者的生命(希望更好地恢复神经)。现在已经很清楚,治疗未能提供必要的益处,停止治疗不是新的决定,而是终止失败的治疗[7]。对安乐死的指控毫无根据,因为安乐死和终止治疗之间的关键区别在于目的。当一项治疗被终止时,其目的是停止不能带来益处的治疗,患者最终将死于重度 TBI。在安乐死中,目的是患者的死亡[8]。

实践决策

毫无疑问,正确理解和应用学术伦理论点是一种强烈的道德义务;然而,正如经典案例所示,在这些高度紧张的情况下,临床医学很少是直接的,家庭动态往往是复杂的,参与这些决策的每个人都会发现它具有挑战性。

在讨论的早期必须明确解决的最重要的问题之一是,没有让家庭感觉到他们事实上是负责临床决策的。有多年经验的临床医师往往会对这些情况感到挑战,因此,要求没有真正临床经验的心烦意乱的亲属根据有限的信息做出决定不仅不公平,而且还会导致家属产生持续多年的内疚感。

在可能的情况下,应采用共享决策过程,Geurts提出的寿命终止决策五步法是一个有用的框架(表

33.3)[9]。

表 33.3　Geurts 寿命终止决策五步法

收集有关诊断、预后和治疗选择的医学证据
与家人分享信息并建立融洽关系
提供临床评估
提出建议并分担决策责任
持续评估患者状态的演变,并与家人进行跟进

正确识别合适的决策者是共享决策过程中的一个重要步骤,尤其是在遇到家庭间冲突时[10]。对于成年人来说,通常遵循的等级是配偶、成年子女、父母、兄弟姐妹、祖父母或其他合适的家庭成员。对于未成年人,等级是父母、成年兄弟姐妹、祖父母或其他合适的家庭成员。如果患者指定了医疗委托书或政府指定的法定监护人,则他们是优先于任何家庭成员的决策者。

在讨论长期结果时,特别是在讨论终止治疗时,重要的是避免诸如"即使患者存活下来,他们的生命也不值得活下去"之类的陈述所采取的立场不仅过于家长式作风,而且也容易受到歧视和误解[11]。此外,必须始终承认,在任何决定中都会存在不确定性因素,而且做出限制治疗决定的患者通常会恢复到良好的结果;因此,患者的最大利益必须包括康复的可能性。

缓解冲突

如果出现冲突,必须尽一切努力避免冲突升级;然而,尽管发生了上述情况,仍有一些情况需要向法院寻求法律诉讼。

所采取的法律立场显然会有一定程度的地区差异;然而,大多数法院的裁决通常是基于一个人的"最佳利益"评估,而法律裁决通常是基于一些关键因素[12]。这些措施包括:

- 关于患者诊断、预后和治疗选择的医学证据。
- 治疗可能被视为负担过重的程度。
- 该患者此前的已知愿望,无论是先前表达的还是实际记录的(有趣的是,家庭成员的观点占较少比重)。
- 接受治疗的患者的生活质量。

在大多数司法管辖区,法院也考虑了临床医师

决定撤回正在进行的治疗的过程。这些措施包括：
- 遵守临床指南。
- 咨询其他临床医师。
- 参与代理或替代决策者。

还需要注意的是，大多数法院都表示，组织利益和资源利用能力与最佳利益评估无关。然而，可能需要关于这一特定方面的进一步指导。全球资源分配难题，如新冠疫情全球大流行期间的经历，揭示了在公共卫生危机期间需要制定明确的政策，而在公共卫生危机期间，考虑资源分配是不可避免的。总的来说，当这些问题得到充分解决时，法院通常会做出有利于临床医师决定的判决，即使家人强烈反对。

必须承认，诉诸法律委员会必须被视为医患沟通的失败，这种情况既不利于临床医师，也不利于相关家庭。具有讽刺意味的是，双方通常都认为他们各自的行为符合患者的最佳利益，而临床医师当然希望避免公众对他们的临床判断进行审查，而这往往是负面报道。然而，在大多数案例中，临床医师都有明确的目标，并充分考虑到他们所做决策，在临床和伦理方面，不会受到法庭和媒体的影响。因为法庭和媒体在这些具有挑战的决策上往往表现出"做了就该死，不做也该死"的情绪性心态。事实上，无论是医学伦理学家还是法律机构，都没有让合理护理变得更加困难；他们只关心它是否真正合理。

结　论

护理和提供医疗服务是受伦理规范监管的专业活动。医学水平持续进步，但我们还没有战胜死亡。总有一天，一种疾病或一种损伤会发展到这样的程度，进一步的治疗不会带来进一步的好处，同时可能会变得负担过重。虽然人们普遍认为，放弃治疗和停止已经开始的治疗之间没有道德上的差异，但必须承认，存在着强烈的直觉差异，可能会在无意识中影响临床决策。家庭必须参与以患者为中心的共同决策过程，承认不同的文化、宗教和个人价值观。在这些情况下，有一种强烈的义务是为了患者的最佳利益而行动，而真正的道德决定可以由那些诚实正直的人做出，因此，对于那些生命可能结束的人和那些悲伤的人，有一种在可能是悲剧的病情下做了正确的事情的感觉。

利益冲突：无。
基金资助：无。

参考文献

[1] Gedge E, Giacomini M, Cook D. Withholding and withdrawing life support in critical care settings: ethical issues concerning consent. J Med Ethics. 2007;33:215 - 8.

[2] Honeybul S, Gillett GR, Ho KM. Futility in neurosurgery: a patient-centered approach. Neurosurgery. 2013;73:917 - 22.

[3] Ammar A. Influence of different culture on neurosurgical practice. Childs Nerv Syst. 1997;13:91 - 4.

[4] Lobo SM, De Simoni FDB, Jakob SM, et al. Decision-making on withholding or withdrawing life support in the ICU: a worldwide perspective. Chest. 2017;152:321 - 9.

[5] Emmerich N, Gordjin B. A morally permissible moral mistake? Reinterpreting a thought experiment as proof of concept. J Bioeth Inq. 2018;15:269 - 78.

[6] Ursin LØ. Withholding and withdrawing life-sustaining treatment: ethically equivalent? Am J Bioeth. 2019;19:10 - 20.

[7] Welie JV, Ten Have HA. The ethics of forgoing life-sustaining treatment: theoretical considerations and clinical decision making. Multidiscip Respir Med. 2014;9:14.

[8] Wilkinson D, Savulescu J. A costly separation between withdrawing and withholding treatment in intensive care. Bioethics. 2014;28:127 - 37.

[9] Geurts M, Macleod MR, van Thiel GJ, et al. End-of-life decisions in patients with severe acute brain injury. Lancet Neurol. 2014;13:515 - 24.

[10] Azoulay E, Timsit JF, Sprung CL, et al. Prevalence and factors of intensive care unit conflicts: the conflicus study. Am J Respir Crit Care Med. 2009;180:853 - 60.

[11] Schaller C, Kessler M. On the difficulty of neurosurgical end of life decisions. J Med Ethics. 2006;32:65 - 9.

[12] Carrier ER, Reschovsky JD, Mello MM, et al. Physicians' fears of malpractice lawsuits are not assuaged by tort reforms. Health Aff (Millwood). 2010;29:1585 - 92.

颅脑创伤的远期预后

Long-Term Outcome Following Traumatic Brain Injury

Stephen Honeybul

赵剑斓　译

导　言

对于任何严重程度、不同病情阶段的颅脑创伤（TBI）患者，长期预后都是需要关注的问题。在轻度和相对中等程度的 TBI 患者中，患者和家属最关注的问题主要包括神经意识功能的恢复、回到工作岗位，以及重新融入社会的可能性。而对于更加严重的 TBI 患者，家属早期关注的问题主要集中在患者是否能够存活，到了后期则会转变为患者是否可能在重度残疾的情况下存活。

TBI 患者随着时间的康复程度可以通过一系列评估工具来予以预测。这些工具可评价各种康复措施对 TBI 患者各个方面的影响，工具本身包括一套复杂的评估体系，评估内容包括患者神经功能、意识状态、心理状态及社会功能等。这类评估工具的主要目的是评价 TBI 患者的生活质量。

但是目前虽然有了这些评估工具，大部分 TBI 的临床研究仍然在沿用 GOS 评分或 GOS 评分扩展版（GOSE）来评价 TBI 患者的远期预后；在评估过程中，根据 GOS 或 GOSE 评分，研究者会进一步将患者预后划分为良好预后和不良预后，意图阐明一项被认为可能使患者受益的治疗措施，是否真的可以让更多的患者获得良好预后；从研究角度看，这项干预措施是不是合理的。但是具体到每一位患者及家庭，是否都能实现预期的效果却是不确定的。

毫无疑问，相对较轻的 TBI 患者可以逐渐恢复，并像什么都没有发生过一样回归正常生活。但是良好预后的分类患者中也存在中度残疾患者（近期研究甚至提示包括了部分严重残疾的患者[1]）；同时，单纯根据定义分类，良好预后也包括了不少工作能力下降的患者，以及存在性格障碍及人际关系交往障碍的患者。诸如此类问题可能对具体到某一位患者和家庭产生重大影响，而放大到大多数患者，"良好"预后这个概念并不能准确地描述患者真实认为的预后情况。同样，有许多被归属于不良预后的患者最终存活，并可以相对高质量地生活。

目前存在的问题仍然是如何从临床和伦理角度评估患者预后，例如，如何以符合逻辑的长期预后预测，对患者和家属进行宣教。总体来说，尽管存在一定的差异性，目前值得关注的预后分型包括三类：第一类，TBI 后生存但是存在神经意识问题的患者，这些神经意识问题可能对患者生存质量造成显著的负面影响；第二类，TBI 后生存但是存在严重生理或神经意识残疾的患者，但是这类患者可以以积极的方式适应生活；第三类，患者完全不能或非常困难表

S. Honeybul (✉)

Department of Neurosurgery, Sir Charles Gairdner and Royal Perth Hospitals, Perth, WA, Australia

e-mail: Stephen.honeybul@health.wa.gov.au

© Springer Nature Switzerland AG 2021

S. Honeybul, A. G. Kolias (eds.), *Traumatic Brain Injury*, https://doi.org/10.1007/978-3-030-78075-3_34

达、交流自己的生活质量。

不太能接受的良好预后

TBI 对患者生存质量的影响并不是单纯的、线性的,甚至可能和受伤严重程度、后续预后都不一定有联系。有些相对轻度 TBI 患者可能有轻微的意识功能障碍,最终却显著阻碍患者重新融入社会和归回正常工作和学习。对于许多单个患者,这些问题可以得到解决;但是对于中重度 TBI 患者,这些问题可能产生深远影响。

许多 TBI 患者身体上恢复良好,并因此被列入良好预后。但是对于此类患者,仍然存在许多需要解决的问题;而对于临床医师,需要认识到这些问题的重要性,并正确、恰当地对患者及家属进行宣教。

头痛是最常见的持续存在症状,发生率从 30% 至 90% 不等[2,3]。头痛的具体机制目前仍不完全知晓,但是起病前的头痛是值得关注的。事实上,起病前头痛是诸多创伤后症状的重要预测因子;相关症状在创伤后恶化、加重可能仅仅只是反映创伤造成患者对此类症状耐受能力下降[4]。疲劳则是另一个常见问题,该问题可对患者社会交际、身体功能及意识功能造成重要影响;但是与其他创伤后症状相比,疲劳发生率的报道并不一致,从低至 21% 到高达 73% 不等[5]。考虑到对"疲劳"定义的困难性,发生率的不一致也就不令人意外了。例如,"生理性疲劳"的定义为由于身体或精神的消耗造成全身的倦怠,而这种疲劳可以通过休息得到缓解;而"病理性疲劳"的发生则和上述消耗无关,且不能通过休息得到缓解。而当考虑到造成疲劳的众多原因时,包括神经解剖来源、功能性来源、生理性来源、生化性来源或内分泌来源的功能障碍等单独或共同影响时,定义这些症状的困难会更加复杂[5]。尽管目前针对这些主题有很多综述和总结,但是对于容易造成创伤后疲劳的具体临床和病理因素、创伤后疲劳发生的自然史以及创伤后疲劳引发的患者整体负担,目前认识仍然较少。同样的问题也存在于其他创伤后症状,如睡眠功能障碍、抑郁、生理和意识破坏,这些医疗和神经功能障碍可能对每一位 TBI 患者的长期预后产生负面影响[2,4]。

最后,中重度 TBI 患者康复过程中最大的挑战是行为学的恢复,尤其是在康复的急性期过后仍然可以维持,并逐渐变成永久的恢复成果。这些所谓的受到关注的行为(behaviors of concern,BoC)涵盖的范围非常宽泛,例如,从个人的性格冷淡到脱离社会,并会逐渐演变成更加有争议的行为,如相关行为放纵、不恰当性行为、攻击性增强及更多的暴力行为方式[6]。

造成这些 BoC 的原因很多,目前逐渐明确这些问题在某些患者中并不仅仅是维持不变,而是会随着时间变得更坏;甚至当这些患者试着重新融入社会和社交生活受到挫折时,这些行为可能会变得更加糟糕。这些患者对是否能够使用社区医疗资源都感到忧虑;而相关研究结果强调造成这些焦虑的原因是这些患者生活的社区中,此类相关医疗资源的缺乏。

总体来说,TBI 患者长期自然病程史造成预测单个患者的预后,将来需要更多的研究以期在遇到这些问题时达成共识,例如,精确地症状定义、相关评估的时间顺序以及对预后的有效评估。任何早期预测患者可能出现的此类问题都是非常有用的。早期诊断和认识到这些症状是"正常"恢复的一部分,可以消除患者及家属的部分焦虑和挫败感,因为这些情感很可能造成患者和家属都误认为正常的预后结果是糟糕的预后。同样,我们也应该鼓励患者早期去寻求专业建议以改善预后。

不良但是并非不可接受的预后

许多 TBI 患者虽然生存却伴有严重的残疾且无法自理生活,但许多这种患者却非常不满足自己的预后,且在努力与上述那些问题做斗争。但是这种情况并不是常见的,因为许多有严重残疾的患者确已经恢复到了比较好的生活质量;但是在许多观察者看来,这些患者的生存环境是不满意和不可接受的。对于临床医师尤其重要的是需要认识到尤其是涉及诸如去骨瓣减压之类的手术干预,这些观察到的结果可能会增加患者以"不良预后"生存的可能性,并暗示其预后是不可接受的。

残疾悖论

对于上述患者,最明显的问题是预后分类是不可接受的。常规认为,好的生活质量是与良好健康状态、主观幸福及生活满意度息息相关的,而造成这类预后分类有问题的患者的内在原因就来源于此论断[7]。对于过着日复一日正常生活的普通人，健康和快乐才是判断生活质量的价值标准，尤其在医疗领域，健康对生活质量的影响显著强于快乐。人们通过生活方式的改变，如饮食和锻炼等，不遗余力地获得健康；我们看到的这些现象也直接支持了健康影响大于快乐的观点。同样，另一个观点，即健康与快乐息息相关；不健康或残疾则提示低质量的生活和不快乐，也在一定程度上支持了健康对生活质量的影响大于快乐的说法。

但是实际的情况是，患者对本人健康、生活幸福、生活满意的自我认知常常与他们客观的健康状态是不一致的[8]。这个现象也是残疾悖论之一的伦理概念所折射的结果；残疾悖论是指有些健康人经常表述严重的残疾会对他们的生活质量产生严重的负面影响。但是当这些健康人经历了严重的疾病或残疾后，很多人会觉得他们的预后和生活质量是良好和满意的[8]。对该"悖论"最精确的解释和机制目前尚不知晓。有理论认为这些"悖论"患者对快乐生活质量的描述并不准确。而另一项解释则认为人类的感觉是有具有弹性可变性的，即可以重新校准他们对生活的期待，以期学习和适应残疾状态的生活方式；但是这种生活方式在之前患者是根本不能接受的[8-10]。

有严重神经意识障碍的生存患者许多年来都是神经外科需要解决的一类患者和问题，尤其是针对由于可能威胁生命疾病，如缺血性卒中和严重 TBI，而需要接受去骨瓣减压术的患者。目前对于外科干预可减少死亡率的说法尚存部分争议，但是这些疾病增加神经危重症患者的事实并不会被否定；同时，目前也一直认为许多此类重症生存患者都会觉得自己的预后是不可接受的。为了解决这个问题，许多研究对最初定义为"恶性"大脑中动脉阻塞的生存患者随访，包括他们对最终生活质量是否满意，并"回顾性"同意是否手术。结果提示 60 岁以下有很大一部分患者出现"残疾悖论"，但是对于大于 60 岁患者，残疾悖论比例患者数量则明显减少[11,12]。

而对于严重 TBI 患者，此类问题研究尚且不多。但是一项小规模的研究通过回顾性知情同意方式对一小群 TBI 接受去骨瓣减压术后存活至少 3 年的患者进行了该研究[13]。而之所以要 3 年的根本原因是需要患者有足够时间适用残疾的生存状态。患者都来源于 186 名接受过去骨瓣减压的 TBI 患者，研究实施地点是 Perth 的创伤中心之一。纳入患者中，39 名患者在随访 18 个月的时候被定义为炎症残疾或植物生存状态；其中 20 名患者或其亲属同意参与该研究，7 名患者死亡，12 名患者失访。通过许多评估措施，研究具体细节已经发表了。半结构化研究中，患者根据回顾性同意并回答了相关问题。具体包括：

* 损伤发生时，你无法获得任何提示包括你是否接受"救命"的手术干预。反过来看，在已经知道预后的情况下，你是否会同意接受该手术？
* 你能尽可能回想起多少自己受伤前的事情和情况？

在 13 名可以回答的患者中，11 名给出了积极的答复，也就是提示他们对最终预后是满意的。其实这些结果与生存质量评估结果也是一致的，评估结果也证实了患者现有生理，其健康评分、生命体征和精神状态都几乎是正常的。然而，患者回答的结果，至少震惊了高级研究者。不过，这些研究者最终都会选择赞成该观点，即健康并不一定会和人们所想象的一样那么明显地影响患者的生活幸福感，也就是证实了所谓的"矛盾悖论"。

但是在适应新的结论之前，研究的不足我们也应看到，即 39 名被纳入的患者，7 名死亡，12 名失访。有可能这 19 名患者与最终纳入研究患者有类似的答案，但结果确是未知的。同样地，植物生存状态的患者同样无法表达出自己的观点和意见。因此，在应用这些结果的时候务必小心，包括针对此类患者是否需要手术，以及通过该"回顾性同意"的研究结果来验证一项干预是否可以增加严重残疾患者的生存率。

当问及一位患者他是否会回顾性接受一项让他保命的手术干预，虽然这个术后患者丧失了一定程度的神经功能，如果获得的是积极的回答则证明人类可能可以适应这些不良反应。但是将这个结果解读为同意过程的不同表达方式，并不计预后的验证一项外科干预的有效性，这个行为也是不明智甚至可能会误导大众的。另外，许多研究参与者都表示无法记住起病前的很多关于工作、生活的事情，甚至可以认为这些患者失去了部分高级神经功能、精神能力，以及部分洞察力（如这些患者无法完全理解他们的残疾程度)。但是这个观点可能对有神经意识障碍的患者是不公平的批判,可能也正是因为有神经意识障碍的患者无法将自己生活变得更没有价值了。其实如果患者可以表述自己对预后满意,很难明确患者是否最想接受手术治疗。可能的解释是患者已经适应了残疾的生存状态,并已经重新调整了他们对生活状态可接受的水平线,即并不认为"不良预后"是完全不可接受的了。

对于许多临床医师,由于许多评估方法只是关注了患者残疾程度和完成部分任务的能力,如进食、完成生理需要的事情及活动等,"残疾悖论"的概念很难被接受。但是这种评估方法也不一定可以发现对患者和家庭最重要的东西;基于这些原因,需要通过更真实的手段来评估患者生存质量才能使患者获益。

Salutogenic 模型

对于健康而言,Salutogenic 模型的出现是评估患者预后的一种替代方案。该模型主要关注支持健康和生活快乐的相关因素,可能可以解释患者适应新环境、新方式的能力,而这种情况和状况在之前患者认为是根本不能接受的预后[14,15]。这也是一种压力资源导向的概念用以解释为什么人类在压力状态下和生理上有不适的情况下仍然可以活得很好。许多情况下,这个结论和传统残疾评价方式得出的结果是相反的。传统方法主要关注残疾的病例方面内容,以及一个患者完成一些身体上任务的能力。

Salutogenic 模型更加关注人类在面对不良事件时精神的恢复能力,主要包括两个概念:"条理性认知(sense of coherence)"和"整体对抗资源(generalized resistance resources)"。

条理性认知反映了患者的人生观以及应付困难或压力情况的能力,主要包括三个核心元素:

- 理解并相信人类可以理解生命中出现的各种事情。
- 可控性是指人类拥有必要的技巧,或者一些更重要的支持手段,以实现对人生的管理。
- 有意义的东西是指生活中有兴趣和值得做的事情;以及有足够理由和目的去关注什么发生了。

而针对 TBI 存活患者,第三点可能是最重要的。如果一个人对有意义的东西无感,这类人也很

难积极地去理解和处理好一些有挑战的事情,如适应残疾生存状态。

整合对抗资源是指诸如金钱、自信等,可能是帮助一个患者与一系列社会生理压力元素做斗争中最重要的社会辅助[15]。

必须承认评估工具本身并不会改善患者预后,而是关注一个人的适应能力和从周围环境汲取相关价值的能力,患者可因此改善许多残疾的生活质量和方式。在之前,这些预后都是被认为不可接受的,这个理论也可以从部分方面解释"矛盾悖论"。如果一个人可以在社会和经济支持方面获得必要的支持,他们可以获得强大的条理性认知,例如,他们会对自己生活打分,并发现有意义的部分。如果那些所谓不良预后患者可以做到类似条理性认知的内容,他们也不会把他们的预后程度认定为不可接受的了。

总体来说,在评价生活质量相关的那些复杂问题上,很少有用单一方法去适配、解决所有问题了。但是适应这种更真实的方法可以帮助患者和家属更好地认识自身能力,并可能学着接受自身的残疾状态。在这些情况下,在良好的沟通辅助下,是帮助整合日常都是零散的康复资源;正因如此,纳入的最后一组患者是最有挑战的,最可能的原因是此类患者的交流和进一步描述预后观点的能力有限。

不满意且未知的预后

意识异常的患者包括但不限于微意识状态(consciousness state,MCS)和植物生存状态(vegetative state,VS)。这些患者的处理目前还是面临诸多挑战的。首先,意识异常的精确诊断和精确的长期预后预测都存在诸多争议;其次,由于对此类患者的诊疗是否能为患者带来益处或益处有限,但是目前我们仍然为这个问题花费了很多医疗健康资源;最后,针对此类患者,外科手术干预可能增加不能存活的风险。

意识异常的诊断

植物生存状态首先在 1972 年由 Jennet 和 Plum 提出。该状态是指患者虽然是觉醒状态,但是表现为没有意识,即此类患者对一系列临床刺激无反应,且对周围食物没有意识和情感波动。创伤情

况下,如果患者在 12 个月意识状态都没有变化,即可永久定义为植物生存状态(VS)。基于 VS 的定义是表现为患者丢失诸多意识功能,且没有康复的希望和可能,因此做出诊断正确地识别 VS 是非常重要的。针对 VS 患者,考虑使用持续的支持治疗、护理是非常有必要的;但是 Terri Schiavo 和 Karen Quinlan 等广为人知的案例也曾证实持续的支持、护理措施也可能成为有争议的话题。而当考虑、评估患者恢复到微意识状态(MCS)的可能性时,即患者神经功能有一定恢复、提示其对周围环境和自身有一定意识的状态时,会遇到更多的困难:例如,有许多病例都提示患者意识功能已经有了很明显的恢复,但是在损伤发生很多年后仅有零星记录;同样,困难也包括定量分析脑功能,即针对存在潜在可能恢复意识的患者,如何精确预测他们的结局,也是面临的困难。

过去的 30 年中,有诸多研究关注了功能 MRI 和功能 PET 检查,其中一些研究结果提示与之前看法观点相比,有相当一部分患者真实意识水平其实更高,也提示此类患者存在中间神经功能网络的可能[17]。这些研究中的一部分已经证实可以和这些意识异常患者交流[18,19]。通过与正常志愿者对照,对看似 VS 生存状态的患者进行了研究,当被问及简单问题,诸如"你是否有姐妹?"或"你父亲名字是不是 Alexander"的时候,VS 患者被要求想象一种特定活动(如打网球)定义为是,想象其他活动定义为否。在相当多的患者中做出的答案是正确的,这个结果也提示这些 VS 患者存在一定真实存在的意识的。

虽然这些结果是不可预料的,但是现在需要明确的是这些患者临床上是否真的可以出现明显改善。相关研究提示可以给予这些患者一定程度的自主能力,但是具体什么患者可以实现呢?可能的解决方法,其中一个关键问题是患者如何认识评价自己的生活质量;在什么样患者这些干预时可能成功的;还有有理由提出正在进行的支持治疗应该终止还是继续。这种处理方法的内在困难往往是巨大的,还有是否与伦理问题有关,包括患者是否具有同意的能力、回答问题的可信度,以及潜在的临床医师的工作冲突,即实现患者还是家属的"愿望"。

总体来说,神经网络对于临床刺激的反馈活动可能形成基础的神经功能恢复,而且如果可以准确预测那些患者存在康复的可能,临床应用价值也会得到认可。但是,如果仅仅是得到不完整的意识和可能的语言能力,对一小部分患者来说并不意味着是患者获益了。事实上,患者意识情况的好转可能促进患者归属感的增强,或者仅仅只是强调了患者社会上的孤独。同样,复杂的神经图像可能也证明神经活动与预后并不存在功能的相关性,更不要说生活质量了。

需要更多的研究对这些研究结果予以验证,并继续发展康复手段改善患者预后。虽然这些工作在相关领域都存在出现激动人心结果的可能,但是复杂的神经放射图像可能耗费更多的医疗资源,带来的社会益处却可能非常有限。基于这些原因,深部脑刺激的应用可能引发更多的伦理问题。

意识的异常:实验性干预

对 MCS 或 VS 患者实施深部脑刺激(DBS)的研究最早可追溯到 1960 年,相当多的学者对这个问题进行了研究。植入电极通过传输电刺激至不同脑区域,对帕金森病和特发性震颤都是有效的治疗。但是对于重度 TBI 患者,需要更多的证据。

DBS 最常用的位置是中央丘脑,基于的理论是假设前部的前脑-中央环路在意识和认知功能的自发性、医疗性恢复过程中起着重要的作用。TBI 发生后,中央环路上未损坏的神经元活性下调至低兴奋状态,这个过程也会影响前脑基底部神经元数量和唤醒功能相关的神经网络的形成。将中央丘脑定位干预靶点主要是为了恢复整体环路的功能。

毫无疑问,该领域存在很多的研究可能,但是对相关文献的理解有一定困难。DBS 的时机就存在巨大的差异,在早期的研究中,VS 或 MCS 患者的临床功能改善可能是由于 TBI 的自然病程史;而最近的相关高质量研究是由 Schiff 于 2007 年发表在 Nature 上的[20]:该患者 MCS 状态持续了 6 年,通过进一步术前功能 MRI 证实其存在保存良好的大规模的双侧脑语言功能网络,该证据也成了其存在恢复相关功能的证据。通过双盲、交互作用设计,已经证实其存在行为反应的调整以及功能性肢体控制的改善。该患者后续恢复了其持续、有意义与其他人互动的能力,而这一点也是患者家属最看重的改变。虽然患者并不能恢复自主能力,其远期预后也不得而知。

总体来说,该研究是里程碑式的研究,并为该领域将来的研究提供了可能的证据。但是后10年在该领域并未见到改善案例的显著增加,这也引发了一系列伦理问题。另外,由于全球TBI患者数量增加、VS或MCS状态患者数量的增加,相关临床患者数量也确实得到了增加。考虑到设备费用的昂贵性及符合应用条件的患者数量增加,这也是对工业相关领域的极大刺激。

但是虽然一个家庭重新迎来他们热爱家人的高意识状态是家庭获益的,但是患者的临床获益存在一定限制。这也引起了关于资源分配的问题,例如,虽然这种措施确实可以为患者和其家人带来益处,但是也应用联合了从这些研究得出的科学知识,因此必须平衡好总开支和卫生系统之间的关系。总体考虑术前影像学检查的研究、手术及DBS器械费用、以及术后必需的康复等对于该问题也是很重要的。这些常见的冲突和问题也是医疗领域常遇到的,在伦理学概念也涵盖了,并命名为"救援的原则(rule of rescue)"。

救援的原则

该概念泛指有能力的人会不管开支和风险更倾向于救助特定的个体。经典的例子是英雄人物寻找在海上丢失的水手,或者有胆量的人会尝试去挽救着火房子里的人。这种情况下,尽管成功的可能性可能很小,或者不管社会开支多大、拯救失败风险多高,心理和道德要求都让人们难以视若无睹。救援的道德可分为2类:①医疗的救援;②伦理的救援。即使金钱和资源在更宽广的社会可能利用率更高,道德的要求是去拯救单个个体的生命、恢复其生活质量。

如果拯救生命是最重要的,对VS或MCS患者实施DBS时,动用并调整"救援的原则"也是可行的。但是考虑到如果单纯将该治疗作为首选,其他患者获得的医疗资源可能会被影响,该影响需要仔细认定,并评估是否值得这么去做。

传统来说,成本效益是指一项特殊医疗干预的开销可以分为几项健康获益指标,而这些健康指标也是该干预可以在患者身上预期获得的。但是,广泛上都认为健康资源一定要在经济上合理,但是基础的困难就是需要一种成本效益分析可以让社会和政治都接受。

我们的应对方法是对价值的充分利用。因为资源是有限的,必须最优化分配确保医疗系统的总体效应最大化。绝对的公平主义会进一步限制普通群众获得足够的医疗资源。因此,对于严重残疾需要长期治疗和护理的患者,DBS存在可能的改善预后,所以很难评估对于TBI患者是否需要DBS。但是这个说法并没有意识到那些真正需要护理的巨大社会价值,尤其是就算考虑花费开销,这种价值仍然不会变小。当我们尝试着恢复患者有意义的意识的时候,这个行为可能造成资源的不合理利用和分配,也提示能够和家庭有时是有限的交流,但也值得我们花很多努力去做到,这其实也是社会资源合理利用的一种方式。人们从信条中获得益处,即他们都生活在人性化和互相帮助的社会里,而试着恢复单独某个患者的意识生活会反过来增强这个信条。这个想法会提供一种安全的想法,即一个人是生活在有同情心的社会里,社会会照顾到每一个成员的需要和诉求,而对于那些对某些要求有极度渴望的患者,基于社会资源合理化分配的原则,这些人和他们的想法也不会被遗忘和忽略。

但是如果拯救系统是一个对人民表达他们生活价值方式不敏感的专制系统时,这个安全的想法也会受到威胁。如果在MCS和VS患者中应用DBS想持续下去,我们就需要更多的长期预后结果来证明这个干预可以对每个患者、患者家庭,以及更多的TBI患者群所能创造的价值。随着复杂神经成像的应用,意识的恢复可能不再会被看作是患者获得的利益,而恢复意识也是目前进行中的研究所关注的。

最后需要考虑的是伦理的讨论,话题是关于手术过程可能增加意识异常患者的TBI幸存者的数量。

意识的异常:手术干预

预计每年大约有6900万TBI患者,而发生率还在继续升高。近些年来,随着神经外科和重症监护水平的增长,TBI死亡率已经在下降,但是这也会造成意识异常患者数量的增加。事实上,近来的RESCUEicp研究已经证明去骨瓣减压在TBI患者会造成4倍VS患者数量的增加[1]。起病6个月后,VS数量从随机保守治疗的4/188(2.1%)增加到随机手术治疗的17/201(8.5%)。而当关注起病12个月预后时,手术干预更是个伦理问题了,因为6名患者死亡,其中包括手术组5人,保守治疗1人。

而这些患者家属在心理上的压力和经济上的花销也是不能忽视的[12]。

对于手术干预减少死亡率是毫无疑问的，而且有许多患者也的确得到了满意的恢复。但是也有很多幸存者仍然是严重的残疾状态，所以这种预后是可接受的还是别的什么归类也是伦理讨论的问题之一[12]。但是尽管存在这些争议，许多评论者还是同意将死亡转化为 VS 是一种不可接受的预后。目前存在的困难仍然是对患者预后的预测困难，从而直接造成不知道何时行手术治疗是正确的。但是目前随着数据收集和统计分析的进步，研究者已经可以开发复杂的预测模型（如 CRASH 和 IMPACT）来预测 TBI 患者的预后。这两种模型都可以提供 6 个月后不满意预后的预测，许多研究已经用百分数预测形式来根据患者伤害严重程度对患者进行分层归类[12,13]。将预测结果与长期预后真实结果对比后，也为不管是严重残疾还是 VS 患者都提供了生存的客观风险评估（图 34.1 和图 34.2）。

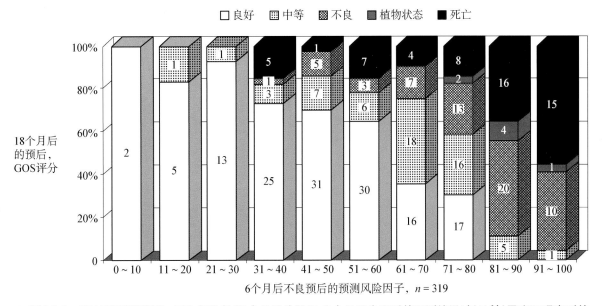

▲ 图 34.1　CRASH 预测模型。319 名患者 18 个月随访结果：6 个月不良预后的预测结果过（X 轴）及实际观察到的 18 个月预后。柱状图中展示的是真实患者数量

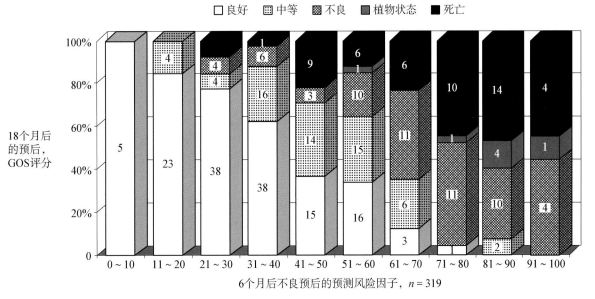

▲ 图 34.2　IMPACT 预测模型。319 名患者 18 个月随访结果：6 个月不良预后的预测结果过（X 轴）及实际观察到的 18 个月预后。319 名患者 18 个月随访结果：6 个月不良预后的预测结果过（X 轴）及实际观察到的 18 个月预后

当将这些数据分析应用于单个个体患者时,也仍然有一点限制存在。一旦不良预后的预测风险超过 80%,如果患者生存,最可能的预后就是长期的残疾。针对这些患者,如果每一个纳入决策评估系统患者对手术是否实施的结果都是不一致的,临床医师(允许保留自己的决策看法)可能会从残疾的悖论中获得一些工作上的舒适。但是临床医师对于患者的义务正如之前表述的,不管是口头说出还是记录下来的,医师都会觉得带着严重残疾生存的状态并不是不可接受的。这种情况下,继续推行手术干预可能会显著增加严重残疾患者的数量;而即使存在一定可能性,医师本身也并不能确定患者会同意接受手术。但是即使存在这种潜在的冲突,医师仍然会竭力继续实施手术干预。

结 论

任何疾病的长期预后相关问题都是很复杂的,在许多方面都需要进一步讨论。涉及的问题从单个患者的救治到公共医疗资源的使用,以及消费科学知识的社会问题。具体到 TBI,由于急诊手术决策和时间相关,以及相关研究、资源和真实预后的预期等相关长期问题,伦理的相关问题往往会被放大。需要引起关注的是,我们不应持着一种过度虚无的态度,已致妨碍 TBI 患者中开展更深层次的研究。但是,诸如患者生存质量和合理利用健康资源之类的问题应该纳入临床决策制订时的考虑范围,尤其是在相关健康政策制定时,这些问题更应该被考虑到。社会一定会根据我们对生命、健康、经济、个人和社会负担等问题的投入决定我们的价值,但这并不仅仅是对于救治患者的我们,同样对于全社会的每一个人。

利益冲突:无。

基金资助:无。

参考文献

[1] Hutchinson PJ, Kolias AG, Timofeev IS, et al. Trial of decompressive craniectomy for traumatic intracranial hypertension. N Engl J Med. 2016;375:1119 - 30.

[2] Lucas S, Smith BM, Temkin N, et al. Comorbidity of headache and depression after mild traumatic brain injury. Headache. 2016;56:323 - 30.

[3] van der Naalt J, Timmerman ME, de Koning ME, et al. Early predictors of outcome after mild traumatic brain injury (UPFRONT): an observational cohort study. Lancet Neurol. 2017;16:532 - 40.

[4] Jaeger M, Deiana G, Nash S, et al. Prognostic factors of long-term outcome in cases of severe traumatic brain injury. Ann Phys Rehabil Med. 2014;57:436 - 51.

[5] Mollayeva T, Kendzerska T, Mollayeva S, et al. A systematic review of fatigue in patients with traumatic brain injury: the course, predictors and consequences. Neurosci Biobehav Rev. 2014;47:684 - 716.

[6] Hicks AJ, Gould KR, Hopwood M, et al. Behaviours of concern following moderate to severe traumatic brain injury in individuals living in the community. Brain Inj. 2017;31:1312 - 9.

[7] Goode D. The national quality of life for persons with disabilities project: a quality of life agenda for the United States. In: Goode D, editor. Quality of life for persons with disabilities. Cambridge: Brookline Press; 1994. p.139 - 61.

[8] Ubel PA, Loewenstein G, Schwarz N, et al. Misimagining the unimaginable: the disability paradox and health care decision making. Health Psychol. 2005;24:S57 - 6.

[9] Albrecht GL, Devlieger PJ. The disability paradox: high quality of life against all odds. Soc Sci Med. 1999;48:977 - 88.

[10] Albrecht GL, Higgins PC. Rehabilitation success: the interrelationships of multiple criteria. J Health Soc Behav. 1978;18:36 - 45.

[11] Vahedi K, Hofmeijer J, Juettler E, et al. Early decompressive surgery in malignant infarction of the middle cerebral artery: a pooled analysis of three randomised controlled trials. Lancet Neurol. 2007;6:215 - 22.

[12] Honeybul S, Ho KM, Gillett GR. Long-term outcome following decompressive craniectomy: an inconvenient truth? Curr Opin Crit Care. 2018;24:97 - 104.

[13] Honeybul S, Janzen C, Kruger K, et al. Decompressive craniectomy for severe traumatic brain injury: is life worth living? J Neurosurg. 2013;119:1566 - 75.

[14] Antonovsky A. The structure and properties of the sense of coherence scale. Soc Sci Med. 1993;36:725-33.

[15] Antonovsky A. Complexity, conflict, chaos, coherence, coercion and civility. Soc Sci Med. 1993;37:969-81.

[16] Giacino JT, Ashwal S, Childs N, et al. The minimally conscious state: definition and diagnostic criteria. Neurology. 2002;58:349-53.

[17] Kobylarz EJ, Schiff ND. Functional imaging of severely brain-injured patients: progress, challenges, and limitations. Arch Neurol. 2004;61:1357-60.

[18] Schiff ND, Rodriguez-Moreno D, Kamal A. fMRI reveals large-scale network activation in minimally conscious patients. Neurology. 2005;8(64):514-23.

[19] Schiff ND, Ribary U, Moreno DR, et al. Residual cerebral activity and behavioural fragments can remain in the persistently vegetative brain. Brain. 2002;125:1210-34.

[20] Schiff ND, Giacino JT, Kalmar K, et al. Behavioural improvements with thalamic stimulation after severe traumatic brain injury. Nature. 2007;448:600-3.

[21] Steyerberg EW, Mushkudiani N, Perel P, et al. Predicting outcome after traumatic brain injury: development and international validation of prognostic scores based on admission characteristics. PLoS Med. 2008;5:e165.

[22] MRC CRASH Trial Collaborators, Perel P, Arango M, et al. Predicting outcome after brain injury: practical prognostic models based on a large cohort of international patients. BMJ. 2008;23:425-9.

[23] Honeybul S, Ho KM. Predicting long-term neurological outcomes after severe traumatic brain injury requiring decompressive craniectomy: a comparison of the CRASH and IMPACT prognostic models. Injury. 2016;47:1886-92.